U0258351

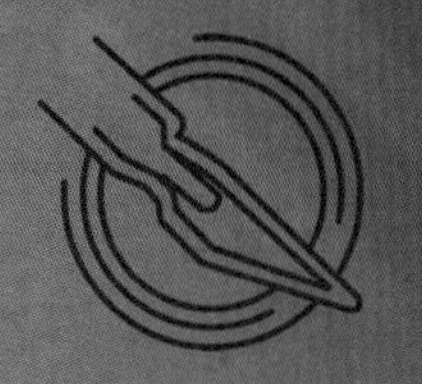

外科关键手术技术丛书

总主编
［美］约瑟夫·E. 费希尔
（Josef E. Fischer）

食管外科关键手术技术

Master Techniques in Surgery:
Esophageal Surgery

主　编　［美］詹姆斯·D. 卢克蒂奇
（James D. Luketich）
主　译　吴显宁　贡会源
副主译　潘华光　解明然　徐　东
审　校　唐　震　梅新宇

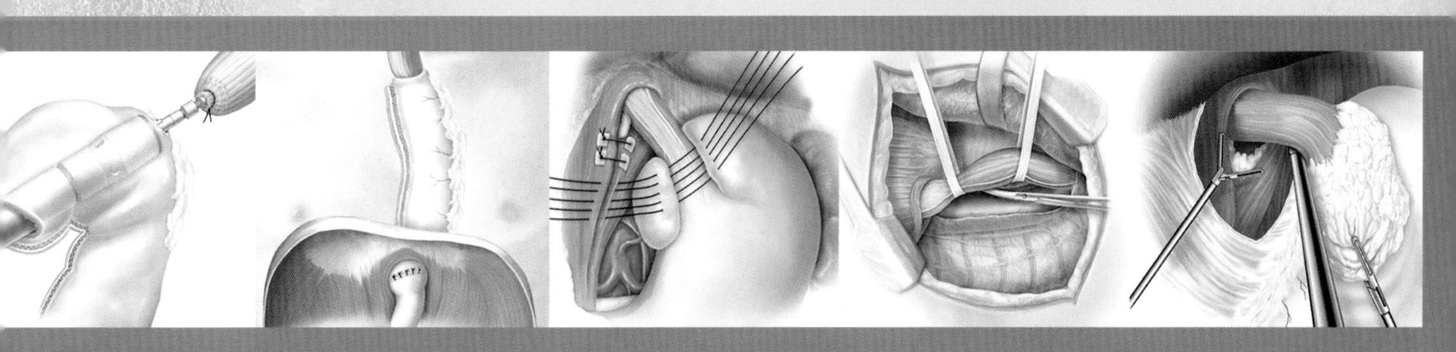

中国科学技术大学出版社

安徽省版权局著作权合同登记号：第 12222112 号

内 容 简 介

本书对食管外科各种疾病手术的外科技术进行了详尽的叙述，包括恶性疾病(例如食管癌等)和良性疾病(例如食管胃反流疾病、食管裂孔疝等)的手术技术，治疗技术全面覆盖，包括了常规的开放手术及微创手术，以及外科所涉及的内镜下治疗等，描述详尽，并配有大量精美的图片，便于理解。本书对于胸外科临床医生具有重要的教育和指导意义。

本书适合普外科及胸外科医务工作者和医学生参考使用。

图书在版编目(CIP)数据

食管外科关键手术技术/(美)詹姆斯・D.卢克蒂奇(James D. Luketich)主编；吴显宁，贡会源主译.—合肥：中国科学技术大学出版社，2024.4

书名原文：Master Techniques in Surgery：Esophageal Surgery

ISBN 978-7-312-05900-1

Ⅰ.食… Ⅱ.①詹… ②吴… ③贡… Ⅲ.食管疾病—外科手术 Ⅳ.R655.4

中国国家版本馆 CIP 数据核字(2024)第 047760 号

食管外科关键手术技术

SHIGUAN WAIKE GUANJIAN SHOUSHU JISHU

出版 中国科学技术大学出版社
安徽省合肥市金寨路 96 号，230026
http://press.ustc.edu.cn
https://zgkxjsdxcbs.tmall.com

印刷 安徽联众印刷有限公司

发行 中国科学技术大学出版社

开本 880 mm×1230 mm 1/16

印张 26.75

字数 661 千

版次 2024 年 4 月第 1 版

印次 2024 年 4 月第 1 次印刷

定价 238.00 元

原著编写人员名单

Rafael S. Andrade, MD
Associate Professor of Surgery
Division of Thoracic and Foregut Surgery
Department of Surgery
University of Minnesota
Minneapolis, Minnesota

Mara B. Antonoff, MD
Cardiothoracic Surgery Fellow
University of Minnesota
Minneapolis, Minnesota

Omar Awais, DO
Assistant Professor of Cardiothoracic Surgery
Department of Cardiothoracic Surgery
University of Pittsburgh School of Medicine
Chief, Division of Thoracic at UMPC Mercy
Department of Cardiothoracic Surgery
University of Pittsburgh Medical Center
Pittsburgh, Pennsylvania

Ankit Bharat, MD
Fellow, Cardiothoracic Surgery
Washington University School of Medicine
St. Louis, Missouri

Shanda H. Blackmon, MD, MPH
Assistant Professor
Weill Cornell Medical College
New York, New York
Assistant Professor
The Methodist Hospital Research Institute
Assistant Professor
The University of Texas MD Anderson Cancer Center
Houston, Texas

Philip W. Carrott, Jr., MD, MSc
Thoraco-esophageal Fellow
Department of Surgery
Virginia Mason Medical Center
Seattle, Washington

Haiquan Chen, MD
Professor
Department of Thoracic Surgery
Fudan University Shanghai Cancer Center
Shanghai, China

Jonathan Daniel, MD
Assistant Professor of Surgery
Department of Surgery
Division of Cardiothoracic Surgery
University of Arizona
Tucson, Arizona

Gail E. Darling, MD
Professor of Thoracic Surgery
Kress Family Chair in Esophageal Cancer
University of Toronto
Toronto General Hospital
University Health Network
Toronto, Ontario, Canada

Malcolm DeCamp, MD, FCCP, FACS
Professor of Surgery
Northwestern University Feinberg School of Medicine
Chief, Division of Thoracic Surgery
Department of Surgery
Northwestern Memorial Hospital
Chicago, Illinois

Alberto de Hoyos, MD, FCCP, FACS
Associate Professor
Northwestern University Feinberg School of Medicine
Director, Robotic and Minimally Invasive Thoracic Surgery
Department of Surgery
Division of Thoracic Surgery
Northwestern Memorial Hospital
Chicago, Illinois

Tom R. DeMeester, MD
Emeritus Professor
Department of Surgery
University of Southern California
Los Angeles, California

Attila Dubecz, MD
Assistant Professor
Department of Surgery
Paracelsus Medical University Nuremberg
Nuremberg, Germany

Christy M. Dunst, MD
Esophageal Surgeon
The Oregon Clinic
Portland, Oregon

André Duranceau, MD
Professor of Surgery
Department of Surgery
Division of Thoracic Surgery
Centre Hospitalier de L'Université de Montreal
Montreal, Quebec, Canada

Felix G. Fernandez, MD
Assistant Professor of Surgery
Division of Cardiothoracic Surgery
Emory University Hospital
Atlanta, Georgia

Hiran C. Fernando, MD
Professor of Surgery
Chief, Thoracic Surgery
Boston University School of Medicine
Boston, Massachusetts

Peter F. Ferson, MD
Professor of Cardiothoracic Surgery
Charles Gray Watson Professor of Surgical Education
University of Pittsburgh School of Medicine
Pittsburgh, Pennsylvania

Seth D. Force, MD
Associate Professor of Surgery
Division of Cardiothoracic Surgery
Emory University Hospital
Atlanta, Georgia

Richard F. Heitmiller, MD
J.M.T. Finney Chairman of Surgery
Union Memorial Hospital
Associate Professor
The Johns Hopkins University School of Medicine
Department of Surgery
Baltimore, Maryland

Wayne L. Hofstetter, MD
Associate Professor
Department of Thoracic and CV Surgery
Director of Esophageal Surgery
The University of Texas MD Anderson Cancer Center
Houston, Texas

Toshitaka Hoppo, MD, PhD
Research Assistant Professor
Institute for the Treatment of Esophageal & Thoracic Disease
Department of Surgery
The Western Pennsylvania Hospital
West Penn Allegheny Health System
Pittsburgh, Pennsylvania

Haichuan Hu, MD
Postgraduate
Department of Thoracic Surgery
Fudan University Shanghai Cancer Center
Shanghai, China

Blair A. Jobe, MD, FACS
Professor of Surgery
Institute for the Treatment of Esophageal & Thoracic Disease
Department of Surgery
The Western Pennsylvania Hospital
West Penn Allegheny Health System
Pittsburgh, Pennsylvania

Andrew S. Kastenmeier, MD
Minimally Invasive and Foregut Surgery Fellow
Legacy Health System
Portland, Oregon

Michael Kent, MD, FACS
Instructor in Surgery
Division of Thoracic Surgery and Interventional Pulmonology
Beth Israel Deaconess Medical Center
Harvard Medical School
Boston, Massachusetts

Kevin P. Lally, MD, MS
Chairman, Department of Pediatric Surgery
A.G. McNeese, Chair in Pediatric Surgery
Richard Andrassy Distinguished Professor
The University of Texas Medical School at Houston
Houston, Texas

Rodney J. Landreneau, MD
Medical Director, Ochsner Cancer Institute
Vice-chairman of Surgery - Ochsner Medical Center
Clinical Professor of Surgery
LSU Medical Center
New Orleans, Louisiana
Senior Lecturer, University of Queensland - School of Medicine
Brisbane, Australia

Simon Law, MS, MA (Cantab), MBBChir, FRCSEd, FCSHK, FHKAM, FACS
Professor of Surgery
Chief, Division of Esophageal and Upper Gastrointestinal Surgery
The University of Hong Kong
Queen Mary Hospital
Hong Kong, China

Ryan M. Levy, MD
Assistant Professor of Surgery
Division of Thoracic and Foregut Surgery
Department of Cardiothoracic Surgery
University of Pittsburgh Medical Center
Pittsburgh, Pennsylvania

Virginia R. Litle, MD
Associate Professor
Department of Surgery
Division of Thoracic Surgery
Boston University School of Medicine
Boston, Massachusetts

Alex G. Little, MD
Clinical Professor of Surgery
Department of Surgery
Division of Cardiothoracic Surgery
University of Arizona
Tucson, Arizona

Donald E. Low, MD, FACS, FRCS(C)
Clinical Assistant Professor of Surgery
University of Washington School of Medicine
Head, Thoracic Oncology and Thoracic Surgery
Department of Surgery
Virginia Mason Medical Center
Seattle, Washington

James D. Luketich, MD
Henry T. Bahnson Professor of Cardiothoracic Surgery
Chairman, Department of Cardiothoracic Surgery
University of Pittsburgh School of Medicine
Pittsburgh, Pennsylvania

Michael A. Maddaus, MD
Professor and Vice Chair of Education
Chief, Division of Thoracic and Foregut Surgery
Program Director, General Surgery
Garamella Lynch Jensen Chair in Thoracic Cardiovascular Surgery
Co-Director, Minimally Invasive Surgery Center
University of Minnesota
Minneapolis, Minnesota

Mary S. Maish, MD, MPH
Chief, Thoracic and Foregut Surgery
Washington Hospital Healthcare System
Fremont, California

Ian Makey, MD
Fellow, Division of Thoracic Surgery and Interventional Pulmonology
Beth Israel Deaconess Medical Center
Harvard Medical School
Boston, Massachusetts

Konstantinos I. Makris, MD
Minimally Invasive Surgery Fellow
Legacy Health System
Portland, Oregon

Douglas J. Mathisen, MD
Chief, Thoracic Surgery
Massachusetts General Hospital
Hermes C. Grillo Professor of Thoracic Surgery
Department of Surgery
Harvard Medical School
Boston, Massachusetts

W. Scott Melvin, MD
Professor of Surgery
Chief and Professor of Surgery
Division of General and Gastrointestinal Surgery
The Ohio State University
Columbus, Ohio

Bryan F. Meyers, MD, MPH
Patrick and Joy Williamson Professor of Surgery
Division of Cardiothoracic Surgery
Washington University School of Medicine
Saint Louis, Missouri

Sumeet K. Mittal, MD, FACS
Associate Professor of Surgery
Department of Surgery
Creighton University School of Medicine
Director, Esophageal Center
Creighton University Medical Center
Omaha, Nebraska

Darroch W.O. Moores, MD, FACS
Clinical Associate Professor of Surgery
Chief of Thoracic Surgery, St. Peter's Hospital
Albany Thoracic and Esophageal Surgeons
Albany Medical Center
Albany, New York

Christopher R. Morse, MD
Instructor in Surgery
Division of Thoracic Surgery
Massachusetts General Hospital
Harvard Medical School
Boston, Massachusetts

Sudish C. Murthy, MD, PhD
Surgical Director, Center of Major Airway Disease
Staff, Thoracic and Cardiovascular Surgery
Cleveland Clinic
Cleveland, Ohio

Christopher J. Mutrie, MD
Fellow, Division of Thoracic Surgery
Massachusetts General Hospital
Harvard Medical School
Boston, Massachusetts

Katie S. Nason, MD, MPH
Assistant Professor
Department of Cardiothoracic Surgery
Division of Thoracic and Foregut Surgery
University of Pittsburgh School of Medicine
Pittsburgh, Pennsylvania

Ninh T. Nguyen, MD, FACS
Professor of Surgery and Chief
Division of Gastrointestinal Surgery
University of California
Irvine Medical Center
Orange, California

F. Griffith Pearson, MD
Professor Emeritus
University of Toronto
Toronto, Ontario, Canada

Arjun Pennathur, MD, FACS
Assistant Professor
Department of Cardiothoracic Surgery and Department of Critical Care Medicine
University of Pittsburgh School of Medicine
University of Pittsburgh Medical Center
Pittsburgh, Pennsylvania

Kyle A. Perry, MD
Assistant Professor of Surgery
Division of General and Gastrointestinal Surgery
The Ohio State University
Columbus, Ohio

Christian G. Peyre, MD
Assistant Professor of Surgery
Division of Thoracic and Foregut Surgery
University of Rochester
Rochester, New York

Dennis J. Rassias, MD, FACS
Thoracic Surgeon
Albany Thoracic and Esophageal Surgeons
St. Peter's Hospital
Albany Medical Center
Albany, New York

Thomas W. Rice, MD
Professor of Surgery
Cleveland Clinic Lerner College of Medicine
Case Western Reserve University
The Daniel and Karen Lee Endowed Chair in Thoracic Surgery
Head of the Section of General Thoracic Surgery
Department of Thoracic and Cardiovascular Surgery
Heart and Vascular Institute
Cleveland Clinic
Cleveland, Ohio

Matthew J. Schuchert, MD
Assistant Professor
Division of Thoracic and Foregut Surgery
Department of Cardiothoracic Surgery
University of Pittsburgh School of Medicine
Pittsburgh, Pennsylvania

Rachit D. Shah, MD
Assistant Professor of Surgery
Division of Cardiothoracic Surgery
Virginia Commonwealth University School of Medicine
Richmond, Virginia

Lynne A. Skaryak, MD
Thoracic Surgery
Department of Surgery
Union Memorial Hospital
Assistant Professor
The Johns Hopkins University School of Medicine
Baltimore, Maryland

Brian R. Smith, MD, FACS
Assistant Professor of Surgery & Associate Residency Program Director
Division of Gastrointestinal Surgery
University of California
Irvine Medical Center
Orange, California
Chief, General Surgery and Resident Director
VA Long Beach Healthcare System
Long Beach, California

Hubert J. Stein, MD, FACS
Professor of Surgery
Chairman, Department of Surgery
Paracelsus Medical University Nuremberg
Nuremberg, Germany

Lee L. Swanstrom, MD
Clinical Professor of Surgery
Oregon Health Sciences University
Portland, Oregon
Professor of Surgery
University of Strasbourg
Strasbourg, France

Thomas J. Watson, MD, FACS
Associate Professor of Surgery
Chief of Thoracic Surgery
University of Rochester School of Medicine and Dentistry
Rochester, New York

Jie Zhang, MD
Associate Professor
Department of Thoracic Surgery
Fudan University Shanghai Cancer Center
Shanghai, China

译校人员名单

主　译　吴显宁　贡会源

副主译　潘华光　解明然　徐　东

审　校　唐　震　梅新宇

译　者（按姓氏汉语拼音排序）

曹　炜　安徽医科大学第二附属医院
陈柚君　海军安庆医院
崔　凯　安徽医科大学第一附属医院
方汉林　安徽医科大学第一附属医院
胡雁南　蚌埠医科大学第一附属医院
柯　立　中国科学技术大学附属第一医院
李小军　蚌埠医科大学第一附属医院
柳常青　中国科学技术大学附属第一医院
倪铮铮　皖南医学院第一附属医院
潘世翔　中国科学技术大学
宋　超　蚌埠医科大学第一附属医院
陶　涛　蚌埠医科大学第一附属医院
田界勇　中国科学技术大学附属第一医院
王　彪　蚌埠医科大学第一附属医院
王高祥　安徽医科大学
王书丰　金寨县人民医院
Wen Wen　University Hospital of Antwerp
夏迎晨　中国科学技术大学附属第一医院
徐　东　皖南医学院第一附属医院
袁立功　中国科学技术大学附属第一医院
张　雷　蚌埠医科大学第一附属医院
郑　浩　安徽医科大学第一附属医院
朱小东　安徽省胸科医院
陈鹏飞　蚌埠医科大学第一附属医院
陈　宇　安徽医科大学第一附属医院
邓　敏　蚌埠医科大学第一附属医院
耿　阳　蚌埠医科大学第一附属医院
解明然　中国科学技术大学附属第一医院
李　林　中国科学技术大学附属第一医院
刘晓龙　中国科学技术大学
梅新宇　中国科学技术大学附属第一医院
潘华光　安徽医科大学第一附属医院
沙纪名　安徽医科大学第二附属医院
唐　震　蚌埠医科大学第一附属医院
陶　正　皖南医学院第一附属医院
汪国文　蚌埠医科大学第一附属医院
王　灿　宣城市中心医院
王　鹏　宣城市人民医院
王　伟　蚌埠医科大学第一附属医院
吴明胜　中国科学技术大学
杏福宝　蚌埠医科大学第一附属医院
尹纯同　安徽医科大学第一附属医院
詹必成　安庆市立医院
章月安　海军安庆医院
周　晓　安徽医科大学第二附属医院

译者序

做图书翻译这件事其实是始于激情，很早就有这个想法。国内现有的译著不少，但在安徽尚没人做过胸外科著作方面的翻译工作，所以除了激情之外，又多了一份想为“皖”先的冲动。当我们看到“外科关键手术技术丛书”(*Master Techniques in Surgery*)的几本译著时，觉得确实不错，这大大加快了我们将想法付诸行动的节奏。在筛选合适外文书籍的过程中，我们发现本书(*Marster Techniques in Surgery*:*Esophageal Surgery*)尚无中文译本，很是欣喜，毕竟该系列书籍口碑好，国内同行对原著的推荐度也高，并且国内比较难买到，这非常符合我们的要求。

该书主编是在胸外科领域享有盛名的James D. Luketich教授，原著各章节的作者也都是行业大咖，行文严谨，并且书中提供的插图质量很高。自出版至今虽近10年，但仍是经典。

国内致力于食管外科的同行很多，主要原因是我国食管癌高发，所以大家对食管切除术的认识深度及技术把握绝对处在世界领先的水平。但谈食管外科不能仅局限于食管癌，究其原因主要有两点：一方面，在社会、经济、医疗发展的多因素作用下食管癌手术量已逐年下降；另一方面，结合欧美国家经验和食管外科疾病谱近年变化来看，食管良性或功能性疾病会逐渐成为食管外科的重点。该书在内容上与我们的想法非常契合，用了很大的篇幅对食管良性或功能性疾病的外科关键技术进行了详细的描述，并且还对各种食管切除、内镜治疗、介入治疗以及少见的食管外科干预技术进行了全面的介绍。

有鉴于此，我们翻译了此书。参与该书翻译的多为省内同行，感谢他们的付出，相信通过对此书的翻译大家都有所得。也希望我们的翻译工作能帮助国内广大同行、胸外科学生更好地掌握食管外科知识。由于时间紧，任务重，在翻译经验方面还有所欠缺，若书中存在谬误和不足，恳请业内同行指正。

最后，感谢中国科学技术大学出版社对我们的信任和专业的帮助。

吴显宁

中国科学技术大学附属第一医院　胸外科

贡会源

蚌埠医科大学第一附属医院　胸外科

总　　序

“外科关键手术技术丛书”自《临床外科学》(*Mastery of Surgery*)发展而来。作为该系列丛书的主编，我在《临床外科学》第3版修订的时候加入到该工作中，有幸和两位外科“大咖”也是那时的主编共事，他们是Lloyd Nyhus和Robert Baker。外科手术图谱在那时非常流行，《临床外科学》因品质优越脱颖而出，同时期还有其他一些著作，如纽约的John Madden博士和俄亥俄州的Robert Zollinger博士所主编的书籍，还有另两位主编大家可能不太熟悉。一位是罗马大学外科系教授Pietro Valdoni，他同时主管10个手术室的工作，在意大利家喻户晓，并且大家都知道他是三位教皇的医生。曾有一位非常有名的外科医生和我开玩笑提及此事，他说：“你知道么？Valdoni教授可是能够对教皇下指令的人，他让三位教皇‘深吸一口气’，每个人都会乖乖照做。”他所主编的图谱一开始籍籍无名，直到我在麻省总医院工作时的同事George Nardi博士将其从意大利语翻译成英语后，才广为人知。另一位主编是Robert Ritchie Linton，早期从事血管外科，他所主编的图谱质量也非常高。

由于后来一段时间，单纯的手术图谱类著作逐渐过时，于是在《临床外科学》第4版和第5版中，我们加入了很多文字版的章节去阐述手术演变和证据更新。我在与Brian Brown及其他Lippincott Williams & Wilkins同事以及后续加入编委会的外科专家讨论时达成一致，认为结合《临床外科学》的出版经验，我们可以改变形式，将综合性图谱类书籍拆分得更小并提高插图质量，针对关键的手术进行更清晰的解剖展示。最终该计划得以实施，这要感谢不同领域外科专家为此做出的巨大贡献。

为什么手术图谱类著作会再次得到重视？一方面可能是经过长期的发展，各种术式纷繁复杂，缺乏规范性；另一方面虽然我们学习了很多生物化学、生理学、遗传学以及病理生理的知识，但是在具体实践时，每个人的方式方法又有所变化，很难统一。在我们大量积累基础知识的同时，有一个问题不容忽视，那就是技能培训的时间在不断缩短，尤其是外科系统。有种说法是要将我们的临床工作时间调整为每周80小时，我认为该设想无可厚非，不过这会让我们更加无暇教学。此外，我也不得不问，究竟哪一种住院医师更适合在临床服务患者，是有一定手术经验，能为主刀分忧但比较疲劳的临床派，还是理论扎实，但没有临床实践经验的学院派呢？

我不知道答案，但我认为对住院医师来说熟悉临床可能更重要。对于老师来说，是否放手也是一个问题，放手可以让住院医生积累经验，以后可以更好地服务患者，但有时候可能好心办坏事，因为放手导致的一些错误可能会造成无法补救的灾难性后果。

本丛书旨在弥补培训时间不足所导致的问题。感谢每一位编辑能够勇担重任，也感谢每一位作者自愿将他们的学识、经验汇总于此与大家分享。参与丛书撰写的外科专家不但教学经验丰富，临床工作同样出色优秀。作为该系列丛书的主编我非常荣幸，也希望通过该丛书将各位主编、作者的宝贵经验广为传播，并提高读者的学习效率，使医学生、住院医师以及他们以后的患者能够从中获益。

编一本书不易，编一套书更难。在此我要感谢 Brian Brown，Brendan Huffman 和所有 Lippincott Williams & Wilkins 的员工；还要感谢我的同事 Edie Burbank-Schmitt，Ingrid Johnson，Abigail Smith 和 Jere Cooper，是你们让一切成真。

Josef E. Fischer
医学博士，美国外科医师学会会员
于马萨诸塞州波士顿

序

凡救一命，即救全世界。

——《塔木德》

作为 Fischer 博士主编的“外科关键手术技术”（*Master Techniques in Surgery*）系列丛书的一部分，本书聚焦于食管外科，可作为 Fischer 博士所主编的另一本著作《临床外科学》（*Mastery of Surgery*）的补充读本。尽管普通外科、胸外科的教科书有很多，食管外科的也不少，但该书的独到之处在于以食管外科技术为重点。食管外科是非常复杂的，这种纯手术的书籍可以弥补其他综合性书籍的不足，并且在经典教材与纯图谱类书籍间起到桥梁作用。

参与该书编写的作者皆为世界闻名的复杂食管外科专家。本书适合对食管疾病感兴趣的医学生，胃肠、普外和胸外科的住院医生以及其他培训进修和执业医师参考阅读。本书由 6 个部分组成，涵盖了一系列的食管外科手术技术。

胃食管反流病是西方国家的常见病，内科治疗无效或反流导致相关并发症的患者比比皆是，所以第一部分重点描述了胃食管反流病的外科治疗，食管旁疝的外科处理也在这一部分。第一部分一共有 13 个章节，由该领域的领军专家撰写，内容包含了所有的胃食管反流病术式，从常用的腹腔镜 Nissen 胃底折叠到 Hill 修复，再到复杂的经胸入路手术，如 Belsey 胃底折叠；还对复杂的巨大食管裂孔疝修补和再次抗反流手术以及经内镜胃底折叠技术做了详细的描述。此外考虑到越来越多的证据证明肥胖与胃食管反流密切相关，我们还将胃旁路手术加入到该部分。

第二部分是关于食管运动功能障碍的外科治疗，例如贲门失迟缓症和食管憩室。该部分章节描述了贲门失迟缓症、Zenker 憩室和膈上食管憩室的微创和开放手术技术。

由于西方国家腺癌高发，食管癌的发病率正以惊人的速度升高。外科治疗在食管癌综合治疗里扮演着重要角色，但手术复杂，所以在第三部分我们对食管切除的技术和术式做了详细描述，共 9 个章节，包括开放和微创术式。

第四部分主要描述了食管良性肿瘤的开放和微创手术技术。

第五部分重点描述 Barrett 食管的内镜消融治疗，如射频消融和黏膜切除。虽然食管切除术是食管癌的标准术式，但对于高危的 Barrett 食管和高级别上皮内瘤变患者，又或者是经严格筛选的黏膜内癌患者，创伤更小的内镜治疗也是很好的选择。

最后的第六部分对食管支架和扩张技术以及食管其他疾病，如食管穿孔、膈疝的治疗进行了描述。

本书可作为食管外科手术的实践指南，希望读者能从中获益。在此对出版方 Brendan Huffman、Keith Donnellan 和 Aptara 项目经理 Abhishan Sharma 表示感谢，感谢你们的辛勤付出。还要感谢 Shannon Wyszomierski 对编辑工作的大力支持。

愿读者通过该书掌握食管外科知识，受其用，享其乐。

James D. Luketich

Rodney J. Landreneau

Arjun Pennathur

目　录

第三部分 食管切除手术入路和技术

第四部分 食管良性肿瘤外科治疗

第五部分 内镜消融和切除治疗

第六部分 其他食管手术技术

1 腹腔镜Nissen胃底折叠术

Sumeet K. Mittal

引言

胃底折叠手术是治疗胃食管反流病(gastroesophageal reflux disease,GERD)的金标准。食管下括约肌(lower esophageal sphincter,LES)功能不全和食管裂孔疝(hiatus hernia,HH)是 GERD 的重要病因。尽管抗反流手术最早开展于 70 年前,但该术式是随着对 GERD 病理生理认识的加深和远端食管酸暴露监测技术的完善才得以普及。20 世纪 90 年代初,微创技术的发展使得腹腔镜下胃底折叠术成为可能,这使得抗反流手术的数量大幅增加。360°全胃底折叠术(Nissen 胃底折叠术)是最常见的抗反流术式。该手术的目的是环绕远端食管建立一个无张力的膈下胃底折叠。本章介绍 Nissen 胃底折叠术的适应证和腹腔镜 Nissen 胃底折叠术(laparoscopic Nissen fundoplication,LNF)的技术要点。

适应证/禁忌证

慢性或复发性 GERD,在药物治疗过程中仍有症状,是 LNF 最常见的适应证。仅当客观证据支持病理性 GERD 诊断时,才应该考虑采用 LNF。

GERD 的客观证据包括以下几点:

- 反流性食管炎——内镜/病理。
- 消化性狭窄。
- Barrett 食管(BE)。
- 24 小时 pH 异常。
- 阻抗 pH 异常。

对于有烧心和反胃等典型症状,特别是药物治疗效果良好的患者,术前应至少找到一条与反流有关的客观证据。对于无典型 GERD 症状的患者,拟行 LNF 前,至少应找到两条关于 GERD 的客观证据,并排除其他病因。患者行 LNF 成功的最佳指标是对药物治疗反应良好。

LNF 的适应证如下：

- 最大限度内科治疗下仍出现烧心和反流等症状。
- 病理性 GERD 导致呼吸系统症状。
- 喉咽部反流症状伴有病理性 GERD。
- 与夜间症状相关的大量反流。
- 药物依赖性患者 24 小时 pH 记录异常，尤其是合并 LES 机械性功能障碍。
- 食管损伤证据：狭窄、反流性食管炎或 Barrett 食管(BE)。

LNF 禁用于食管蠕动功能严重受损或硬皮病患者。对于 LES 功能正常或无食管裂孔疝(HH)的胃排空严重延迟患者，应考虑进行胃引流术而非 LNF。对于同时具有胃排空延迟和病理性 GERD 的患者，应计划进行 LNF 与远端胃切除和 Roux-en-Y(RNY)重建。存在高级别上皮内瘤变(high-grade dysplasia，HGD)或食管腺癌(esophageal adenocarcinoma，EAC)是 LNF 的绝对禁忌证。对于有 HGD 和或浅表腺癌病史的患者，经内窥镜消融或切除治疗后，若随访证实治疗有效，无复发，应谨慎考虑行 LNF。尚无证据表明 LNF 能显著降低 BE 向 EAC 进展，因此不应仅出于此考虑就决定行 LNF。对于无法扩张的消化性狭窄或短食管的患者，最好分别选择行食管切除术或 Collis 胃成形 + 胃底折叠术，而非 LNF。

术前规划

除了一般术前评估以外，还应该做专业的针对性检查。应详细询问和记录症状变化以及对药物治疗的反应。需谨记患者的自觉症状也有可能是由其他原因导致的。例如，贲门失弛缓症患者在确诊前通常会接受针对 GERD 的药物治疗。在这种情况下，虽然延误诊断是错误的，但仅仅进行药物治疗对患者来说不会有什么危害，而直接行胃底折叠术则可能是灾难性的。因此，手术医师要尽可能做到诊断精准并且对患者病情和病理生理充分了解。如前所述，只有通过恰当的临床检查获得 GERD 客观诊断证据后，才能进行手术。

- **食管胃十二指肠镜检查(EGD)**：在进行外科干预之前，必须行上消化道内镜检查直接评估食管黏膜和贲门功能或是否存在 HH，如果存在 BE 需获得组织学诊断的支持。

- **造影检查**：直立位和仰卧位食管吞钡检查可以明确 HH 的大小和类型。我们常规使用液态和固态对比剂以评估食管运动功能，13 mm 片剂对比剂有助于发现内镜检查可能遗漏的隐匿性狭窄。

- **食管测压**：明确食管运动功能有助于选择合适的胃底折叠方式。尽管尚无证据明确基于食管运动功能应采用何种胃底折叠，但在美国，大多数外科医师会对有食管运动障碍的患者选择部分胃底折叠术。高分辨率测压技术的应用可明确运动功能障碍，并有助于制定手术策略。

- **24 小时 pH 监测**：远端食管酸暴露时间延长是客观评估 GERD 的金标准。阻抗 pH 值用于记录非酸性反流，个人认为，它只对极少数患者有真正作用。必须注意，食管远端 pH 变化标志着存在反流，但不能反映反流胃内容物的情况。双探头 pH 监测用于记录有食管外症状患者的近端食管酸性暴露。

- **无线(Bravo)48 小时 pH 监测**：近来无线 pH 监测应用广泛，其通过在食管壁附着无线电遥测胶囊(Bravo pH 监测系统)完成检查;与经鼻导管放置 pH 探头相比,Bravo 胶囊可以进行长时间的监测,而且患者的耐受性更好。虽然 Bravo 探针不能测量阻抗 pH(非酸性反流),但在监测期间可正常饮食和活动,在评估食管酸暴露方面有其应用价值。

- **胃排空检查:** 对有明显腹胀的患者应进行核医学胃排空检查,对 LES 功能正常且无 HH 的病理性胃食管反流患者也应进行该检查。检查结果应谨慎解读,因为其与症状的相关性可能较差。

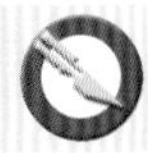

手术

手术目的是在膈下建立无张力的胃底折叠包绕远端食管。相当于重建了长度 2～3 cm 的腹段食管,使用高压力的胃底包绕胃食管交界处(gastroesophageal junction,GEJ),从而恢复 LES 复合体的功能。

有明确胃排空延迟的患者在手术前 2～3 天需全流质饮食,停止使用抗血小板和抗凝药物。在手术开始 30 min 内单次应用一代头孢(头孢唑啉 1 g)。常规皮下注射 5000 U 肝素和使用双下肢间歇充气加压装置预防深静脉血栓(deep vein thrombosis,DVT)形成。手术采用全身麻醉,诱导时需预防误吸。我们常规在手术结束前 30 min 给予昂丹司琼静脉推注。对于有术后恶心病史的患者,我们在麻醉诱导时使用丙泊酚滴注,并给予地塞米松静脉推注。

术间设置

推荐在微创手术专用手术间进行,手术床头侧装有 3 个悬挂式显示器。主刀医师站在患者的两腿之间,第一助手站在主刀医师的右边(患者的左侧),扶镜手在左边(患者的右侧)。手术开始后,Mayo 器械台从患者左侧放置于胸部上方。手术器械台靠近脚侧放置于左边。设备连接线跨患者右肩。此外,手术间应准备好内镜设备备用(图 1.1)。

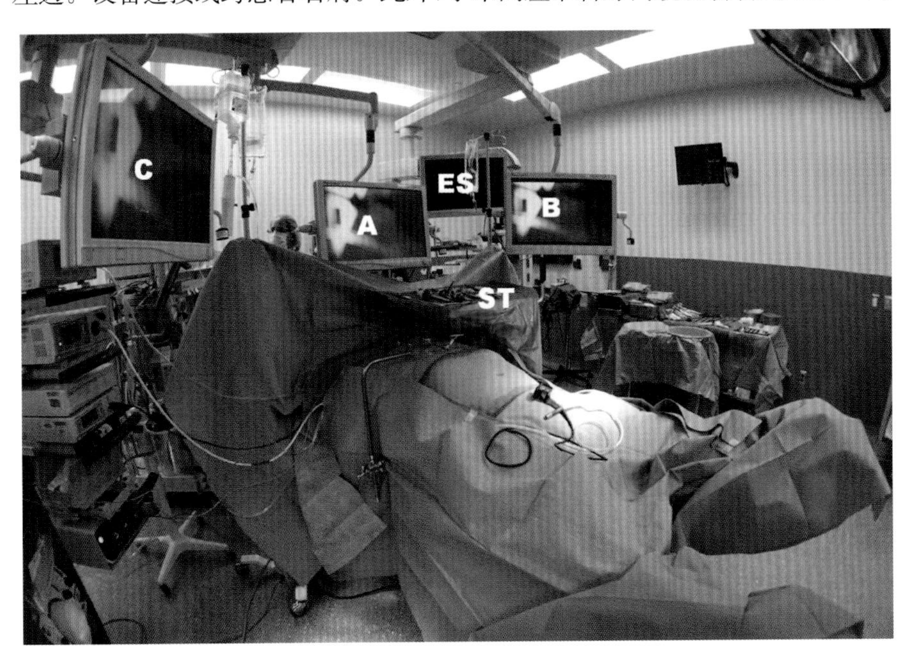

图 1.1　手术间设置　洗手台(ST)从左侧跨过患者的胸部。显示器 A 在床头上方;显示器 B 和 C 分别位于左侧和右侧靠床头位置,保证扶镜手和第一助手视野。内镜设备(ES)放置在左侧靠近麻醉医生。患者体位为倒 Y 形。

体位

患者采用倒“Y”形(改良的截石位)体位。手术床应能调节高度和倾斜度。双腿分开,脚底置脚踏板,双臂并拢;如需一只或两只手臂外展,要放置好托板,以防止肩部过伸。术中摇床为头高脚低位时,要注意患者可能会向下滑动。消毒好后铺巾,暴露从胸中部到耻骨联合处的范围(图 1.2)。如果高度怀疑有短食管,消毒野应包括左胸,因为我们常采用左进胸腔镜下胃 Collis 成形术。

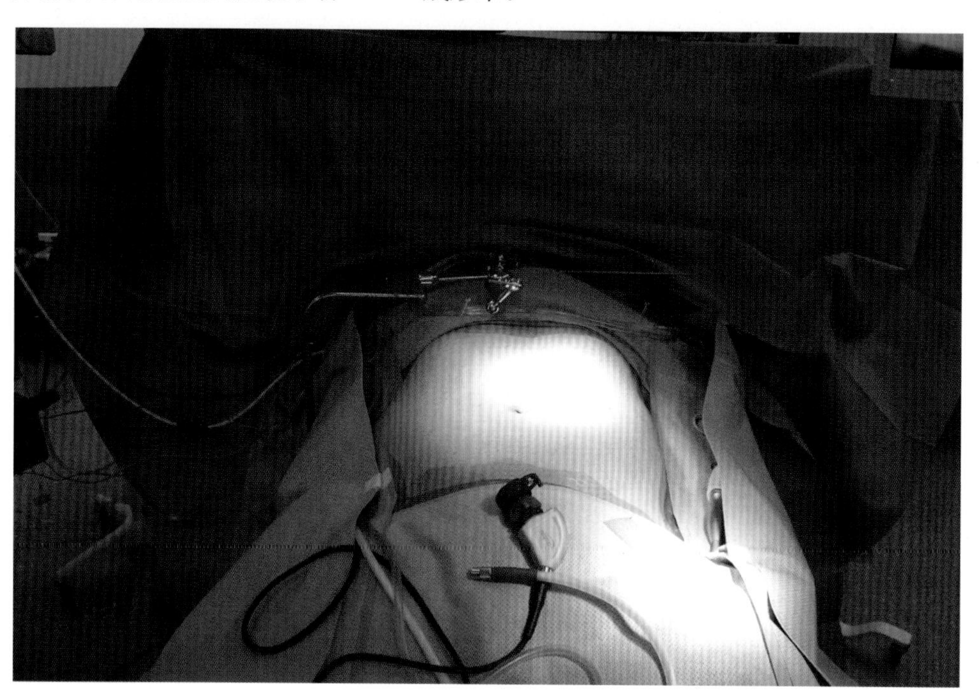

图 1.2　**手术区域**
从剑突上方延伸至耻骨联合,两侧以腋中线为界。主刀医师站在患者的两腿之间。

建立气腹

根据外科医师偏好,可以采用不同的方式。我们一般在脐与剑突连线脐上三分之一处正中线偏左做 5 mm 切口,使用气腹针建立气腹。然后置入 5 mm 穿刺器,使用 0°腹腔镜探查腹腔。此外,也可以使用 Hasson 穿刺法置入穿刺器。气腹压力控制在 12～15 mmHg(1.6～2.0 kPa)。完成初步探查后,摇床为头高脚低位。术中应密切监测患者的血压,腹腔内压力升高和体位变换会导致静脉回心血量明显减少,影响血流动力学稳定。此时应排空腹腔气体,床摇平,静脉补液后再恢复腹腔充气,缓慢摇床,一般不会有什么问题。然后在腹腔镜引导下放置穿刺器。

穿刺器和肝脏拉钩布孔

于左侧腋前线肋缘下一到两横指置 5 mm 穿刺器作为助手器械孔。紧邻剑突左侧做 5 mm 切口,使用穿刺器进腹,经该孔置入 Nathanson 肝脏拉钩,将肝左叶向上牵拉。

将肝脏拉钩与固定于手术床的支架连接,进行固定。自腔镜孔和剑突间正中线向右 4 cm 置 5 mm 穿刺器,作为主刀左手操作孔。穿刺器跨镰状韧带朝向食管裂孔。于左侧锁骨中线、肋弓下左上腹部置入 12 mm 穿刺器,使用 12 mm 穿刺器有利于缝合进针,不过部分外科医生倾向选择 5 mm 穿刺器(图 1.3)。肝脏拉钩的选择可根据外科医师的喜好和熟悉程度来选择。布孔方法较多,术者可根据个人操作习惯进行选择。

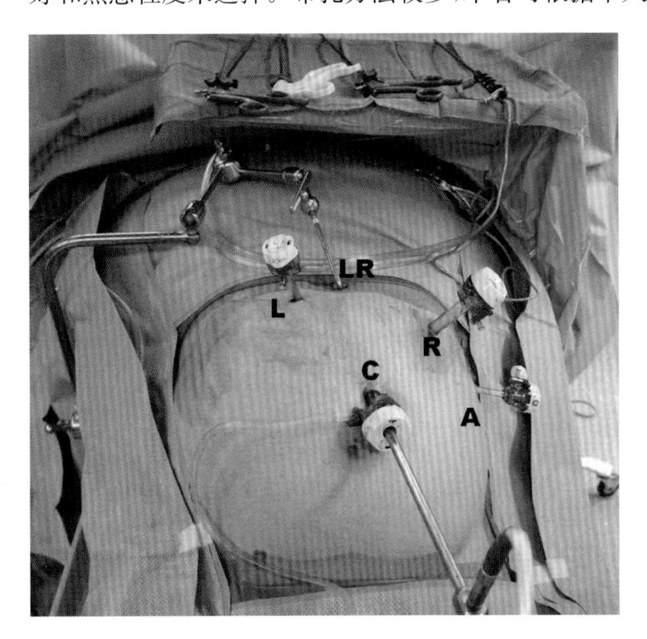

图 1.3　**穿刺器位置**
肝脏拉钩固定在患者右侧,腔镜孔(C)在脐上方靠左侧,肝脏拉钩(LR)孔位于剑突左侧。主刀操作孔(R——右手和 L——左手)分别位于左锁骨中线和右上腹部。助手操作孔(A)位于左腋前线肋弓下一横指位置。器械台从患者左侧放置。

手术步骤

Nissen 胃底折叠术的步骤包括:① 解剖食管裂孔;② 离断胃短血管;③ 贯通食管后间隙;④ 游离食管;⑤ 评估食管长度;⑥ 关闭膈肌脚;⑦ 360°全胃底折叠。以下描述中表述方向的用词以患者为主体。

解剖食管裂孔

使用无损伤抓钳,助手将胃脂肪垫向左向下牵拉,拉紧肝胃韧带,可辨认出迷走神经前干肝支从胃向肝脏走行。保留神经,在其上方使用电钩打开韧带。为了更好地暴露术野,必要时可离断这些神经,但不作为常规。有 1/5 患者肝胃韧带中存在变异的左肝动脉,与迷走神经分支伴行。如果直径小于 4 mm,可以夹闭后离断或直接以超声刀离断。但是,更粗大的血管应予以保留。我们常规保留迷走神经肝支和变异的左肝动脉(如果存在)。将肝胃韧带向上打开至膈肌脚弧顶部(图 1.4)。

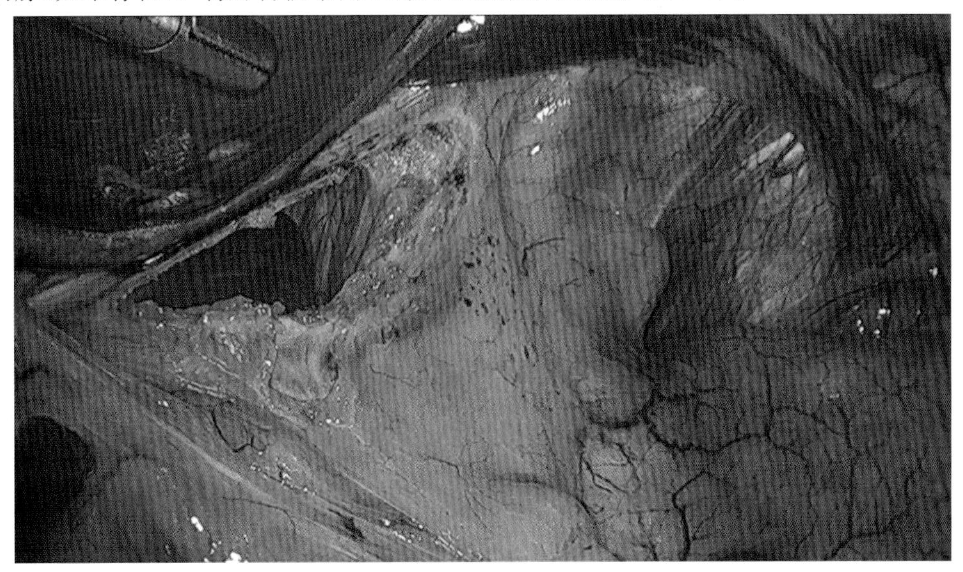

图 1.4　**从变异左肝动脉上方打开肝胃韧带(可见肝尾状叶)**

使用电钩在右膈肌脚处打开腹膜和膈食管筋膜，找到右膈肌脚和食管之间的正确组织间隙非常重要。主刀医师左手持腔镜抓钳，钳口闭合，插入该间隙将右膈肌脚压向患者右侧。

主刀右手操作钝性游离膈肌脚(图 1.5)。如果间隙平面正确，游离会很顺利且没有出血。右侧膈肌脚游离范围为向下游离至膈肌脚的后方，向左沿着膈肌脚交汇的弓游离至左侧膈肌脚前方。助手根据需要调整胃脂肪垫牵拉的方向，充分显露术野并为游离提供一定的张力。游离过程要非常小心，避免误伤，要把操作看成是将膈肌脚从食管上游离开来的。紧贴膈肌脚可以避免损伤迷走神经。随着经验的积累，该步骤可以很快完成。

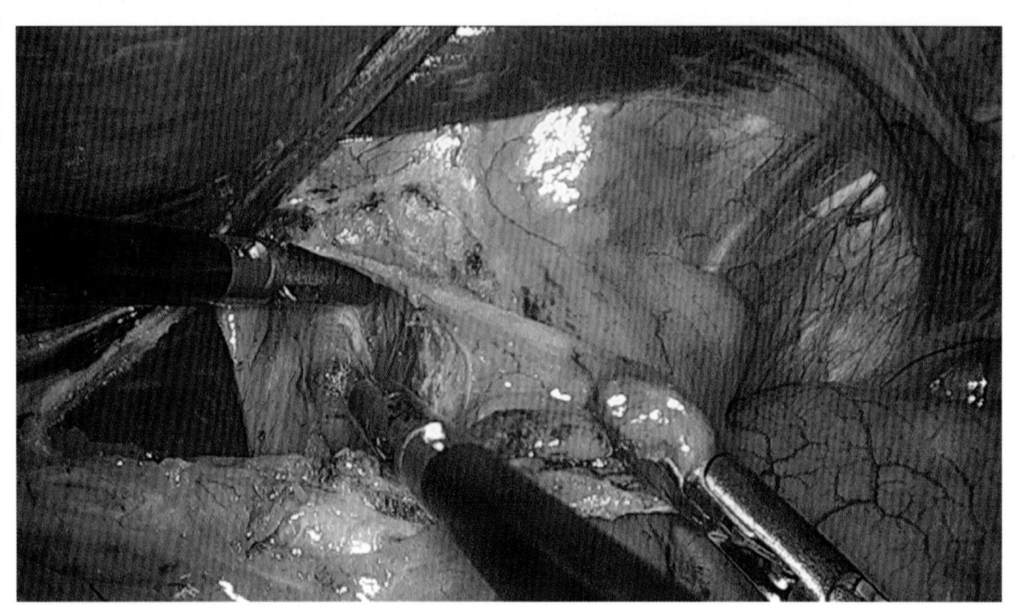

图 1.5　主刀右手操作钝性游离膈肌脚
打开腹膜和膈肌脚弧顶附近的膈食管韧带，开始游离右侧膈肌脚。

胃短血管的离断可以在游离左侧膈肌脚之前进行。这样游离左侧膈肌脚时可以获得更好的显露，对肥胖患者特别适用。

离断胃短血管

游离膈肌脚后需要对胃底进行充分游离，为无张力胃底折叠做准备(图 1.6)。胃底游离需离断距 His 角 12～15 cm 范围内的胃短血管，通过测量确定游离范围，从最远点开始，主刀医师左手持钝的无损伤抓钳在距大弯 1～2 cm 处抓胃进行牵拉，助手

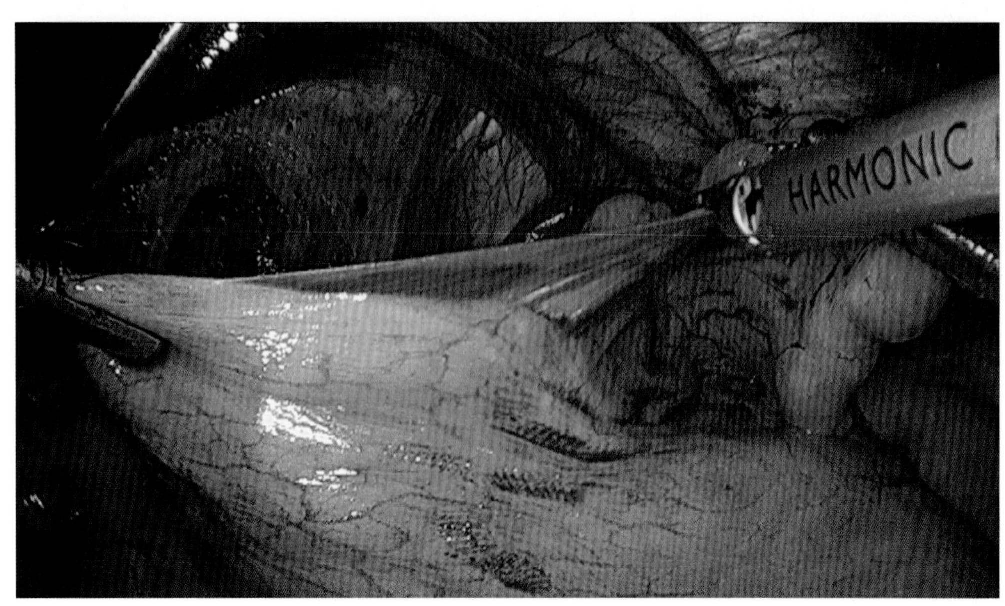

图 1.6　使用超声刀沿胃大弯离断胃短血管

以无损伤抓钳将网膜向对侧牵拉，悬空并暴露胃大弯，用超声刀在距离胃边缘 1 cm 处打开网膜。随着网膜打开，主刀医师调整左手抓钳位置，可以抓住胃后壁，将胃抬起并翻转，继续离断胃短血管。助手的抓钳至关重要，根据术中情况及时调整，以获得最佳的显露和牵拉。术者左手将胃向前抬对暴露也很重要，此外通过增加头高脚低的坡度，可以使网膜受重力作用向下牵拉，也有利于暴露。

当到达胃底顶部时，助手将胃后壁向患者的右下腹牵拉，主刀医师则用左手将胃底向前牵拉，离断最深处的胃短血管。如果胃底与脾脏紧密粘连，则使用电钩打开胃底和脾脏之间的膜组织，这可以使胃底和脾脏适当分开，也增加了超声刀使用的安全性。胃后方的胃短血管（也称为胰胃血管）也需要离断。胃底完全游离后，可充分暴露左侧膈肌脚。自此食管裂孔游离全部完成。

贯通食管后间隙

助手将食管向上牵拉暴露，在膈肌脚交叉的正前方贯通食管后间隙（图 1.7）。将 Penrose 管穿过此间隙，使用套扎器扎住两端，用于后续牵拉暴露。注意识别迷走神经，确保与食管一并被 Penrose 管套住。钝性将该间隙扩大。

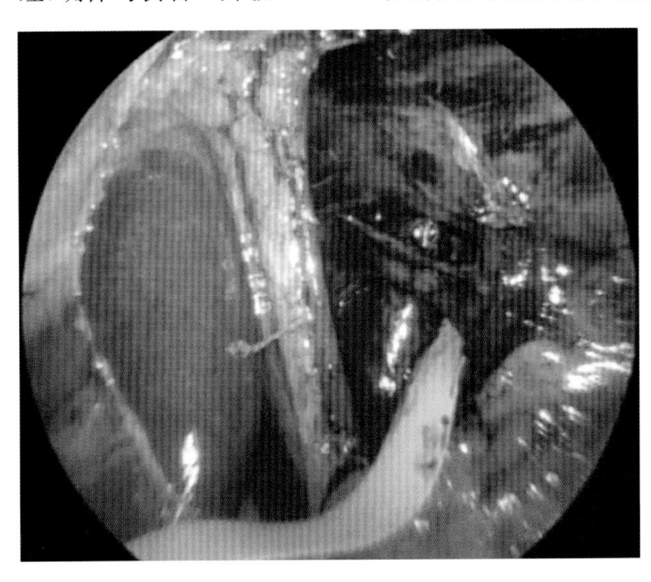

图 1.7 贯通食管和迷走神经后干后方的间隙

有些术者认为可以不使用引流管圈套牵拉，但我们认为该方法牵拉暴露不会损伤食管，并且在进行纵隔深部游离时特别有用。

游离食管

将食管向纵隔内进行环周游离；可钝性操作剥离食管，但对于起源于主动脉的食管小动脉需夹闭后离断或超声刀离断。助手抓持 Penrose 管带一定张力协助操作。游离要轻柔以避免出血，一旦出血组织平面就会变得模糊。器械移动与食管平行。当成功获取 3 cm 无张力腹段食管时，食管游离即完成。需避免损伤胸膜，纵隔游离一般比较容易。但对于病史较长的患者，食管周围可能会有较重的粘连，游离时需要更加谨慎。

如果不慎造成胸膜破损，需通知麻醉医生，并告知其需注意低血压和可能的气道压升高，处理上通过间歇性对胸膜腔进行吸引，并将气腹充气压力降低到 10～12 mmHg（1.3～1.6 kPa）即可。一般无需胸腔置管引流。极少数情况下，如果血流动力学不稳定，可能要置细胸引管进行术中减压引流，然后在复苏室拔除。

评估食管长度

撤除牵引食管的引流管，测量从左右膈肌脚交汇弧顶到 GEJ 的长度(图 1.8)。对于 GEJ 的确切位置，存在一些争议，但最准确的方法是，游离 His 角处脂肪垫，找到食管纵形肌与胃表面平滑浆膜的交界处。另外，也可以通过内镜确认 GEJ，但在 BE 患者中可能不太准确。如果无法获得至少 3 cm 的腹段食管，则需进行 Collis 胃成形术，具体方法见本书第 6 章。

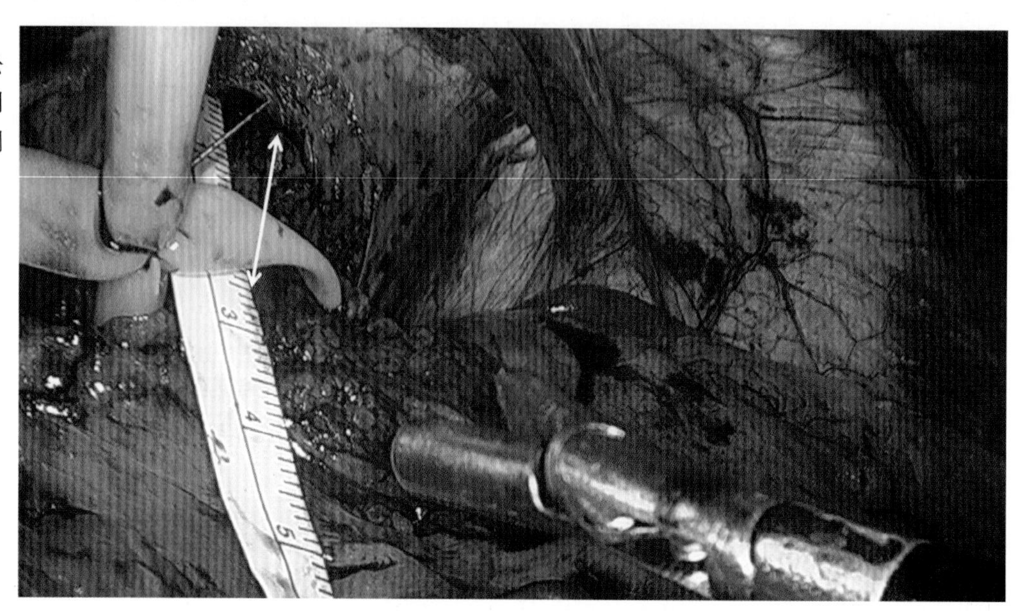

图 1.8　**评估食管长度**　使胃和 GEJ 处于放松状态，评估食管长度，测量从膈肌脚交汇弧顶到 GEJ 的距离(箭头)。

关闭膈肌脚

采用不可吸收编织线间断缝合关闭左右膈肌脚，我们使用 0 号强生 Ethibond 缝线做“8”字缝合(图 1.9)，采用简单间断缝合也是可以的。从后向前，边缝合边打结。缝合第一针时需要特别小心，避免伤及主动脉，左侧可以将抓钳放在主动脉和左侧膈肌脚之间作为预防措施。

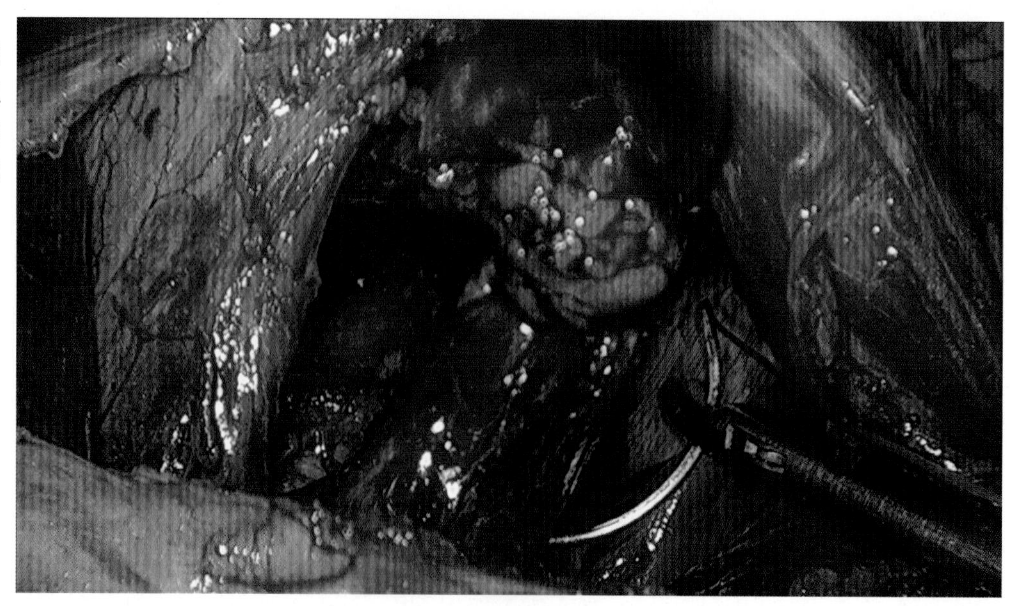

图 1.9　**关闭膈肌脚**　采用不可吸收 0 号编织缝线从后向前缝合膈肌脚。做“8”字缝合使用 Ti-Knot 装置打结固定。

缝右侧膈肌脚时，持针器夹住缝针中间，缝针伸入裂孔时手内旋，缝针弓背朝向食管，左手抓钳挡开肝尾状叶，然后旋转右手手腕，运针穿过膈肌脚。然后松开针持，在另一侧接针拉出缝线，缝合过程中挡开肝尾状叶，充分暴露。完成缝合后打结，体外或体内打结均可，还可以使用机械打结装置（例如 Ti-Knot）。

我们不建议使用自动缝合装置，因为缝合深度不够。膈肌脚关闭松紧度以能通过 60F 探条为宜。

然后轻柔地将迷走神经后干与食管远端分离，重新置一个新的 Penrose 引流管，仅绕食管和迷走神经前干。进一步拓宽膈下食管后方的间隙（图 1.10）。

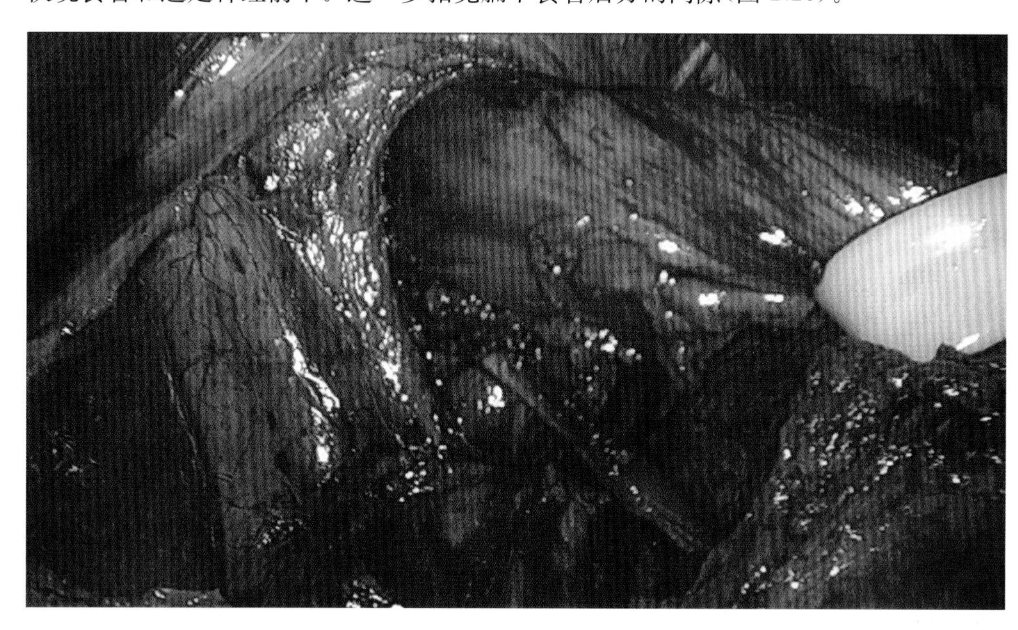

图 1.10　**完全关闭的膈肌脚**

360°Nissen 胃底折叠

探查胃底，找到距离 His 角 6 cm 和胃大弯后方 2 cm（通过离断的胃短血管识别）的位置（图 1.11）。

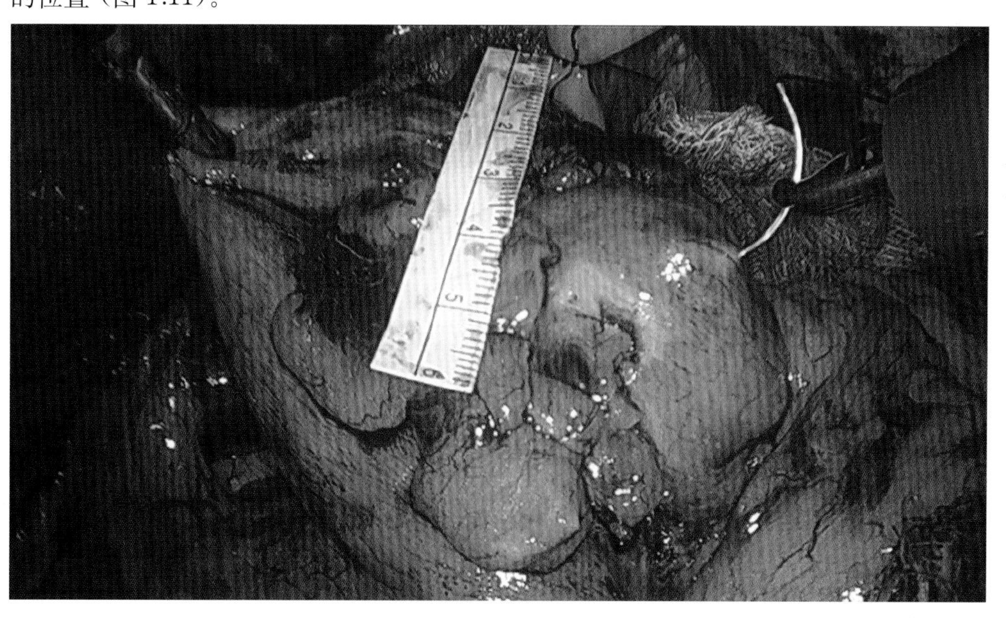

图 1.11　**全胃底折叠**　在 GEJ 下方 6 cm、胃大弯血管后方 2 cm 处，缝线标记胃底折叠后侧的拟定位置。

这部分胃底将穿过迷走神经后干和食管后的间隙，牵拉至右侧，作为胃底折叠的后部。用 2-0 prolene 缝线缝合做标记，该操作会大大简化手术流程。提起该部位然后完全放松观察是否有张力。主刀医师左手器械抓住胃底后部，助手将胃脂肪垫向前向尾侧牵拉，主刀医师右手抓住胃底前方合适的位置，来回牵扯，以确保没有冗余的胃底部分。麻醉师经口置入 60F 的探条，然后在腹腔镜观察引导下通过 GEJ 进入胃腔。

用需要折叠的胃底从左右侧包绕含探条的食管，左右侧胃底在包绕食管后重叠 1～2 cm，并保持张力最小，根据该标准确定折叠胃底前方的位置。合拢前后侧胃底，采用 2-0 prolene 缝线进行试验性缝合，并以 Ti-Knot 打结，使胃底折叠的两侧汇合处在 9 点钟方向，然后评估胃底折叠情况。

如果胃底折叠准确合适，胃大弯会处于自然位置，不会向后上方翻转。此外在折叠的胃底和食管之间需保持有足够空间可以轻松插入抓钳。

移除探条，使用 U 形缝线取代试验性缝线，将折叠胃底的两侧缝合在一起，并固定在食管远端。我们使用的是双头针 2-0 prolene 带 1 cm × 0.5 cm 大小的垫片(图 1.12)。缝针首先穿过前侧折叠胃底，然后在 GEJ 上方 2 cm 约 9 点钟位置缝合部分食管壁，最后穿过后侧胃底。第二针以同样顺序缝合，大约在前一针下方 1 cm 处缝合，完成缝合后打结。我们一般在 U 形缝合下 1 cm 处再对胃底加缝一针。胃底折叠完成后需确保缝合处能在自然无张力状态下处于裂孔下 9 点钟方向(图 1.13)。

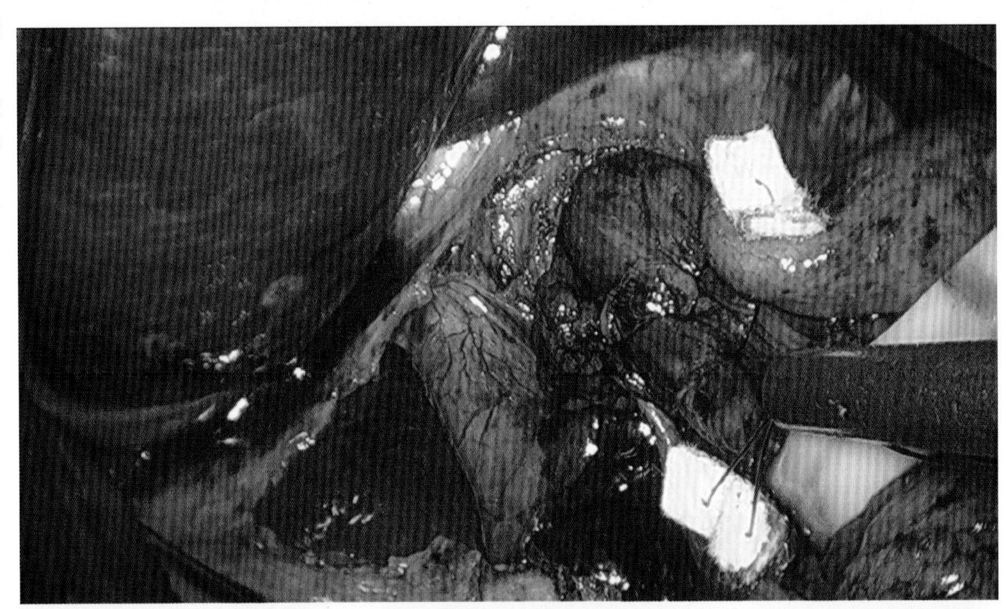

图 1.12 Nissen 胃底折叠

采用带垫 U 形缝合进行 360°胃底折叠(U 形缝合的针距为 1 cm)。

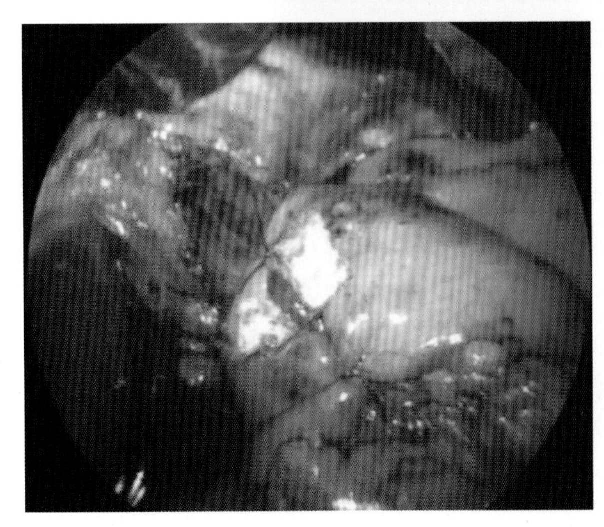

图 1.13 完成后的胃底折叠

在已关闭食管裂孔的下方，无张力包绕食管远端。离断的胃短血管处在面向脾脏的初始位置。胃底折叠缝合处在 9 点钟方向，长度约为 1.5 cm。

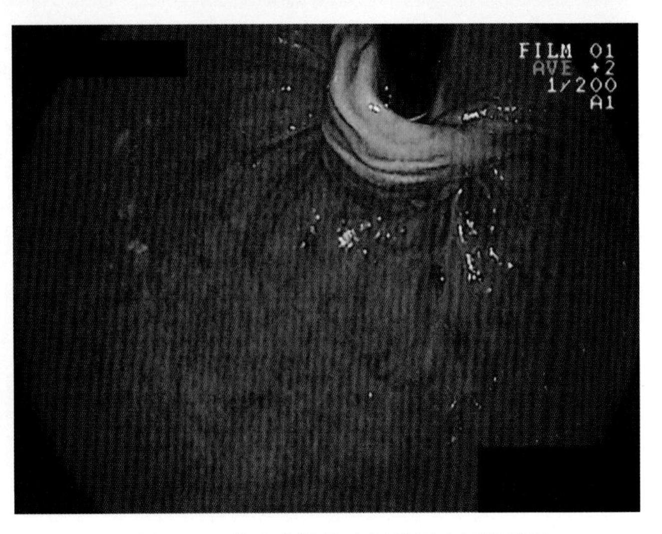

图 1.14 术中内镜检查评估胃底折叠情况

如胃底折叠满意，在内镜反向视野可见折叠胃底包绕内镜，双侧褶皱对称。

术中行内镜检查，从腔内评估胃底折叠情况（图 1.14），如果存在扭曲，则需拆除重做。移除肝脏拉钩，12 mm 穿刺器孔筋膜缺损予以缝合。直视下撤除其余穿刺器，排出腹腔气体。皮肤切口局部浸润麻醉止痛，以可吸收缝线做皮下缝合。

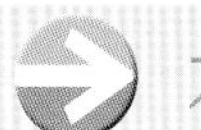

术后管理

■ 恶心/呕吐：防止术后恶心很重要，因其可能导致呕吐和反胃。我们可静脉注射甲氧氯普胺（10 mg）和昂丹司琼（4 mg），每 3 h 交替。必要时加大昂丹司琼剂量。其他措施还包括使用异丙嗪栓剂、东莨菪碱贴片和口服地塞米松（10 mg，q6h）。对于持续恶心的患者，要做腹部 X 射线检查排除胃胀的可能。如果存在胃胀，则需要行胃肠减压。

■ 镇痛：根据需要口服液体止痛药。必需的日常口服药通常在第 1 天开始使用，以液体形式或将药物碾碎给药。

■ 饮食：常规在术后第 1 天开始流质饮食，并根据患者的耐受情况在第二天过渡到软食。

■ 腹胀：术后腹胀可根据需要每 2～4 h 服用一次西甲硅油。急性胃胀是一种极端临床急症，需要紧急减压。

大多数患者在术后第 1 或第 2 天出院，进食软食，出院后口服止吐药、止痛药以及根据需要服用泻药。告知患者在术后 4～6 周内避免抬举 9 kg（20 磅）以上的重物。

第一次术后随访通常安排在出院后 2 周，届时将根据患者耐受情况进行饮食调整。

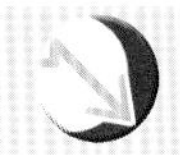

并发症

■ 术中并发症：

（1）出血，特别是来自胃短血管或实质性脏器的损伤（肝脏和脾脏）。

（2）食管胃穿孔。如果怀疑穿孔，术中需完成内镜检查。

■ 急性期并发症：

（1）急性胃胀——需要快速诊断和紧急减压。

（2）呕吐和反胃可导致急性疝，应予以预防。

（3）食管胃瘘。

（4）急性吞咽困难，甚至流质吞咽困难：不常见，但可能是胃底折叠处的血肿/水肿引起。通常在 1～3 天内经保守治疗可缓解。可以进行口服造影剂检查，以排除折叠胃底滑动，如果存在则可能需要重新手术干预。

■ 远期并发症：

（1）胀气综合征：腹胀和频发胀气的报道经常有，大多数情况只需安慰解释即可。

（2）吞咽困难：如果吞咽困难持续超过 6 周，则需要行内镜下扩张。

（3）需要持续预防呕吐和反胃。

结果

在长期随访中（5～10 年），85%～95%以上的患者症状得以缓解，对手术效果满意。也有报道称术后质子泵抑制剂(PPI)使用率高,但大多数恢复 PPI 治疗的患者并没有反流持续的明显证据。有 5%～10%的患者可能需要重新进行手术干预。

结论

腹腔镜 Nissen 胃底折叠术(LNF)是一种持久治愈胃食管反流病(GERD)的极佳术式。

参考文献

[1] Brouwer R, Kiroff G K. Improvement of respiratory symptoms following laparoscopic Nissen fundoplication[J]. ANZ J Surg, 2003, 73:189-193.

[2] Campos G M, Peters J H, DeMeester T R, et al. Multivariate analysis of factors predicting outcome after laparoscopic Nissen fun-doplication[J]. J Gastrointest Surg, 1999, 3(3): 292-300.

[3] Cowgill S M, Gillman R, Kraemer E, et al. Ten-year follow up after laparoscopic Nissen fundoplication for gastroesophageal reflux disease[J]. Am Surg, 2007,73:748-752; discussion 752-753.

[4] DeMeester T R, Peters J H, Bremner C G, et al. Biology of gastroesophageal reflux disease: Pathophysiology relating to medical and surgical treatment[J]. Annu Rev Med. 1999, 50: 469-506.

[5] Hinder R A. Surgical therapy for GERD: Selection of procedures, short-and long-term results[J]. J Clin Gastroenterol, 2000,30(3 Suppl): S48-S50.

[6] Hinder R A, Filipi C J, Wetscher G, et al. Laparoscopic Nissen fundoplication is an effective treatment for gastroesophageal reflux disease[J]. Ann Surg, 1994, 220: 472-481; discussion 481-483.

[7] Kaufman J A, Houghland J E, Quiroga E, et al. Long-term outcomes of laparoscopic antireflux surgery for gastroesophageal reflux disease (GERD)-related airway disorder[J]. Surg Endosc,2006,20:1824-1830.

[8] Mittal S K, Awad Z T, Tasset M, et al. The preoperative predictability of the short esophagus in patients with stricture or paraesophageal hernia[J]. Surg Endosc, 2000, 14: 464-468.

[9] Peters J H, DeMeester T R. Indications, benefits and outcome of laparoscopic Nissen fundoplication[J]. Dig Dis, 1996,14(3):169-179.

[10] Tsuboi K, Gazallo J, Yano F, et al. Good training allows excellent results for laparoscopic Nissen fundoplication even early in the surgeon's experience[J]. Surg Endosc, 2010, 24: 2723-2729.

[11] Tutuian R, Castell D O. Reflux monitoring: Role of combined multichannel intraluminal impedance and pH[J]. Gastrointest Endosc Clin N Am, 2005,15(2):361-371.

[12] Yang H, Watson D I, Lally C J, et al. Randomized trial of division versus nondivision of the short gastric vessels during laparoscopic Nissen fundoplication: 10-year outcomes[J]. Ann Surg, 2008, 247:38-42.

[13] Yano F, Stadlhuber R J, Tsuboi K, et al. Preoperative predictability of the short esophagus: Endoscopic criteria[J]. Surg Endosc, 2009,23:1308-1312.

(贡会源 译 唐 震 校)

2 腹腔镜部分胃底折叠术

Andrew S. Kastenmeier　Lee L. Swanstrom

引言

1956年，Rudolph Nissen发表了他在两名患者中进行360°“胃成形术”的研究成果。这迅速催生了其替代性手术的“淘金热”，这些手术都声称比效果好但容易产生副作用的经典Nissen手术更符合生理学特征。Ronald Belsey和Lucius Hill的手术设计是基于大型临床试验（Belsey）、详细的尸体研究（Hill）和内镜检查（Belsey和Hill）的。这些手术的核心是恢复腹段食管长度和重建食管胃之间的锐角，以恢复抗反流屏障。20世纪60年代，两名法国外科医师自主创造了新的部分胃底折叠术式：马赛大学的Jacques Dor描述了一种将胃底从前方包绕食管的部分折叠术；巴黎城市医院的Andre Toupet描述了一种将胃底从后方包绕食管的部分折叠术，他们的术式都减少了Nissen手术的副作用，如腹胀、吞咽困难和无法打嗝。

自Dallemagne在1991年发表了腹腔镜下的Nissen手术以来，世界范围内的抗反流手术数量急剧增加，绝大多数部分胃底折叠术的腹腔镜方式也很快被报道出来。部分胃底折叠术的疗效经受住了时间的考验，并且能成功在腹腔镜下开展，包括Hill、Dor和Toupet等术式，本章将详细讨论这些手术。Belsey Mark Ⅳ手术偶尔也会使用，但因为该手术经胸进行，所以本书的第5章将详细讨论该术式。

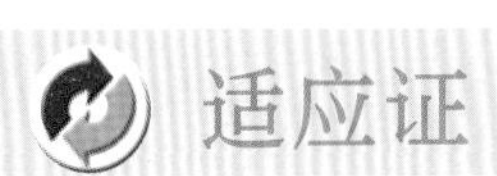

适应证

关于部分胃底折叠术的适应证，有三种观点：

（1）由于Nissen胃底折叠术已被证明对正常和异常的食管运动功能都有效，因此没必要采用部分胃底折叠术；

（2）部分胃底折叠比Nissen手术有更好的耐受性，应该普遍应用；

（3）基于患者食管运动功能状况选择个体化的手术方案，部分胃底折叠具有一定作用。本章中我们认为个体化制定抗反流手术更合理，但其他两种观点也有一定的依据。个体化最佳方案的制订要基于全面的病史采集、体格检查和生理学评估，因为食管运动、食管下括约肌功能、胃功能、副交感神经输入、解剖方位和饮食习惯之间存在着复杂的动态关系。

适应证满足以下一个或多个条件，需行抗反流手术的患者，应考虑行部分胃底折叠术：

■ 需行食管肌层切开术的疾病（贲门失弛缓症、食管下括约肌（LES）高压、膈上憩室等）。

■ 存在原发性食管动力障碍。

■ 重度食管体运动功能障碍（蠕动幅度<30 mmHg（约 4 kPa），同时食管蠕动波下降>50%）。

■ 重度吞气症。

■ 胃底不足以进行全胃底折叠术。

■ 患者因心理或身体障碍无法耐受呕吐、打嗝或大量进食等不适症状。

■ 全胃底折叠致吞咽困难。

■ 外科医师偏好。

禁忌证

尽管与全胃底折叠术相比，部分胃底折叠术没有绝对禁忌证，但抗反流手术有绝对禁忌证，包括以下情况：

■ 无法耐受全身麻醉。

■ 严重的慢性阻塞性肺病（COPD）。

■ 未纠正的凝血功能障碍。

■ 妊娠晚期。

■ 未取得患者知情同意授权。

术前规划

术前评估旨在明确抗反流手术的必要性，排查影响手术方式的相关因素（行为、心理或病理因素），全面评估手术风险。详细的病史采集和体格检查是评估的开端。

■ 标准化的症状评估问卷对记录原发病、合并症以及术后随访非常有用。

■ 所有拟手术患者均应完善食管生理评估，包括 24 小时 pH 监测（±阻抗）和食管测压。

■ pH 监测可以为反流是否存在提供客观证据，可对反流的严重程度进行评价，并提供一个基线，以便在术后症状未缓解或症状复发时再次测量进行对比。

■ 食管测压可明确食管运动障碍的类型和严重程度以及食管下括约肌的功能。测压还可以提供关于食管长度和食管裂孔疝是否存在的重要线索（图 2.1）。食管运动功能障碍可以是患者不适就诊的主要原因，也可能因临床表现隐匿经测压而发现。无论是哪种情况，测压结果都是抗反流术式选择的重要参考因素。我们强烈倡导外科医师学习解读食管测压结果，因为计算机解读无法区分原发性运动障碍和继发于慢性反流的可逆性远端食管收缩功能减退。

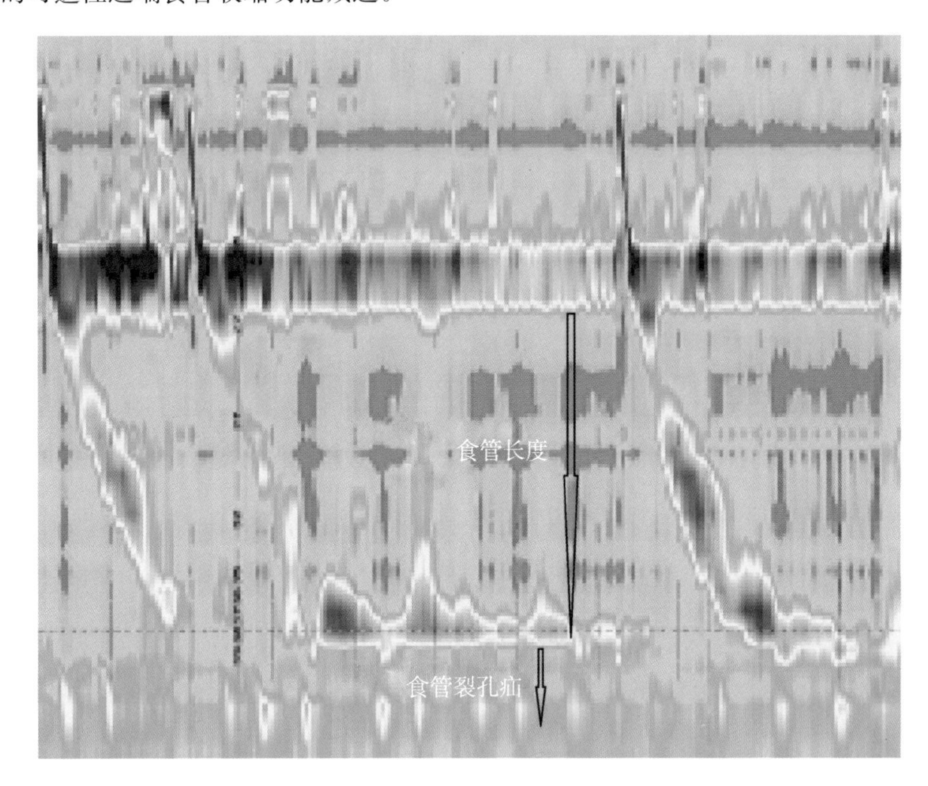

图 2.1　**高分辨率测压法**
有助于评估食管体运动功能和筛查食管裂孔疝。

- 所有患者都应该进行上消化道内镜检查来排查癌症、Barrett 食管、裂孔疝、憩室、狭窄、食管炎和胃病理。还可以在内镜反向视野下根据 Hill 标准量表对食管胃瓣阀膜进行分级(图 2.2)。所有黏膜病变都应进行拍照、活检，并在内镜检查报告中详细描述。术前最好由外科医师进行内镜检查，这样可以将与手术相关的信息详细记录在报告中。上消化道造影可以进一步提供关于吞咽功能、食管扩张、食管长度、裂孔疝大小和裂孔疝结构的额外信息。这类影像学检查不是必需的，但如果初步检查怀疑存在其他问题，可由外科医师酌情决定是否进行。

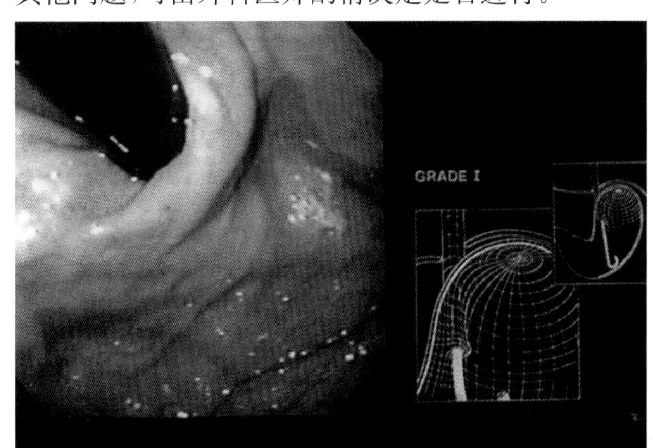

(a) 内镜反向视野下的功能良好瓣（Hill I级）

(b) 内镜反向视野下的Hill IV级瓣

图 2.2　内镜反向视野下对食管胃瓣阀膜的分级

- 有时候为了诊断更全面，还需行胃排空检查、计算机断层扫描(CT)和直接喉镜检查(表 2.1)。

表2.1 基于临床表现的术前食管检查选择

检查	无症状	典型的胃食管反流病	吞咽困难	非典型症状
上消化道钡餐	0	0	+	+
上消化道内镜检查	+	+	+	+
食管测压	+	+	+	+
24小时pH值	+	+	+	+
Dx-pH电极（RESTECH）	0	0	0	+
胃排空检查	0	0	0	+

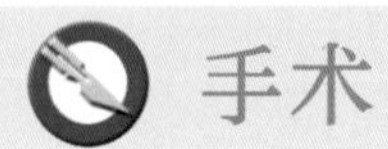

手术

总则

体位

全身麻醉诱导后，患者呈分腿平卧位。在手术过程中，患者呈头高脚低反Trendelenburg体位，应固定好避免患者滑动，可借助固定带、垫枕和脚踏板来完成。手臂可内收或展开固定在托板上。主刀医师站在患者的左边，助手站在病人的两腿之间，如图2.3所示。显示器应置于患者头侧偏右，位于主刀和助手的直接视线范围内。在操作站位上，也可以选择主刀站于两腿之间，助手站在患者左边进行辅助。

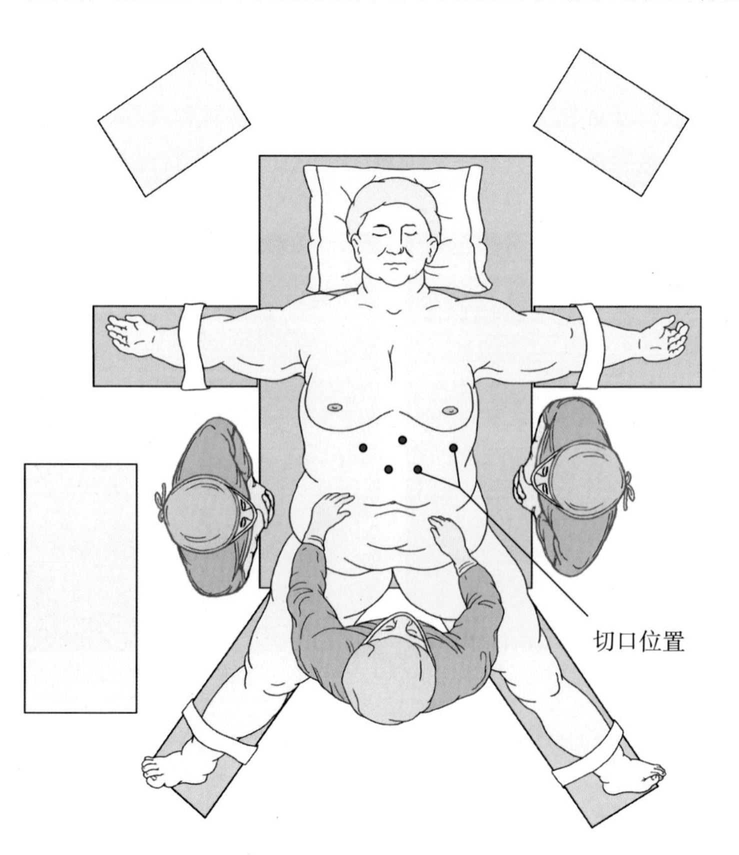

图2.3 腹腔镜部分胃底折叠术的经典手术体位

布孔

不同主刀医师的腹部布孔方法及操作有所不同，但对于所有的胃底折叠术来说具有共性。笔者常采用气腹针充气。在穿刺器大小的选择上，笔者通常最先做腔镜观察孔，在剑突下 12 cm 偏正中线左侧 3 cm 的位置置入 10 mm 的 Trocar，该孔位于脐水平以上；然后插入腹腔镜探查。在做其他孔之前摇床，加大头高脚低的坡度，该体位可有助于腹腔内的脏器在重力作用下拉出裂孔，并移向下腹部。其余孔的位置如图 2.4 所示，均为 5 mm Trocar，在腔镜直视下放置。经右上腹的孔放置肝脏拉钩，牵开肝左叶，然后将拉钩固定到手术床支架上。主刀医师左手器械通过剑突下方右侧的 Trocar 进行操作，右手器械通过左上腹 Trocar 进行操作。腹正中线剑突下 10 cm 处 Trocar 为助手左手操作孔。

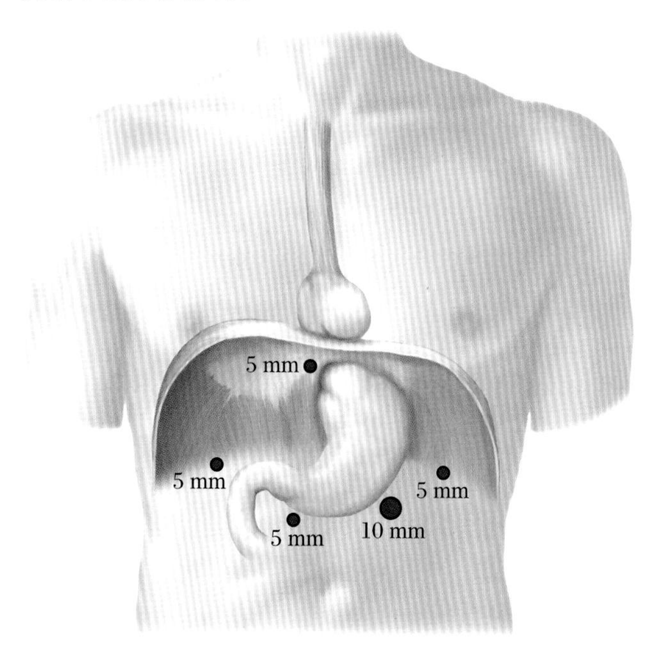

图 2.4 腹腔镜胃底折叠术的切口选择

游离

助手使用无损伤钳抓住胃脂肪垫，将胃向下牵拉。使用超声刀打开肝尾状叶外的肝胃韧带。大约 15%的患者存在变异左肝动脉，该血管起源于胃左动脉并穿过肝胃韧带。可能的情况下应保留该血管，因极少患者会因结扎该血管导致肝缺血。继续向食管裂孔方向游离至右侧膈肌脚。

在食管裂孔顶端打开膈食管韧带，进入纵隔。采用钝性分离和超声刀游离相结合的方法游离下段食管。打开膈食管韧带时首先沿右侧膈肌脚进行，注意保护膈肌脚所覆盖腹膜的完整性，这样在后续关闭时更牢固。游离过程中，注意反复识别并保护迷走神经，并使它们紧贴食管。

然后打开食管后间隙，通过该间隙可游离左膈肌脚和胃底。当获得 2.5～4 cm 的无张力腹段食管时，纵隔游离即完成(图 2.5)。最后进行胃短血管的处理，部分胃底折叠术一般都需要离断几支胃短血管以完成无张力包绕。使用超声刀离断胃短血管，Toupet 手术需离断大弯侧上三分之一的血管，Dor 手术需离断脾门中部以上的血管，Hill 手术则只需离断几厘米范围的血管。胃短血管离断后将胃向右侧牵拉，探查胃后是否存在粘连并离断，完成胃底游离。

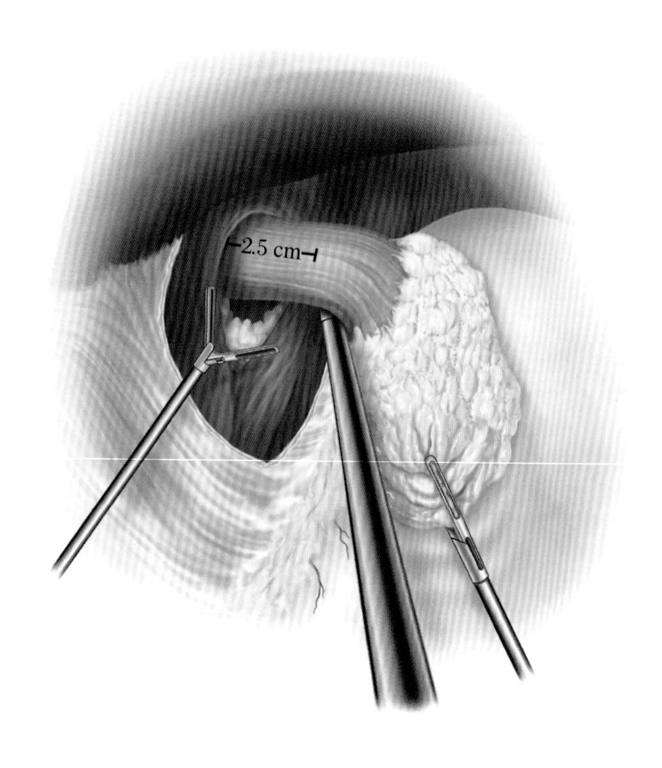

图 2.5 纵隔游离可确保胃食管交界处的活动度(2.5～4 cm)

Toupet 胃底折叠术

Toupet 折叠被描述为一种比 Nissen 折叠更符合生理特征的术式，于 1963 年被报道。起初的做法是后向包绕 180°，不关闭膈肌脚，但很快被改良为 270°包绕，并同时关闭食管裂孔。

- 改良要素：新增膈肌脚修复，将包绕的范围从 180°增加到 270°。

技术要点——修复

对于 Toupet 手术，必须充分游离胃底，包括离断胃大弯上三分之一的血管和游离胃后的粘连。助手牵拉脂肪垫协助暴露，在食管后方将游离的胃底从左侧向右侧牵拉穿过食管后间隙。主刀左手沿胃短血管离断处抓住这部分胃底，右手用无损伤钳抓住左侧大弯，做类似于“擦鞋”的动作。牵拉住拟包绕食管胃底的两端，在食管后来回滑动，并牵向膈肌(图 2.6)。该操作要求主刀双手 1∶1 同步移动，能确保包绕的胃底活动度好，不扭曲，不会过紧或过松。

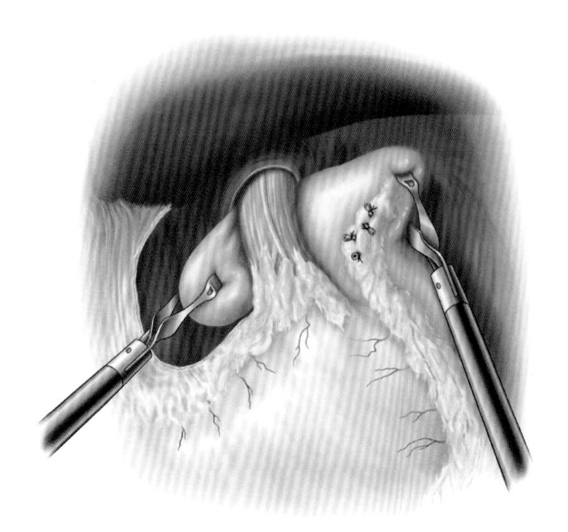

图 2.6 牵拉胃底来回滑动以确定腹段食管长度是否足够、最佳包绕固定位置以及松紧度

随后助手抓住拟折叠胃底的右侧，跨食管向左上腹牵拉，这样可以将食管牵向左侧暴露后方食管裂孔，从而为关闭膈肌脚和固定胃后壁显露出术野。将2-0涤纶编织线剪成6英寸(15.2 cm)长，腹腔镜下缝合打结。缝合应将左右膈肌脚和胃底后部一并缝合，打结要松紧适度，避免过紧导致胃壁缺血。膈肌脚关闭从后方开始，通常需缝合3～4针。一定要注意避免食管裂孔过紧影响食管排空。将包绕胃底的右侧间断缝合固定到右侧膈肌脚，最后一针固定于膈肌脚的最高点。然后以同样方法将包绕胃底左侧固定于左侧膈肌脚。通过将包绕胃底固定于食管裂孔可缓解胃底与食管之间缝线的张力。

在完成最终缝合之前，经口向食管插入56F探条，将包绕胃底右翼缝合到食管的10点钟位置，长度3～4 cm；同样将包绕胃底左翼缝合到食管2点钟位置。完美的Toupet折叠应该包裹270°的远端食管，包绕长度为3～4 cm，无张力，与膈肌妥善固定，在裂孔处不对食管造成挤压(图2.7)。

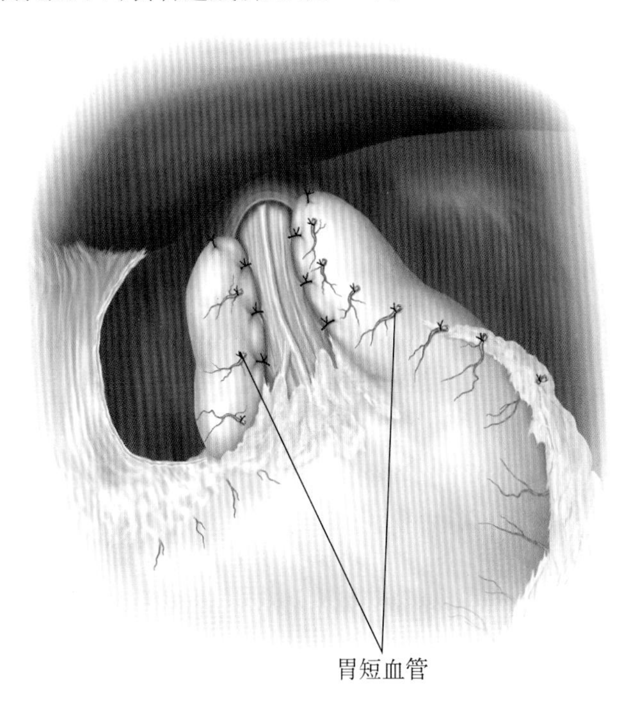

图2.7 **Toupet胃底折叠完成后视图**

Dor修复术

- 改良要素：膈肌脚修补，腹腔镜。
- 最小化后方的游离，仍需离断胃短血管以避免扭转或吞咽困难。

技术要点——修复

如果没有食管裂孔疝，只需要游离打开前方180°的裂孔。如果有食管裂孔疝，则需游离裂孔全周和食管远端，操作如前。完成食管游离后，向左牵拉，暴露后方裂孔。使用2-0涤纶编织线间断缝合关闭后方的裂孔缺损，打结松紧适中，避免切割和裂孔过窄。

完成膈肌脚关闭，即进行胃底折叠，离断最上方的胃短血管，游离胃底上部。将大弯侧距His角3 cm处缝合至左侧膈肌脚中点，然后将胃底右缘间断缝合几针固定到食管左缘。该操作确保了腹段食管的长度，并加深了His角，使胃食管瓣阀得以重建(图2.8)。

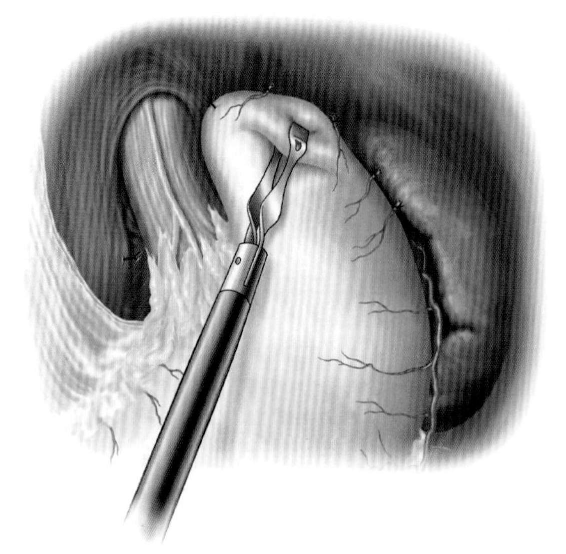

图 2.8　将胃大弯缝到左侧膈肌脚，加深 His 角和内部瓣阀结构

插入 56F 探条并小心推进至胃腔，将胃底上部缝合到裂孔前部，然后将大弯缝合到食管右缘。完美构建的 Dor 胃底折叠应从前方覆盖 180°的远端食管(图 2.9)。

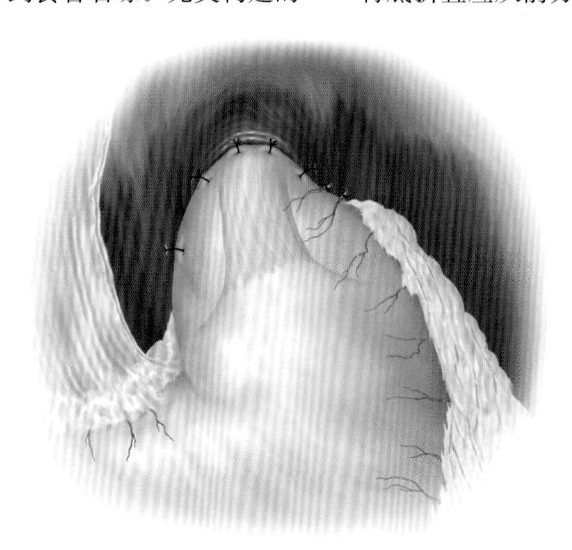

图 2.9　完成后的 180°前向(Dor)胃底折叠

Hill 修复术

Hill 修复术其实称为“食管胃固定术”更恰当，其与部分胃底折叠术有几个共同特征。Hill 的目的是牢靠地将胃食管交界处(GEJ)固定在腹腔内，并恢复和加深 His 角。腹腔镜下 Hill 手术在实施时较最初稍有改变，具体包括不做腹腔干的解剖或正中弓状韧带的游离，不进行术中测压以及膈肌脚闭合。

进行食管裂孔游离以获得长度为 2.5～3 cm 的腹段食管，方法如前所述。

除了靠最头侧的一根或两根血管需要处理外，Hill 修补术不常规离断胃短血管。但贲门后方要完全从腹膜后游离开。

将食管向左牵拉以显露后方的食管裂孔和膈肌脚交叉处。然后使用涤纶编织线间断缝合腹腔内打结关闭膈肌脚，通常需缝 2～4 针。

技术要点——修复

修复使用涤纶编织线间断缝合 4 针。缝合时同一根针由前膈食管束进针，穿经后膈食管束及主动脉前筋膜，保留缝线全长，两端从 Trocar 中穿出并固定到无菌巾上。缝合完毕后，食管内置入 48F 探条，从第一针开始向下打结，采用腔外打结技术。通过缝合打结可收紧 GEJ 的斜行肌组织以重建 His 角，Hill 认为 48F 探条的大小合适，可以避免 GEJ 阻塞性狭窄。最后，将胃贲门的前部胃壁折叠覆盖于修复处，并间断缝合固定到裂孔前缘，与 Dor 修复有些类似，但不形成"包绕"，该操作进一步加深了已重建的 His 角(图 2.10)。Hill 倡导术中进行测压，以便修复方案更加个性化。尽管我们不常规行术中测压，但常通过内镜检查来评估修复效果，如果内镜观察提示过紧，我们偶尔也会拆除第四根缝线来解决。

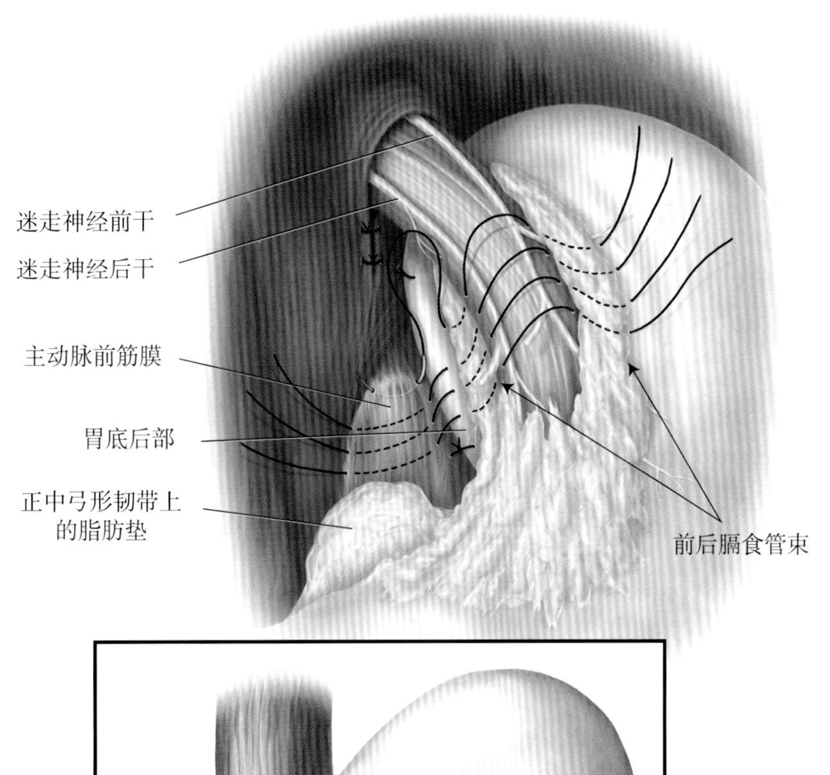

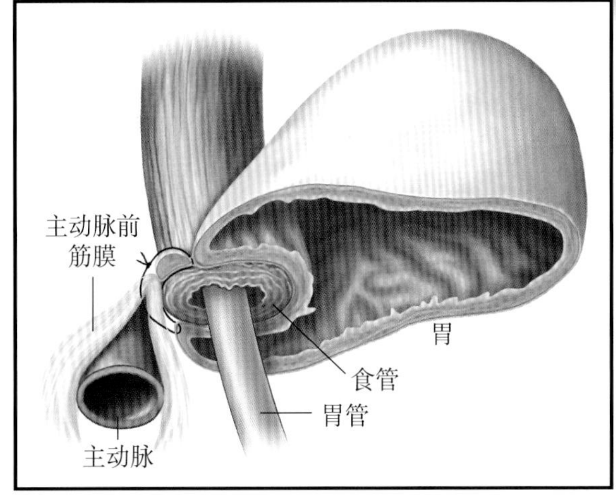

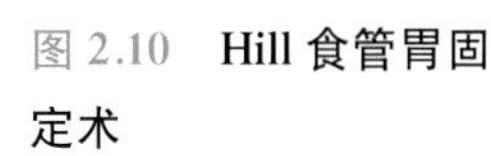

图 2.10　**Hill 食管胃固定术**

术后管理

部分胃底折叠术后当晚通常需要在院留观，术后禁食水，6 小时后开始进流质饮食，如果无恶心不适，可过渡到半流质饮食。恶心可引起干呕和呕吐，会导致折叠胃的急性疝和早期折叠失败，所以需使用止呕药积极干预。

在更复杂的病例中(二次手术、肌层切开术、巨大食管旁疝、非计划的胃造瘘术等)，会留置腹腔引流管。术后第一天，检测引流液中淀粉酶含量，并使用水溶性造影剂进行消化道造影。如果结果正常，患者可开始进流质饮食，后续处理同上。这部分患者通常可以在术后第二天出院。

患者至少要维持2周的半流质饮食，避免进食面包、肉类、生蔬菜和大片剂药物等。在患者可进食固体食物前，药物需磨碎或使用液体制剂。需预先告知患者术后2～6周内可能会有一些吞咽困难，术后6周内避免负重。

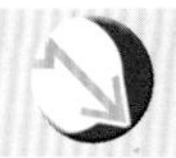

并发症

手术过程中的任何时刻都有发生并发症的可能，包括所有手术均可能发生的常规并发症（如心肌梗死、深静脉血栓形成、肺栓塞、出血、感染）；腹腔镜手术特有的并发症（血管或空腔脏器的损伤、气腹相关并发症）；最后，还有一些并发症是该术式在游离和胃底折叠操作过程中所特有的。

腹腔镜胃底折叠术的术中并发症包括空腔脏器损伤、迷走神经损伤和出血。最常损伤的脏器是胃，其次是GEJ，食管本身的损伤较为罕见。有创牵拉最容易导致损伤，术中合理轻柔的钳夹牵拉组织可有效预防。术中应始终使用无损伤器械，并尽量避免钳夹空腔脏器。前方脂肪垫可作为安全的牵拉点，或可以使用Penrose引流管环绕食管进行无创牵拉。探条置入也可能导致损伤，发生率低于1%，具体原因可能是解剖扭曲、组织质量差、存在相关基础疾病（如食管炎、食管憩室、脊柱后凸、食管狭窄）以及操作者缺乏经验或推进过程中未与术者沟通好。一旦损伤，必须及早发现以避免进一步恶化。如果手术经验丰富首选腹腔镜下缝合修补，必要时结合具体情况可考虑开腹修补。胃穿孔易于处理，使用可吸收缝线单层缝合即可，也可以用切割闭合器处理。食管穿孔通常可以在腹腔镜下缝合，也可以选择开胸或开腹修补以获得更好的入路和暴露。食管穿孔必须要分别对黏膜和肌层进行缝合，以防止后续憩室形成。修补完成后在穿孔位置附近放置引流管，可考虑使用保护性覆膜支架。术后第一天行造影检查，并常规检测引流液淀粉酶水平，以确认是否存在瘘。

部分胃底折叠术中出血通常发生于胃短血管、脾脏、肝脏或变异的左肝血管。腹腔镜下通常可以使用超声刀、结扎、血管夹、缝扎、Endoloop套扎和或直接压迫的方法进行止血。必要时中转开放止血，这种情况极少，例如脾脏撕裂导致大出血且无法控制，需快速中转开放。术中出血重在预判和预防，如果发生，需要尽早意识到严重性并积极修补，避免导致患者死亡。

隐匿性穿孔术中容易遗漏，术后患者早期可表现为腹痛、心动过速、低血压或发热。出现任何一个症状都需要高度关注，并应立即进行相关检查，如CT扫描、碘水造影，或立即急诊手术探查。活动性出血也可能有类似表现，出血好发部位除上述之外，还要注意检查穿刺点。如果怀疑出血需积极补充液体、纠正凝血功能障碍和密切监测生命体征，必要时需要急诊手术探查和止血。

部分胃底折叠术相关的术后晚期并发症对医生和患者来说都非常麻烦。最常见的主诉是吞咽困难，在术后最初的几周内，几乎所有患者都会出现，这种情况是可预见的，因组织游离后的水肿和肿胀所导致，持续时间短。我们会在术前告知患者这种情况，嘱患者术后持续半流质饮食至少2周。如果6周后仍有明显的吞咽困难，我们通常建议行上消化道内镜检查和经验性扩张。持续性的重度吞咽困难罕见，如果发生需反复进行生理学检查，必要时考虑拆除折叠。反流症状复发提示折叠失败，需要再次行pH值监测、食管测压、上消化道内镜检查和食管造影。这些检查旨在明确是否存在反流复发的客观证据，是否有进展期的潜在运动障碍，以及是否存在折叠胃底的撕裂或疝发生。再次行手术干预前必须完善所有检查评估明确(表 2.2)。

表2.2　术后并发症及其可能的原因

吞咽困难	反流复发
包绕过紧	折叠胃底疝
运动功能障碍	折叠胃底撕裂
折叠胃底疝/撕裂	
	腹泻
腹胀	迷走神经损伤
迷走神经损伤	特发性
胃排空延迟	
特发性	

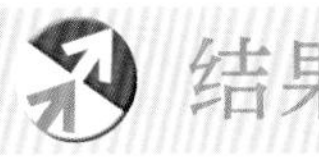

结果

部分胃底折叠术的结果因适应证而异。在 Heller 肌层切开术中,采用部分胃底折叠预防反流被普遍接受,并成为标准术式。目前 Dor 和 Toupet 折叠均应用于 Heller 肌层切开术中,使用 Dor 胃底折叠术的文献报道最多。Dor 胃底折叠术支持者认为在发生意外穿孔的情况下,将胃底折叠覆盖到食管前部黏膜上具有理论上的优势。Toupet 术支持者则认为保持切开肌层开放状态更重要。然而,很少有文献直接比较 Dor 和 Toupet 术式,没有随机研究,仅有少数小样本研究。

关于部分胃底折叠术用于治疗原发性反流病的有效性也存在争议。如前所述,Dor 术主要用于肌层切开术,作为主要的抗反流术式缺乏证据。Hill 术已被证明对反流病有良好的疗效,并且效果持久,但关于腹腔镜 Hill 术疗效的数据很少。只有一项腹腔镜 Hill 术和腹腔镜 Nissen 术之间的对比研究,结果显示两种术式的效果相当。使用 Toupet 术作为反流病的主要治疗手段同样也存在争议,美国医师报告这一术式效果不佳,而大多数其他国家的医师则报告疗效明显。造成这种分歧的原因可能如下:首先,不同研究之间存在差异。其次,对疗效的评价标准不同。例如,评价治疗有效可通过并发症(吞咽困难、胀气、无法打嗝或呕吐),主观反流症状的复发或持续存在,反流的客观证据,折叠胃底的撕裂或疝,重新使用质子泵抑制剂或患者满意度评分来评价。症状复发患者不一定都有反流复发的客观证据。从短期(<12 个月)疗效来看,Toupet 术在有效控制反流的基础上吞咽困难和腹胀发生率更低。然而这与文献所报道的 1 年或更远期疗效结果是相反的。欧洲近期的许多研究表明,从远期来看 Toupet 术是一种与 Nissen 术疗效相当的抗反流术式。而其他一些研究,以北美地区为主,则发现 Toupet 术客观检查明确的反流复发率高。此外,一些研究表明,与 Nissen 术相关且发病率高的并发症多是暂时的,在大约一年后,两种术式的远期并发症发生率趋于相似。也有其他研究表明,Toupet 术后不适症状发生率长期维持在较低水平。

最近对胃底折叠术进行个体化治疗的做法也受到了质疑。虽然一些医师根据患者的食管运动情况来调整食管下段括约肌增强的程度,但这种做法并没有达成共识。有些术者为避免争议会对所有患者均采用 Toupet 胃底折叠术。也有一些术者以 Nissen 胃底折叠术作为常规,但对于严重吞咽困难和食管测压提示食管无效运动(ineffective esophageal motility,IEM)的患者,会选择行部分胃底折叠术。对于 IEM 患者,如果判断运动障碍和吞咽困难是继发于反流,并且在抗反流术后可恢复,有些术者仍然会选择 Nissen 术式。既往文献尚未对具体术式做出推荐。可以明确的是，对于没有确切的食管运动功能障碍患者，我们尚不能准确预测术后吞咽困难的发生。我们的经验是在决定具体术式前，要综合考虑所有的术前检查。吞咽困难和远端 IEM 通常继发于反流，通过恰当的抗反流手术，通常是可逆的。话虽如此，对于一些症状很严重或测压结果异常的患者，我们还是建议进行部分胃底折叠术。

结论

部分胃底折叠术是所有抗反流外科医师都应该具备的基本技能。无论是术者更偏爱部分胃底折叠术式，还是作为食管严重运动功能障碍的备选术式，或仅应用于最严重的食管功能障碍患者，都必须掌握该技术。与所有抗反流手术一样，细致的操作、合理的折叠决定着手术的成败。

参考文献

[1] Aye R W, Mazza D E, Hill L D. Laparoscopic Hill repair in patients with abnormal motility [J]. Am J Surg, 1997,173(5):379-382.

[2] Broeders J A, Roks D J, Jamieson G G, et al. Five-year outcome after laparoscopic anterior partial versus Nissen fundoplication: Four randomized trials[J]. Ann Surg, 2012,255(4): 637-642.

[3] Cao Z, Cai W, Qin M, et al. Randomized clinical trial of laparoscopic anterior 180° partial versus 360° Nissen fundoplication: 5-year results[J]. Dis Esophagus, 2012,25(2):114-120.

[4] Khajanchee Y S, Kanneganti S, Leatherwood A E, et al. Laparoscopic Heller myotomy with Toupet fundoplication: outcomes predictors in 121 consecutive patients[J]. Arch Surg, 2005, 140(9): 827-833.

[5] Mardani J, Lundell L, Engström C. Total or posterior partial fundoplication in the treatment of GERD: Results of a randomized trial after 2 decades of follow-up[J]. Ann Surg, 2011,253 (5):875-878.

[6] Mucio M, Rojano M, Herrera J J, et al. Novel surgical concept in antireflux surgery: Long-term outcomes comparing 3 different laparoscopic approaches[J]. Surgery, 2012,151(1): 84-93.

[7] Myers J C, Jamieson G G, Sullivan T, et al. Dysphagia and gastroesophageal junction resistance to flow following partial and total fundoplication[J]. J Gastrointest Surg, 2012,16 (3):475-485.

[8] Novitsky Y W, Wong J, Kercher K W, et al. Severely disordered esophageal peristalsis is not a contraindication to laparoscopic Nissen fundoplication[J]. Surg Endosc, 2007,21(6):950-954.

[9] Ramos R F, Lustosa S A, Almeida C A, et al. Surgical treatment of gastroesophageal reflux disease: Total or partial fundoplication? systematic review and meta-analysis [J]. Arq Gastroenterol, 2011,48(4):252-260.

[10] Raue W, Ordemann J, Jacobi C A, et al. Nissen versus Dor fundoplication for treatment of gastroesophageal reflux disease: A blinded randomized clinical trial[J]. Dig Surg, 2011,28(1): 80-86.

[11] Rawlings A, Soper N J, Oelschlager B, et al. Laparoscopic Dor versus Toupet fundoplication following Heller myotomy for achalasia: Results of a multicenter, prospective, randomized-controlled trial[J]. Surg Endosc, 2012,26(1):18-26.

（耿 阳 译 贡会源 校）

3 开放经腹入路胃底折叠术

Thomas W. Rice

适应证

重建食管胃交界处(EGJ)的术式(包括胃底折叠)适用于以下患者,包括:

(1) 胃食管反流病(gastroesophageal reflux disease,GERD);

(2) 有梗阻症状的Ⅲ型和Ⅳ型(食管旁)食管裂孔疝。

胃食管反流病

为了避免腹腔镜手术的滥用,GERD手术应高度选择性地应用于有特异性症状和胃内容物异常反流造成食管黏膜重度损伤的患者。具体GERD手术指征如下:

(1) 经过积极的质子泵抑制剂(proton pump inhibitors,PPI)治疗,通过增加剂量和调整生活方式均无效;

(2) 有明确食管黏膜损伤并达到一定程度;

(3) 有明确的异常胃食管反流;

(4) 食管抗反流屏障出现问题,并且可以修复。

症状控制

烧心症状是GERD手术患者的主要症状。有三种典型的临床情形:

(1) 从PPI治疗有效演变为难治性疾病,尽管剂量增加,但控制效果仍然很差;

(2) 烧心症状控制良好,但PPI治疗副作用无法耐受;

(3) 烧心症状得到有效控制,但仍有大量胃内容物反流。

对于有上述情况的患者,手术可能无法有效解决GERD相关吞咽困难,但仍适合手术治疗。对于症状明显药物治疗无效的患者,应立即手术以缓解症状;此外对于硬皮病患者,需要谨慎选择手术,因为他们的手术效果会很差。年龄本身不应作为影响手术适应证的因素。对于症状控制良好的年轻患者，可选择终身药物治疗，只有在能确保修复效果持久的情况下才考虑选择手术。

非典型症状包括咳嗽、喉炎、声音嘶哑、咽喉肿痛、哮喘、胸痛、腹胀等，如果考虑手术治疗，这些症状应与典型的GERD症状相关，并对PPI治疗有反应。如果仅有非典型的症状，考虑行手术之前必须证明这些症状是GERD引起的，并且PPI治疗有效，或证明是胃酸反流所致。

黏膜损伤

溃疡性食管炎经积极的PPI治疗效果不佳或复发，是手术指征之一。但是必须排除其他原因导致的黏膜损伤，如药物所致。溃疡性食管炎引起的大多数狭窄可以通过药物和扩张进行初步治疗。狭窄经药物治疗无效或复发也是手术的适应证。目前尚无哪种治疗方法被证明可以完全逆转Barrett食管(BE)或防止其进展为癌症，所以GERD患者伴有非异型性增生BE同样有手术指征。

机械性梗阻

由食管旁疝引起的机械性梗阻，通常都有轴向扭转，需要手术进行EGJ修复并进行胃底折叠。发生急性缺血或绞窄需急诊手术处理，但不常见。更典型的症状包括早饱感、餐后不适、餐后上腹疼痛以及继发于Cameron溃疡的慢性失血，这些症状通常表现为慢性和进行性加重。

禁忌证

肥胖症

体格检查中容易被忽略但又非常重要的是测量、记录体重和身高，并计算体质指数(body mass index，BMI)。对于超重(BMI 25～29 kg/m^2)和肥胖(BMI 30～34 kg/m^2)的GERD患者，应嘱其进行减重，鼓励在择期手术前达到理想体重。因为肥胖和GERD是相互关联的，减重成功并保持住可避免手术。尽管在肥胖对抗反流手术效果的影响方面存在不同意见，但对于严重肥胖(BMI 35～39 kg/m^2)和病态肥胖(BMI≥40 kg/m^2)的GERD患者，应将减重手术作为首选。

术前规划

辅助检查

随着针对GERD和食管裂孔疝更为现代化的检查方法出现，术前食管钡餐检查逐渐被忽视、误用甚至是弃用。然而钡餐检查可提供关于食管黏膜、食管并发症、胃内容物反流、反流屏障和食管功能等非常有价值的信息。因此只要有可能，外科医师应开具该检查，由对GERD和食管裂孔疝术前评估经验丰富的影像科医师完成检查，参与检查的医师应是多学科治疗小组的成员。如果吞咽困难是主要症状，且诊断存疑，应首先及时行食管钡餐检查。

食管胃十二指肠镜检查（esophagogastroduodenoscopy，EGD）与活检已取代立位气钡双重食管造影用于黏膜评估。EGD联合活检可通过黏膜的镜下表现和组织病理学检查来诊断和评估食管损伤。食管损伤的视觉评估采用Los Angeles分类法进行分级。组织病理学检查结果虽然不具有特异性，但在临床上可以为GERD的诊断提供证据。在食管内发现特异性柱状上皮（BE）可间接诊断GERD。对于没有不典型增生的BE患者不管采取何种治疗策略，都需要进行随访监测，定期做食管镜检查和活检。手术前应由外科医师进行EGD检查。发现食管裂孔疝则说明抗反流屏障出现两个问题：腹段食管和外在括约肌功能丧失。必须详细记录以下内容：从切牙到鳞柱上皮交界处、胃皱襞和膈肌裂孔的长度，食管裂孔疝的长度，食管的长度，食管裂孔疝的类型，是否存在胸腔胃的扭转，是否存在黏膜异常（如狭窄、食管环等），以及是否存在管壁异常（如黏膜下肿瘤、平滑肌瘤等）。

GERD的定义是胃内容物异常反流到食管从而引起症状或并发症。在不使用药物的情况下进行动态pH监测可为胃酸反流提供客观证据，并进行量化，将临床症状和酸暴露联系起来；该项检查现在无需住院完成，已可实现48 h动态无线监测。该检查曾经是用于疑难病例的诊断，而在21世纪，已成为术前检查必不可少的项目。pH监测对于诊断GERD非常重要，术前检查获得的基线资料还可用于和术后结果进行比较。检查发现过量酸暴露可证明胃内容物反流到了食管，在大多数患者中基于此足以诊断GERD。pH监测结果异常对GERD手术成功与否的预测价值是最大的。对于少见的十二指肠反流患者，还需要进行动态胆汁反流监测。同样，对于非酸反流的患者必须进行详细评估，pH监测和pH阻抗监测均要进行。

食管测压可排除食管运动障碍或伪装成GERD的运动障碍，确认食管蠕动是否正常，并对术前食管下括约肌的静止压力和松弛度进行量化，以便后续进行对比。高分辨率测压法已经取代了传统的测压法，因为其可以提供空间增强的压力地形图，动态反映出食管体和反流屏障的状态。可独立显示食管裂孔与食管下括约肌（LES）的压力状态，加深术者对EGJ功能的了解，有利于治疗决策的制定。在目前食管评估中，高分辨率测压非常有价值，并且高度推荐。

如果基于病史或检查怀疑胃排空异常，则需要利用放射性核素示踪剂进行胃排空评估。

患者准备

患者术前准备主要按照麻醉和上腹部胃肠手术的要求进行。戒烟、理想体重和营养保证对于避免择期手术术后并发症和提高长期疗效非常重要。肠道准备不作为常规，仅在特殊情况下进行，例如长期便秘患者。围手术期的抗生素应用和DVT预防措施是必需的。

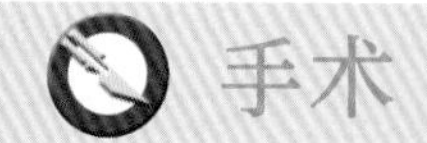

手术

体位和器械

放置硬膜外导管用于围手术期疼痛管理和全身麻醉诱导。患者取仰卧位，手臂置于患者两侧并固定。术前准备时手术台处于水平位，手术开始后则调整为20°的头高脚低位（反 Trendelenburg 位）。使用胸骨拉钩将胸骨和肋弓向上和向头侧牵拉，使用腹部撑开器向两侧撑开切口。

技术要点

取上腹部正中切口，切口自剑突向下，长度为剑突到脐的一半，该切口能满足手术需要。EGJ 的重建需遵循三个基本原则：恢复腹段食管长度、重建外括约肌结构、增强内括约肌功能。

腹段食管恢复

离断三角韧带增加肝脏左外侧段活动度，使用肝脏拉钩充分暴露食管裂孔。打开覆盖肝脏尾状叶的小网膜。如果可能，建议保留迷走神经肝支及伴随血管。上述操作可显露右侧膈肌脚，从裂孔内侧游离右侧膈肌脚，注意保护膈肌脚表面腹膜的完整性，向前游离至膈肌脚的顶点，向后游离至膈肌脚交叉处（图 3.1）。

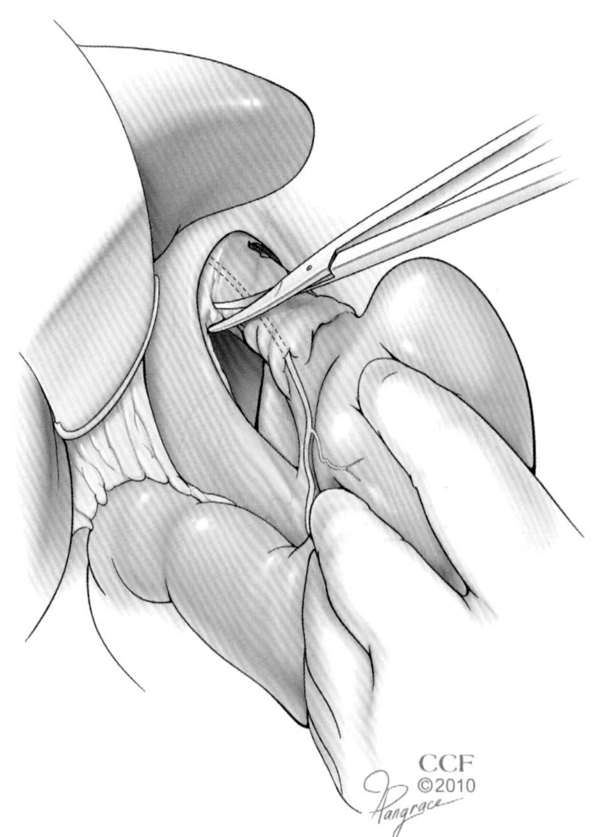

图 3.1　**游离右膈肌脚**
肝脏左外侧段被牵开，打开小网膜后，在右膈肌脚内侧面、裂孔内进行游离，注意保护膈肌脚所覆盖腹膜。向前游离至顶点处，向后游离至交叉处。离断疝囊，不需完全切除。

双手交替牵拉将胃还纳入腹腔。离断胃短血管，包括最高的分支，该血管在后方走行并进入腹膜，通常会遮挡左膈肌脚的下半部分。如果不做离断，会增加后续步骤的难度。胃底游离后，可将胃向中间牵拉，暴露左侧膈肌脚，左侧膈肌脚游离方法与右侧相同。分别向前向后游离，与右侧游离平面在顶点和交叉处汇合。经上述操作可离断疝囊，注意是离断，不是切除（从膈肌下入路通常无法完全切除），这也是游离的关键要点之一。

食管裂孔游离可间接增加远端食管的活动度，使用食管吊带或引流管环绕进行牵引，然后钝性和锐性方法相结合，游离后纵隔，直到获得足够长度的腹段食管。如果胸膜破裂，特别是在大的食管旁疝游离时，需进行相应的胸腔闭式引流。

对于某些患者，例如那些有短食管诊断争议的患者，仅通过上述游离很难获得足够长度的腹段食管。如果怀疑短食管，术前应明确诊断。既往有消化道狭窄或反复行食管扩张、长段 BE、滑动型裂孔疝（Ⅰ型）长度超过 4 cm、Ⅲ型和Ⅳ型食管旁疝，或站立位气钡造影提示疝未还纳的患者应怀疑短食管可能。对于这类患者，可以通过加做 Collis 胃成形术以获得足够长度的腹段食管。行 Collis 胃成形术要先游离食管胃脂肪垫，即使不做成形，也要先完成该步骤，因为这是为后续操作准备好腹段食管的关键步骤（图 3.2），该操作会选择性切断成形处的迷走神经。成形时置入一根 50F 的探条，紧贴小弯侧，引导并作为胃成形的标记。然后使用切割吻合器沿胃小弯做 3～6 cm 长的管胃。由于腹腔镜下行 Collis 胃成形存在困难以及对 Collis 胃成形术的重建原则存在误解，在腹腔镜时代食管延长术已逐渐演变成简单的楔形成形。可以预见的是，成形不佳的胃段所分泌的胃酸会使 GERD 长期存在。对于短食管患者必须做 Collis 胃成形术，以确保腹段食管长度足够，从而实现无张力修复（图 3.3）。

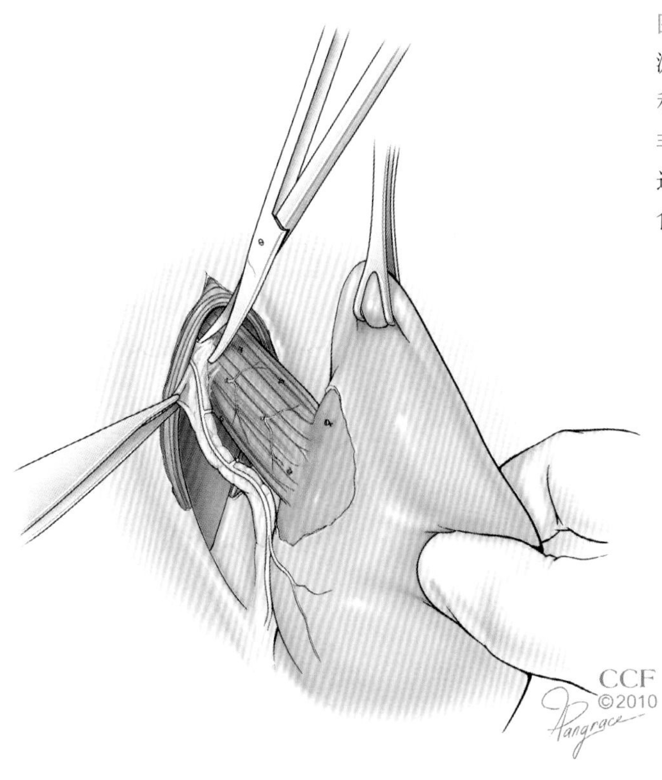

图 3.2　**游离腹段食管**

游离食管胃脂肪垫对于识别 EGJ 和胃底与远端食管直接接触贴合非常重要。可以选择性切断部分迷走神经，必要时行胃成形术延长食管。

如果腹段食管长度不够，修复后会有一定张力，最终会导致手术失败。对于手术失败的患者，通过回顾手术记录也会证实这一点。

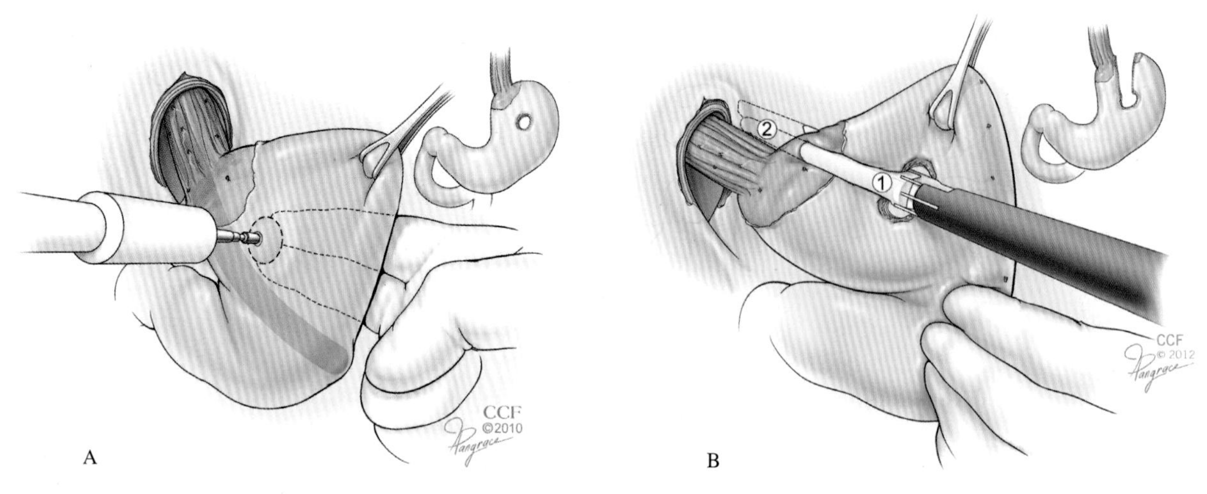

图 3.3 **对于短食管患者行 Collis 胃成形术以增加腹段食管长度**

经口置入 50F 探条，贴近小弯侧进行引导，并作为胃成形的标志。

A. 第一步使用圆形吻合器在食管胃交界处下方 3～5 cm 处做一个缺口；B. 使用直线切割器经第一步缺口置入并沿小弯侧贴近探条制作管胃，胃成形术完成后移除探条。

外括约肌重建

食管裂孔的组成包括左右膈肌脚，包绕食管的肌肉纤维起自右侧膈肌脚，起到外括约肌的作用(图 3.4A)。右侧膈肌脚几乎是垂直贴椎体走行，左膈肌脚略呈半圆形，稍长，没有底层支撑。胃逐渐疝入后纵隔的过程对右侧膈肌脚长度影响很小，但左侧膈肌脚会被拉长变弯曲(图 3.4B)。

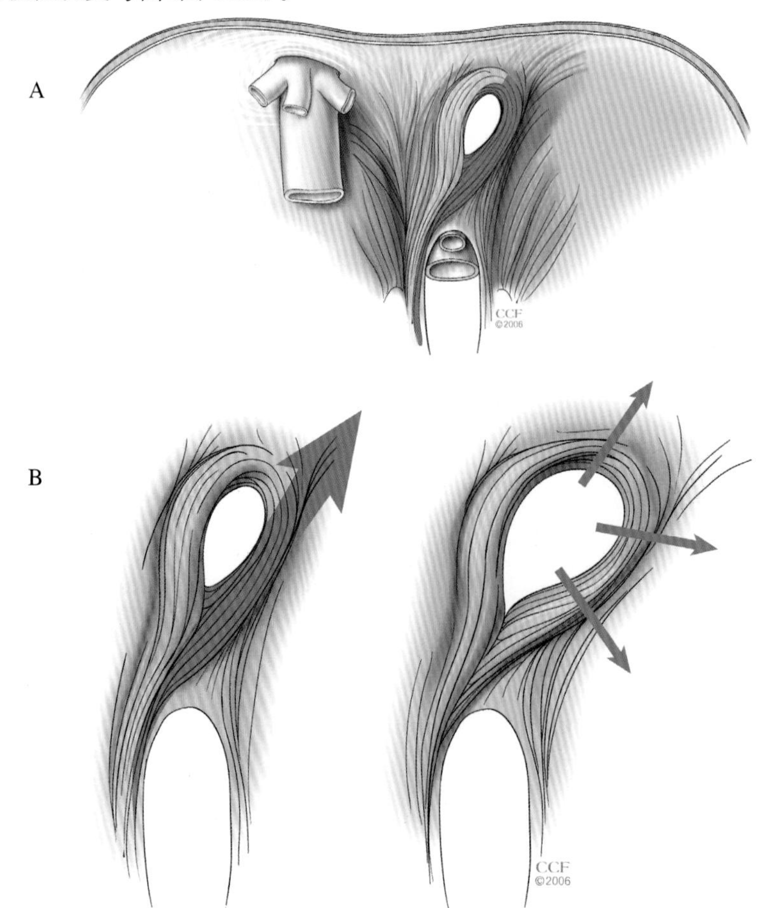

图 3.4 **食管裂孔**

A. 食管裂孔位于下腔静脉左侧、主动脉上方，通常在主动脉右侧。起自右侧膈肌脚，由左右膈肌脚构成。右膈肌脚(黄色)几乎是垂直的贴椎体走行，左膈肌脚(蓝色)略呈半圆形，稍长，并且没有底层支撑。

B. 左侧膈肌脚。腹部压力(蓝色大箭头)作用于左侧膈肌脚。会使左侧膈肌脚拉伸和拉长，向左和向后移位扩大(蓝色小箭头)。

食管裂孔重建过程就是通过缝合关闭使其接近正常大小。裂孔修复要在移除探条后，带探条缝合时可能会不自主贴近探条，错误地觉得这样才安全，从而导致修复后的裂孔过紧，大小与探条尺寸相近。重建裂孔时，如果 EGJ 位置固定，会增加损伤的概率。标准的裂孔重建在食管后缝合时，要跨两侧膈肌脚做深层缝合，左侧膈肌脚需缝得更宽一些(图 3.5)。尽管存在争议，我们还是强烈建议在前方裂孔顶点处缝合一针。修复使用高强度 0 号或 1 号不可吸收性缝线。重建后的食管裂孔大小需满足在食管(内置 18F 胃管)后方能通过术者食指远端指间关节为宜。对于裂孔破坏严重的患者，需要更复杂的重建。将左侧膈肌脚折叠缝合至正常长度，然后进行标准的裂孔重建(图 3.6)。

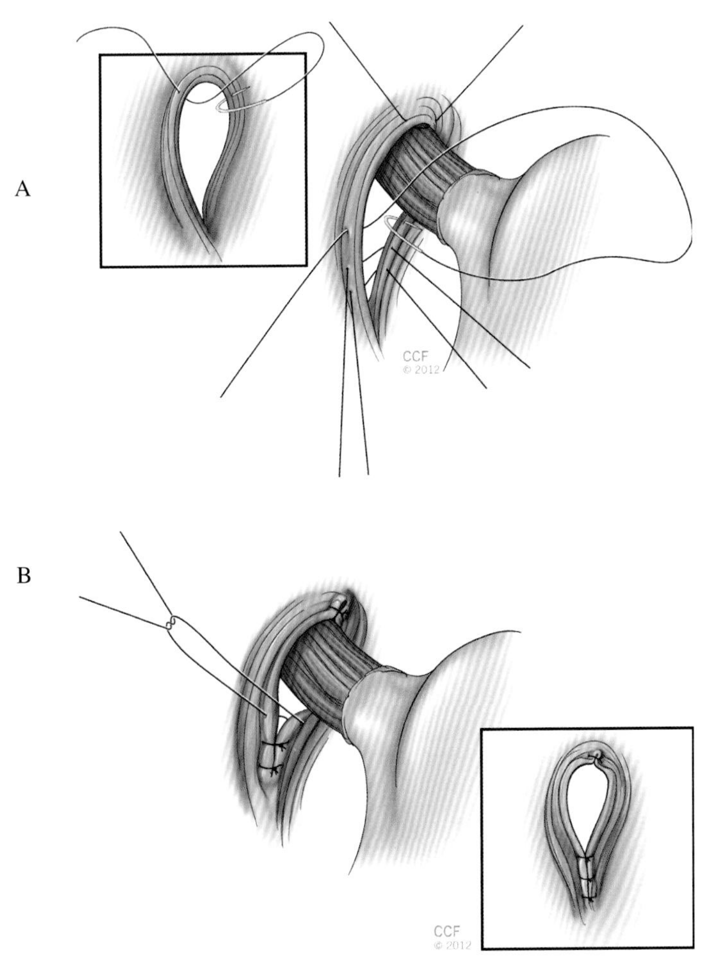

图 3.5 **标准的食管裂孔重建**

A. 使用不可吸收缝线跨两侧膈肌脚做深层缝合，注意避开右侧下腔静脉和左侧主动脉。在前方缝合 1 到 2 针会增加裂孔重建的牢固性。后方缝合需要注意左膈肌脚针距保持正常，右膈肌脚针距稍缩窄。完成缝合后使裂孔恢复正常大小。B. 缝合后打结，完成裂孔重建。

在开展腹腔镜手术的早期，重建食管裂孔的重要性没有被充分重视(图 3.5 和图 3. 6)。裂孔疝复发成为早期腹腔镜 GERD 手术失败的最常见原因。为防止疝复发，外科医生会尝试对裂孔边缘进行加固或使用人工补片重建。这种策略存在三个问题：

(1) 仅将食管裂孔作为一个需要覆盖的“孔”，忽视了其在反流屏障中的功能；

(2) 忽略了反流屏障是活动的这一自然特点，导致补片侵蚀胃肠道这一灾难性并发症；

(3) 补片不具有伸缩性，会造成梗阻。

经长期随访发现，使用生物补片并不能减少疝复发，所以在外括约肌重建中不推荐使用。

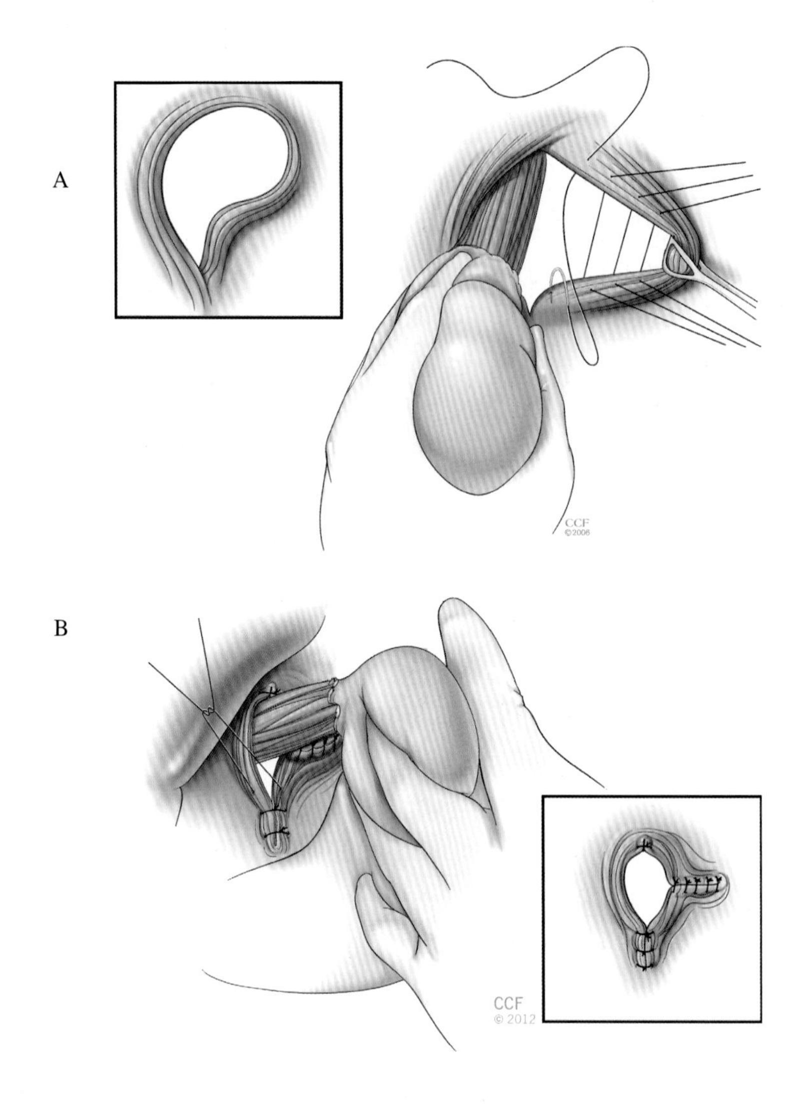

图 3.6 **复杂裂孔重建**
如Ⅲ型和Ⅳ型食管旁疝裂孔重建。
A. 左膈肌脚受牵拉过度扩大，通过折叠缝合恢复到正常长度。
B. 处理后左右膈肌脚长度相近，按标准流程重建裂孔。

强化内括约肌功能

EGJ 重建过程中，通过胃底折叠增强 LES 功能的操作是最容易出问题、变数最多、对术者水平要求最高的部分。前面的步骤都是在修复和重建，但增强 LES 功能是利用一部分胃组织构建一个胃底的扭转，这个是非自然的，并且有可能会导致一些潜在的问题。北美地区流行的术式是离断胃底血管，做 360°的全胃底折叠（Nissen 术式）（图 3.7）。因其有可能会导致术后吞咽困难，所以该术式存在一些争议。一些经验丰富的外科医师可以在不离断胃短血管的情况下完成胃底折叠术（Rossetti 改良术式），疗效和离断胃短血管的术式相当。此外，对于折叠胃底包绕的范围也尚未达成一致意见。一些外科医师（大部分是美国以外的）更青睐于后向 270°的部分胃底折叠术（Toupet 术式），理由是与全胃底折叠术相比，术后吞咽困难发生率低，餐后不良症状少，但抑制反流效果相当。然而，远期随访的结果却发现无论胃底折叠包绕范围如何，术后的症状都会随着时间的推移而得到解决，并且远期疗效也都差不多。在美国，普遍认为 Nissen 胃底折叠可以更好地控制反流，但术后短期内会有一些症状。目前关于不同术式优缺点的讨论还在持续，具体如何选择更多时候取决于术者的偏好和主观考虑。

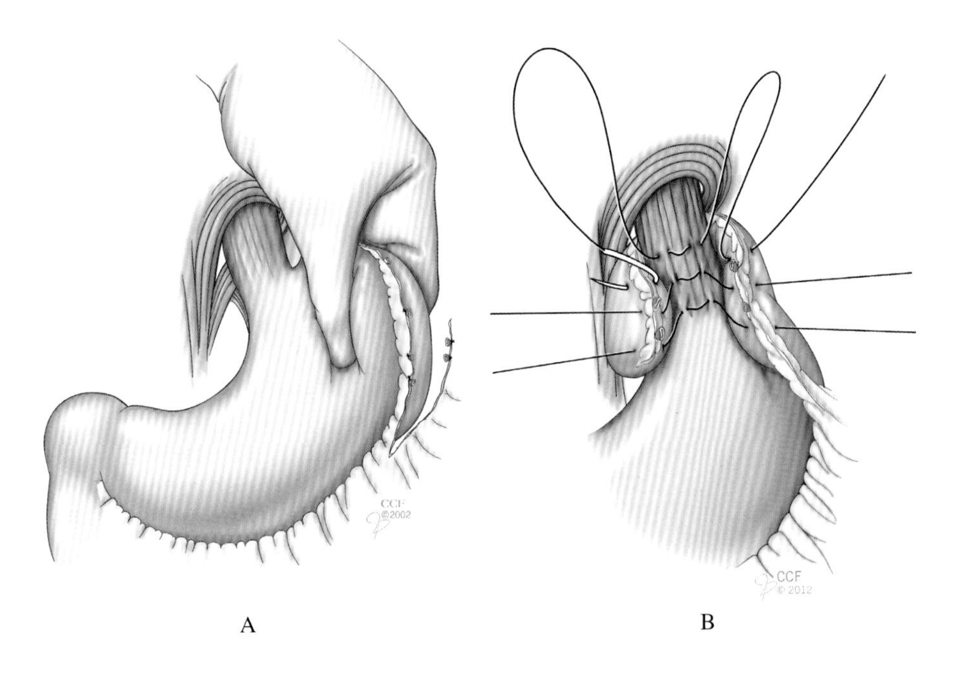

A　　　B

图 3.7　**Nissen 胃底折叠术**

A. 离断胃短血管有利于胃底折叠操作和识别方向，缝合时要注意识别胃底前壁（粉色）和后壁（蓝色），避免扭转。B. 牵拉胃底从食管后穿至右侧，保持胃底方向无误，避免扭转，缝合时缝针先穿过朝向右侧的胃底，然后穿过食管前方固有肌层，最后穿过朝向左侧的胃底。使用 3 根线缝合完成 2 cm 长（从前方测量）的胃底折叠。折叠时勿用探条，会破坏胃底柔软松弛的状态。现实中，有术者已养成不好的习惯，利用探条做重叠，还误以为这样能避免错误。

对于 Nissen 和 Toupet 胃底折叠术，牵引胃底穿过腹段食管后方，使其可以无张力到达食管右侧。抓住食管左右侧胃底，往返拉动，做类似"擦鞋"的动作，调整胃底位置并确保没有张力。先前做的食管胃脂肪垫游离对于识别 EGJ 和使胃底表面与食管远端直接贴附非常重要。

全胃底折叠术需要使用胃底对 2～3 cm 的远端食管或胃成形术后所做成的管胃进行包绕（图 3.7B）。从最低处开始缝合第一针，缝针先穿过食管左侧毗邻胃底的浆肌层，然后缝针穿过 EGJ 上方 12 点处的食管前部肌层，最后穿过食管右侧毗邻胃底的浆肌层。第二针位于第一针上方 1 cm 处，缝合方法与第一针相同。在最高处缝合最后一针，位于第二针上方 1 cm 处，按前述方法缝合。完成缝合后打结，形成一个宽松的、柔软的、360°的腹内全折叠胃底，无张力包绕 2 cm 范围的腹段食管。可将折叠胃底左右侧的上缘与膈肌进行固定，确保无移位。

Toupet 胃底折叠术是利用胃底对远端食管或 Collis 成形的管胃进行 270°的后向包绕。先对折叠胃底的左侧进行缝合，第一针（最低处）从食管左侧毗邻的胃底浆肌层进针，然后缝合 EGJ 上方 2 点钟方向的食管前部肌层。第二针位于第一针上方 1.5 cm 处，缝合方法相同。最后一针（最高处）在第二针上方 1.5 cm 处（距离第一针 3 cm），除了缝合胃底浆肌层和和食管前部肌层外，缝针还在裂孔顶点下方跨左侧膈肌脚缝合。缝好后依次打结，这样就完成左前方胃底折叠。然后进行右侧缝合，第一针（最低处）从食管右侧毗邻胃底的浆肌层进针，然后在 EGJ 上方 10 点钟方向缝合食管前部肌层。第二针位于第一针之上 1.5 cm 处，缝合方法相同。最后一针（最高处）在第二针上方 1.5 cm 处（距离第一针 3 cm），除了缝合胃底浆肌层和和食管前部肌层外，缝针还在裂孔顶点下方跨右侧膈肌脚缝合。缝好后打结，这样就形成了一个宽松的、柔软的、270°的腹内部分折叠胃底，无张力包绕 3 cm 范围的腹段食管。

尽管不同患者胃的大小和解剖存在差异，但胃底折叠的每一个细节，包括折叠长度、松紧度、柔软度、折叠位置和包绕范围等都必须高度重视、精益求精、反复权衡，力求精准。任何一个错误都可能导致严重的后果（图 3.8）。

术毕常规关闭腹部切口。

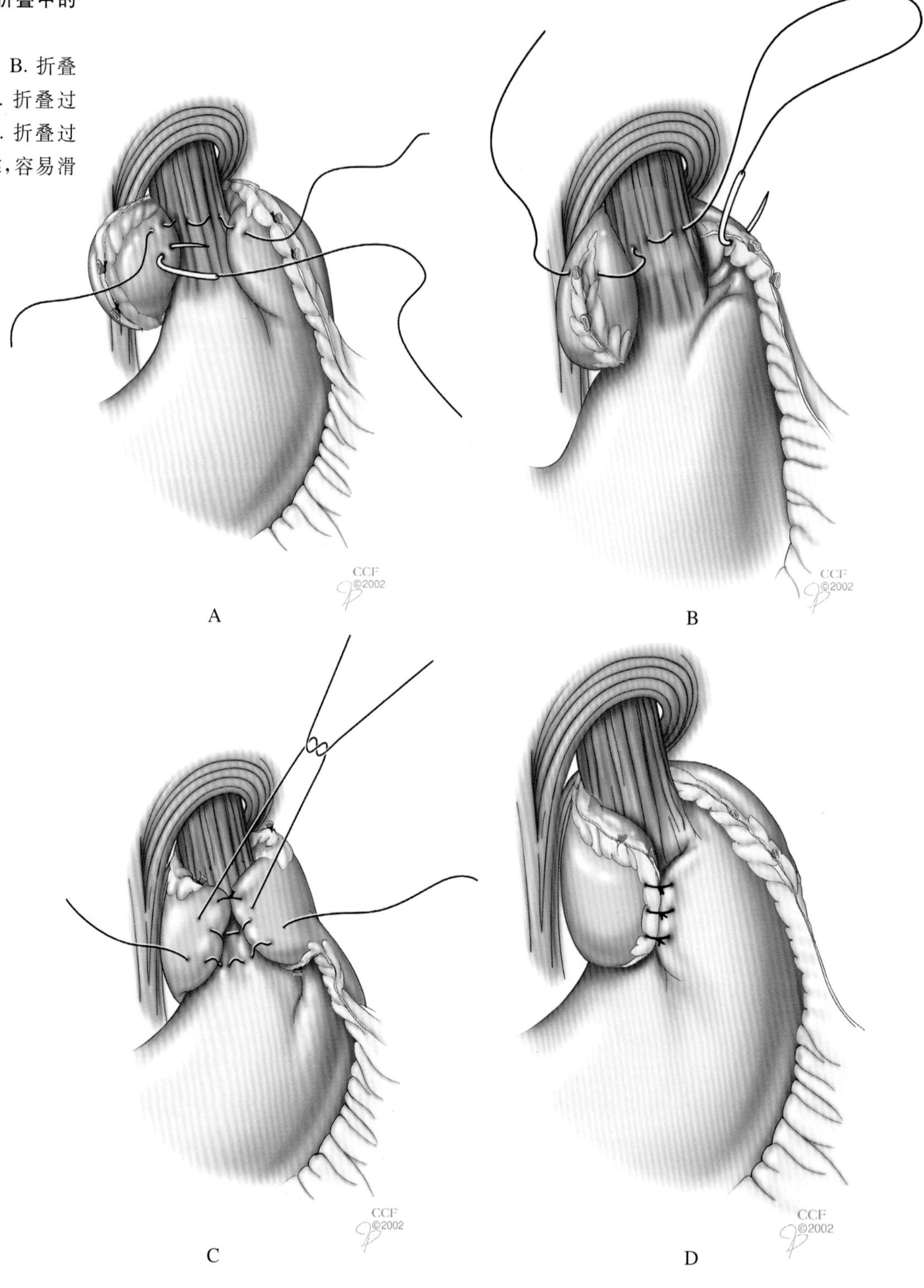

图 3.8　**胃底折叠中的一些错误**

A. 折叠过紧。B. 折叠胃底扭转。C. 折叠过松易滑动。D. 折叠过紧并且不牢靠，容易滑动。

术后管理

麻醉复苏过程平稳并且拔管及时非常关键，这样可以避免干呕导致修复部位早期压力增高。建议术后早期使用鼻胃管减压，避免胃胀，在胃功能恢复至足以应对胃胀时即可拔除。随着肠道功能的恢复，开始进食流质，通常在术后第四或第五天出院前过渡到软食。嘱患者要避免做使腹压过度增高的动作，例如举重物或用力排便，这会大大增加膈肌压力。

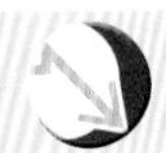

并发症

术中并发症主要是游离裂孔过程造成的气胸和食管、胃及脾脏损伤。如果怀疑消化道损伤，一定要立即行食管胃镜检查进行明确。涉及肝脏、下腔静脉和主动脉的牵拉游离时务必小心，这些部位也是再次手术患者处理的难点。术后早期并发症包括出血、修复处早期撕裂食管裂孔疝复发、食管或胃瘘、膈下脓肿以及胰腺炎。以往将食管钡剂造影检查作为术后早期常用影像学检查，以排除可能的并发症，但现在多采用胸腹部 CT 联合增强剂的方法，不仅可精细显示解剖结构，还可评估消化道和血管的异常情况。一项基于瑞典行政管理数据库的回顾研究结果发现，开腹和腹腔镜手术患者术后并发症发生率和死亡率相当。

吞咽困难和胀气（胃底折叠术后综合征）是比较麻烦的术后并发症。在最初评估和术前准备过程即制定好预案、做好术前宣教，对于应对早期出现的和暂时的不适非常有帮助。需要行扩张的吞咽困难病例极少，也要尽量避免。胀气问题可能更麻烦，尤其是有些 GERD 患者术前就养成了吞气和嗳气的习惯。引起胀气的原因是胃底被折叠后容量变小，牢固的抗反流屏障取代了术前有缺陷的括约肌，气体无法排出。随着时间推移和饮食、生活方式的改变，如果胀气问题一直持续，则说明胃底折叠可能是有问题的。与所有疝手术一样，带张力修复或致病因素持续存在将会导致疝复发和再次手术。

结果

随机试验

Spechler 及其同事开展了一项随机对照试验对比开放手术和 H2 阻断剂药物治疗的效果，其设计在今天看来存在缺陷，但该研究为手术治疗的前景勾画了蓝图。在平均 10.6 年的随访时间里，63%的手术患者需服用抗反流药物，而药物治疗组该比例为 92%。两组患者在口服药物控制症状方面没有差异，但手术患者不服药症状会更严重。在食管炎分级、食管狭窄治疗频率、后续手术、生活质量（SF-36 量表）以及治疗总体满意度方面，两组之间没有差异。手术组有 16%的患者需再次或多次手术，14%的患者因食管狭窄需要后续治疗。研究者认为：对于 GRED 患者建议行抗反流手术，停用抗泌酸药物尚不能作为主要的预期目标。自 20 世纪 90 年代末开展该研究以来，涌现了许多疗效好的药物，但在手术治疗方面变化不大。

Lundell 及其同事也开展了一项随机研究，对比开放手术和 PPI 治疗对 GERD 患者的疗效，将治疗无效作为主要评价指标。具体评价标准如下：

(1) 接受评估前 7 天内仍有中到重度烧心或反酸。

（2）Ⅱ级及以上程度食管炎。

（3）术后3个月以上仍有中度或重度吞咽困难或吞咽痛伴有轻度烧心或反酸。

（4）8周后为控制症状仍需要手术或口服PPI治疗，或者医生或患者考虑或要求再次手术。

药物治疗组在随机化后的第12年随访时失败比例更高（55%和47%），在加大PPI剂量后，差异依然显著。虽然开放性手术对GERD的症状控制效果更好，但吞咽困难、直肠胀气、不能打嗝或呕吐等不适较药物治疗组更常见。药物治疗组在改变治疗策略方面比例更低（15%和38%）。两组患者在生活质量方面相当，均在正常范围内。

非随机试验

一项基于VA数据库的调查研究取得了一些有意思的结果。在5606名食管炎并伴有溃疡和狭窄的患者中，有542名患者接受了胃底折叠术。在平均4.2年的随访时间里，伴有溃疡或狭窄的患者手术治疗效果优于非手术治疗，治疗后两组患者食管炎发病率分别为46%和56%（$P<0.001$）、溃疡分别为33%和38%（$P<0.05$）、狭窄为32%和43%（$P<0.001$）。两组患者在门诊就诊需求和处理方面没有差异。该研究结果所显示的外科治疗优势有待进一步考证。在30119名非糜烂性食管炎患者中，有605人进行了胃底折叠术。手术和非手术治疗患者在食管炎方面没有差别，分别为24%和25%。然而对于没有狭窄或溃疡的患者，手术组吞咽困难比率更高（4.6%和2.6%，P值未给出），门诊就诊频次更高（40和34，$P<0.05$）和门诊治疗处理次数更多（4.3和2.7，$P<0.01$）。无溃疡和狭窄的手术患者，2.3%需再次手术，而有溃疡和狭窄的患者，5.1%需再次手术。

Rantanen等报告了45例接受GERD手术患者的社区随访治疗结果，平均随访时间为78个月。85%的患者没有反流或仅轻度反流，31%患者有吞咽困难，67%患者有胃肠胀气，46%患者有腹胀。在35例接受食管镜检查的患者中，发现37%患者折叠存在缺陷，29%患者存在糜烂性食管炎。13%患者需抗反流药物治疗，13%患者计划再次手术；在随访期间，有2例完成了再次手术。完成手术的6名术者年均GERD手术频次从0.08到1.8不等。

在早期腹腔镜手术经验中，食管旁疝术后复发的问题比较突出，腹腔镜修复术的复发率是开放手术的3倍。随着裂孔疝修复手术原则的标准化，具体包括延长腹段食管和关闭膈肌脚等，目前腹腔镜手术与开放手术术后疝复发率相当。据国际知名专家12～18个月的随访数据显示，复发率达18%，这说明食管旁疝的持久修复仍是一个问题，补片加固并不是一个很好的解决办法。

结论

含胃底折叠的EGJ重建术适用于治疗GERD和有症状的食管旁疝，但重度肥胖或病态肥胖患者除外。病史采集和体格检查对病例选择非常重要，术前要完善EGD及活检、食管钡餐、高分辨率测压和pH监测等检查。食管旁疝修复需要重建EGJ，修复的基本原则包括恢复腹段食管长度，重建外括约肌，以及强化内括约肌功能。术后一般会有暂时性的吞咽困难和胀气。严格遵从手术原则可获得较好的远期疗效。复发是食管旁疝修复术后非常棘手的问题，这一点与其他所有疝手术是一样的。

"如果没有再次手术的准备，就永远不要碰疝修复手术。"

——佚名

参考文献

[1] Campos G M, Peters J H, DeMeester T R, et al. Multivariate analysis of factors predicting outcome after laparoscopic nissen fundoplication[J]. J Gastrointest Surg, 1999,3:292-300.

[2] Oelschlager B K, Pellegrini C A, Hunter J G, et al. Biologic prosthesis to prevent recurrence after laparoscopic paraesophageal hernia repair: Long-term follow-up from a multicenter, prospective, randomized trial[J]. J Am Coll Surg, 2011,213: 461-468.

[3] Rice T W, Blackstone E H. Biologic prosthesis and laparoscopic paraesophageal hernia repair: "It ain't over till it's over"[J]. J Am Coll Surg, 2012,215:157-158.

[4] Mardani J, Iundell I, Engström C. Total or posterior partial fundoplication in the treatment of GERd: Results of a randomized trial after 2 decades of follow-up[J]. Ann Surg, 2011,253: 875-878.

[5] Kakarlapudi G V, Awad Z T, Haynatzki G, et al. The effect of diaphragmatic stressors on recurrent hiatal hernia[J]. Hernia, 2002, 6:163-166.

[6] Rantanen T K, Oksala N K J, Oksala A K, et al. Complications in antireflux surgery: national-based analysis of laparoscopic and open fundoplications[J]. Arch Surg, 2008,143: 359-365.

[7] Spechler S J, Lee E, Ahnen D, et al. Long-term outcome of medical and surgical therapies for gastroesophageal reflux disease: Follow-up of a randomized controlled trial[J]. JAMA, 2001,285: 2331-2338.

[8] Lundell I, Miettinen P, Myrvold H E, et al. Comparison of outcomes twelve years after antireflux surgery or omeprazole maintenance therapy for reflux esophagitis[J]. Clin Gastroenterol Hepatol, 2009,7:1292-1298.

[9] El-serag H B, Sonnenberg A. Outcome of erosive reflux esophagitis after Nissen fundoplication[J]. Am J Gastroenterol, 1999,94: 1771-1776.

[10] Rantanen T K, Halme T V, Luostarinen M E, et al. The long term results of open antireflux surgery in a community-based health care center[J]. Am J Gastroenterol, 1999, 94: 1777-1781.

[11] Zehetner J, Demeester S R, Ayazi S, et al. Laparoscopic versus open repair of paraesophageal hernia: The second decade[J]. J Am Coll Surg, 2011,212:813-820.

（陈鹏飞 译 贡会源 校）

4 经胸Nissen胃底折叠术

Alex G. Little　　Jonathan Daniel

引言

胸外科医师一直致力于胃食管反流病(gastroesophageal reflux disease，GERD)和食管裂孔疝的治疗，也是实际的抗反流手术先驱。Allison 率先挑战该难题，完成了首例经左胸入路修复有症状食管裂孔疝的手术。该手术虽完成了解剖学意义上的疝修复，但并未改善患者的症状，患者术后仍然有烧心不适和内镜明确的食管炎。这次手术的经验使他意识到裂孔疝修补不应只关注疝本身，最关键是要恢复贲门功能和控制胃酸反流。Ronald Belsey 和 Rudolf Nissen 对上述理念的实施做出了重要贡献。来自英国布里斯托尔的 Belsey 对自己的临床经验进行总结，经深思熟虑后应用于经胸入路手术。早期术式的疗效也不尽如人意，在 20 世纪 50 年代他决定实施 Mark Ⅳ术式。因担心发表早期结果会遭人诟病，他有意推迟了报道时间，直到积累了超过 1000 例患者的治疗经验，并且对几乎所有患者都进行了长期的门诊随访，其成果才得以发表。Nissen 于 1937 年在伊斯坦布尔为一名年轻患者做了经胸贲门切除手术，并将食管植入胃腔并做“胃折叠”包绕，首次发现胃包绕远端食管具有抑制反流的作用。后来在美国和瑞士居住期间，Nissen 改进了该手术，通过开胸或开腹入路将胃包绕到食管远端，并且经常同时将胃底固定于前腹壁。

多年来这两种术式的有效性得以证实，各自均有结果支持，不过也有其相应的副反应。最终，Nissen 手术更胜一筹，受欢迎程度更高，因其可经腹完成，从而避免了开胸入路所导致的疼痛和不适。随着腹腔镜技术的出现，经腹入路优势更加凸显，Nissen 手术成为几乎所有患者的首选术式。尽管后续基于 Nissen 术式又衍生出多种改良术式，而它仍然是抗反流手术的重要选择之一。其他的替代术式，如 Hill、Toupet 和 Dor，都有各自的支持者，但这些术式尚无法完全取代 Nissen 手术。

经胸入路的适应证

第1章和第3章对抗反流手术的适应证做了详细阐述。简而言之，对于药物治疗后症状仍然持续存在，或出现反流相关并发症，如长期反胃、持续性食管炎、食管狭窄，或巨大的食管裂孔疝的患者，需要考虑手术治疗。

绝对适应证

大多数因GERD或巨大裂孔疝拟行首次手术的患者可以而且应该选择腹腔镜入路。经胸入路绝对适应证很少，当很有可能需要切除远端食管时非常适合该入路。这种情况包括扩张无效的慢性狭窄以及因既往手术造成远端食管解剖或功能受损的患者。保留功能不良或无功能的食管并不代表外科治疗的成功。使用健康、有功能的结肠或空肠间置替代病变食管，可以为患者带来最佳的术后生活质量，这非常有意义，也是外科治疗应该提倡的。对于需再次或多次手术的高风险患者，切除原病变组织，采用健康组织（如左结肠）进行重建则意义更加重大。单纯经腹入路可能无法满足切除病变食管需求，经裂孔将替代物与位置高、健康、功能良好的食管进行吻合也不太可能。此外，经左侧开胸入路完全能满足游离食管和加做Collis胃成形术的需要，即使术中发现不需要切除食管，也能完成抗反流手术，不会有什么损失。除考虑到需切除食管以外，经胸入路还适用于需同期处理其他胸部病变的情况，如肺部肿块。

相对适应证

经胸入路相对适应证包括与慢性反流和/或狭窄、或巨大食管裂孔疝相关的罕见短食管病。个人认为短食管是一种后天性疾病，由慢性和不受控制的反流导致食管纤维化和瘢痕形成所造成。采用腹腔镜入路，包括行Collis胃成形术是可行的，但这种情况外科医师可能会觉得经胸入路更利于纵隔食管的游离，也能完成标准的Collis胃成形术。这两个步骤可以确保后续的无张力折叠，是抗反流手术成功的关键。另一个相对适应证是患者需再次手术，外科医师选择经胸入路以便更好地游离食管、暴露贲门，确保食管长度足够，满足膈下无张力折叠需求。当然该问题具体取决于外科判断和经验，因为有时再次手术通过开腹甚至腹腔镜也是可以完成的。对于巨大的或食管裂孔旁疝，情况有些类似，部分外科医师会倾向于选择经胸修复。此外，肥胖会增加经腹部手术的难度，但如果患者是病态肥胖，最好进行减重手术同期解决肥胖和反流问题。总之，经胸入路的具体应用需要结合术者的判断和经验。

术前规划

通过上消化道造影和内镜检查明确食管和胃的解剖及状态，这最好由手术医师亲自完成。结合术前诊断需完成pH监测和食管运动功能检查，这对明确功能状态非常重要。如果是再次手术，应详细了解既往手术情况，以便术者对解剖结构心中有数，做好规划；运动功能评估是必需的，有助于对术后食管功能状态做出预判。

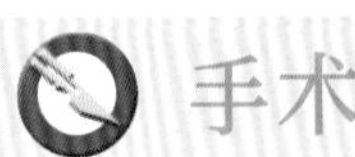

手术

切口及暴露

取左侧第六或第七肋间做侧切口，通常不需要向后延长切口。如果需行腹腔操作，选更低的肋间隙术野暴露更好，将切口向前延长至距肋缘 5 cm 以内，不要跨肋缘，离断肋缘没有必要，并且会引起剧烈疼痛。为了充分暴露术野，建议离断背阔肌，必要时切开部分前锯肌。在竖脊肌下方切断后肋，这样可避免撑开肋骨时造成的意外骨折，尽可能减轻术后疼痛。

使用双腔气管插管使术侧肺萎陷，松解粘连，游离下肺韧带至下肺静脉水平，湿棉垫压肺暴露术野。打开纵隔胸膜，用手指游离食管，套 Penrose 引流管牵引。如果存在既往手术留下的瘢痕，最好从原手术部位的头侧开始游离食管，这样更简单、更安全、也更确切。牵拉游离食管时应使用引流管将两根迷走神经一并环绕，游离范围为主动脉弓下方到食管裂孔。

如果是首次手术，贲门的游离可经食管裂孔完成。首先在前方打开膈食管韧带筋膜和腹膜（图 4.1）；然后，术者可以通过该间隙以左手的食指和拇指抓住腹腔内远端食管，引导进一步的贲门游离（图 4.2）。充分松解游离远端食管和贲门，在游离过程中，通过触觉和直视观察保护好迷走神经。如果仅做 Belsey Mark Ⅳ 胃底折叠，就不需要进一步游离了。如行 Nissen 胃底折叠，则需要离断足够的胃短血管，以便胃底能牵拉入胸腔。经裂孔操作时需要轻柔地向上牵拉胃底，依次识别、结扎和离断胃短血管（图 4.3）。充分松解胃底以便满足包绕折叠需要，折叠时需要谨记，人为拉入胸腔的折叠完成后是要还纳入腹腔的，这要求用于折叠的胃底是柔软无张力的。

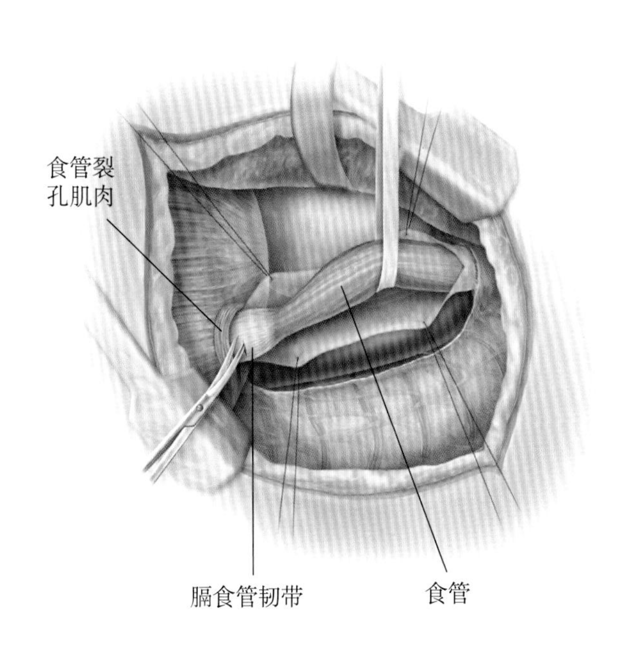

图 4.1　**首次手术游离贲门（Ⅰ）**
充分游离食管后，打开裂孔前方环形肌肉下的膈食管韧带，进腹继续游离。

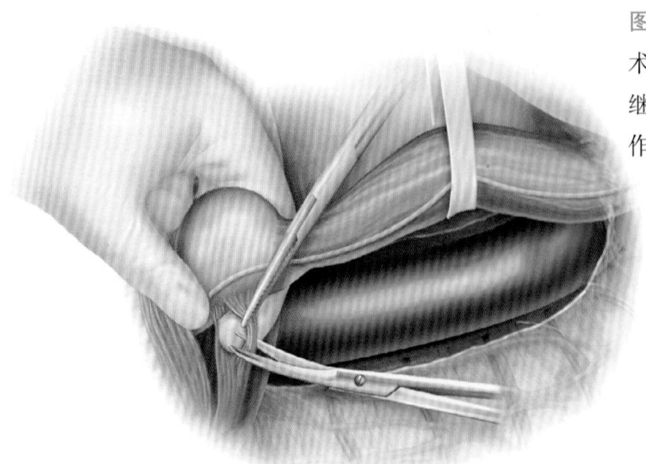

图 4.2 **首次手术游离贲门(Ⅱ)**
术者以左手食指插入腹段食管后，继续游离贲门剩余附着组织。操作时注意保护迷走神经。

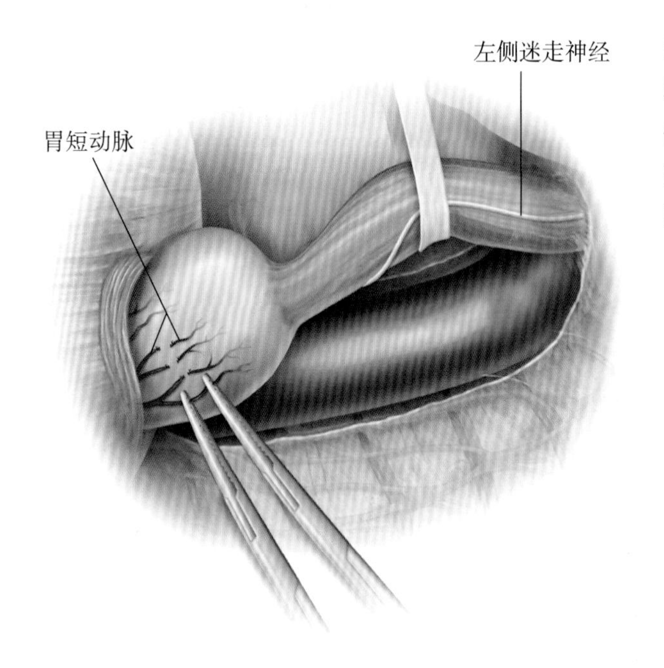

图 4.3 **首次手术游离贲门(Ⅲ)**
轻柔将胃底经裂孔向头侧牵拉。依次结扎和离断胃短血管，充分游离胃底，使其可以无张力牵拉至胸腔内。

如果是再次手术，由于食管裂孔以及腹腔内贲门、胃底与膈肌、腹膜后和肝脏之间存在粘连，经裂孔是不安全的，也难以做到充分游离。原折叠处一般会与胃底和末端食管粘连，即使包绕处发生了疝或者部分撕裂，原缝线仍然存在。打开膈肌进行腹腔游离才是安全可靠的，在距膈肌胸壁附着处 2～3 cm 处切开，自前方心包脂肪垫向后，大小要满足充分暴露胃脾韧带及胃短血管的需要(图 4.4)。然后对食管裂孔上方和下方进行游离，完全松解远端食管、贲门和近端胃的粘连。原折叠胃底通常会有一定程度撕裂，包绕在胃上，而不是远端食管上，要剪断胃底间的缝线进行拆除。手术结束后以间断褥式缝合方法关闭膈肌。

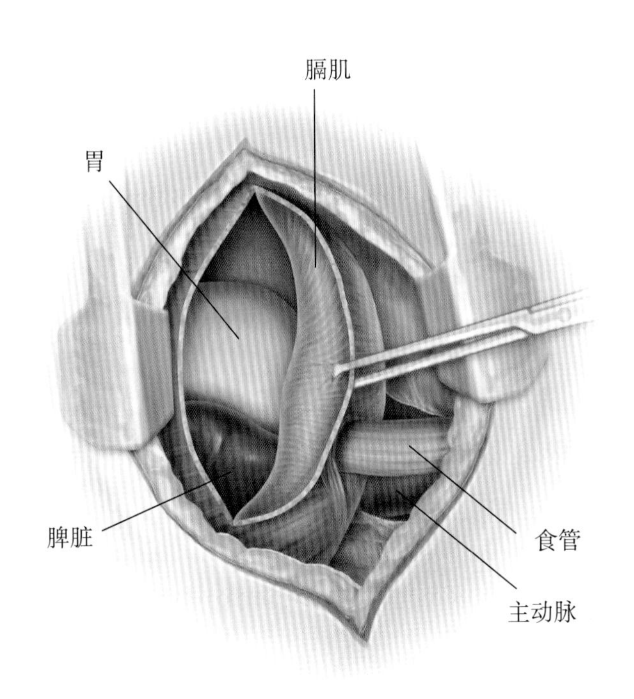

图 4.4　**图示为经膈肌切口左上腹暴露情况**

由于切口与膈神经的分支平行，并且没有离断膈神经的分支，因此膈肌功能未受损。

Nissen 胃底折叠术

Nissen 术式是利用胃底对远端食管进行长约 2 cm 的横向 360°包绕，然后对裂孔进行关闭。经腹与经胸入路，在术者视角上有所不同，经胸入路在胸腔完成包绕折叠，然后还纳至膈下腹腔内，除此之外两种入路在步骤和完成后状态方面没有区别。完成食管、贲门和胃底游离后，术者评估腹段食管长度是否足够，如果不能满足无张力折叠需要，则需要行 Collis 胃成形术，具体步骤如下所述。

初始操作步骤在“切口及暴露”部分已描述。无论是仅经裂孔还是经裂孔和膈肌切口联合游离，都需要将纵隔、裂孔本身和上腹部进行充分的松解游离，包括胃短血管的离断也是必需的。这是满足胃底能牵至胸腔完成折叠的关键。

充分游离后评估远端食管长度，如果长度足够，首先在食管后对膈肌裂孔进行缝合，建议选用 0 号丝线，缝好后不打结。然后将胃底逆时针包绕食管，缝合三针固定，针距 1 cm，以形成一个 2 cm 的包绕(图 4.5)。缝合时，左手牵拉固定住胃底，每一针要跨前后侧胃底并缝合部分食管肌层。由于胃底被牵拉至胸腔，术者会感到存在一定的垂直方向张力，当胃底还纳入腹腔后张力会消失。与腹腔镜 Nissen 手术不同，经胸折叠时插入探条并不一定有帮助，因为探条会影响向胸腔牵拉胃底，造成还纳后包绕过松；必要时可以尝试使用。

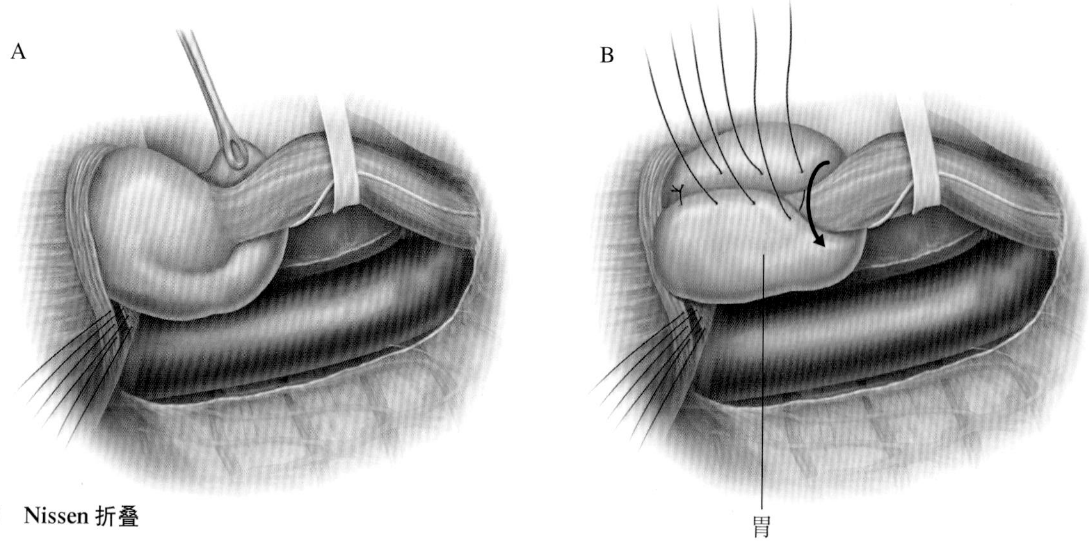

图 4.5　**Nissen 折叠**
A. 以胃底逆时针环绕远端食管进行包绕；
B. 理想的折叠是在两侧胃底间缝合三针形成 2 cm 长的包绕。

Collis 胃成形术的目的是延长食管长度，使折叠完成后没有垂直方向张力（图 4.6）。折叠时麻醉医师经口插入 36F 的 Maloney 探条，术者辅助引导探条进入胃腔，将游离的胃底提起，使用切割闭合器紧贴探条顶住小弯侧，然后切割闭合形成一个与食管口径相当的管胃，作为一段“新食管”，并以胃底进行包绕，这样就完成了 Collis-Nissen 手术。

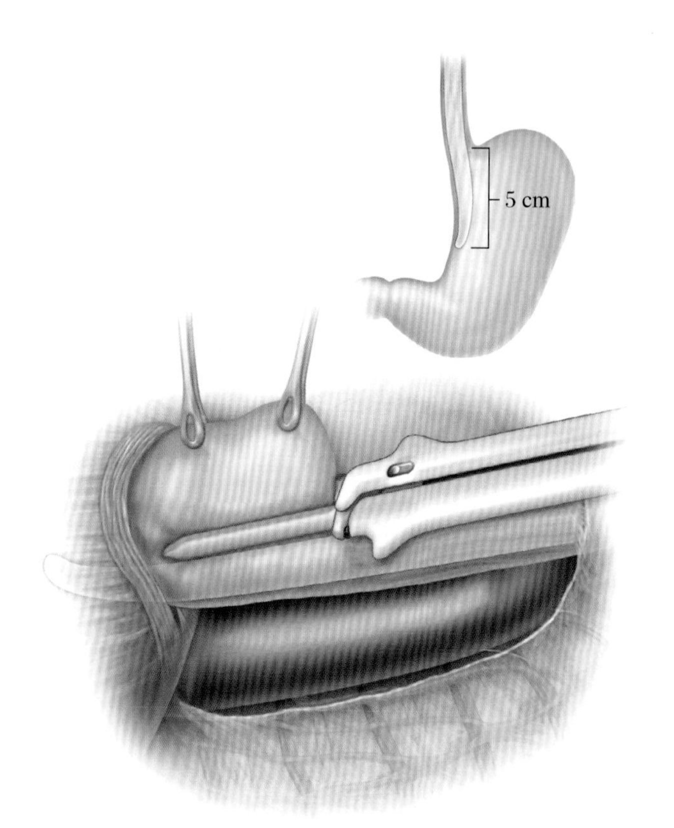

图 4.6　**Collis 胃成形术延长食管**
注意切割闭合器需紧贴探条挤向小弯，避免管胃（新食管）直径大于食管的直径。

最后一步，将包绕食管的胃底还纳入腹腔，并确保没有形成疝的倾向，依次将膈肌裂孔缝线打结，从后向前。关闭后裂孔大小以满足术者食指指尖通过顺畅，远端指间关节通过有一定阻力为宜。

术后管理

由于手术不涉及肺切除，所以一般患者在手术室即可拔除气管插管。胸腔引流量较少时即可拔除闭式引流管。我们一般留置鼻胃管时间为手术当晚，如果引流过多，则延长留置时间，以确保胃排空满意，防止胃胀，胃胀会影响到折叠的胃底和胃成形切缘。拔除鼻胃管 1 天后开始恢复流质饮食，流质饮食量足够大时即可办理出院。大多数患者可在 2 周内恢复至正常饮食。

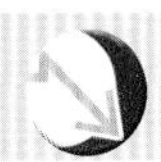

并发症

除了类似深静脉血栓和术后出血这些非特异性并发症外，该术式还存在特异性的肺和胃食管相关并发症。肺在术中处于萎陷状态，会出现一些肺不张，而开胸手术引起的疼痛会导致患者不敢深呼吸和咳嗽，所以术后必须加强呼吸道管理。如果迷走神经挫伤或离断，会发生胃瘫伴胃排空延迟，再次手术神经损伤可能性更大。所以术后会将鼻胃管留置到我们能确定胃功能正常时再拔除。如果胃排空延迟转为慢性，促胃动力药和幽门部注射肉毒素会发挥一定作用。

结果

手术效果很大程度上取决于手术的适应证。经胸 Nissen 手术最常作为既往一次或两次抗反流手术失败后的再次手术。以往经验表明，50%～85%的患者效果良好。既往手术次数越多，效果越差。手术方案是尽量保留食管，还是切除无功能食管以替代物重建，术者要仔细评估权衡。

结论

- 胸外科医师引领了抗反流手术的发展。
- 抗反流手术适应证包括顽固性 GERD 和巨大(食管旁)裂孔疝修补。
- 经胸入路的绝对适应证是因既往手术造成食管狭窄，或功能、解剖损伤，需要进行食管切除。
- 经胸入路的相对适应证是短食管、既往手术史和肥胖。
- 手术基本原则包括经左侧开胸入路暴露，术中充分游离食管和贲门，完成较短且宽松的 Nissen 折叠，并牢固地关闭食管裂孔。
- 术后并发症发生率尚可接受，远期疗效因适应证不同有所差异。

参考文献

[1] Allison P R. Reflux esophagitis, sliding hiatal hernia, and the anatomy of repair[J]. Surg

Gynecol Obstet，1951,92:419-431.

[2] Liebermann-Meffert D. Rudolf Nissen: Reminiscences 100 years after his birth[J]. Dis Esoph，1996,9:237-246.

[3] Little A G，Ferguson M K，Skinner D B. Reoperation for failed antire flux operations[J]. J Thorac Cardiovasc Surg，1986,91:511-517.

[4] Nissen R. Gastropexy and “fundoplication” in surgical treatment of hiatal hernia[J]. Am J Dig Dis，1961,6:954-961.

[5] Skinner D B，Belsey R H. Surgical management of esophageal reflux and hiatus hernia[J]. Long-term results with 1030 patients. J Thorac Cardiovasc Surg，1967,53:33-54.

[6] Stirling M C，Orringer M B. Continued assessment of the combined Collis-Nissen operation [J].Ann Thorac Surg，1989,47:224-230.

（张 雷 宋 超 译 贡会源 校）

5 Belsey Mark Ⅳ部分胃底折叠术

Arjun Pennathur　Tom R. DeMeester

引言

1951年，Philip Allison将滑动型食管裂孔疝症状与胃液反流和食管炎的发生联系起来。他提出将食管裂孔疝修复术式应用于反流性食管炎的外科治疗，不仅要求将疝还纳，还需要恢复胃食管交界处的正常腹内位置。在20世纪50年代，外科医师设计了多种术式以便更有效地将胃食管交界处还纳入腹腔内。1967年，Lucious Hill设计了胃固定术，从后方将胃食管交界处及膈食管韧带筋膜固定到主动脉裂孔的正中弓状韧带上。1956年，Rudolf Nissen设计了Nissen全胃底折叠术；1961年，David Skinner和Ronald Belsey报道了Belsey Mark Ⅳ部分胃底折叠术。Nissen和Belsey手术原理是拟通过胃包绕腹段食管以形成功能性的抗反流瓣。Belsey Mark Ⅳ手术通过胸部切口进行；Hill手术通过腹部切口进行；Nissen手术既可经腹，也可以经胸完成。

1957年，John Leigh Collis在食管裂孔疝修复方面做出了重要贡献，他设计了一种术式，沿胃小弯进行裁剪以形成一段近端管胃，这可以将食管延长3～4 cm，该方法解决了反流所致食管壁纤维化造成的短食管问题。这就很巧妙地实现了短食管患者的无张力疝修复，有效降低食管裂孔疝复发风险。1987年，Griffith Pearson对该手术进行了改良，在胃成形基础上加做Belsey部分胃底折叠包绕新管胃。

在20世纪90年代，腹腔镜技术应用于Nissen胃底折叠术，发展至今该术式已普遍应用，且安全性、有效性得到广泛认可。越来越多外科医师可经腹腔镜入路顺利完成该术式，包括经裂孔远端食管的游离以及游离后腹段食管长度仍然不足需行Collis胃成形术的操作。仅有一些复杂的多次再手术患者才需要开放完成，通常选择经腹入路。目前，开放经胸Nissen胃底折叠术（第4章）和Belsey Mark Ⅳ部分胃底折叠术（本章讨论）应用非常少。

适应证/禁忌证

尽管经腹腔镜和开放抗反流手术的适应证以及抗反流生理机制相似，但在某些情况下，经胸 Belsey Mark Ⅳ部分胃底折叠术或经胸 Nissen 胃底折叠术具有特殊优势，包括以下内容：

- 对于胃疝入胸腔和既往多次抗反流手术失败的患者，经胸入路再次手术更容易。
- 有既往多次腹部手术史的患者，包括多次的经腹抗反流手术，经腹手术会极度困难，经胸完成胃底折叠术特别合适。
- 因食管运动障碍疾病（如弥漫性食管痉挛或内压性憩室）经胸行食管肌层切开术，如拟继续行胃底折叠，经胸入路是首选。
- 对于食管大幅度缩短患者，经胸入路可最大限度游离食管，以满足无张力修复的需要，并且不影响胃成形术操作。
- 对于胸部有其他病变（如左肺病变）需同期手术的反流患者，开放经胸手术可通过一个切口解决两个问题。

食管蠕动所产生的推动力应超过抗反流修复所造成的阻力，所以具体是选择 360°胃底折叠术（Nissen），还是 240°部分胃底折叠术（Belsey）需要考虑食管蠕动收缩强度的因素。食管蠕动波递增正常，收缩幅度良好，可选择 360°胃底折叠术。当食管蠕动波递增降至 50%以下或远端食管收缩幅度≤20 mmHg 时，建议采用 270°部分胃底折叠术，这种程度的胃底折叠不会对食管排空造成阻碍。当食管蠕动与抗反流手术形成的阻力不匹配，会导致食物通过折叠处延迟和吞咽困难症状的发生，因此避免术后括约肌高压非常重要，并且折叠长度控制在 3～4 cm。

术前规划

评估患者是否需要行抗反流手术，不仅要行全面的临床评估，包括病史采集、体格检查和上消化道钡剂造影检查，还需要通过上消化道内镜检查、食管测压和 pH 监测等获得客观证据。如果是再次手术，评估需要更加的全面和彻底。要明确既往抗反流手术的适应证，回顾手术前后的临床病史，并详细了解手术细节。重点关注胃食管交界处的位置，以及折叠胃底的关系。还应明确是否游离了脂肪垫，是否保留了迷走神经，以及是否关闭了膈肌脚。胃底折叠术的技术细节也要注意。综合以上信息后，还应该进行内镜检查、上消化道钡剂造影检查、食管测压、pH 监测和胃排空检查。除此之外，对于拟行经胸胃底折叠术的患者，还要评估其是否能耐受开胸手术和单肺通气麻醉。

手术

Belsey 手术需要大约 4 cm 长的无张力腹段食管，这一点会影响到手术成功率。对于无食管短缩的患者，Belsey 手术成功率为 90%，但对于有明显食管短缩和带张力修复的患者，成功率下降至 50%。对于短食管患者，需行 Collis 胃成形以延长食管长度，实现无张力修复。Belsey 抗反流手术具体步骤如下：

麻醉和开胸

- 放置硬膜外导管便于术后疼痛管理。
- 行双腔气管插管麻醉，操作时需避免误吸，通过支气管镜确认插管位置，术中选择性萎陷左肺。建立静脉通道，置导尿管，完成动脉穿刺。术者完成消化道内镜检查评估食管裂孔疝情况，并排除Barrett食管、肿瘤、狭窄或其他任何反流相关并发症。
- 取右侧卧位，通常做左后外侧切口开胸。在受压点放置软垫，双下肢间置软枕，安放加压装置预防深静脉血栓。
- 妥善固定患者，调整手术床抬高胸部。
- 选择第六肋间做左后外侧切口，贴第七肋的上缘进胸。对于既往抗反流手术失败的患者，我们首选第七肋间进胸，以便于经膈肌切口更好地暴露腹部。通常在前外侧距离胸壁2～3 cm处切开膈肌，从前向后做弧形切口，胸壁侧需保留足够宽的边缘以利于后续关闭膈肌。
- 必要时为了更好暴露腹部，可将胸部切口跨肋弓、离断左腹直肌，延长至腹中线。

食管游离

食管游离范围为膈肌至主动脉弓下。注意不要损伤迷走神经，但左右肺迷走神经丛的分支需要离断，以获得最大长度的食管，使腹段食管达4 cm左右以满足无张力部分胃底折叠的需要。从降主动脉近端临近主动脉弓处发出的两根血管，穿过食管向左主支气管走行，是左上和左下的支气管动脉，在游离食管时，也必须结扎离断。此外，还有两到三支由降主动脉发出通向食管的分支，也要结扎离断。不用担心食管缺血坏死，来自颈部甲状腺下动脉和胸部右侧支气管动脉分支的供血，通过食管固有动脉丛足以维持整个食管的血供。这种程度的食管游离是完成无张力修复所必需的，游离不充分是导致修复手术失败和症状复发的主要原因之一。如果在充分游离食管后，发现腹段食管长度仍然不足或带有张力，则应加做Collis胃成形术。

胃食管交界处和贲门游离

经膈肌裂孔游离胃食管交界处和胃贲门是手术最困难的部分，但通常是可以完成的，不需要经膈肌中心腱额外做切口或切开膈肌脚扩大裂孔。如果没有裂孔疝，则以Allis钳抓住裂孔边缘，通过打开膈食管韧带筋膜进腹开始游离。一旦膈食管筋膜打开，腹膜前脂肪会突出干扰，有时候会难以找到正确的组织间隙，这时继续在提起的左膈肌脚下进行游离，远离胃的血管，最终能顺利进入腹腔。如果有食管裂孔疝，在裂孔附近打开疝囊则进入腹腔，游离疝囊时要注意保留迷走神经。对于大的裂孔疝，疝囊予以切除。

术者应选择合适的站位以便于操作，患者处于右侧卧位经左后外侧切口开胸时，主刀应站于患者背部，面向手术台头侧，以左手食指和中指通过膈肌裂孔进入腹腔，左手掌心朝向患者脚侧。术者视线向下、向后朝向自己左腋下方向。操作时灵活运用左手拇指、食指和中指暴露裂孔，右手持组织剪进行分离。左手同时牵拉食管并注意保护迷走神经干。该姿势和站位略显笨拙，但极大地方便了最困难部分的操作。

将胃贲门和膈肌裂孔完全分离开。胃左动脉和膈下动脉间的交通血管（Belsey 动脉）应予以离断，该血管在不同患者有所差异，通常在游离后内侧时碰到，离断前一定要注意避免误伤出血。将胃底和部分胃体经裂孔拉入胸腔，逐一结扎离断胃短血管，充分松解胃底（图 5.1）。然后游离贲门小弯侧和前方的血管脂肪垫，注意勿损伤迷走神经。游离脂肪垫是为了折叠后胃底能够紧密贴附粘连在下段食管上。

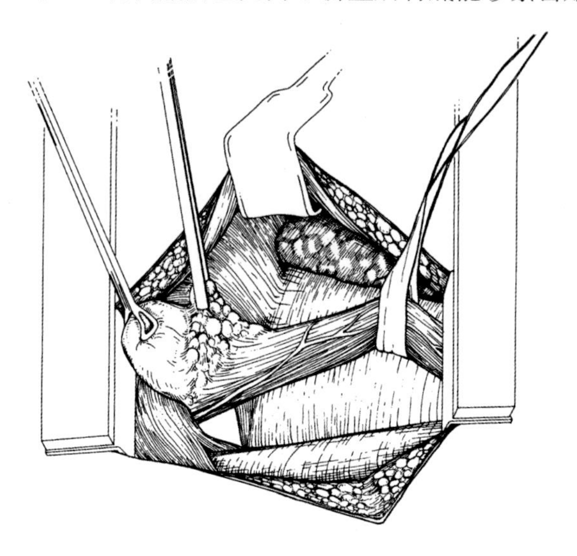

图 5.1　**经左胸后外侧切口游离食管和胃**
图中可见食管、胃食管脂肪垫、胃、膈肌裂孔、主动脉、心包和肺。用 Babcock 钳夹持胃底经裂孔牵拉至胸腔。用镊子提起胃食管交界处的脂肪垫进行游离。

完成食管游离后，使用 Penrose 引流管环绕并向裂孔前方牵拉，以暴露裂孔后部。识别左、右膈肌脚，使用不可吸收粗线进行间断“8”字缝合。通常左、右膈肌脚肌纤维在主动脉前方形成一个交叉，偶尔会碰到主动脉位于扩大的裂孔内的情况。无论哪种情况，第一针缝线都是在靠近主动脉处缝合，然后牵拉提起膈肌脚，便于进行后续的缝合。必要时为了更好地暴露右侧膈肌脚的筋膜和肌肉组织，需要将心包从膈肌上游离开。缝合时将中心腱外周的筋膜与肌肉缝合在一起，形成右侧膈肌脚，然后关闭左右膈肌脚。

左侧缝合时，要将肌肉与所覆胸膜一并缝合。关闭裂孔需 3～4 针的“8”字缝合，针距 1 cm。缝好后暂不打结，便于拆除和加缝。打结关闭膈脚是修复过程的最后一步（图 5.2）。

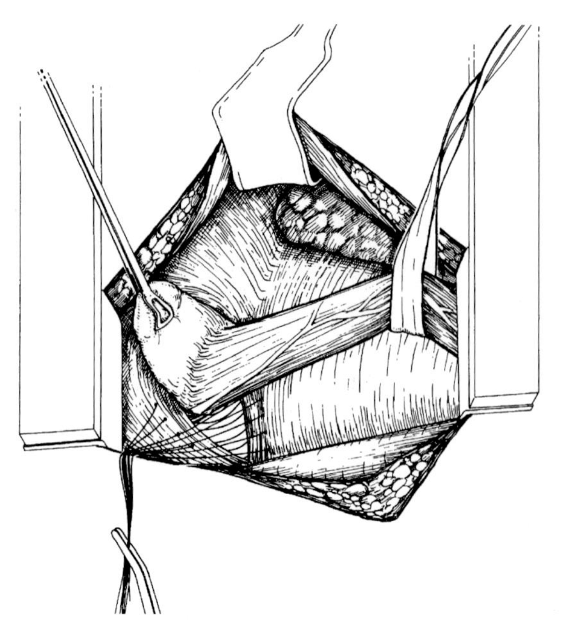

图 5.2　**缝合膈肌脚**
游离脂肪垫后，将食管向前牵拉，对裂孔后方膈肌脚进行缝合。

胃底折叠

进行胃底折叠恢复贲门功能，是抗反流修复的关键。Belsey Mark Ⅳ手术是将胃底折叠在食管下段 4 cm 的前三分之二处，通过对胃浆膜层和食管肌层进行等距离的水平褥式缝合固定，缝合两排，每排三针。使用3-0 丝线，确保每一针都要牢靠，跨一定厚度食管肌层，贴近但不能穿透黏膜肌层。第一排缝线位于贲门上方 1.5 cm 处，打结时靠紧即可，避免切割。需要注意的是，手术是从左侧开胸观察裂孔，所以食管前外侧三分之二的胃底折叠，最右侧的缝线应位于食管右侧壁，不在术野范围，所以缝合时要扭转食管。一个常见的错误是第一针缝合位置太靠前，导致前外侧的胃底折叠偏向左侧(图 5.3)。

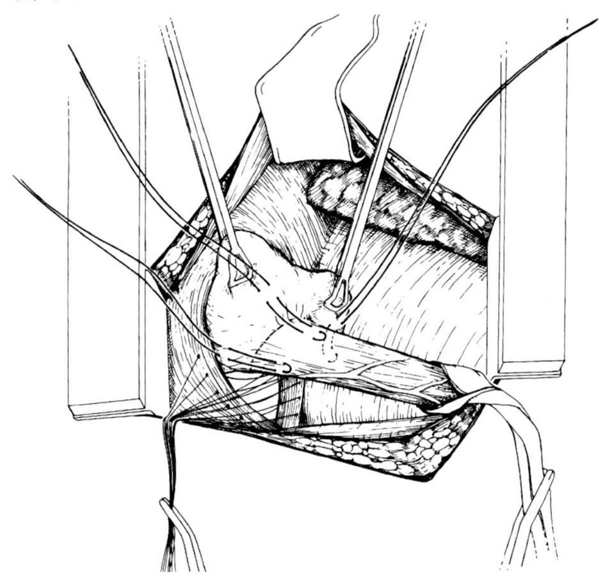

图 5.3　**Belsey 胃底折叠(Ⅰ)**
图示为 Belsey 240°部分胃底折叠第一排缝线位置，处于胃食管交界处上方 1.5～2 cm。需特别注意最右侧缝线的位置，详见正文。

第二排缝线位于第一排上方 2 cm 处，缝合方法同前，缝合位置可参照第一排缝针(图 5.4)。缝好后打结靠紧，同样要注意避免过紧切割组织。在 Belsey 术式最初描述中，这些缝线并不是在此时打结的，而是将胃底折叠放入膈肌下方后再打结。打结后

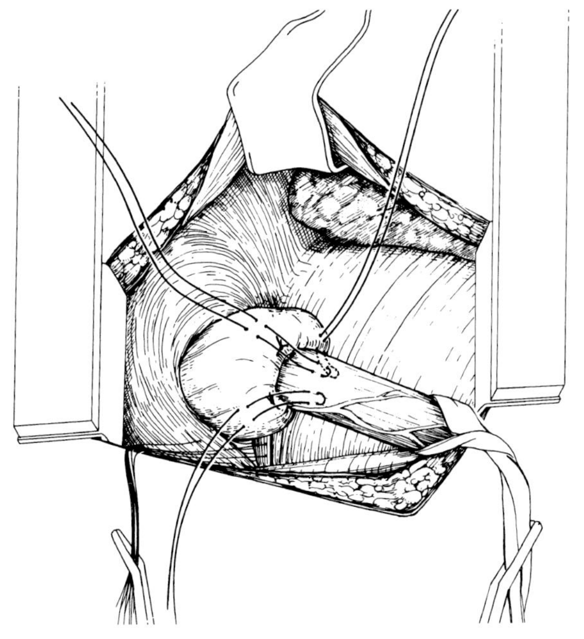

图 5.4　**Belsey 胃底折叠(Ⅱ)**
图示为 Belsey 240°部分胃底折叠第二排缝线，位于第一排缝线上方 2 cm 处。

缝线的尾部不剪断，分别再穿针在距裂孔边缘 1～1.5 cm 处缝合膈肌，从腹腔面进针胸腔面出针，间距 0.5 cm。第二排三针缝线，每针均有两条线尾，分别缝合于 4 点、8 点和 12 点钟位置，6 点钟是位于裂孔后方，左右膈肌脚之间主动脉前的位置（图 5.5）。需要再次强调的是，进行右侧 4 点钟位置缝合时，要避免太靠前，缝合到了 1 点钟或 2 点钟位置，造成前外侧胃底折叠向左偏。缝合时要注意避免损伤腹部脏器，使用勺状拉钩有助于避开腹部系膜或网膜。

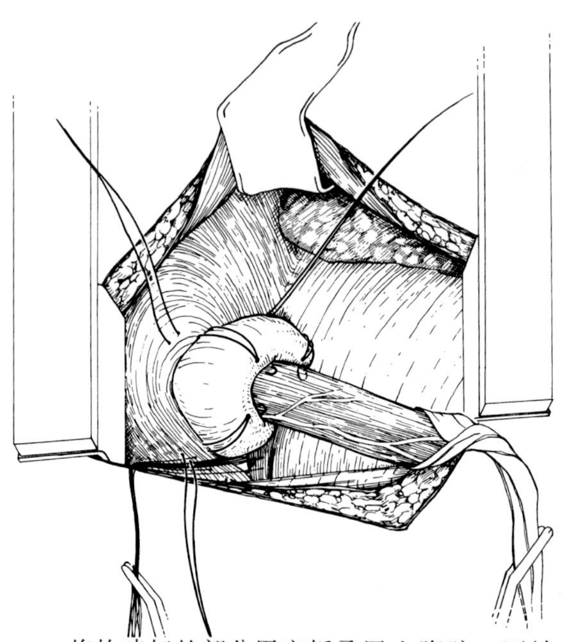

图 5.5　**Belsey 胃底折叠（Ⅲ）**

将 Belsey 240°部分胃底折叠的第二排缝线线尾再穿针在距裂孔边缘 1～1.5 cm 处缝合膈肌，从腹腔面进针胸腔面出针，间距 0.5 cm。第二排三针分别缝合于 4 点、8 点和 12 点钟位置，6 点钟是位于裂孔后方，左右膈肌脚之间主动脉前的位置。

将构建好的部分胃底折叠置入腹腔。还纳时不是通过牵拉膈肌缝线将胃底拖拽入腹，而是通过按压，手动将胃底穿过裂孔送至腹内。先前关闭膈肌脚的预留缝线可能会阻碍胃底还纳，需要松开。上下推动膈肌对折叠胃底通过裂孔帮助不大。成功还纳后，使折叠胃底处于自然位置，避免过度牵拉缝线。如果折叠胃底能够自然无张力处于腹部，则可以将膈肌脚预留缝线进行打结。然后对穿过膈肌的缝线打结，新打的结需要靠紧先前褥式缝合所打的结，避免膈肌和折叠胃底间缝线冗余（图 5.6）。褥式缝合打结后双线尾穿过膈肌再打结有个好处就是，如果一根线尾断了，只需要用另一根线尾单线缝合即能起到固定作用，不需要将胃底拉回胸腔再次折叠重新缝合。此外该方法还可以防止跨膈肌缝合后打结过紧，导致褥式缝合的食管和胃组织坏死。

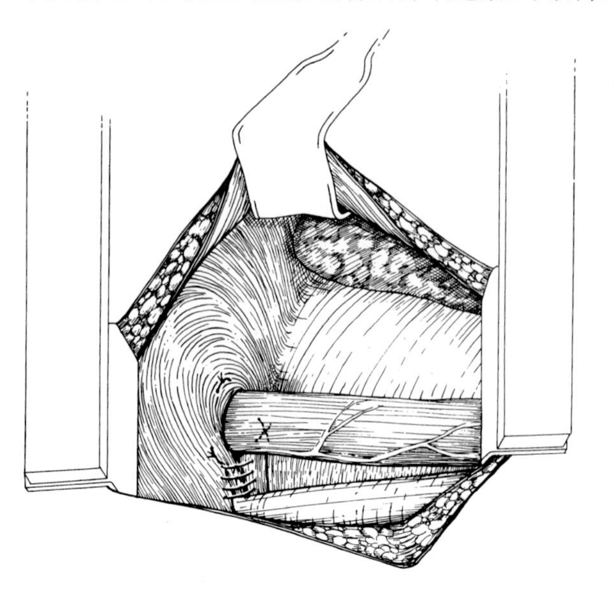

图 5.6　**完成后的 Belsey 240°部分胃底折叠**

可见关闭的膈肌脚和折叠固定线。

如果折叠胃底还纳后向裂孔上回缩，则说明张力太大，通常是由于食管游离不充分造成的，如果进一步游离食管后仍存在，需要进行 Collis 胃成形术。

Belsey 胃底折叠联合 Collis 胃成形术

1957 年，John Leigh Collis 报道了一种术式——通过沿胃小弯进行裁剪形成一个短的近端管胃，使食管长度增加 3～4 cm。起初 Collis 将胃成形术作为一种抗反流手术。1987 年，Griffith Pearson 对这一术式进行了改良，对成形后的管胃采用 Belsey 式部分胃底折叠包绕。改良后的术式被称为 Collis-Belsey 修复术，通常应用于胃食管反流病（gastroesophageal reflux disease，GERD）伴食管纤维化和短缩的患者。这些患者除了主诉烧心和反胃外，许多还会出现吞咽困难。Collis 胃成形制作的管胃可作为“新食管”，确保 Belsey 部分胃底折叠修复无张力。两种技术联合可以降低折叠胃底回缩到胸部的风险。胃成形不但增加了食管长度，还为部分胃底折叠缝合提供了相对正常的组织。手术修复后食管下括约肌功能得到改善，使得反流所致的食管炎和溃疡得以愈合，纤维性狭窄得到软化。随着炎症的消退，食管的顺应性和收缩幅度也能得到一定程度的改善，但通常这种损伤是不可逆转的。

Collis 胃成形术的食管和胃游离方法参照 Belsey Mark Ⅳ部分胃底折叠术。成形时沿胃小弯使用切割闭合器进行裁剪，形成长度 4～5 cm 与远端食管相连的管胃（图 5.7）。使用切割闭合器夹闭前，牵拉胃大弯，使闭合器紧贴 48F Maloney 探条挤向小弯侧，这样裁剪后的管胃直径均匀（图 5.8）。大弯侧切缘形成一个楔形的胃底，使用切割闭合器从胃大弯侧垂直裁剪至管胃切缘进行切除（图 5.9）。裁剪完毕，闭合器切缘以可吸收缝线连续加缝。然后完成 Belsey 部分胃底折叠，具体操作如前所述（图 5.10～图 5.12）。

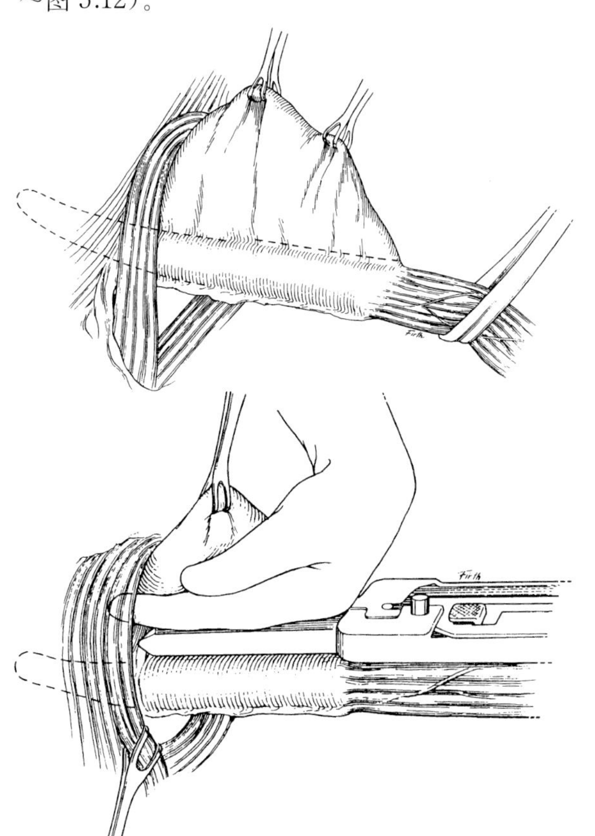

图 5.7　**Collis 胃成形术（Ⅰ）**
调整胃的位置进行 Collis 胃成形，经食管将 48F 探条插入胃中，虚线所示为拟裁剪处，裁剪后管胃与食管连续。

图 5.8　**Collis 胃成形术（Ⅱ）**
使用切割闭合器裁剪胃底，于合拢前在胃大弯进行牵拉，这样可以确保裁剪后管胃直径与 48F 探条直径一致。

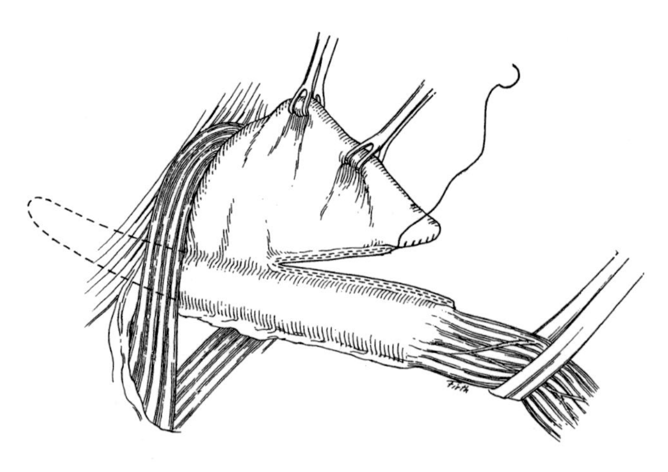

图 5.9 **Collis 胃成形术(Ⅲ)**
沿胃小弯裁剪形成一个 5 cm 长的管胃,这可以有效将食管延长约 4~5 cm。然后从大弯向下沿虚线所示路径垂直裁剪,切除楔形的胃底。

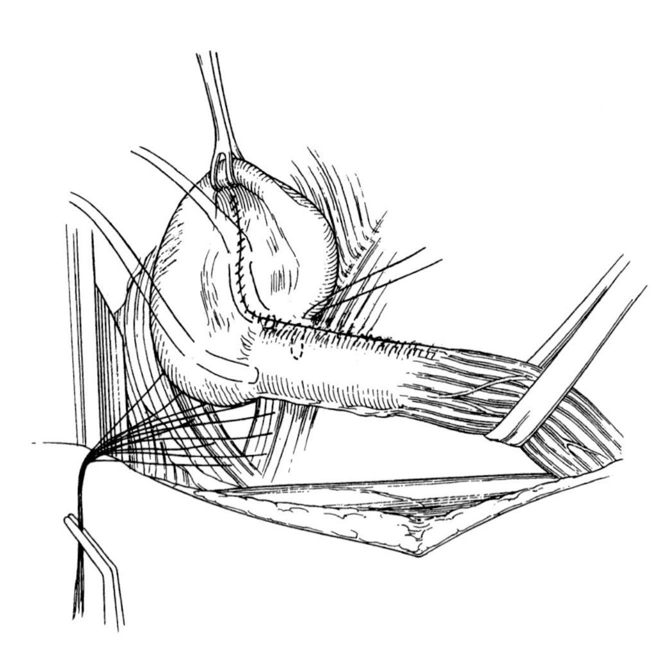

图 5.10 **Belsey 胃底折叠(Ⅳ)**
闭合器切缘以可吸收缝线连续缝合进行包埋,然后行 Belsey 240°部分胃底折叠包绕成形后的管胃。第一排缝线位于管胃末端上方 1.5 cm处。特别注意最右侧缝线要缝合到位,避免折叠后的胃底仅覆盖管胃的左前侧部分。

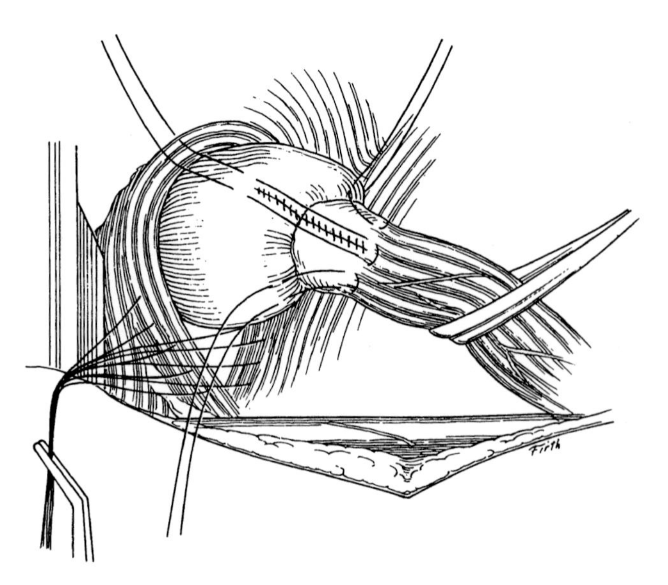

图 5.11 **Belsey 胃底折叠(Ⅴ)**
继续行 Belsey 240°部分胃底折叠覆盖管胃,在第一排缝线上方 1.5 cm 处进行第二排缝合,在第二排缝线上方 1~1.5 cm 处进行第三排缝合。

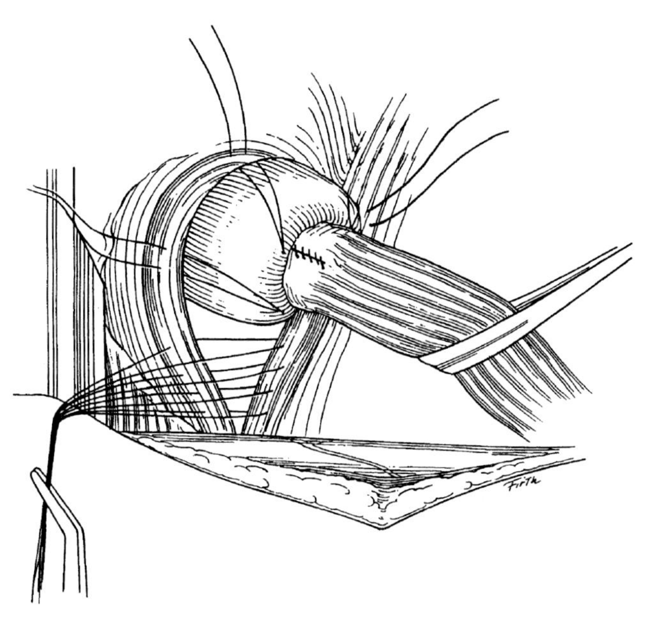

图 5.12 **Belsey 胃底折叠(Ⅵ)**
将第三排缝线线尾在距裂孔边缘 1 cm 处穿过膈肌,同一针线尾间针距为 0.5 cm。三针分别缝合于 4 点、8 点和 12 点钟位置,6 点钟是位于裂孔后方,左右膈肌脚之间主动脉前的位置。

最终步骤

- 胃底折叠完成后,还纳入腹内,将预留的膈肌脚缝线进行打结,从后向前,最终裂孔大小以能容纳术者食指插入为宜(图 5.6)。裂孔口留得过大会导致疝复发。Belsey 修复术后,关闭的膈肌脚会为受压的腹段食管提供了一个后方支撑。
- 手术完成后,术者将鼻胃管插入胃内,以确保胃底折叠与食管远端间没有成角。
- 放置胸腔引流管,关胸。

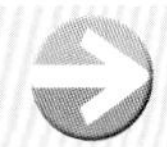

术后管理

- 预防性应用止吐药以避免术后反胃或呕吐。麻醉复苏后,患者通常会感到烧心和反胃症状缓解。
- 采用鼻胃管吸引可以避免术后早期的胃胀,因为过度胃胀会导致折叠胃底挤入胸腔形成急性疝。当胃肠功能得到恢复且鼻胃管引流较少时,则拔除鼻胃管。
- 钡剂造影可用于观察修复情况和钡剂进入胃部的通畅性。如果检查结果满意,患者则开始进食流质。刚恢复经口进食时,患者往往会有轻微的吞咽困难,一般会随着手术水肿的消退而消失。少数情况下,折叠处血肿所导致的吞咽困难会持续较长时间,一般会在 4～6 周内吸收,吞咽困难得到缓解。通常患者在出院时可进食软食。
- 出院前告知患者不要吞咽空气,如既往习惯如此,则需要纠正过来,出院后腹胀和胀气可能会加重。早饱感是很常见的,当对吞咽有一定信心,进食同等量食物吞咽次数减少,随食物下咽空气减少时,症状会改善。

我们所采用的术后评估方法包括食管测压、24 小时 pH 监测以及症状和饮食习惯问卷调查等。将这些检查结果与健康志愿者的检查结果进行比较,客观评估手术的效果。这些结果的对比为手术改良提供指引,外科医师必须谨记,手术改良的宗旨都是进一步改善胃食管屏障功能,随意改变术式会破坏术后功能的恢复。所以,做出任何技术改良前,都要知其然,知其所以然,否则不应贸然改变。

并发症

Skinner 和 Belsey 在 1967 年发表了他们创新的成果，研究共纳入 1000 多例食管裂孔疝患者，其中 632 例患者行 Belsey 部分胃底折叠术。接受 Belsey 手术患者的手术死亡率为 1%，具体死亡原因包括肺栓塞、心肌梗死、出血和下段食管坏死。住院期间非致命性并发症发生率为 5%，包括 9 例肺栓塞或感染，2 例瘘，1 例远端食管坏死再次切除；其他并发症还包括房颤、肺不张、尿路感染和消化道出血。

Pearson 等在 1987 年发表的经典研究中对 430 例复杂 GERD 患者行 Belsey 胃底折叠联合 Collis 胃成形术的疗效进行了评估。纳入研究患者包括伴有狭窄或食管炎的短食管患者（$n=215$）、再次手术患者（$n=118$）、运动障碍相关的狭窄或食管炎患者（$n=37$）和伴有胸胃的巨大食管旁疝患者（$n=54$）。手术总死亡率为 0.46%。开胸手术的并发症包括肺不张、切口感染和肺炎；食管瘘发生率为 1.4%，其中有一半为再次手术患者，这部分患者未发生围术期死亡。

结果

在 Skinner 和 Belsey 研究中，在接受 Belsey 部分胃底折叠术的 632 名患者中，95%的患者得到了长期随访，仅 5%的患者在术后 5 年失访。此外，有 53%的患者在手术 1 年以后进行了食管钡剂造影。结果表明，手术对反流症状的控制非常好。在长期随访中，5.6%的患者发生疝复发并伴有症状，1.2%的患者为无症状复发；4%的患者没有发生复发疝，但症状控制不佳。手术时年龄较小和严重食管炎导致食管缩短与复发相关。作者认为，导致复发最常见的原因与手术技术有关，包括折叠时缝合食管壁和关闭膈肌脚时的缝针位置。

Pearson 的研究评估了 Belsey 胃底折叠联合 Collis 胃成形术在 430 名复杂 GERD 患者中的疗效，90%患者成功随访，中位随访时间超过 5 年；并且超过 100 例患者的随访时间超过 10 年。结果显示 93%伴有狭窄或食管炎的短食管患者、91%伴有胸胃的巨大食管旁疝患者以及 80%的再手术患者临床疗效好。相比较而言，仅 54%运动障碍相关狭窄或食管炎的患者疗效好。关于 Collis-Belsey 术式在巨大食管旁疝中的应用，Maziak 和 Pearson 的结果值得关注，具有标志性意义。研究纳入 94 例患者，97%的患者经开胸入路进行 Belsey 部分胃底折叠术，其中 75 例（80%）短食管患者联合 Collis 胃成形术。中位随访时间为 94 个月，是既往随访时间最长的研究之一。93%患者疗效达到良至优水平，4%的患者疗效一般。两名患者的疗效不佳，均需要再次手术，并因短食管加做胃成形术。

结论

在微创时代，腹腔镜抗反流手术已经成为标准术式。经胸 Belsey 部分胃底折叠术的时代已经过去，但该术式在一些复杂食管问题上作为替代方案仍发挥着重要作用。对于一些拟行抗反流手术的患者，如果同时伴有其他复杂食管疾病，如膈上或中段食管憩室和罕见的弥漫性食管痉挛，或病情本就很复杂，如既往多次经腹抗反流手术史以及多次腹部手术导致腹腔严重粘连，经胸入路成为必然选择。Belsey 部分胃底折叠术，无论是否联合行 Collis 胃成形术，都是一个复杂的手术，如果术者经验丰富，长期随访结果显示手术效果非常好。由于手术复杂，建议由专注于食管外科，经过胸外科培训并且积累了丰富食管外科手术经验的医师实施。

参考文献

[1] Allison P R. Reflux esophagitis, sliding hiatal hernia, and anatomy of repair[J].Surg Gynecol Obstet, 1951,92:419.

[2] Allison P R. Hiatus hernia (a 20 year retrospective survey)[J].Ann Surg, 1967,166:273.

[3] Hill L D. An effective operation for hiatal hernia: An eight year appraisal[J].Ann Surg, 1967,166:681.

[4] Nissen R. Eine einfache operation zur beeinflussung der refluxesophagitis[J].Schwieze Med Wochenschr, 1956,86:590.

[5] Skinner D B, Betsey R H R. Surgical management of esophageal reflux with hiatus hernia: Long-term results with 1,030 cases[J].J Thorac Cardiovasc Surg, 1967,53:33.

[6] Collis J L. An operation for hiatus hernia with short esophagus[J].J Thorac Cardiovasc Surg, 1957,34:768.

[7] Pearson F G, Cooper J D, Patterson G A, et al. Gastroplasty and fundoplication for complex reflux problems[J]. Ann Surg, 1987,206:473.

[8] Dallemagne B, Weerts J M, Jehaes C, et al. Laparoscopic Nissen fundoplication: Preliminary report[J].Surg Laparosc Endosc, 1991,1:138.

[9] DeMeester T R. Transthoracic antireflux procedures[M]//Fischer J E, et al. Fischer's Mastery of Surgery, 6th ed. Philadelphia, PA: Wolters Kluwer Health/Lippincott Williams & Wilkins, 2012,810-822.

[10] DeMeester T R, Wernly J A, Bryant G H, et al. Clinical and in vitro determinants of gastroesophageal competence: A study of the principles of antireflux surgery[J].Am J Surg, 1979,137:39.

[11] Pennathur A, Luketich J D. Belsey fundoplication[M]//Khatri V P. Atlas of Advanced Operative Surgery. Philadelphia: Elsevier/Saunders, 2012.

[12] Maziak D E, Todd T R, Pearson F G. Massive hiatus hernia: Evaluation and surgical management[J].J Thorac Cardiovasc Surg, 1998,115(1):53-60; discussion 61-62.

（张 雷 王 伟 译 贡会源 校）

6 腹腔镜Collis胃成形术

Mara B. Antonoff　Rafael S. Andrade　Michael A. Maddaus

引言

Collis 胃成形术对胃食管交界处(gastroesophageal junction,GEJ)以下的近端胃进行裁剪,形成管胃以延长食管,应用于长期胃食管反流病(gastroesophageal reflux disease,GERD)所致的短食管患者。腹腔镜 Collis 胃成形术沿用了 1957 年 Collis 所报道的原理。成形后的"新食管"使腹段食管达到足够长度,并且处于腹腔正压环境,与其他抗反流结构(如胃底折叠)一起发挥抗反流功能。可能用到该术式的常见情况包括食管消化性狭窄、长段 Barrett 病变、胃底折叠术后疝复发以及巨大的食管裂孔疝修复,尤其是Ⅲ型食管旁疝等。对于这些疾病,合理选择采用胃成形技术延长食管可能是腹腔镜手术修复成功的关键。

适应证

术前食管钡剂造影或内镜测量食管上括约肌到食管下括约肌的距离可以提示短食管可能,但只有在术中进行探查才可最终诊断。通常认为短食管是由食管壁发生纵向瘢痕挛缩所致,继发于严重的慢性 GERD。短食管的实际发病率尚不明确,据估计在 GERD 手术患者中,1.5%～19%的患者存在短食管。当进行充分纵隔游离后,腹段食管长度仍达不到 2.5 cm 时,则可以诊断短食管。当发现食管长度不够时,首先应尝试进一步游离食管。如果经过所有尝试后,腹段食管长度仍不能满足无张力折叠的需要,应考虑实施 Collis 胃成形术以延长食管。

Horvath 等将短食管分为以下 3 种类型:① 假性短食管;② 真性可复性短食管;③ 真性不可复性短食管。

假性短食管的患者食管长度正常,但被纵向挤压至纵隔内。真性可复性短食管是指食管长度确实缩短,但通过将纵隔食管游离至下肺静脉并超过该水平(图 6.1),可使腹段食管长度达到 2.5 cm 以上。真性不可复性短食管是指尽管尝试了充分的纵隔食管游离,但腹段食管长度仍小于 2.5 cm(图 6.2),这种情况需要行 Collis 胃成形术。腹段食管长度达到并大于2.5 cm非常关键，可以避免抗反流折叠胃底受到向头侧牵拉的力形成疝。对于其他各种类型的疝修复手术来说，如果不解决张力问题，复发概率极大。所以对于真性不可复性短食管的患者，疝修复同时行胃成形延长食管，可大大提高手术成功率。

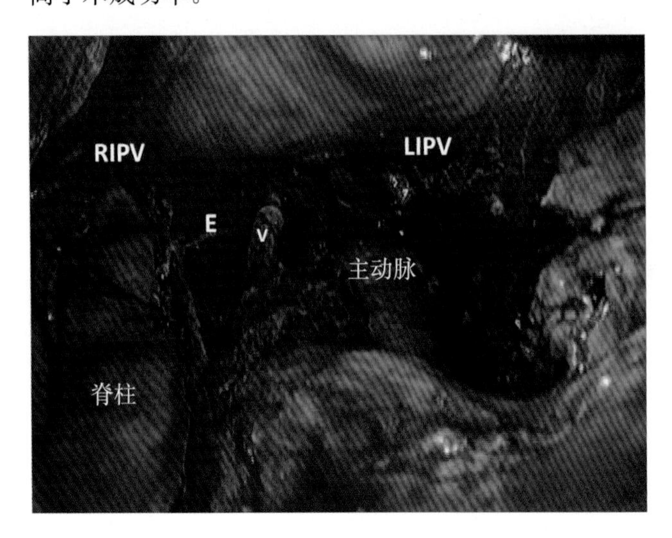

图6.1　**腹腔镜下纵隔食管游离视野**

可见双侧下肺静脉，游离后的食管(E)和完整保留的迷走神经(V)。RIPV：右下肺静脉；LIPV：左下肺静脉。

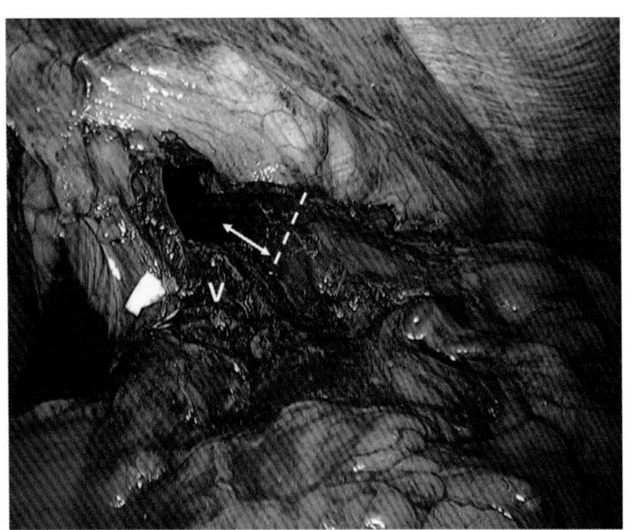

图6.2　**短食管**

当进行纵隔和GEJ脂肪垫游离后，可见腹段食管长度仅约1 cm。虚线表示GEJ的大致位置，箭头表示腹段食管长度。V表示迷走神经和游离的脂肪垫。

禁忌证

腹腔镜Collis胃成形术无绝对禁忌证，只需要明确患者能耐受并需要进行腹腔镜疝修补术即可。但在一些特殊情况下行Collis胃成形术存在很多顾虑，例如重度食管运动障碍，无论是否伴有狭窄，应避免行Collis胃成形术，因为成形后的新食管也有运动障碍，如果行胃底折叠包绕，会导致术后吞咽困难。

还有食管完整性存疑的其他一些情况，如裂孔游离困难、再次手术或困难的巨大食管裂孔疝，在需要肌层切开时可能会导致明显食管损伤，行Collis成形再增加一段管胃的切缘，安全性更是一个问题。此外，对于情况较差的高龄患者伴有组织破坏严重或长期服用类固醇药物，应尽量避免使用切割缝合器产生切缘。在必须重建抗反流屏障，又无法获得足够长度且无张力的腹段食管时，Collis胃成形术是必须做的；其他任何情况下，我们建议酌情考虑。需强调的是，绝不应以Collis胃成形术取代纵隔食管游离。换言之，在能够游离出足够长度食管的情况下，应首选游离食管，避免做胃成形术。对于一些真性短食管患者，有的术者可能会为避免行 Collis 胃成形联合胃底折叠包绕，而首选食管切除，并将胃上提重建或行 Roux-en-Y 食管空肠重建。最后，对短食管治疗经验不足或未经培训的术者不应开展该术式，建议将患者转诊到能够处理复杂食管问题的临床中心。

术前规划

有以下情况时术者应考虑行 Collis 胃成形术。如大食管裂孔疝（>5 cm）、消化性狭窄、长段 Barrett 食管（>3 cm）或既往裂孔疝修复手术失败等。由于肥胖会使腹内压力增高，导致疝修补失败的可能，所以对于肥胖患者，行疝修补时也应考虑行 Collis 胃成形术。

疝修补和抗反流手术术前检查包括以下内容：

- 食管钡剂造影：评估疝的大小以及是否存在轴向或纵向旋转和狭窄。
- 上消化道内镜检查：测量从 GEJ 到膈肌脚的距离（即疝大小），并彻底检查黏膜，对于任何黏膜异常均应取活检。
- 食管测压：评估食管运动功能。如有严重食管运动功能障碍，应尽可能避免行 Collis 手术。这种情况需考虑行部分胃底折叠包绕，甚至严重时需行食管切除或 Roux-en-Y 吻合重建。
- 24 小时（或更长）pH 监测。
- 胃排空检查：必要时进行，如二次手术病例或糖尿病患者。
- 计算机断层扫描 CT：不作为常规，但偶尔会提供有价值的信息。

基于食管钡剂造影和内镜检查结果，术者应该能够确定患者是否为食管短缩高风险，并做好相应的手术准备和预案。

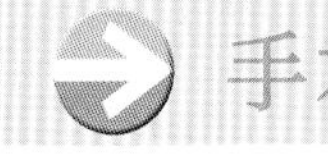

手术

体位

患者取平卧位，手臂外展，手术床可以调整至角度较大的头高脚低位。

技术要点

最初我们开展腹腔镜胃成形的方法以 Felix Steichen 开腹胃成形术为基础，在腹腔镜裂孔疝修补术中应用。后来 Champion 以及其他医师在腹腔镜垂直捆绑胃成形术中也有相关描述。成形时首先经食管置入大号探条，沿小弯侧插入胃腔，使用圆形吻合器在胃上部、小弯侧边缘作一个甜甜圈样的圆孔；然后以直线切割闭合器经该圆孔、沿小弯贴紧探条向头侧裁剪完成管胃制作（图 6.3）。

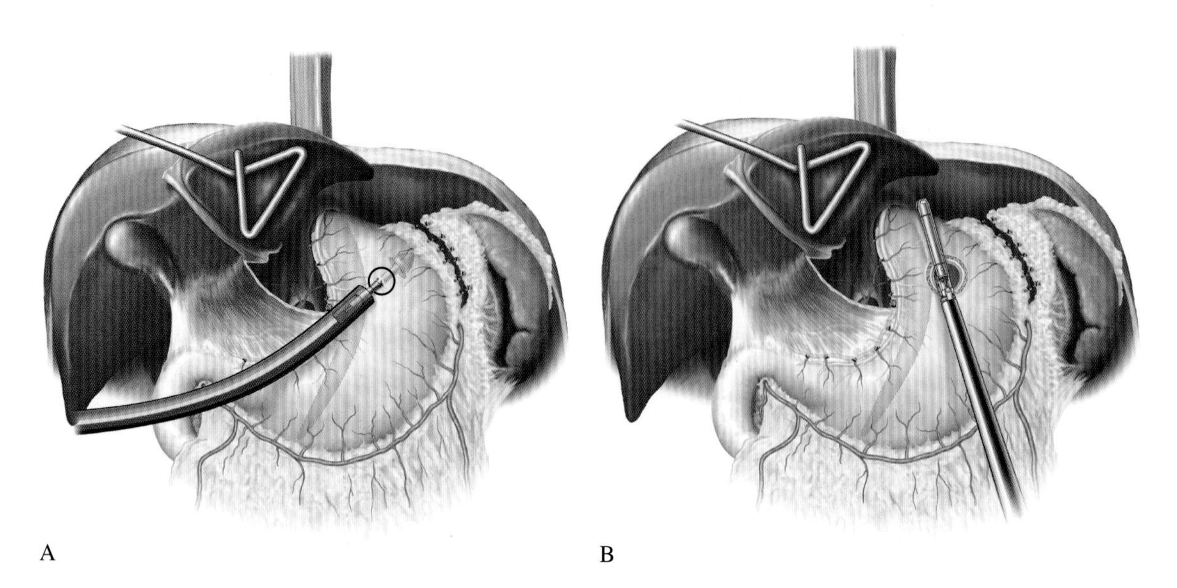

图 6.3　**使用圆形吻合器(A)和直线切割闭合器(B)完成 Collis 胃成形术**(由 Steichen 和 Champion 报道)

最近我们采用了 Hunter 等所描述的楔形胃成形术，Champion 用的也是该方法(图 6.4)，该技术易于掌握，并且从大多数术者应用情况来看，可有效降低切缘瘘发生率。

图 6.4　**Collis 楔形胃成形术**

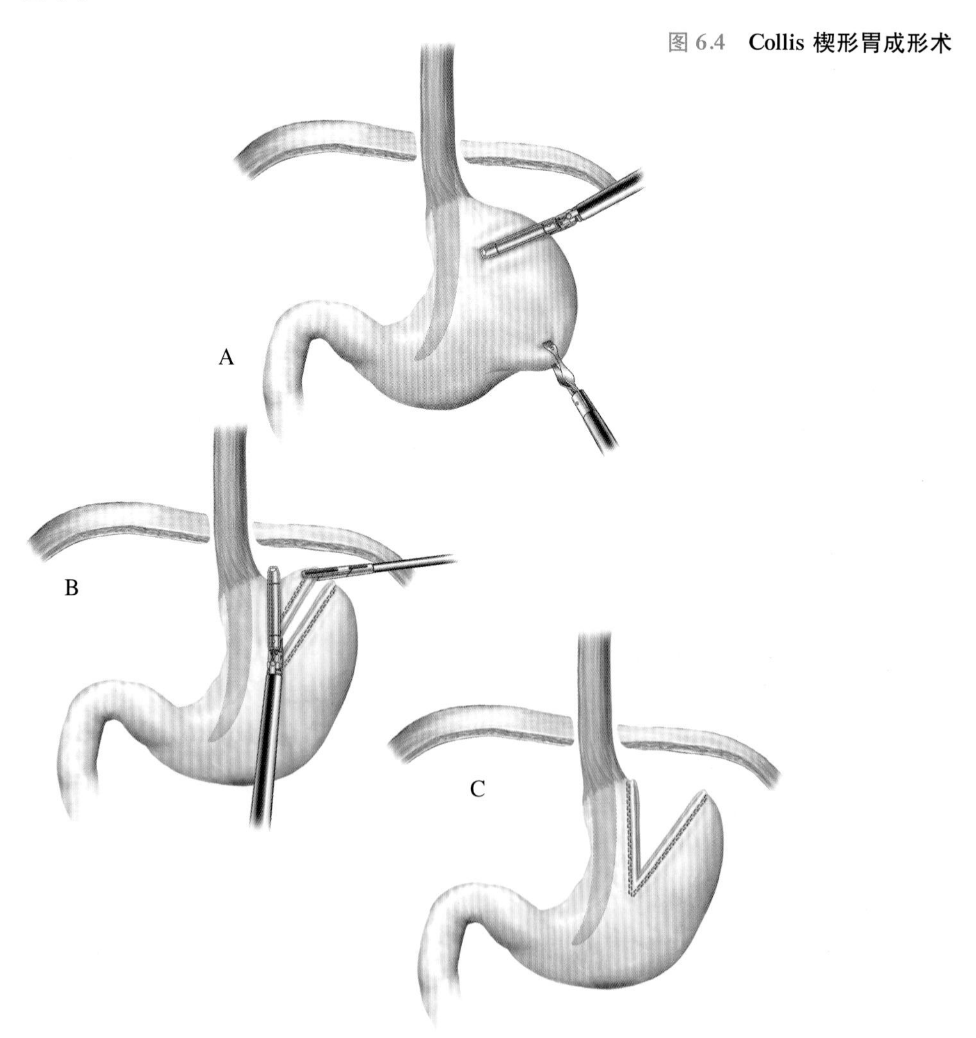

裂孔疝修补联合楔形 Collis 胃成形术手术步骤如下：

- 游离和切除疝囊。
- 充分游离纵隔食管，保留迷走神经(图 6.1)。
- 游离 GEJ 脂肪垫，评估腹段食管长度(图 6.2)。术中内镜检查可以帮助明确 GEJ 的确切位置，评估前将迷走神经前干从 GEJ 和近端胃游离开来，能够部分关闭裂孔后再评估腹段食管长度最好。
- 放置 48F 食管探条，紧贴小弯侧进入胃腔。
- 将胃底最高点向下牵拉显露胃大弯，以便使用直线切割闭合器裁剪(图 6.5)。

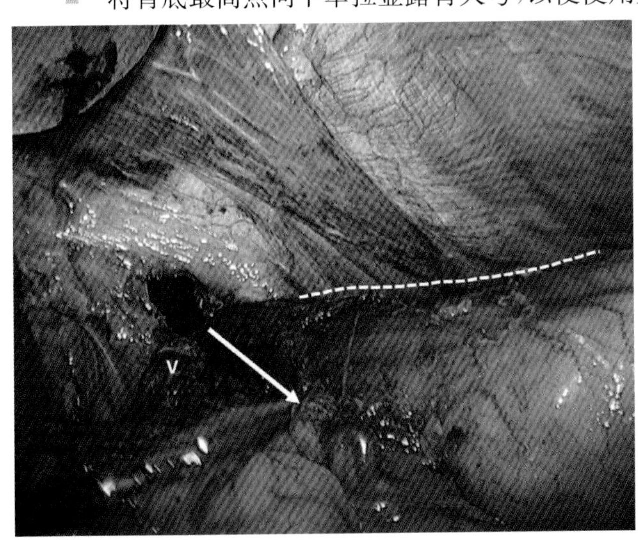

图 6.5 **Collis 胃成形前视图**
箭头所示为 48F 探条大致方向(沿小弯侧)，虚线所示为胃底向下牵拉后的胃大弯边缘，准备进行切割闭合。V：迷走神经。

- 经左上腹孔置入直线切割闭合器(图 6.6)，第一道切割线决定了横断胃大弯的确切位置(图 6.4 A 和图 6.7)，第二道(有时是第三道)切割线顶端要紧贴探条边缘(图 6.8)。

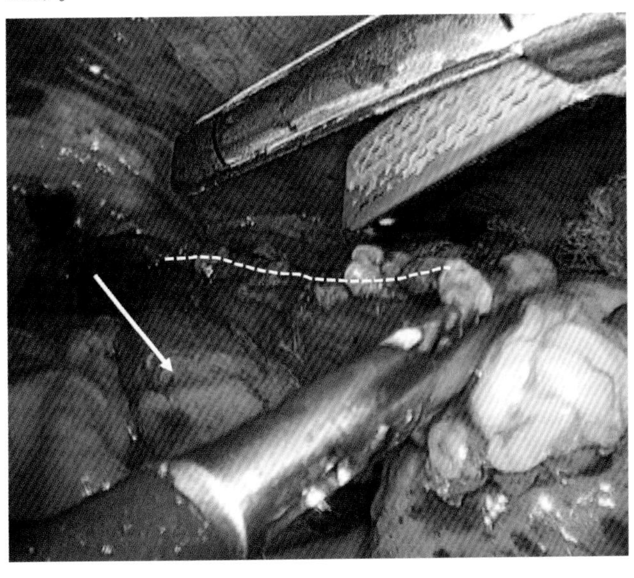

图 6.6 **经左肋下缘孔置入切割闭合器**
箭头所示为 48F 探条方向(沿小弯侧)，虚线所示为胃大弯。

- 经右上腹孔置入直线切割闭合器完成胃楔形切除(图 6.4B 和图 6.9)。在食管裂孔部分关闭时，切割闭合器尖端可插入纵隔，操作易于进行。
- Collis 成形后的管胃(新食管)长度约为 2.5 cm(图 6.4 C 和图 6.10)。
- 完全关闭膈肌脚。
- 退出先前的 48F 探条，置入 52～54F 的探条，进行 Nissen 胃底折叠术。胃底折叠的最上面一针应该缝到原有的真正远端食管上，以确保成形后的新食管被完全包绕(图 6.10)。

- 手术结束时,直视下退出探条,置入鼻胃管。

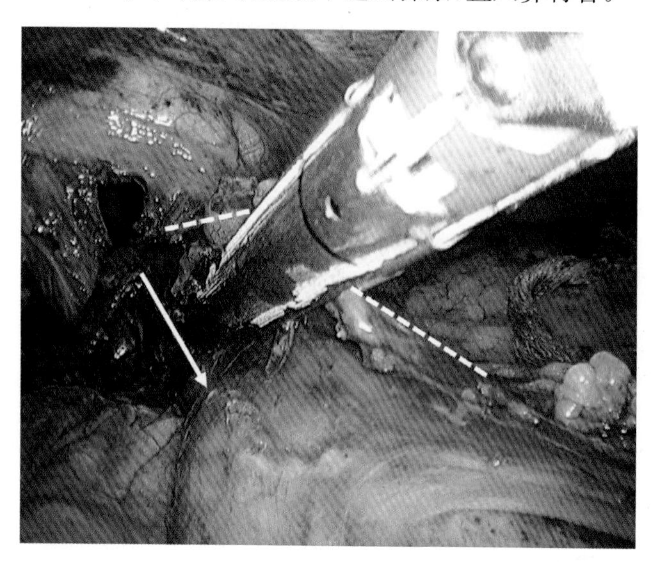

图 6.7 **第一道切割缝合位置**
箭头所示为 48F 探条方向(沿小弯侧),虚线所示为胃大弯。

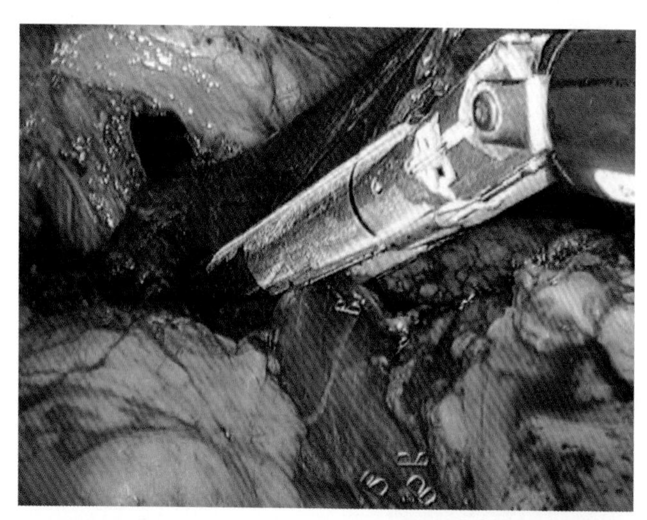

图 6.8 **第二道切割缝合位置**
切割闭合器尖端紧贴探条。

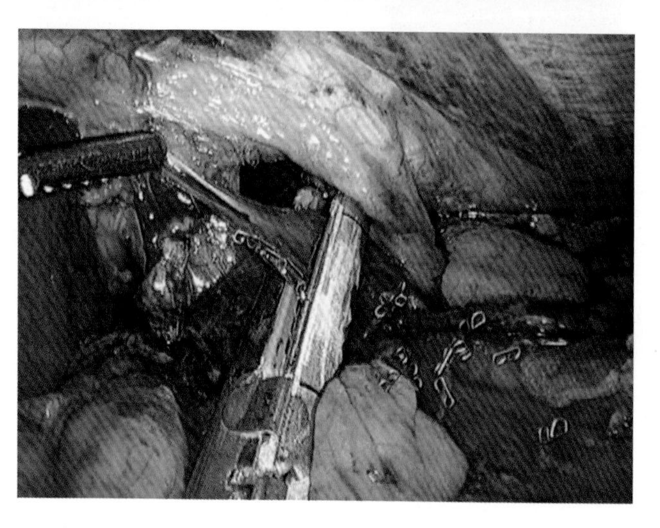

图 6.9 **最后一道切割线**
切割闭合器经右腹部孔置入,完成胃楔形切除。

术后管理

术后即利用鼻胃管进行胃减压，最少保留至术后第一天。慎重起见，术后第一天行食管造影评估切缘完整性。患者有任何感染中毒症状，或常规影像学检查提示切缘瘘可能（如腹腔积气或气胸），应考虑行急诊腹腔镜或开腹手术探查。

大多数患者术后第一天即可试饮水，后续可按 Nissen 胃底折叠术后饮食指南逐步调整。老年巨大裂孔疝患者和糖尿病患者术后可能会出现胃胀，应通过连续多次的体格检查和立位胸片评估，仔细观察有无胃梗阻征象。

对于食管裂孔疝修复手术，无论是否行食管延长，尚无统一的门诊随访指南。但有一些问题是比较清楚的，如术后症状与客观异常检查结果的关联度比较低；复发通常发生于术后前两年，也可能在若干年后复发；类似于 Barrett 化生的黏膜异常有可能会改善，也可能持续存在或进一步恶化，这些通过内镜和组织学检查可以动态监测。

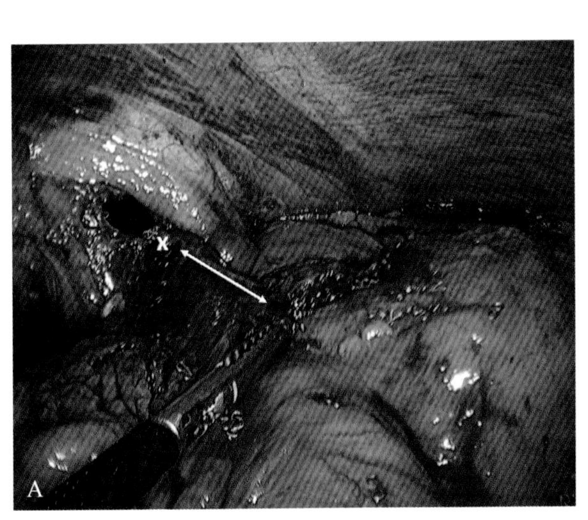

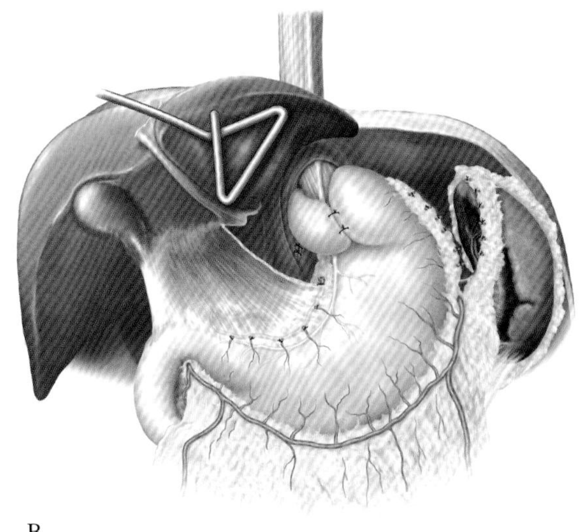

图 6.10 **Collis-Nissen 手术**

A. 成形后新食管的最终视图。箭头所示为新食管的腹内长度；胃底折叠的最上面一针应该缝到原有真正的远端食管上（X），以确保成形后的新食管被完全包绕。B. 行 Nissen 胃底折叠包绕 Collis 成形后的新食管。

鉴于这些现实情况，食管裂孔疝患者术后应进行常规随访，方案如下：

- 术后每年进行症状评估，持续 5 年。
- 术后每年进行客观检查评估解剖（影像或内镜），持续 5 年。
- 术前有食管炎、食管狭窄或 Barrett 食管的患者，术后一年内完善内镜评估。
- 持续性或进展性食管黏膜异常，如无解剖学上的复发，应进行 pH 监测检查。

对于术前有 Barrett 黏膜改变并接受 Collis 胃成形的患者，术后是否需要普遍应用质子泵抑制剂（proton pump inhibitors，PPIs）尚不清楚。一般我们会对这些患者进行随访，评估 GERD 症状或消化情况，酌情并放宽 PPIs 的使用指征，因为成形的新食管可能会分泌胃酸，并且运动功能差，会影响食管内胃酸排空。对于术后解剖学评估正常，但 pH 监测异常并伴有症状或 Barrett 食管黏膜改变的所有患者，应使用 PPIs 治疗并密切随访。如果发现这种情况，对 Barrett 食管黏膜病变可考虑行射频消融治疗。

并发症

Collis 胃成形联合 Nissen 胃底折叠术最主要的并发症是术后胃切缘瘘。在一项大样本腹腔镜裂孔疝修补术的研究中，88%的瘘发生于同期行 Collis 胃成形的患者，做 Collis 成形的患者瘘发生率为 3.4%，没有做 Collis 成形的患者瘘发生率为 0.84%。随着时间推移，少数患者的无动力新食管会发生扩张或形成假性憩室。将胃底折叠的最高一针缝到新食管切缘上方，使胃底紧贴下段食管，对全部的新食管形成包绕，可有效预防这些并发症(图 6.11)。

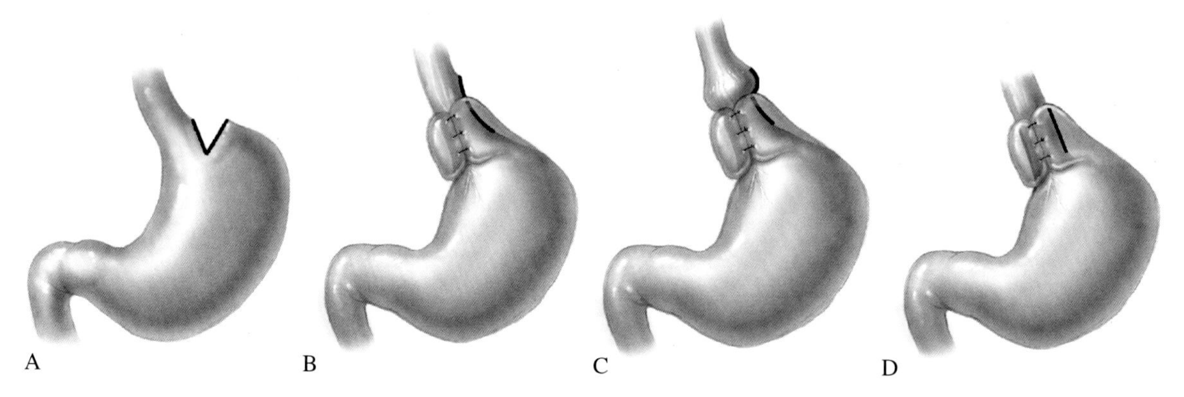

图 6.11　Nissen 胃底折叠包绕新食管的正确位置

A. 楔形胃成形术后的胃底外观。B. 折叠的胃底包绕新食管位置过低。C. 胃底折叠包绕位置不当，随时间推移新食管发生扩张，形成"滑动样"Nissen 折叠胃底的表现。D. 胃底折叠的正确位置，完全覆盖胃切缘，折叠胃底的最高处位于或高于新食管最上方。引自：van Hove C E，Hunter J，Perry K. Laparoscopic antireflux surgery：Esophageal lengthening procedures[M]//Soper N J，Swanstrom L L，Eubanks W S. Mastery of endoscopic and laparoscopic surgery，3rd ed. Philadelphia：Lippincott Williams & Wilkins，2009.

由于成形后的管胃有许多不确定因素，无法完全避免其相关并发症的发生。这也从另一个角度说明游离食管的重要性，充分游离可获得最大长度的无张力食管，以尽可能减少 Collis 成形长度，甚至不做成形。对所有接受抗反流手术的患者进行随访很重要，尤其是对于那些同期行 Collis 胃成形术的患者更要重点关注，因为管胃黏膜会分泌胃酸，使远端食管持续暴露在酸性环境中。

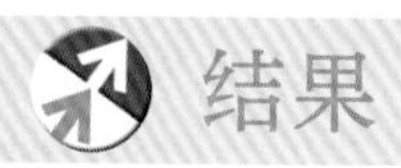

结果

腹腔镜裂孔疝修补联合 Collis 胃成形手术的相关研究结果总结见表 6.1。需要注意的是，早期许多腹腔镜 Collis 手术使用的是圆形吻合器的方法。楔形胃成形术式自 Whitson 等初步应用至今已得到普及。据报道腹腔镜 Collis 胃成形术后裂孔疝总复发率在 0%到 16%之间，从我们的数据来看，2 年复发率约为 5%。不同研究中复发率差异较大的原因与术后随访密切程度、复发的定义和再次手术指征把握有关。相比较而言，开放经胸裂孔疝修复联合 Collis 胃成形术的复发率在 2%～10%之间。

表6.1 腹腔镜巨大食管裂孔疝修补联合Collis胃成形术研究结果[a]

	Swanstrom (1996)	Johnson (1998)	Jobe (1998)	Awad (2000)	Pierre (2002)	Whitson (2006)	Luketich (2010)
手术方式	右侧VATS辅助 Collis-Nissen	Collis-Nissen	Collis-Nissen	左侧VATS辅助 Collis-Nissen或Toupet	Collis-Nissen	Collis-Nissen	腹腔镜Nissen或部分折叠，63%行Collis
患者（例）	3	9	15	8	202	61	662
手术时间（分钟）	257[b]	297[b]	252[b]	—	200[c]	274[c]	—
住院时间（天）	2[b]	3[b]	2[b]	3[b]	3[c]	4[c]	3[c]
并发症发生率（%）	0	22	15	50（最少）	28	8	19
死亡率（%）	0	0	0	0	0.5	1.7	1.7
随访时间（月）	8[b]	—	14[b]	20[b]	18[c]	8[c]	30[c]
随访方法	内镜检查，pH监测，测压，症状评估	内镜检查，症状评估	内镜检查、pH监测、测压、活检、症状评估	症状评估	症状评估，GERD-HRQoL	食管造影，症状评估	症状评估，食道造影GERD-HRQoL SF-36
解剖学复发率（%）	0	11	0	13	2.5	2	15.7
患者满意度（%）	100	89	100	88	92	98	89

a：GERD-HRQoL：胃食管反流病相关生活质量问卷调查；LOS：住院时间；OR:手术室；VATS:电视胸腔镜技术。
b：均数。
c：中位数。

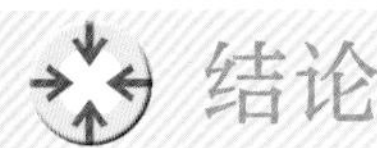

结论

外科医师在考虑行裂孔疝修补和胃底折叠手术时，尤其是对于那些巨大食管裂孔疝、二次抗反流手术、Barrett 食管或食管狭窄的患者，对短食管风险有一个清楚的认知和判断非常重要。重要危险因素的评估和详细的术前检查有助于明确短食管诊断。Collis 胃成形的第一个关键步骤是游离 GEJ 脂肪垫，准确识别 GEJ 的确切位置。在充分的纵隔食管游离后客观评价腹段食管长度是下一个关键操作。如果确定为短食管，紧贴 48F 探条行 Collis 楔形胃成形术是一种安全、便捷、有效的延长食管的方法，最后将胃底折叠完全包绕成形后的切缘和新食管。腹腔镜下裂孔疝修补联合 Collis 胃成形术复发率低，并能有效控制 GERD 症状。如果手术指征把握得当，会获得很好的术后满意度。

参考文献

[1] Collis J L. An operation for hiatus hernia with short esophagus[J].J Thorac Surg，1957，34(6)：768-773；discussion 774-778.

[2] Skinner D B，Belsey R H. Surgical management of esophageal reflux and hiatus hernia. Long-term results with 1030 patients[J]. J Thorac Cardiovasc Surg. 1967；53(1)：33-54.

[3] Horvath K D，Swanstrom L L，Jobe B A. The short esophagus：Pathophysiology，incidence，presentation，and treatment in the era of laparoscopic antireflux surgery[J]. Ann Surg，2000，232(5)：630-640.

[4] Champion J K. Laparoscopic vertical banded gastroplasty with wedge resection of gastric fundus[J]. Obes Surg，2003，13(3)：465；author reply.

[5] Gastal O L，Hagen J A，Peters J H，et al. Short esophagus：Analysis of predictors and clinical implications[J]. Arch Surg，1999，134(6)：633-636；discussion 637-638.

[6] Jobe B A，Horvath K D，Swanstrom L L. Postoperative function following laparoscopic collis

gastroplasty for shortened esophagus[J]. Arch Surg, 1998,133(8):867-874.
[7] Lin E, Swafford V, Chadalavada R, et al. Disparity between symptomatic and physiologic outcomes following esophageal lengthening procedures for antireflux surgery [J]. J Gastrointest Surg, 2004,8(1):31-39; discussion 38-39.
[8] Luketich J D, Nason K S, Christie N A, et al. Outcomes after a decade of laparoscopic giant paraesophageal hernia repair[J]. J Thorac Cardiovasc Surg, 2010,139(2):395-404.
[9] Mattar S G, Bowers S P, Galloway K D, et al. Longterm outcome of laparoscopic repair of paraesophageal hernia[J]. Surg Endosc, 2002,16(5):745-749.
[10] Maziak D E, Todd T R, Pearson F G. Massive hiatus hernia: Evaluation and surgical management[J]. J Thorac Cardiovasc Surg, 1998,115(1):53-60; discussion 61-62.
[11] Patel H J, Tan B B, Yee J, et al. A 25-year experience with open primary transthoracic repair of paraesophageal hiatal hernia[J]. J Thorac Cardiovasc Surg, 2004,127(3):843-849.
[12] Smith C D, McClusky D A, Rajad M A, et al. When fundoplication fails: Redo? [J]. Ann Surg, 2005,241(6):861-869; discussion 869-871.
[13] Whitson B A, Hoang C D, Boettcher A K, et al. Wedge gastroplasty and reinforced crural repair: Important components of laparoscopic giant or recurrent hiatal hernia repair[J]. J Thorac Cardiovasc Surg, 2006,132(5):1196-1202.
[14] Awais O, Luketich J D, Schuchert M J, et al. Reoperative antireflux surgery for failed fundoplication: An analysis of outcomes in 275 patients[J]. Ann Thorac Surg, 2011,92(3): 1083-1089; discussion 1089-1090.
[15] Huang C D, Koh P S, Maddaus M A. Short esophagus and esophageal stricture[J]. Surg Clin North Am, 2005,85(3):433-451.
[16] D'Cunha J, Andrade R S, Maddaus M A. Surgical management of gastroesophageal reflux disease/Barrett esophagus[J]. Minerva Chir, 2011,66(1):7-19.
[17] Steichen F M. Abdominal approach to the Collis gastroplasty and Nissen fundoplication[J]. Surg Gynecol Obstet, 1986,162(3):272-274.
[18] Luketich J D, Grondin S C, Pearson F G. Minimally invasive approaches to acquired shortening of the esophagus: Laparoscopic Collis-Nissen gastroplasty [J]. Semin Thorac Cardiovasc Surg, 2000,12(3):173-178.
[19] Terry M L, Vernon A, Hunter J G. Stapled-wedge Collis gastroplasty for the shortened esophagus[J]. Am J Surg, 2004,188(2): 195-199.
[20] Swanstrom L L, Marcus D R, Galloway G Q. Laparoscopic Collis gastroplasty is the treatment of choice for the shortened esophagus[J]. Am J Surg, 1996,171(5):477-481.
[21] Johnson A B, Oddsdottir M, Hunter J G. Laparoscopic Collis gastroplasty and Nissen fundoplication. A new technique for the management of esophageal foreshortening[J]. Surg Endosc, 1998, 12(8):1055-1060.
[22] Awad Z T, Filipi C J, Mittal S K, et al. Left side thoracoscopically assisted gastroplasty: A new technique for managing the shortened esophagus[J]. Surg Endosc, 2000,14(5):508-512.
[23] Pierre A F, Luketich J D, Fernando H C, et al. Results of laparoscopic repair of giant paraesophageal hernias: 200 consecutive patients[J]. Ann Thorac Surg, 2002,74(6):1909-1915; discussion 1915-1916.
[24] Velanovich V. The development of the GERD-HRQL symptom severity instrument[J]. Dis Esophagus, 2007,20(2):130-134.
[25] McHorney C A, Ware J E Jr. Construction and validation of an alternate form general mental health scale for the Medical Outcomes Study Short-Form 36-Item Health Survey[J]. Med Care, 1995,33(1): 15-28.
[26] Velanovich V. Endoscopic endoluminalradiofrequency ablation of Barrett esophagus: Initial results and lessons learned[J]. Surg Endosc, 2009,23(10):2175-2180.

(汪国文 陶 涛 译 贡会源 校)

7 开放Collis胃成形术

Ankit Bharat　Bryan F. Meyers

引言

顽固性胃食管反流病(gastroesophageal reflux disease,GERD)接受胃底折叠术治疗,术后发生食管裂孔疝是手术失败和症状复发的常见原因。裂孔疝修补需确保腹段无张力食管长度至少达到2～3 cm,以减少包绕食管的折叠胃底受牵拉形成疝的可能性。大多数患者通过充分的纵隔食管游离可达到该要求,但常规抗反流手术中仍有高达10%的患者在充分游离后仍然无法实现无张力胃底折叠。

1957年,Leigh Collis提出了一种解决短食管的方法,即通过胃成形术制作管状胃来延长食管。在Collis所处时代,解决食管裂孔疝的主要方法仅限于将胃还纳至腹腔和恢复正常食管裂孔结构。但对于真正短食管患者,做到这一点是不可能的。基于此Collis提出了胃成形的方法,通过制作一段管胃将仍处于胸内的食管胃交界处和胃体连接起来,从而使胃能够被还纳入腹腔(图7.1)。那时还没有联合行胃底折叠术,手术通过左侧胸腹联合入路进行。

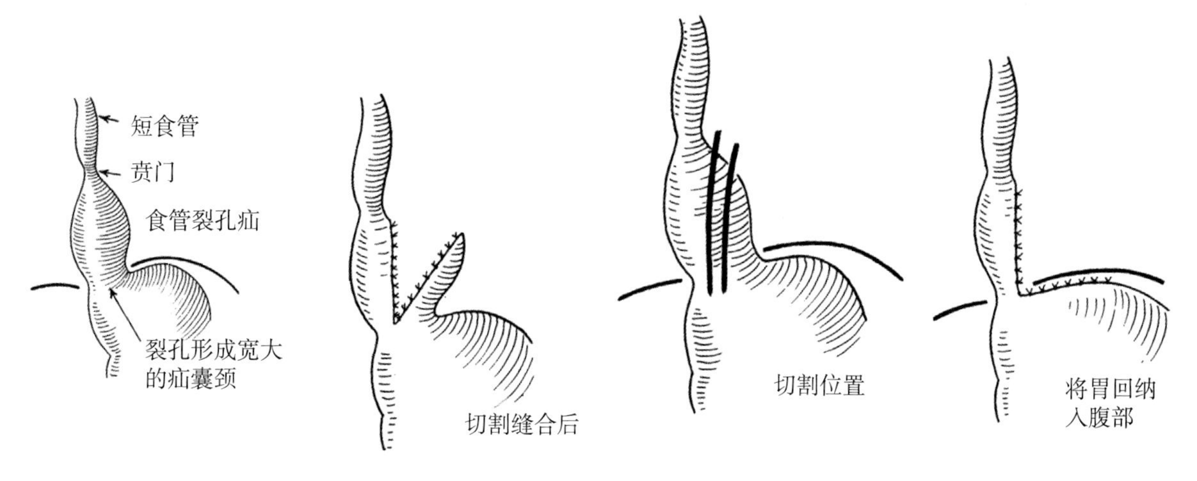

图7.1　**1957年Collis的原始插图**

引自:Collis J L. An operation for hiatus hernia with short esophagus[J]. Thorax,1957,12(3):181-188.

尽管 Collis 最初的术式解决了疝的问题，但许多患者术后仍受顽固性 GERD 的困扰。后来有外科医师将 Collis 食管延长和胃底折叠结合起来，结果显示这种方法既可解决裂孔疝的问题还可以有效控制 GERD。目前开放 Collis 胃成形术既可经胸，也可按原来的腹部入路开展，主要手术方式包括利用闭合器垂直切割的捆绑胃成形术和楔形胃成形术。

适应证/禁忌证

Collis 胃成形术的绝对适应证是存在明显的食管短缩，无法将食管胃交界处无张力还纳入腹腔。这种食管短缩通常与慢性 GERD 损伤导致的食管壁纤维化和食管狭窄有关。食管裂孔疝修复时腹内远端食管长度要达到 2～3 cm，才符合影像学检查和食管测压评估的正常腹段食管要求。恢复至正常位置的腹段食管必须没有张力，因膈肌随呼吸每天收缩约 3 万次，食管随吞咽每天收缩 1000 次。如果存在张力，随着时间的推移会导致折叠胃底发生疝或撕裂。此外，干呕或腹压突然增高也会增加疝复发的可能性。

对于食管缩短的患者，仅行标准抗反流手术可能无法获得足够长度的无张力腹段食管，因此修复后疝复发的可能性也会增加。原发病是引起真性短食管的主要原因。因反流相关狭窄有发生食管缩短的趋势，所以有术者建议对所有反流性狭窄的患者行 Collis 胃成形术（图 7.2），也有研究表明，如果能够获得 2～3 cm 长的无张力腹段食管，经扩张和标准抗反流手术后，该部分患者的疗效也非常好。Collis 等认为对于许多中度食管短缩患者，通过充分的纵隔和食管游离可获得足够长度的无张力食管。O'Rourke 等将食管纵隔游离长度小于 5 cm 定义为Ⅰ型，将大于或等于 5 cm 定义为Ⅱ型。该分型方法对于手术决策的评估和讨论有一定帮助，但相关术语尚未被普遍采用，极少用于手术记录中。Ⅱ型平均向纵隔内游离食管的长度在 7～10 cm 之间。在 O'Rourke 研究中，对于经Ⅱ型游离仍未获得足够长度无张力腹段食管的患者，则行 Collis 胃成形术。

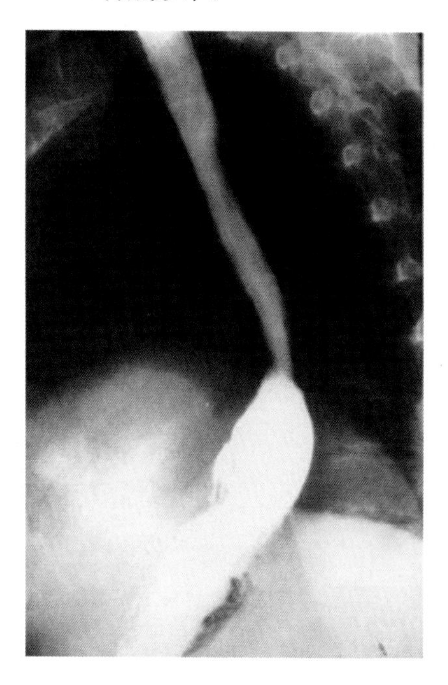

图 7.2　**食管裂孔疝伴狭窄和短食管**

引自：Morse C，Pennathur A，Luketich J D. Laparoscopic techniques in reoperation for failed antireflux repairs［M］. Pearson F G，Patterson G A. Pearson's thoracic & esophageal surgery. 3rd ed. Philadelphia：Churchill Livingstone/Elsevier；2008：367-375.

Collis 胃成形术的相对适应证包括抗反流术后复发高风险的相关情况，例如，巨大的食管裂孔疝、既往抗反流手术失败或术后腹内压增高的病态肥胖患者。对于重度胃炎患者，应避免进行 Collis 胃成形术，因为胃条件差会增加切缘不愈合和瘘的风险。

术前规划

短食管的术前评估有一定难度，食管短缩好发于以下情况：食管纤维性狭窄、溃疡伴周围致密纤维化、大或因致密粘连疝囊固定的食管裂孔疝以及既往抗反流手术失败，特别是胃食管交界处向胸内移位时更要注意。还有一些医师认为巨大食管旁疝对短食管也有高度预测作用。Urbach 等报道称胃成形术在食管旁疝手术中应用概率增加了 4.5 倍，在 Barrett 食管中增加了 4.3 倍，在“再次”手术中应用概率高达 11.6 倍。尽管其他经验丰富的食管外科医师对该结果未必认同，但 Urbach 的经验对哪些患者的解剖改变需行胃成形术有一定提示作用。我们知道目前尚无任何术前检查能准确评估食管弹性或纤维化程度。因此，是否需要行胃成形术，需综合考虑上述所有因素并且结合术中探查情况才能最终决定。

术前检查包括食管钡剂造影、内镜检查、食管测压和断层扫描（如 CT）等。下述情况可能提示短食管：

- 大的（＞5 cm）不可复性食管裂孔疝，提示病史长、纵隔瘢痕化和短食管。可通过钡剂造影或断层扫描进行评估。
- 食管狭窄提示有透壁性炎症和纵隔瘢痕形成，可通过消化道造影和胃镜检查诊断。
- Barrett 食管与食管裂孔疝高度相关，提示存在长期 GERD。尽管 Barrett 食管不是短食管的独立预测因素，但一般常见于大食管裂孔疝（长度＞5 cm）和消化性狭窄病例。
- 内镜或食管测压证实食管下括约肌（lower esophageal sphincter，LES）距门齿距离小于等于 35 cm。正常平均身高的成年男性 LES 距门齿距离为 40 cm 左右。
- 正常情况下 LES 在腹内正压环境下随呼吸摆动，如果食管测压发现 LES 在胸腔负压环境下摆动，则提示短食管可能。不过测压结果必须与钡剂造影和内镜检查相结合进行综合判断。

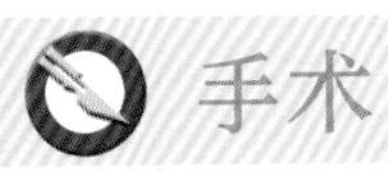

手术

经腹 Collis 胃成形术

Collis 胃成形术是裂孔疝修补和控制胃食管反流手术的一部分。经腹开放入路仅适用于极少数情况，如既往多次腹部手术或多次经腹抗反流手术，或者需同期行其他腹部开放手术。

强烈建议在游离完食管后进行术中胃镜检查，以评估食管的缩短情况。我们常规在裂孔和纵隔游离后行胃镜检查评估腹段食管长度。胃黏膜皱襞可作为判断胃食管交界处的解剖标志，通常位于 Z 线以下几毫米处。内镜进入胃底后，通过透光观察或触诊内镜头端确认食管和胃交界点，测量裂孔至胃食管交界处的距离。在胃食管交界处缝线作为后续 Collis 胃成形和胃底折叠的标记。

如果确认短食管，则行 Collis 胃成形术。经口插入 48～52F 的探条并在术者手辅助下推进至胃腔。放置好探条对预防成形后食管狭窄非常重要。开放胃成形术既可以采用环形吻合器的方法，也可以选择楔形胃成形方法，基于环形吻合器方法相关并发症的考虑，我们更倾向于使用楔形胃成形术。

楔形胃成形术一般选用适合切割厚组织的带关节可成角直线切割闭合器。助手将胃底向下、稍向左牵拉，使探条紧贴小弯侧。直线切割闭合器垂直于拟成形新食管的长轴，尖端朝向新食管远端终点位置(图 7.3)。助手协助牵拉暴露，将胃大弯上缘牵入闭合器钳口，然后将胃往下牵引，避免切除胃底过多。需要注意的是，胃大弯处于闭合器钳口最深处，如果不注意这一点，会影响组织对齐，从而导致切割线歪斜。使闭合器尖端紧贴探条，然后击发切割，以形成横向的切割线。夹闭切割闭合器时感觉探条被推开，说明横向切割到达合适位置。然后进行纵向切割，切割闭合器紧贴探条，尖端朝向纵隔。切割时助手将拟楔形切除胃组织向侧方适度牵拉。经两个方向裁剪后，楔形切除 His 角处胃组织，纵向切割形成的管胃有效延长了腹段食管长度。由于新食管无蠕动能力，应尽可能减少其长度。然后拔出探条，置入胃管。

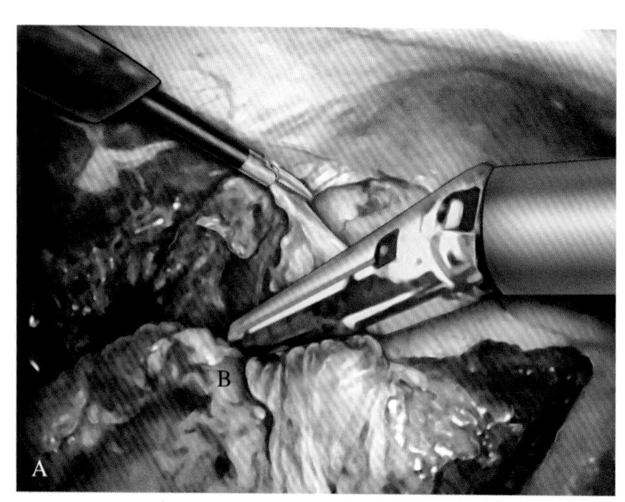

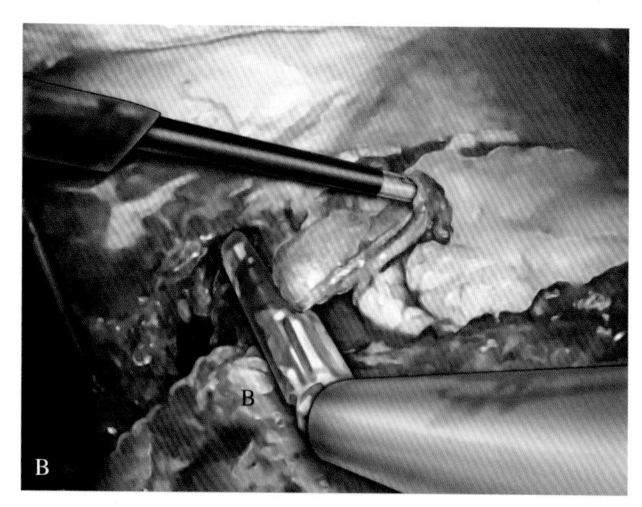

图 7.3 **楔形胃成形术**

A. 术者左手持抓钳提起贲门，助手将胃大弯向下外侧牵拉，放置直线切割闭合器，尖端顶住食管内探条。B. 完成垂直新食管方向的切割，然后平行于探条再进行 1 到 2 次裁剪，完成楔形胃成形术。B 表示食管内探条位置。(图示为腹腔镜 Collis 胃成形术，适用于腹部开放入路)。

有术者建议在远端食管和近端胃处注入 250 mL 稀释的亚甲蓝以观察切缘是否完整。我们认为没有必要，作者在 15 年的时间内仅遇到两例 Collis 胃成形术后胃瘘患者，两例均与成形后管胃坏死有关，均不是成形后立即出现的问题。

如前所述，圆形吻合器胃成形技术在我们中心和其他中心均已不用，我们目前只用楔形胃成形方法延长食管。完成 Collis 胃成形术后，我们继续行食管裂孔疝修补和抗反流胃底折叠，具体方法及步骤参考本书其他章节。

经胸 Collis 胃成形术

在腹腔镜胃底折叠术出现之前，经胸 Collis 胃成形术应用比较普遍。目前仍有一些情况，选择开放经胸入路行 Collis 胃成形及胃底折叠术治疗食管裂孔疝是比较合理的。例如，既往曾行经腹抗反流手术，由于粘连致再次手术经腹游离疝内容物困难；对于过度肥胖的患者，经胸入路术野暴露更好，常作为首选；此外，还有一些食管外科医师更倾向于采用经胸入路治疗巨大食管裂孔疝。总的来说，相较于经腹或腹腔镜入路，经胸入路行 Collis 胃成形术更为简单。

- 手术切口取第七肋间，为更好地显露术野，可在第八后肋处离断，便于撑开。
- 松解下肺韧带，牵开下肺叶，直视观察裂孔疝和后纵隔的远端食管。
- 打开疝囊，游离胃和食管，注意识别缩短后的胃食管交界处。游离胃食管脂肪垫时需注意保护迷走神经。
- 插入 48～54F 的探条，经食管及胃食管交界处进入胃腔，手辅助探查确认(图 7.4A)。
- 探条就位后，使用直线切割闭合器沿小弯侧紧贴探条夹闭(图 7.4B)，击发切割形成 3～5 cm 长切缘。与经腹入路楔形胃成形不同，闭合器朝向 His 角并紧贴小弯侧切割后就完成了胃成形，无需切除胃组织。
- 胃成形后，继续行胃底折叠，然后关胸。一些手术医师建议使用可吸收缝线加缝切缘(图 7.4C)，但我们尚未遇到切缘瘘的问题，所以该步骤不作为常规。

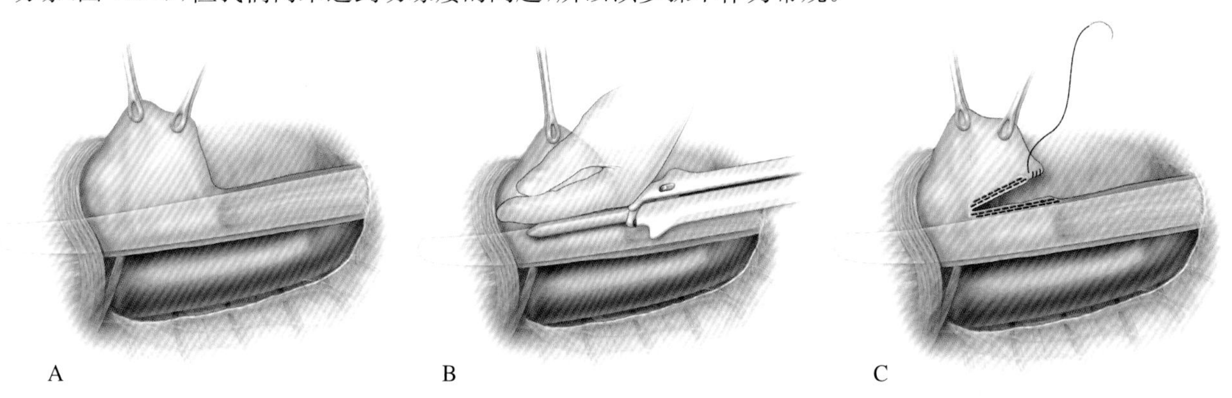

图 7.4　**经胸 Collis 胃成形术**

A. 插入食管探条，使用无损伤钳将胃底向上牵拉；B. 使用切割闭合器制作新食管，确保切割闭合器平行于食管探条；C. 使用可吸收缝合线加缝切缘。

胃底折叠术式选择

Collis 胃成形术可以与多种胃底折叠术式相结合。如第 3 章所述，经腹入路可以选择标准的 360°Nissen 胃底折叠或 270°Toupet 部分胃底折叠。经胸入路时可以选择 Belsey 部分胃底折叠(见第 5 章)或标准 Nissen 胃底折叠(见第 4 章)(图 7.5)。比较具

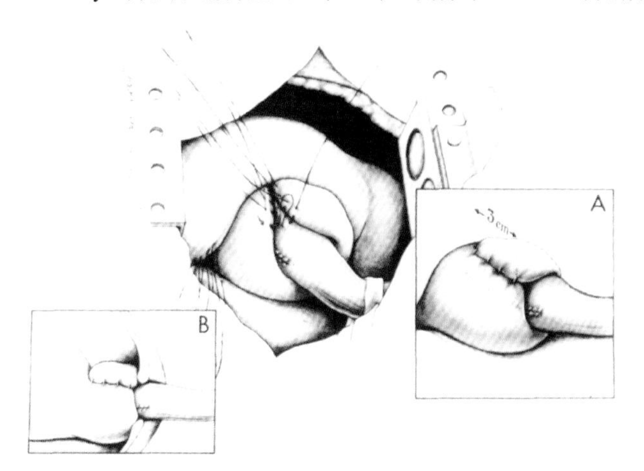

图 7.5　**Orringer 所描述的 Collis-Nissen 手术**

使用胃底包绕成形后的管胃，构建胃底折叠。图 A 显示 3 cm 长的胃底折叠；图 B 显示还纳至膈肌下的胃底折叠。引自：Stirling MC, Orringer MB. The combined Collis-Nissen operation for esophageal reflux strictures. Ann Thorac Surg 1988;45(2):148-157.

有争议的问题是，一方面成形后的新食管无蠕动功能，进行完全的360°Nissen折叠容易导致术后吞咽困难，特别是对于已有食管运动障碍的患者；另一方面，270°Toupet部分折叠的抗反流效果又不理想。对于Collis胃成形后全胃底折叠和部分胃底折叠效果孰优孰劣，目前尚无高质量临床试验证实。

术后管理

术后早期的处理措施要结合具体的手术入路，经胸与经腹有所不同。我们通常在术后第一天进行食管造影，如果检查结果正常，则给予全流质饮食。通过造影我们可以评估折叠的胃底是否完整，是否存在水肿引起的食管内造影剂滞留，是否存在瘘以及是否存在迷走神经损伤导致胃排空时间延长。患者全流质饮食出院，并持续3～4周，一般这时折叠部位的水肿会消退，患者可进食固态食物。如果裂孔游离比较困难，存在消化道损伤风险或其他原因不能经口进食，如患者呼吸不稳定，我们会将造影检查推迟至准备经口进食前。

并发症

对于短食管患者，进行Collis胃成形可以实现无张力的胃底折叠，使裂孔疝修补更牢靠，并且相较于有炎症和纤维化的食管，胃底折叠包绕“新食管”缝合更确切。但考虑到该手术潜在的并发症，对于不太复杂的GERD患者需要非常谨慎地应用Collis胃成形术。这些并发症包括：切缘撕裂、切缘瘘以及与管胃黏膜相关的不良后果。成形后的新食管形成一个运动功能差的节段，可能会导致吞咽困难。该问题在有食管运动功能障碍，成形管胃长度过长，以及行Nissen折叠的患者中更加显著。其次，新食管含有胃黏膜，成为实际的医源性Barrett食管，其在食管内分泌的胃酸可能与术后食管炎症相关。据Lin等报道，Collis胃成形术后超过80%的患者因病理性酸暴露导致糜烂性食管炎复发。不过，尽管如此，仍有65%的复发性食管裂孔疝患者在接受Collis胃成形术和疝修复术后症状得到明显改善。术后定期随访并进行客观检查很重要，如果证实存在异常酸暴露，应及时使用质子泵抑制剂治疗。基于上述原因，一些专家主张严格把握Collis胃成形术指征，非必要不采用，仅限用于严重反流性狭窄或溃疡伴周围组织纤维化所导致的显著短食管患者。

结果

Pearson和Henderson，Stirling和Orringer以及Henderson等发表了Collis胃成形联合抗反流手术的大样本原创性研究结果。Pearson的研究纳入了430名接受Collis胃成形联合Belsey抗反流折叠的患者。该研究中约有50%的可扩张食管狭窄患者接受手术治疗，其余还包括重度溃疡性食管炎、既往抗反流手术失败、大的不可滑动食管裂孔疝以及严重食管运动障碍的患者。总的来说，超80%的患者获得满意疗效。单纯食管狭窄的患者疗效优于狭窄伴食管运动障碍或/和既往接受手术治疗的患者。在术后7年随访期内有5名患者进展为腺癌。Stirling和Orringer以及Henderson均发现Collis-Belsey术后的反流复发率高达30%，并主张将Nissen胃底折叠术与 Collis 胃成形术相联合。在 Stirling 和 Orringer 研究中，纳入了 353 例 Collis-Nissen 手术患者，其中反流性狭窄患者占 20%，并且大部分患者被认为是复发高危人群，具体危险因素包括存在食管裂孔疝、食管运动障碍、显著肥胖或既往疝修补失败等。该研究中 90%的患者症状和客观检查指标得到改善，10%的患者因反流复发需再次手术，17% 的患者因吞咽困难需扩张治疗。Henderson 的研究纳入 601 例 Collis-Nissen 手术患者，其中 250 例无既往手术史患者选择的是经腹入路。反流性狭窄患者占 10%，其中有一半的患者合并有短食管。总体上 93%的患者症状控制良好，对于有食管狭窄的患者，手术有效率达 88% 。该研究还证实了经腹入路可以有效避免经胸入路的术后疼痛问题。

结论

对于短食管患者的裂孔疝修补和抗反流手术，Collis 胃成形术仍然是一种非常实用的技术。Collis 胃成形术通过增加食管长度，达到减张目的，使疝修复和胃底折叠更牢靠。该术式经历了不断改良的过程，目前腹腔镜下楔形胃成形术应用最广泛。Collis 胃成形术并非没有长期后遗症，所以应根据具体情况谨慎选择，应用时要注重细节。

参考文献

[1] Smith C D, McClusky D A, Rajad M A, et al. When fundoplication fails: Redo? [J]. Ann Surg, 2005,241(6):861-869; discussion 869-871.

[2] Swanstrom L L, Marcus D R, Galloway G Q. Laparoscopic Collis gastroplasty is the treatment of choice for the shortened esophagus[J]. Am J Surg, 1996,171(5):477-481.

[3] Luketich J D, Grondin S C, Pearson F G. Minimally invasive approaches to acquired shortening of the esophagus: Laparoscopic Collis-Nissen gastroplasty [J]. Semin Thorac Cardiovasc Surg, 2000,12(3):173-178.

[4] Richardson J D, Richardson R L. Collis-Nissen gastroplasty for shortened esophagus: Long-term evaluation[J]. Ann Surg, 1998, 227(5):735-740; discussion 740-742.

[5] Mittal S K, Awad Z T, Tasset M, et al. The preoperative predictability of the short esophagus in patients with stricture or paraesophageal hernia[J]. Surg Endosc, 2000,14(5): 464-468.

[6] Collis J L. An operation for hiatus hernia with short esophagus[J].J Thorac Surg, 1957,34 (6):768-773; discussion 774-778.

[7] Orringer M B, Skinner D B, Belsey R H. Long-term results of the Mark Ⅳ operation for hiatal hernia and analyses of recurrences and their treatment[J]. J Thorac Cardiovasc Surg, 1972,63(1):25-33.

[8] Bonavina L, Fontebasso V, Bardini R, et al. Surgical treatment of reflux stricture of the oesophagus[J]. Br J Surg, 1993,80(3):317-320.

[9] Pearson F G, Cooper J D, Patterson G A, et al. Gastroplasty and fundoplication for complex reflux problems. Long-term results[J]. Ann Surg, 1987,206(4):473-481.

[10] Stirling M C, Orringer M B. The combined Collis-Nissen operation for esophageal reflux strictures[J]. Ann Thorac Surg, 1988, 45(2):148-157.

[11] Henderson R D, Marryatt G V. Total fundoplication gastroplasty (Nissen gastroplasty):

Five-year review[J]. Ann Thorac Surg, 1985, 39(1):74-79.

[12] Champion J K. Laparoscopic vertical banded gastroplasty with wedge resection of gastric fundus[J]. Obes Surg, 2003,13(3):465; author reply.

[13] Terry M L, Vernon A, Hunter J G. Stapled-wedge Collis gastroplasty for the shortened esophagus[J]. Am J Surg, 2004,188(2):195-199.

[14] Mercer C D, Hill L D. Surgical management of peptic esophageal stricture. Twenty-year experience[J]. J Thorac Cardiovasc Surg, 1986,91(3):371-378.

[15] Hill L D, Gelfand M, Bauermeister D. Simplified management of reflux esophagitis with stricture[J]. Ann Surg, 1970,172(4):638-651.

[16] Watson A. The role of antireflux surgery combined with fiberoptic endoscopic dilatation in peptic esophageal stricture[J].Am J Surg, 1984,148(3):346-349.

[17] O'Rourke R W, Khajanchee Y S, Urbach D R, et al. Extended transmediastinal dissection: An alternative to gastroplasty for short esophagus[J]. Arch Surg, 2003,138(7):735-740.

[18] Stirling M C, Orringer M B. Continued assessment of the combined Collis-Nissen operation [J]. Ann Thorac Surg, 1989,47(2):224-230.

[19] Pearson F G, Henderson R D. Long-term follow-up of peptic strictures managed by dilatation, modified Collis gastroplasty, and Belsey hiatus hernia repair[J]. Surgery, 1976, 80(3):396-404.

[20] Urbach D R, Khajanchee Y S, Glasgow R E, et al. Preoperative determinants of an esophageal lengthening procedure in laparoscopic antireflux surgery[J]. Surg Endosc, 2001, 15(12):1408-1412.

[21] Low D E. The short esophagus-recognition and management[J]. J Gastrointest Surg, 2001,5 (5):458-461.

[22] Maziak D E, Todd T R, Pearson F G. Massive hiatus hernia: Evaluation and surgical management[J].J Thorac Cardiovasc Surg, 1998, 115(1):53-60; discussion 61-62.

[23] Awad Z T, Mittal S K, Roth T A, et al. Esophageal shortening during the era of laparoscopic surgery[J]. World J Surg, 2001,25(5):558-561.

[24] Mattioli S, Lugaresi M L, Di Simone M P, et al. The surgical treatment of the intrathoracic migration of the gastro-oesophageal junction and of short oesophagus in gastro-oesophageal reflux disease[J]. Eur J Cardiothorac Surg, 2004,25(6):1079-1088.

[25] Jobe B A, Horvath K D, Swanstrom L L. Postoperative function following laparoscopic collis gastroplasty for shortened esophagus[J]. Arch Surg, 1998,133(8):867-874.

[26] Lin E, Swafford V, Chadalavada R, et al. Disparity between symptomatic and physiologic outcomes following esophageal lengthening procedures for antireflux surgery [J]. J Gastrointest Surg, 2004,8:31-39; discussion 38-39.

[27] Henderson R D. The advantage of Collis-Nissen procedure via an abdominal or thoracic approach[M]//Giuli R, McCallum R W. Benign Lesions of the Esophagus and Cancer. Heidelberg: Springer-verlag, 1989:471-474.

（汪国文 陶 涛 译 贡会源 校）

8 再次抗反流手术

Omar Awais Arjun Pennathur James D. Luketich

引言

大多数胃食管反流疾病(gastroesophageal reflux disease,GERD)的患者可以通过药物治疗;然而,部分难治性GERD患者则需要接受抗反流手术治疗。自从1991年开展了第一例腹腔镜Nissen胃底折叠术以来,微创抗反流手术作为“金标准”术式被广泛应用于难治性GERD患者。在腹腔镜手术之前,开放入路是标准术式,据报道开放手术治疗失败率在9%~30%,腹腔镜手术治疗失败率与之相近,为2%~17%。尽管有些患者术后症状复发可以通过药物治疗,但仍有3%~6%的患者需要再次行抗反流手术。许多经验丰富的中心声称GERD患者首次抗反流手术治疗成功率超过90%,但确切的成功率会因不同中心和外科医师而有所差异,不过大家一致认为无论是开放还是腹腔镜手术,再次手术的成功率均不能达到首次手术水平。在开放手术时代,再次手术患者有84%能获得满意疗效,但行第三次或超过三次以上手术治疗的患者仅有42%疗效满意。对于一些患者,特别是那些已经接受了多次食管手术治疗但症状仍然明显的患者,食管切除术可能是唯一可行的选择;但对于大多数食管良性疾病患者,保留食管是首要目标。对于抗反流术后仍有症状的患者,有以下方案可供选择:再次胃底折叠(部分或完全)、联合Collis胃成形术、胃空肠Roux-en-Y(RNY)吻合术(尤其适用于肥胖患者)、空肠或结肠间置手术以及最终的食管切除术。通过对诸多不同再次抗反流术式的积累,我们清楚地认识到再次抗反流手术非常复杂,不是只需拆除一两针缝线或再次收紧折叠的简单手术。

适应证与禁忌证

再次抗反流手术是一种复杂手术,手术的成功与外科医师经验、患者症状复杂程度,以及详细客观检查的结果密切相关。术者缺乏经验会直接影响手术效果,提高再次抗反流手术成功率最好的选择是在第一次重做时就由经验丰富的术者进行。另一个需要高度重视的因素是客观检查和临床症状不相符，当考虑再次手术时就要提高警惕。手术指征不明确时，例如主诉咳嗽但 pH 监测正常，也没有裂孔疝证据的患者，一定要在考虑再次手术前完善其他检查。不过对于首次抗反流术前没有，术后出现且难以用药物控制的症状，如吞咽困难、倾倒综合征、剧烈反胃和胸痛等，根据其严重程度大多是需要再次手术干预的。

多种因素均可以导致抗反流手术的失败，其中包括初次手术前的诊断错误。所以对于手术治疗失败的患者，第一步就是对其术前的病史和检查进行彻底和详细的评估。如果诊断无误，手术失败则可能是由于手术技术问题，亦或术后折叠处撕裂。抗反流手术后并发食管裂孔疝可能是由于裂孔关闭不牢、迟发性复发疝或因未能辨识短食管而将胃底折叠包绕在管状贲门上。烧心复发、反胃和吞咽困难等症状的病因可通过食管钡剂造影和食管生理学检查进行明确。当患者首次抗反流术后出现症状时我们要重点关注具体症状类型（是烧心还是吞咽困难）、食管运动功能状态、既往抗反流手术次数和患者的身体质量指数（BMI）等因素。

例如，如果患者烧心症状复发且经药物治疗仍持续存在，DeMeester 评分阳性，钡剂造影提示裂孔疝复发，食管蠕动正常，BMI 正常范围内，并且既往只做过一次抗反流手术，那么该患者很适合再次手术行胃底折叠。从我们的经验来看，许多再次手术是可以通过腹腔镜来完成的。需要强调的是，该类型的手术要由经验丰富的、能够熟练开展微创操作的食管外科医师实施。

具有以下特征的患者在进行再次抗反流手术时可能更为复杂：

- 病态肥胖；
- 食管运动障碍；
- 既往多次抗反流手术。

对于病态肥胖和有肥胖合并症的患者，RNY 术式可作为抗反流手术失败后的理想选择。术前需完成减重手术相关的评估和检查，包括营养咨询、精神心理评估、术前讨论以及全面审查生活质量（quality of life，QOL）和可能并发症相关的因素。开展 RNY 手术的医师需具有丰富的腹腔镜抗反流手术和胃旁路手术经验。在某些情况下，需要食管外科医师和减重外科医师协作配合完成。对所有再次手术患者都要尽可能判断准确，所以病例越复杂，就越要求经验丰富。对于食管病变严重的患者，如重度食管运动功能障碍、扩张无效的食管狭窄、既往多次手术和明显的胃瘫等，食管切除术可能是最好的选择。

综上所述，以下两类常规患者应考虑行再次抗反流手术。

（1）既往抗反流术后，GERD 症状复发或持续存在且药物治疗效果差。

（2）首次抗反流术后新发顽固性症状（如吞咽困难、恶心、胃胀或疼痛）且持续存在，保守治疗无效。

术前规划

对于抗反流术后症状复发的患者进行检查评估，第一步要详细了解症状的变化过程。对于首次手术前的初始症状、对药物治疗的反应和既往检查结果均要重点关注。这对明确是否存在食管运动功能障碍的漏诊或首次手术指征把握是否准确非常重要。还会发现一些其他可能被忽视的问题，这些因素可作为抗反流手术成败的警示信号，具体如下：

- 未解决的严重便秘；
- 因治疗所需或其他原因长期服用阿片类药物；
- GERD 症状不典型且与客观检查结果不符，如慢性咳嗽但 DeMeester 评分正常；
- 食管运动功能障碍；
- 病态肥胖伴合并症；
- 肠易激综合征。

即使技术细节把握得当，但存在以上任何一条也会对抗反流手术的成功造成影响。当然，如果手术操作本就存在技术上的问题或术后开始有一些不良事件刺激，也会导致疝复发、膈肌脚撕裂等后果。

对于初次手术的记录要详细回顾，其中食管游离、迷走神经保留、胃短血管离断和膈肌脚修补方式（直接缝合还是用补片）要重点关注，这有助于判断先前抗反流手术失败是否由技术原因造成。手术后患者的症状好转或缓解程度同样需要评估，并且要关注患者症状是否发生了变化（如术前主诉烧心，但术后主诉吞咽困难）以及症状复发的确切时间。

在评估时还要重视患者 BMI 和其他相关合并症的情况。肥胖和 GERD 密切相关，对于胃底折叠治疗失败的过度肥胖患者，RNY 术式可能是更好的选择。

除了详细的病史采集、体格检查以及既往手术记录回顾外，客观检查同样非常重要。食管钡剂造影是需要优先完成的，该检查简单且花费小，应用普遍且非常有价值，对了解解剖结构，明确是否存在疝复发，是否为食管旁疝，折叠胃底是否包绕过紧、扭曲或疝入胸腔以及是否有其他形式的折叠失败等均非常有用。对于部分患者，再次手术前仅做钡剂造影就已足够；对于有些患者，术者还需借助胃镜检查明确手术失败的类型。手术失败的形式可谓千差万别，具体可归纳为：膈肌脚撕裂、折叠胃底疝、胃底撕裂、Nissen 折叠胃底滑动或移位、贲门失弛缓症误诊、胃底折叠过松或过紧。

上消化道内镜检查可在直视下观察黏膜情况，并可以对食管、胃、十二指肠以及折叠胃底进行全面评估，还可明确是否有食管炎或食管狭窄，可行活检对肿瘤和/或 Barrett 食管进行确诊，可详细评估折叠胃底和裂孔以进一步了解手术失败的原因。经内镜常可观察到的情况包括轻微裂孔疝复发、反向视野下的折叠失败“叠硬币”现象或者单纯的包绕过紧或过松。

当以烧心为主要症状时，再次行 pH 监测很有帮助。不过有一点可以明确，会有部分患者的 pH 监测可能是正常的，却有明显的症状，这与折叠胃底发生扭曲、包绕过紧或折叠胃底发生疝造成部分性梗阻有关。对于 Nissen 折叠治疗失败的患者，即使之前的食管测压检查结果正常，也要再次测压，尤其是对以吞咽困难为主要症状的患者。顽固性腹胀或胃瘫提示迷走神经损伤可能，行胃排空检查有助于手术决策制定。总的来说，所有上述检查对于明确病因和制定最优的个体化再次手术方案都是非常有价值的。完成所有检查后，医师和患者共同讨论并制定出最佳治疗方案，包括是否继续进行内科药物治疗，还是重做胃底折叠、改行 RNY 手术、食管切除术或结肠间置代食管等。影响治疗方案的因素包括主要症状类型（烧心还是吞咽困难）、生理检查所提示的食管功能状态、既往抗反流手术的次数和效果以及是否有胃瘫和患者的 BMI。影响手术成败的警示信号在前文已列出，再次手术前必须仔细评估。

易于被忽视，而又确实可能阻碍手术成功的临床问题就是慢性便秘，常因肠道问题或单纯长期使用阿片类药物导致。由于下消化道蠕动极差，会导致非常严重的胀气和GERD复发。解决慢性便秘可以使一些患者腹胀、胃肠道积气症状明显缓解，甚至对部分患者的典型GERD症状也有改善。所以对所有便秘的患者，首先要做的就是改善肠蠕动，必要时术前要请经验丰富的胃肠科专家会诊。我们认为长期使用阿片类药物也是非常重要的一个警示信号，技术上行Nissen折叠是可行的，但患者术后可能会受肠道积气、腹胀、腹部痉挛、恶心和GERD症状控制不佳等问题困扰。所以对于这些情况，我们强烈建议优先解决肠道问题，然后再次评估GERD症状是否有所缓解。我们碰到很多长期服用阿片类药物且有严重便秘的GERD患者，当肠道问题解决后，GERD症状也得到明显缓解。该问题在临床上越来越常见，美国禁毒署数据显示麻醉药品合法使用和滥用严重，据估计过去十年麻醉药物处方用量增加了600%以上。对于部分患者，通过积极质子泵抑制剂治疗、解决便秘问题、定期疼痛门诊就诊以降低阿片类药物用量甚至停药，GERD症状可能就会得到解决。

总之，对于胃底折叠手术失败患者的评估包括以下内容：

- 详细的病史和体格检查，并对既往所有检查和病历记录进行回顾。
- 完善内镜、食管钡剂造影、多次食管测压、pH监测和胃排空等检查，进行综合评估。
- 分析评估临床症状和客观检查之间的关系，以制定个体化的再次手术方案。

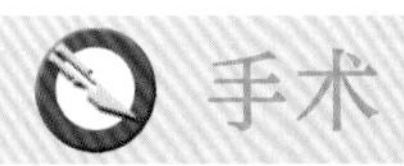

手术

保留食管的再次抗反流手术包括再次胃底折叠(部分或完全)和RNY。为了达到治疗效果最优，术前必须详细分析评估既往手术失败原因、食管总体运动功能以及患者BMI。万不得已时，食管切除或结肠间置术可能是唯一可行的选择。本文将对再次胃底折叠和RNY术式展开讨论。

选择具体术式时需考虑以下关键因素：

- 对于非肥胖、胃底包绕撕裂或效果不满意、有反流客观证据的患者，第一次行再手术，选择重做胃底折叠是最理想的，能够保留住食管功能。
- 对于症状复发的肥胖伴相关合并症的患者，应考虑行RNY手术。
- 对于非常复杂的病例，如多次再手术失败、食管运动功能差且有胃瘫，可直接选择行微创食管切除及胸内高位食管胃吻合重建术式，建议使用窄管胃。

体位

全麻后完成动脉穿刺，留置导尿管，并建立静脉通道。患者取平卧位，双臂展开，调整手术床为头高脚低位。对预计手术时间长的患者，受压部位要放置软垫进行保护。

再次胃底折叠手术技术

无论是微创手术还是开放手术，再次抗反流手术的原则都是相同的。主要关注点包括仔细评估现有解剖结构，逐步还原至正常解剖结构，注意保护迷走神经完整性，尽可能保留膈肌脚的完整性，探查并判断是否存在短食管，必要时进一步游离或行胃成形延长食管，判断是否需要行膈肌脚加固，选择恰当的胃底折叠方式重建。该手术应选择经验丰富的中心和术者实施。

■ 术中行内镜检查对食管、胃和原胃底折叠进行评估。黏膜评估很重要，观察是否存在 Barrtt 食管或肿瘤，根据该情况决定是否改变手术计划。

■ 进行腹部消毒铺巾，避开原手术切口打孔，逐层切开进腹避免穿刺误伤。对大多数患者，可先在腹腔镜下松解粘连，然后直视下完成其他穿刺器置入。必要时应果断选择开腹。

■ 探查上腹部，松解粘连，将肝脏与先前的胃底折叠分离开。辨认出肝尾状叶可帮助我们找到膈肌脚，然后将左、右膈肌脚分别与肝脏、脾脏游离开，操作过程中需特别注意，应尽可能保留膈肌脚完整性。

■ 通常游离顺序是从一侧到另一侧，从容易辨识的区域向困难区域推进。一般先游离膈肌脚偏低的位置，找到正常解剖平面后沿膈肌脚向上游离。

■ 识别膈肌脚后，拆除缝线，打开后纵隔。

■ 然后沿膈肌脚进行游离，从侧面进入纵隔，操作要谨慎，尽量避免损伤迷走神经和胸膜。如果很早就造成胸膜破损，需要在相应胸腔放猪尾巴导管进行引流。进入纵隔后，通常可以看到近端的食管和迷走神经。继续沿该平面游离，然后向前方游离。

■ 向前或向后游离时一定要注意保护迷走神经的完整性。再次手术时，在辨识清楚组织平面之前，不要一开始就直奔主题，处理胃底折叠包绕合拢处，这会大大增加迷走神经损伤的概率。

■ 使用超声刀或其他能量设备进行锐性分离可减少出血，视野清晰有利于重要解剖结构的安全识别。

■ 在手术进行过程中，如果发现该处操作不安全或进展不顺利，建议换到另一个区域操作并重新评估。例如在有些病例中，可以从大弯侧偏低的位置开始游离，离断胃短血管，然后从下向左侧膈肌脚游离，重新建立解剖平面。

■ 当我们处理左右膈肌脚时，知道最初手术是如何做的非常重要，迷走神经是被胃底包绕在左侧内部（大多数情况下）还是在胃底包绕以外，全面了解既往的手术过程对再次手术很有帮助。

■ 如果既往手术折叠的胃底固定在左右膈肌脚上，游离时很容易误入胃腔。所以要反复探查左右膈肌脚，寻找可安全游离的区域。当能清楚识别胃和包绕的胃底时，通常先游离左侧部分的折叠胃底，轻柔探查内部，并去除中央的脂肪或组织，估计迷走神经前干在包绕胃底缝合处。完成游离后，可以从左侧折叠胃底的下面安全拆除缝线，并保留住迷走神经前干。大部分情况下，这时可以提起右侧的折叠胃底，清除内部脂肪和组织，并对远端食管进行游离，直到折叠胃底的两部分都完全游离开。

■ 将折叠胃底与膈肌脚、食管分离开，恢复其正常解剖位置。

■ 胃底恢复至正常解剖位置的标准是抓持住胃底顶端时能轻松地将胃底完全提起。这时就可以清除脂肪垫，从 His 角开始自左侧膈肌脚向右进行。游离时避开迷走神经前干，显露出食管壁与胃壁交界处。

■ 接下来，充分向纵隔内游离食管，并评估食管长度是否足够。理想情况下，要求腹段无张力食管长度为 2.5～3 cm。如达不到该标准，首先应尝试向食管更近端进行游离。游离后长度仍然不足，则应考虑行 Collis 胃成形术。成形时在食管内置入探条，可选择环形端端吻合器成形方法（图 8.1），不过目前更常用的是楔形胃成形术（图 8.2）。

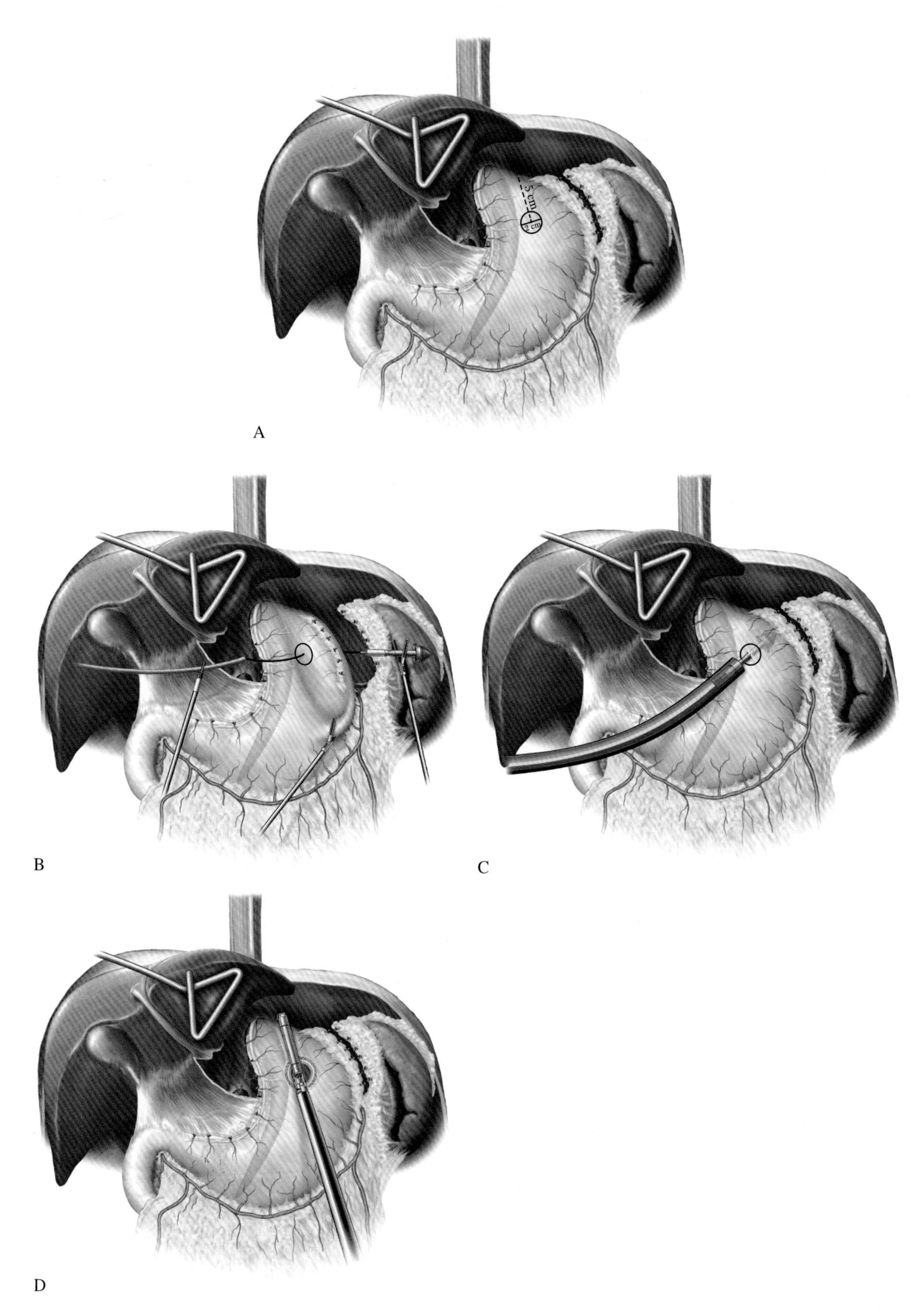

图 8.1　**使用环形端端吻合器(EEA)配合直线切割缝合器行 Collis 胃成形术**
A～C. EEA 钉砧放置;D. 使用直线腔镜切割闭合器制作新食管。

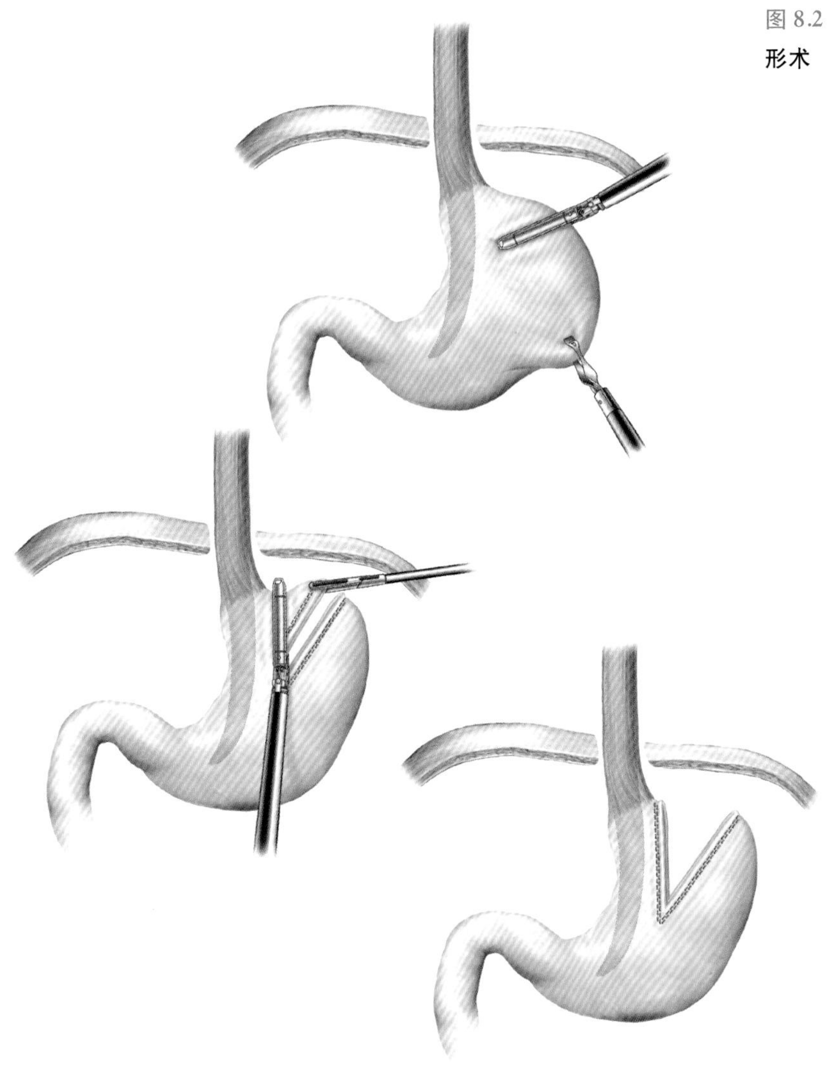

图 8.2　Collis 楔形胃成形术

■ 再次行术中内镜检查，评估有无意外的食管或胃穿孔。小的胃肠道损伤很容易漏诊，在折叠前必须仔细检查并进行修补。如果胃食管交界处或胃底损伤严重，无法修补或无法确保胃底折叠的安全性，则应考虑行其他替代术式，例如 RNY 或食管切除术。对于再次手术的患者，术前应常规讨论到这些特殊的情况并获得术中可能改变术式的知情同意。

■ 如果行全包绕折叠，先置入 52～56 F 的探条，然后将胃底缝合两针包绕在食管或成形后的新食管上(图 8.3)。牵拉胃底包绕食管时可左右往返牵拉胃底做类似“擦鞋”的动作，避免胃底扭曲旋转或张力过大。

■ 对于有严重运动功能障碍或明显吞咽困难的患者，应考虑行部分包绕折叠(Dor 或 Toupet)。在极少数全包绕的患者中，包绕过紧会导致长期的吞咽困难，测压检查可能提示假性贲门失弛缓症可能。对于这些特殊病例，再次手术除了改为部分包绕折叠外，还需要行食管远端肌层切开。

■ 完成折叠后，关闭膈肌脚，从后方使用不可吸收缝线缝合。将左右膈肌脚与肝脏及脾脏间的粘连充分游离开对完成无张力修复非常重要。如果膈肌脚的完整性被破坏或者努力尝试(如人为造成左侧气胸或降低气腹压力)仍然无法实现膈肌脚无张力关闭，则应使用生物补片加固。由于不可吸收补片可能侵蚀破坏食管，应尽可能避免使用。

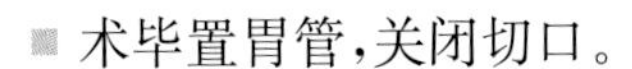
■ 术毕置胃管,关闭切口。

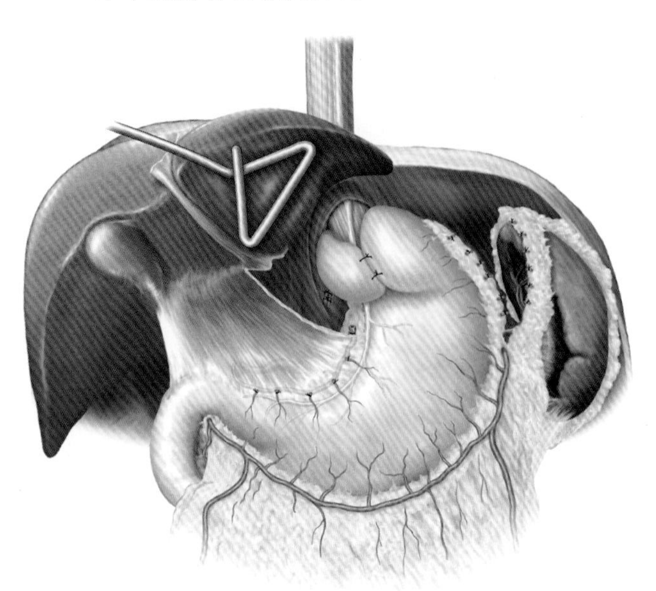

图 8.3 Nissen 胃底折叠完成后示意图

折叠胃底无张力位于膈下,方向无错位及扭曲。

胃空肠 Roux-en-Y 吻合技术

■ RNY 手术既可以通过腹腔镜完成,也可以开放进行。经腹腔镜 RNY 手术,打第一个孔的位置、进腹方式和最初游离粘连的方法与腹腔镜再次胃底折叠术相同。

■ 恢复食管胃的正常解剖后,以直线切割闭合器在胃食管交界水平以下进行切割,在贲门下形成一个小胃囊。

■ 腹腔镜胃空肠吻合有两种方式。一种是使用圆形吻合器做胃囊空肠端侧吻合,在胃囊侧做荷包缝合,置入 25 mm 或 28 mm 的钉砧。

■ 吻合完成后按前述步骤关闭膈肌脚。

■ 处理空肠时以 Treitz 韧带为标记,在距离 Treitz 韧带约 40 cm 处离断,离断处肠系膜应满足空肠段活动度较大的需要。然后向空肠远端测量 75～100 cm 长的距离作为 Roux 袢,经结肠后、胃后上提,使用圆形吻合器做胃空肠端侧吻合。

■ 另一种方法是做侧侧胃空肠吻合。通常选择使用直线切割闭合器完成,连续全层内翻缝合关闭吻合器切口,最后行内镜检查。

■ 然后进行空肠空肠吻合,将空肠近端断端与 Roux 袢空肠 75～100 cm 处做侧侧吻合,使用 60 mm 直线切割闭合器完成,置入吻合器的切口行连续全层内翻缝合。关闭肠系膜缺损防止内疝(图 8.4)。

■ 常规于吻合口后留置 10F JP(Jackson-Pratt)引流管,如发生术后吻合口瘘,可有效引流控制。

■ 对于部分患者需做残胃造瘘管饲。一般来说,如果胃挫伤和浆膜层撕裂越严重,越倾向于做胃造口减压。

■ 术毕关闭腹部切口。

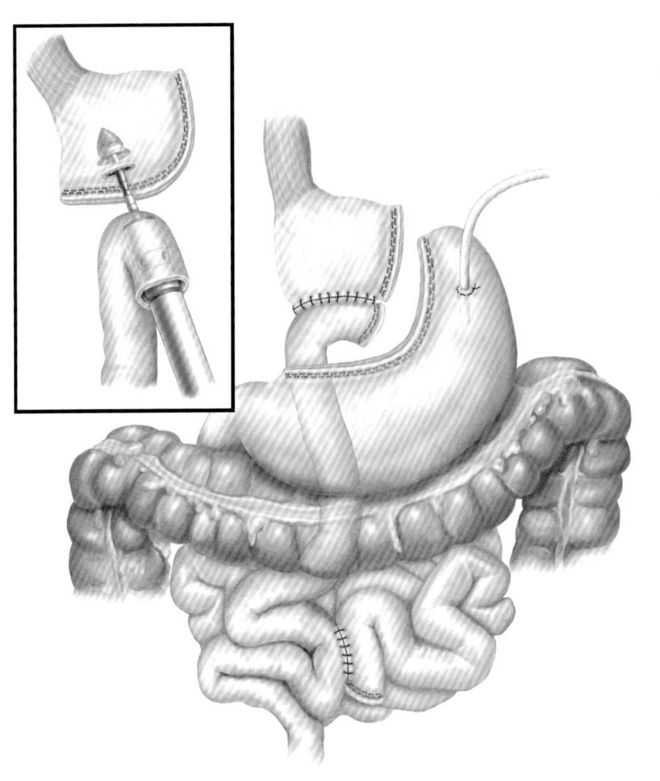

图 8.4　**胃空肠 Roux-en-Y 吻合**
通常经腹腔镜完成，肠袢经结肠后和胃后上提。残胃造瘘引流，图示为使用圆形吻合器完成胃空肠吻合。

术后管理

行再次胃底折叠术和 RNY 手术的患者术后即刻处理是相似的。所有患者在手术室拔除气管插管，复苏室稍作观察后转至病房。分别由营养科和呼吸科医师安排术后营养和呼吸训练计划。术后采用患者自控静脉镇痛方案，直到他们可以口服止痛药为止。鼓励早期下床活动。

根据我们的经验，再次胃底折叠术后的中位住院时间为 2～3 天。通常在术后第 2 天进行钡剂造影检查，如果没有发现瘘且胃排空正常，患者可按 Nissen 术后饮食方案进行后续恢复，并改为口服药物治疗。术后第一次随访时调整为常规饮食。长期随访方案依据症状或个体情况制定，一般需每年门诊随访一次并行钡剂造影检查。

RNY 术后患者，如果病情稳定，钡剂造影检查推迟到术后第 3 天。每天观察评估 JP 管引流液量及性状以排除吻合口瘘。造影无异常可开始第一阶段饮食（单次少量的清亮流质）。通常在术后第 3 或 4 天，患者可进食足够量的流质，此时给药途径改为口服并办理出院。出院前将 JP 引流管稍做调整并妥善固定。出院后 10～14 天做第一次随访，如果 JP 引流液量及性状均正常，可予以拔除，此时改为半流质饮食。如果怀疑有瘘或引流有所改变，需再做一次钡剂造影检查。在经过 3～4 周，患者逐渐过渡到常规饮食。患者需终生每日口服复合维生素片和每月注射 B_{12}。我们还推荐睡前口服单次剂量的 PPI 或 H_2 受体阻滞剂。密切追踪随访患者体重及症状变化，术后第一年每 3 月一次，然后每年一次。

并发症

Furnee 等对 81 篇文献进行综述发现抗反流手术治疗失败后再手术的总死亡率为 0.9%。作者认为再次手术的并发症发生率和死亡率高于初次抗反流手术。在我们最近发表的研究中，纳入了超过 270 例的再次抗反流手术患者，结果显示围手术期并发症发生率为 10%（包括肺炎、肺栓塞、瘘等），无死亡病例；胃食管瘘是术后最严重的并发症，发生率为 3%。其他研究所报道结果类似，Nissen 手术失败后行 RNY 手术的患者瘘发生率为 0%～8%，并发症发生率为 0%～32%，大多数研究所报道死亡率均低于 1%。

结果

首次抗反流手术有效率超 90%，相比之下再次抗反流手术有效率降至 80%，甚至更低。在我们最近的研究中纳入了 275 例再次抗反流手术患者，采用专业的权威量表（GERD-HRQL、SF-36）去评估患者术后生活质量，结果显示超 80% 的患者疗效满意。这与一些大的中心所开展的再次抗反流手术疗效是一致的。RNY 术后 GERD 症状改善比例达到 78%～90%，同时还有减重效果。

据报道初次抗反流术后需要再次手术干预的比例为 3%～6%。根据我们的经验，如果对初次手术治疗失败的患者认真筛选，基于 GERD 症状改善和总体满意度评分评价的再次抗反流手术成功率高达 90%。总的来说，不仅再次抗反流手术的并发症发生率和死亡率高于首次手术，而且再次手术后 GRED 症状复发或出现手术相关症状（如倾倒综合征和吞咽困难）的可能性也高于初次手术，并有可能需要再一次手术干预。

结论

- 再次抗反流手术是复杂手术，应在经验丰富的中心完成。
- 详细的病史采集和体格检查对了解患者症状演变非常重要，临床症状需通过综合的客观检查去验证，具体包括上消化道内镜、食管钡剂造影、pH 监测、食管测压和胃排空检查。
- 对于顽固性症状复发且与客观检查结果相符的患者应考虑行再次抗反流手术。
- 保留食管的手术选择包括再次胃底折叠（完全或部分）和 RNY 胃空肠吻合术。
- 再次胃底折叠手术的关键步骤包括拆除原折叠胃底和游离食管恢复正常解剖，保护迷走神经和膈肌脚，评估是否为短食管，必要时行胃成形延长食管，关闭膈肌脚并考虑在膈肌脚受损严重或无法实现无张力修复时行补片加固，完成胃底折叠包绕。
- 如果手术过于复杂，无法恢复正常解剖结构，且再次抗反流手术很可能无法改善症状或会发生消化道瘘，术者应考虑行食管切除术，并尽可能采用微创术式。
- RNY 术式尤其适用于再次抗反流手术的肥胖患者。将贲门下的小胃囊与 75～

100 cm 长的 Roux 空肠袢直接吻合，可以避免胃酸和胆汁反流至食管。

- 术后恢复经口进食前，需行钡剂造影排除瘘。
- 再次抗反流手术的并发症发生率和死亡率均高于初次手术，且需再次手术干预的可能性更高。
- 在经验丰富的中心，再次抗反流手术控制反流成功率超过 80%。

参考文献

[1] Little A G, Ferguson M K, Skinner D B. Reoperation for failed antireflux operations[J]. J Thorac Cardiovasc Surg, 1986,91: 511-517.

[2] DeMeester T R, Bonavina L, Albertucci M. Nissen fundoplication for gastroesophageal reflux disease: Evaluation of primary repair in 100 consecutive patients[J]. Ann Surg, 1986,204: 9-20.

[3] Hiebert C A, O'Mara C S. The Belsey operation for hiatal hernia: A twenty-year experience [J]. Am J Surg, 1979,137:532-535.

[4] Peters J H, DeMeester T R. Indications, benefits and outcomes of laparoscopic Nissen fundoplication[J]. Dig Dis, 1996,14:169-179.

[5] Hunter J G, Trus T L, Branum G D, et al. A physiologic approach to laparoscopic fundoplication for gastroesophageal reflux disease[J]. Ann Surg, 1996,223:673-687.

[6] Collard J M, Verstraete L, Otte J B, et al. Clinical, radiological, and functional results of remedial antireflux operations[J]. Int Surg, 1993,78:298-306.

[7] Pessaux P, Arnaud J P, Delattre J F, et al. Laparoscopic antireflux surgery: Five-year results and beyond in 1340 patients[J]. Arch Surg, 2005,140(10):946-951.

[8] Awais O, Luketich J D, Reddy N, et al. Roux-en-Y near esophagojejunostomy for failed antireflux surgery: An analysis of outcomes in over 100 patients[C]//Presented at the Society of Thoracic Surgeons 49th Annual Meeting. Los Angeles, CA January 29, 2013.

[9] Fisher B L, Pennathur A, Mutnick J L, et al. Obesity correlates with gastroesophageal reflux [J]. Dig Dis Sci, 1999,44(11):2290-2294.

[10] Awais O, Luketich J D, Tam J, et al. Roux-en-Y near esophagojejunostomy for intractable gastroesophageal reflux after antireflux surgery[J]. Ann Thorac Surg, 2008,85:1954-1961.

[11] Hinder R A, Klingler P J, Perdikis G, et al. Management of the failed antireflux operation [J]. Surg Clin North Am, 1997,77:1083-1098.

[12] Awais O, Luketich J D, Schuchert M J, et al. Reoperative antireflux surgery for failed fundoplication: An analysis of outcomes in 275 patients[J]. Ann Thorac Surg, 2011,92(3): 1083-1089.

[13] Smith C D, McClusky D A, Rajad M A, et al. When fundoplication fails: redo? [J]. Ann Surg, 2005,241:861-869; discussion 9-71.

[14] DeMeester T R, Wang C I, Wernly J A, et al. Technique, indications, and clinical use of 24-hour esophageal pH monitoring[J]. J Thorac Cardiovasc Surg, 1980,79:656-670.

[15] Pellegrini C A, DeMeester T R, Wernly J A, et al. Alkaline gastroesophageal reflux[J]. Am J Surg, 1978,135:177-184.

[16] Gupta S. Let's end the prescription drug death epidemic[N/OL]. (2012-11-19)[2013-4-26]http:// www.cnn.com/2012/11/14/health/gupta-accidental-overdose.

[17] Furnée E J, Draaisma W A, Broeders I A, et al. Surgical reintervention after failed antireflux surgery: A systematic review of the literature[J]. J Gastrointest Surg, 2009, 13: 1539-1549.

[18] Kellogg T A, Andrade R, Maddaus M, et al. Anatomic findings and outcomes after antireflux procedures in morbidly obese patients undergoing laparoscopic conversion to Roux-en-Y gastric bypass[J]. Surg Obes Relat Dis, 2007, 3(1): 52-57.

[19] Houghton S G, Nelson L G, Swain J M, et al. Is Roux-en-Y gastric bypass safe after previous antireflux surgery? Technical feasibility and postoperative symptom assessment[J]. Surg Obes Relat Dis, 2005, 1(5): 475-480.

[20] Awais O, Luketich J D, Reddy N, Levy R M, et al. Roux-en-Y near esophagojejunostomy for failed antireflux surgery. An analysis of outcomes in over 100 patients[C]. Oral presentation at the Society of Thoracic Surgeons 49th Annual Meeting. Los Angelos CA Jan 29, 2013.

（王　彪　杏福宝　译　贡会源　校）

9 胃旁路手术

Brian R. Smith　Ninh T. Nguyen

引言

在过去的 40 年里，Roux-en-Y 胃旁路手术逐渐成为最常用的减重术式应用于病态肥胖患者的治疗，手术入路也从开放演变为腹腔镜手术为主。腹腔镜手术的诸多优势亦得到认可，包括切口疝及切口感染发生率降低，缩短了住院时间，患者恢复更快且康复时间更短。并且在减重外科领域，大家逐渐认识到手术减重对代谢方面带来的获益与减重本身同样重要。本章将讨论当前腹腔镜胃旁路手术的适应证、手术技术和治疗效果。

适应证与禁忌证

1991 年，美国国立卫生研究院共识发展会议制定了减重手术的适应证，并一直沿用至今。该指南推荐将减重手术用于以下患者：

- 手术风险在可接受范围；
- 经积极沟通，手术意愿强烈；
- 已经过多学科团队评估；
- 传统控制体重方案失败；
- 身体质量指数（BMI）≥40 kg/m^2，或≥35 km/m^2 且伴至少一种肥胖相关高危因素或合并症。

与肥胖相关的主要合并症包括高血压、2 型糖尿病、血脂异常、阻塞性睡眠呼吸暂停、心肌病、假性脑瘤。其他常见的肥胖相关合并症包括胃食管反流、骨关节炎、不孕症、胆石症、静脉淤滞和压力性尿失禁。随着大量证据证明减重手术能够有效改善上述合并症，对于如何把握减重手术指征就出现了不同的声音，他们认为相较于肥胖本身，应该要更加侧重考虑合并症的情况。

减重手术的相对禁忌证包括以下几点：

- 酒精或药物依赖；

- 正在吸烟；
- 难以控制的精神类疾病，如抑郁或精神分裂症；
- 术后无法遵医嘱改变饮食和生活习惯；
- 心肺功能无法耐受手术(美国麻醉医师协会(ASA)Ⅳ级)；
- 终末期肝病。

术前规划

拟行胃旁路手术患者的术前准备包括术前评估和合并症处理。术前评估需全面彻底地回顾患者既往病史，排查预后不良的可能因素。术后并发症发生率和死亡率相关的独立预测因素包括年龄≥45岁、男性、BMI≥50 kg/m^2，肺栓塞高危和高血压。对各项临床结果进行汇总，应用减重手术死亡风险分层表(obesity surgery mortality risk score，OS-MRS)进行风险评估，该量表效能已在多个机构得到验证。患者仅有0或1种合并症归类为低风险或A类，死亡风险为0.2%；中风险或B类患者有2或3种合并症，死亡风险为1.2%；C类患者死亡风险最高，有4或5种合并症，相应死亡风险为2.4%。BMI≥50 kg/m^{2}和正在吸烟这两项与术后并发症高发相关。术前检查应包括以下内容：

- 全面病史采集和体格检查；
- 12导联心电图；
- 常规血液检测、血脂检测及营养评估；
- 胸部X射线片。

为特定患者制定手术方案必须综合考虑以下因素：术者经验和患者意愿、BMI、代谢状况和其他相关的合并症情况。胃旁路手术不仅被认为是对减重最有效、最持久的治疗方法，而且也是缓解肥胖相关代谢紊乱(包括糖尿病、高血压和血脂异常)最有效的方法。虽然胃旁路手术有诸多优势，但总死亡率稍高，术后30天平均死亡率为0.16%，相比较而言经腹腔镜可调节胃束带置入术仅为0.06%。因此，对于高危患者不建议选择效果更好的胃旁路术，而建议选择效果稍差但安全性更高的腹腔镜胃束带术。

在胃旁路手术前进行减重是否能让受术者获益尚存在争议。最近一项随机研究表明，术前体重减轻≥5%的患者，术后1年的体重和BMI更低，且降幅更大。基于该试验和其他研究的成功结果可以发现，如果患者自律性和对健康生活方式的意愿越强，减重手术的成功率会越高，并且达到长期减重的效果。所以，许多外科医师会让患者在术前以不同形式节食2～4周，达到减重10%的目标。目前有很多商业化的饮食计划可供选择，主要的特点是高蛋白、低脂、低碳水化合物和以流质为主。术前流质饮食的另一个好处是肝脏大小和密度会降低，使术中涉及肝左叶的操作更加容易。

手术

所有患者在到达手术室前即常规给药预防深静脉血栓(deep venous thrombosis，DVT)，因为对于该类高危人群，DVT形成一般在术中就开始了。此外，术前应常规预防性使用抗生素，选二代头孢即可，对于病态肥胖患者一般需要加量。

患者体位

患者体位常取决于术者偏好，有些术者喜欢平卧位腿张开或截石位，这种体位的主要优点是术者可站于两腿之间，腹腔镜器械在术者正前方，术者面对术野，提高舒适度并减少肩关节疲劳。不过摆该体位有一定难度，也比较费时，如果保护不当，还会增加神经损伤的风险。大多数外科医师会选择全仰卧位，双臂外展固定于托手板。需调整为头高脚低位时，需预先放置脚踏板，防止向下滑动。还要在大腿位置妥善固定，防止旋转手术床时向侧方滑动。手术前需去除麻醉插管时在颈肩部放置的软垫。根据手术时间长短选择是否置导尿管。常规的无创循环呼吸监测非常重要，经动静脉穿刺置管行有创监测不作为常规，对部分患者选择性使用。

手术技术

标准腹腔镜入路为5孔布局（图9.1），首先使用气腹针在腔镜观察孔位置穿刺建立气腹，通常选择脐上靠左的位置。气腹压力达到15 mmHg（约2.0 kPa）时拔除气腹针，置入12 mm穿刺器，腹腔镜探查确认未损伤内脏。然后于左右肋缘下靠外侧置入5 mm穿刺器，于右上腹置入12 mm穿刺器，并在偏外侧腹部右上象限位置置入5 mm穿刺器。经右肋缘下靠外侧孔置入蛇形拉钩挡住肝左叶；也可以选择在剑突下做5 mm孔，使用Nathanson肝脏拉钩暴露。手术时术者经右上腹部及其外侧的孔进行操作，助手经左肋缘下外侧孔置入器械并控制腹腔镜摄像头。

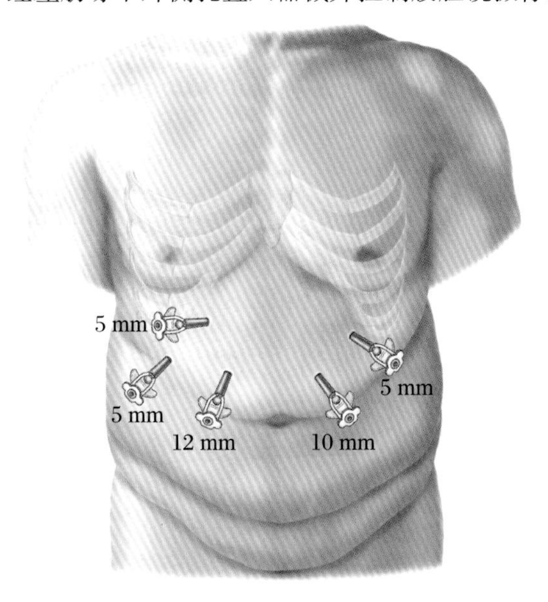

图9.1 **标准5孔法的Trocar位置**

打开肝胃韧带，胃小弯侧血管使用血管闭合器离断。在胃食管交界下方约4 cm处横断近端胃制作胃囊（图9.2）。

首先横向切割约3 cm宽，然后向上朝向His角垂直切割。制作好胃囊后就可以开始行胃空肠吻合。在距离Treitz韧带远端大约30 cm处离断小肠及其系膜，将远端的Roux袢上提与胃囊进行吻合（图9.3）。处理肠系膜时必须非常小心，避免损伤血管造成Roux袢缺血。可在中间部位打开大网膜，这样有利于行结肠前胃空肠吻合的操作和减少吻合口张力。

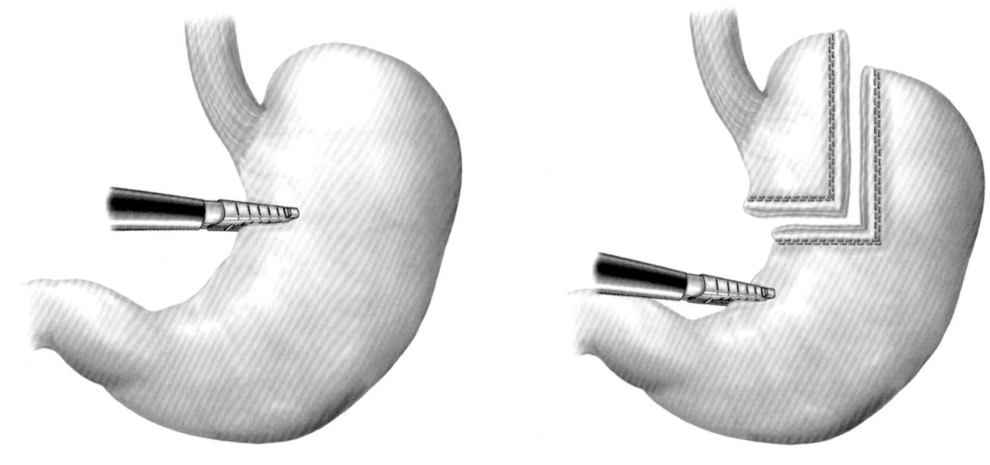

图 9.2　沿胃小弯制作胃囊

首先水平切割，然后朝向 His 角垂直切割，形成一个类矩形的囊袋。

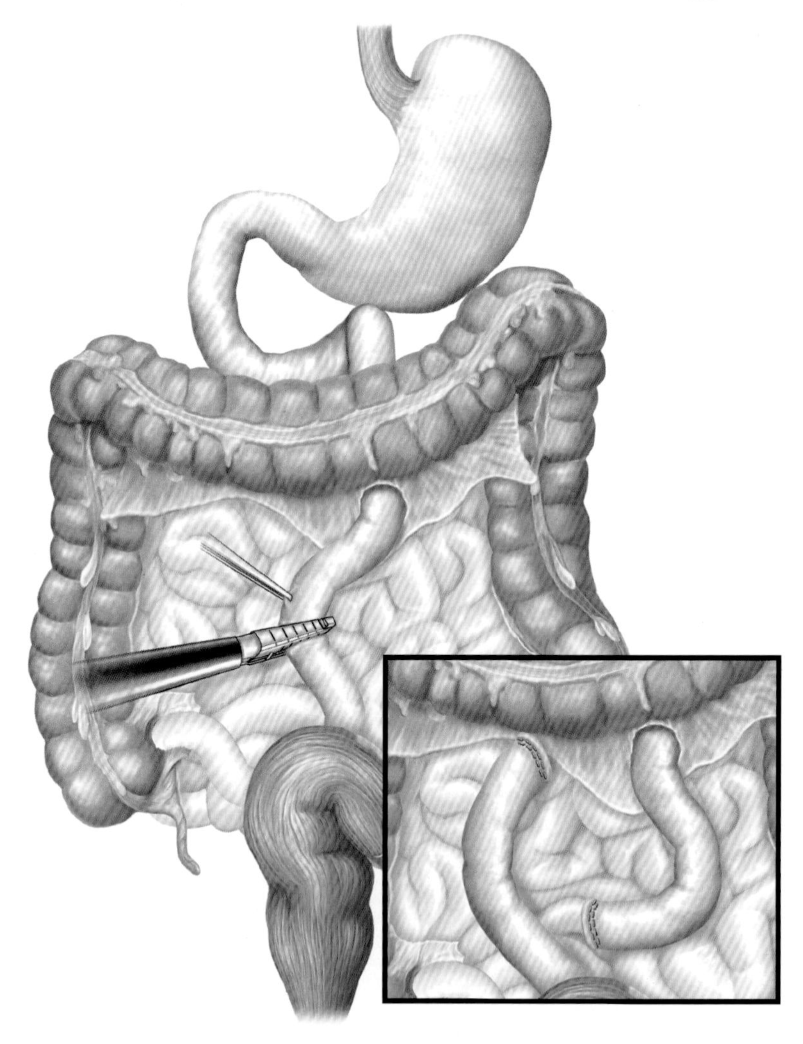

图 9.3　在 Treitz 韧带远端 30 cm 处离断空肠及其系膜

空肠空肠吻合虽然在两个吻合口中风险稍低，但在技术上有一定难度。将空肠胆胰袢在距 Roux 袢断端 150 cm 处靠左侧并排摆直，肠袢间缝线固定，然后在两个肠袢相应位置开口，插入长 60 mm 钉高 2.5 mm（白钉）的直线切割闭合器完成侧侧吻合（图 9.4）。肠袢开口处可手工缝合关闭，也可使用切割闭合器闭合（图 9.5）。需要高度注意避免肠管狭窄，完成吻合后吻合口附近肠管不能有缠绕和扭曲，可在肠袢间加缝，避免吻合口管腔扭曲造成梗阻，肠袢间系膜的缺损处间断缝合予以关闭。

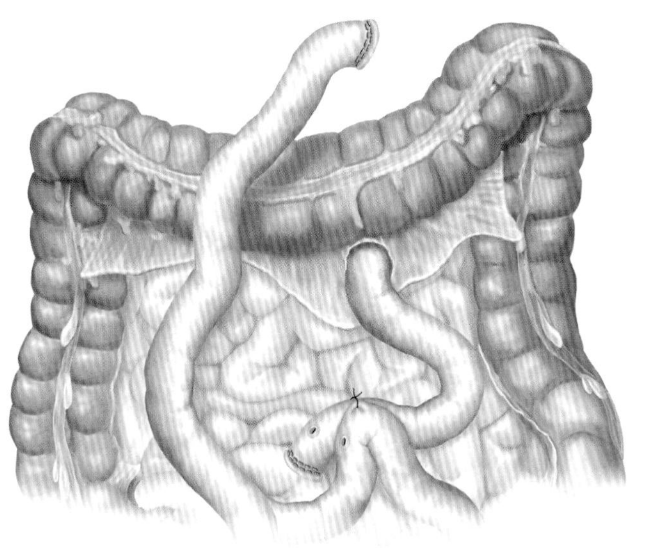

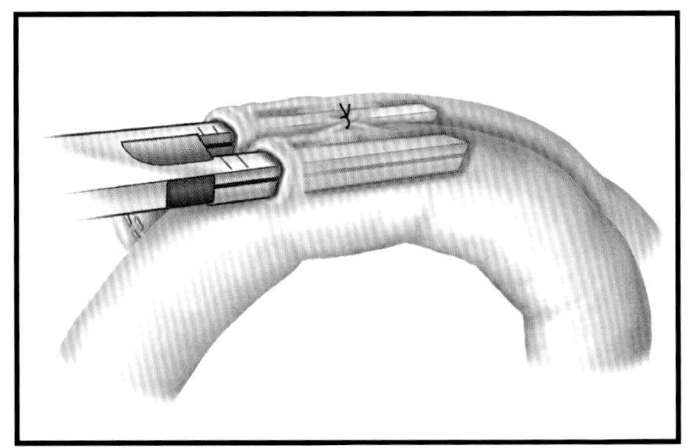

图9.4 **空肠空肠吻合**

将空肠胆胰袢和空肠Roux袢并排放置，使用60 mm血管吻合器白色钉仓完成侧侧吻合。

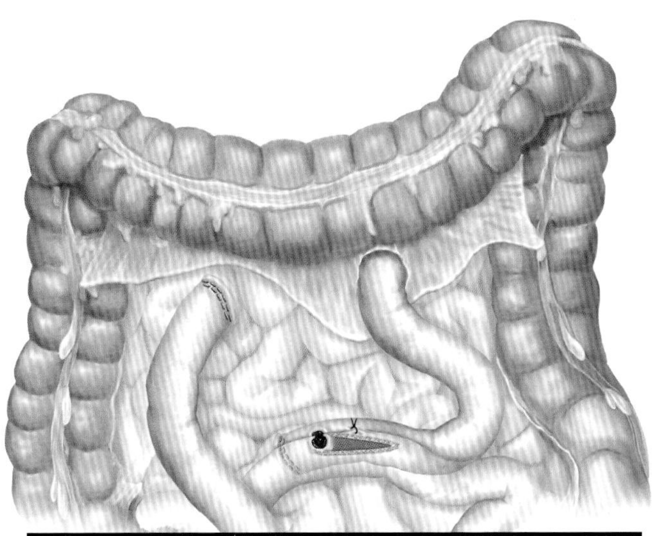

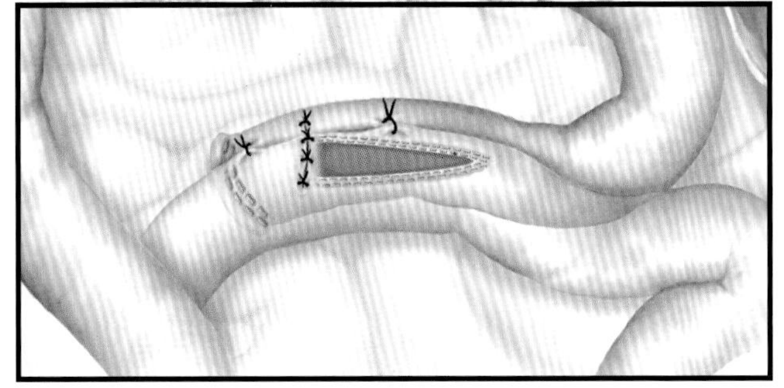

图9.5 **完成空肠空肠侧侧吻合，然后手工缝合闭合空肠切口和肠系膜缺损**

胃空肠吻合有多种方法可选，包括利用圆形吻合器或直线切割闭合器，也可选择手工吻合。使用圆形吻合器时，钉砧可以在胃管引导下经口置入，也可以通过切开胃囊前壁或后壁置入，置入钉砧后，胃切口以直线切割闭合器闭合。然后经 Roux 袢断端开口置入主杆，在肠系膜对侧与钉砧对接完成吻合，Roux 袢开口以直线切割闭合器闭合。使用直线切割闭合器完成吻合时，分别在胃囊和肠袢做切口，然后插入闭合器，完成吻合(图 9.6)。胃囊和肠袢开口手工缝合关闭。

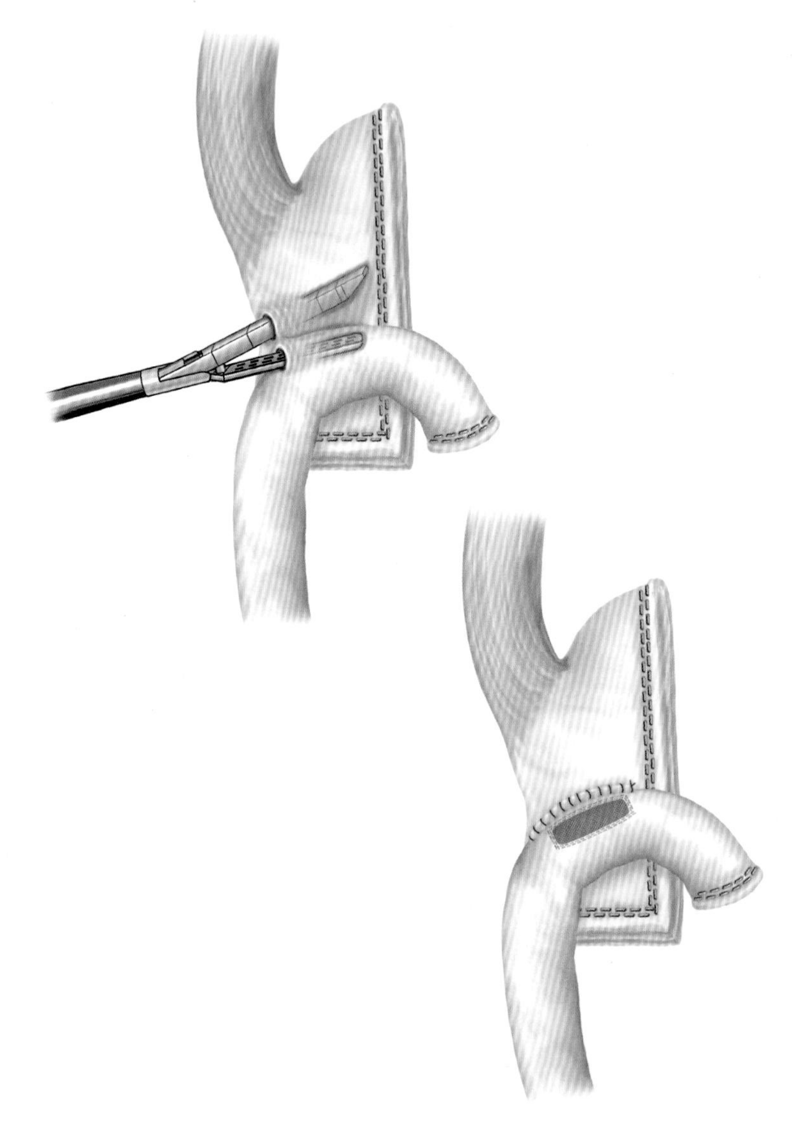

图 9.6 **使用 45 mm 直线切割闭合器完成胃空肠吻合**
将 Roux 袢后壁与胃囊连续缝合固定，然后使用闭合器完成端侧吻合，最后缝合关闭胃囊和肠袢切口。

全手工完成胃空肠吻合时，先在胃囊和 Roux 袢后壁缝合固定线，然后切开胃囊和肠袢，使用可吸收缝线连续缝合完成吻合，吻合口前壁间断缝合加固。根据吻合口处的张力，术者可决定是否在胃囊和肠袢间加缝几针进行固定(图 9.7)。尽管有些外科医师喜欢在近端吻合口附近放置引流管，尤其是在胃旁路手术或食管再次手术时，但我们对于胃旁路手术的所有吻合口都不常规放置引流管。

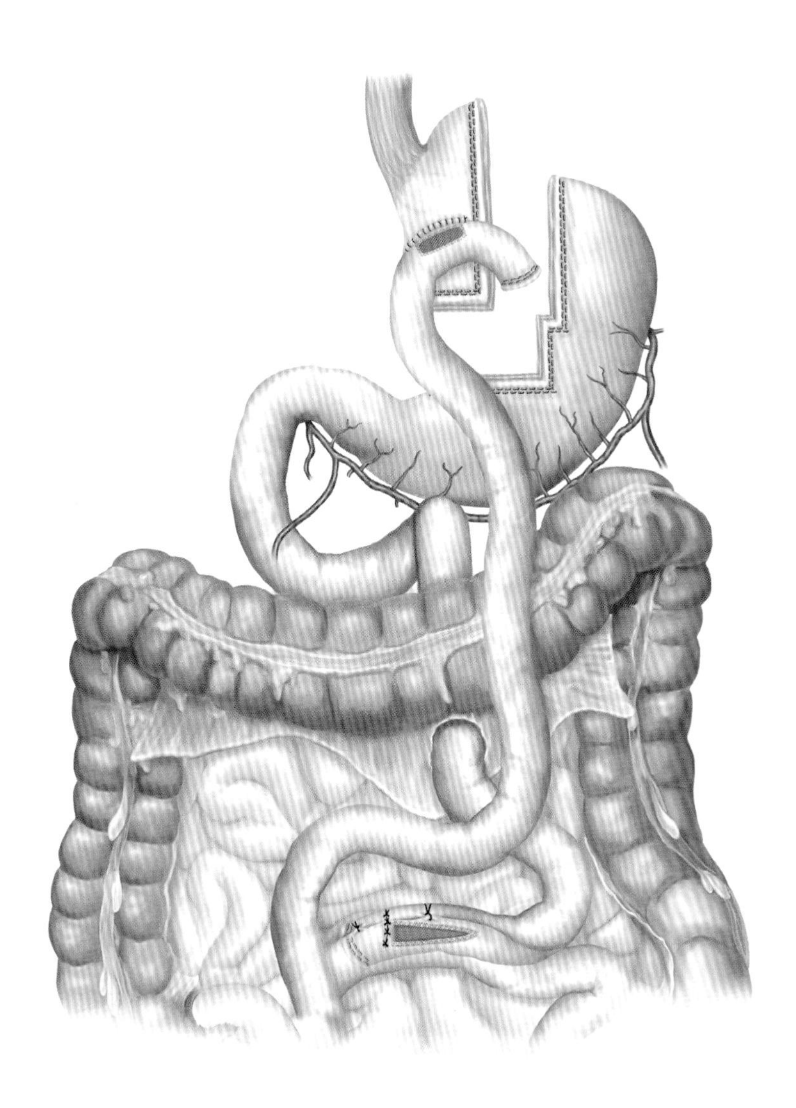

图 9.7　腹腔镜 Roux-en-Y 胃旁路手术完成后视图

大多数外科医师完成吻合后会常规检查是否有吻合口渗漏，这时有 3 种方法可选：第一种方法是经胃管将亚甲蓝注入胃囊，通过腹腔镜观察染料是否有渗漏；第二种选择是由麻醉医生将胃管或 Ewald 胃管置入胃囊，然后打气，术者将吻合口浸入水中观察有无气泡逸出；最后一种选择是术中行内镜检查，不仅可以直视观察胃空肠吻合口，还可以充气观察吻合口处有无气泡溢出。这些方法有利于减少吻合口瘘发生率，即使发生了吻合口瘘，也可以大大降低其严重程度。

术后管理

如无心脏问题患者术后即可转至普通病房。对于有心脏病史、术中出现呼吸循环问题或有严重的阻塞性睡眠呼吸暂停患者，术后需密切监测。鼻胃管减压不作为常规，如缺乏置管经验，反而增加胃囊穿孔风险。术后第一天应行上消化道检查，这一点对于尚未通过学习曲线的术者尤为重要。患者术后第一天早晨即开始无糖清亮流质饮食并持续预防 DVT 至出院前。下床活动可提前至手术当晚，如不能提前，术后第一天必须下床活动。围术期一定要关注药物的调整，尤其是糖尿病患者，术后必须立即调整药物剂量及种类。尽管给药要结合患者具体情况，但通常以术前剂量的一半作为术后初始剂量。

术后第2天可调整饮食为无糖全流质饮食，大多数患者此时已达出院标准。然后维持全流质包括含蛋白奶昔饮食至术后2周。在后续的6周里，将患者饮食逐渐调整为糊状饮食、软食，最终恢复到符合减重及营养供给要求的常规饮食。患者术后需对活动和饮食习惯做出适当调整。总的饮食指南包括常规的低热量、低脂和低糖摄入；鼓励每日三餐，每顿少量，每餐之间可进食健康零食，细嚼慢咽，一旦有饱腹感即停止进食；加大每餐的蛋白摄入量。建议每日饮水量为8盎司(约226.8 g)规格水杯8杯，不要在进食时同时喝其他饮料，碳酸饮料会使胃囊膨胀导致明显不适感，所以应该避免。补充维生素和矿物质非常重要，可避免维生素A、D、B_1、B_6、B_{12}以及钙和叶酸的缺乏。术后酒精性饮料会通过小肠快速吸收导致醉酒加快或酒精中毒。患者对术后肠道吸收的这些变化应该知晓。鼓励日常锻炼，参与每月减重支持小组的活动对于减重和维持效果有积极的作用。术后随访时间节点为术后1周、1个月、3个月、6个月、9个月和12个月，随后改为每4个月复查一次。常规访视关注的重点是评估是否有迟发性并发症，是否存在营养不良，并进行日常行为咨询。

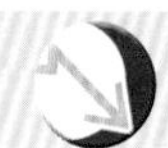

并发症

自20世纪90年代后期腹腔镜手术开展以来，外科医师为提高胃旁路手术的安全性做出了巨大的努力。术后并发症可分为早期(＜30天)和晚期(＞30天)并发症(表9.1)。

表9.1 早期(<30天)和晚期(>30天)腹腔镜胃旁路术后并发症

并发症	发生率
总体	7%
早期	
出血	2%~3.5%
切口感染	1.8%
肠梗阻	1.7%
吻合口瘘	1%~5.6%
静脉血栓栓塞(VTE)	0.1%~2%
晚期	
有症状的胆结石	22%~71%
胃-胃瘘	3%
边缘溃疡	1%~16%
吻合口狭窄	1%~9%
小肠梗阻	3.2%
营养不良(未监测的)	1% (30%)

在早期并发症中，肺栓塞仍然是导致肥胖患者死亡的最常见原因，总发生率为0.1%～2%。吻合口瘘最常发生于胃空肠吻合口，其次是残胃切缘、空肠空肠吻合口、胃囊切缘和Roux袢残端。腹腔镜胃旁路术后瘘总发生率为1%～5.6%。及时识别瘘口位置和控制腹腔感染是减少败血症的关键。此外，吻合口瘘的临床表现多种多样，强烈推荐早期手术探查以明确诊断和治疗。吻合口瘘最常见的临床症状是心动过速、发热和腹痛。术后早期的胃肠出血一般好发于胃肠道闭合器切缘，可表现为管腔内出血，也可表现为腹腔出血。

小肠梗阻是腹腔镜胃旁路手术最常见的晚期并发症。与开放手术相比，早期小肠梗阻（术后前几个月）在腹腔镜胃旁路术中更常见，腹内疝也是如此。导致腹腔镜胃旁路手术后小肠梗阻最常见的原因包括腹内疝、空肠空肠吻合口并发症、腹腔粘连和切口疝。内疝可发生于小肠系膜缺损处，也可发生于 Roux 下方的 Petersen 间隙，后者更常见。CT 扫描发现肠系膜呈“螺旋”征象则高度提示腹内疝，需立即手术探查。瘘的患者好发吻合口狭窄，此外缺血、张力过高、操作不当和边缘溃疡也容易导致吻合口狭窄。吻合口狭窄通常需要在内镜下进行球囊扩张以确保吻合口直径大于 10 mm。不同研究报道的边缘溃疡发生率差异较大，从 1%到 16%不等。胆囊结石形成好发于大幅减重的患者，胃旁路手术后其发生率高达 30%。

结果

与传统治疗手段相比，减重手术是重度肥胖患者最有效的治疗方式。近 80%的减重手术患者体重会下降 60%～80%。与对照组相比，减重术后重度肥胖所致终生死亡风险可降低 35%。但自 21 世纪初开始，对减重手术安全性的监管力度加大。美国外科医师学会和美国代谢及减重外科手术学会成立了卓越减重手术中心，并且许多保险公司也只对这些中心进行的减重手术进行赔付。美国飞跃集团也将大中心（年手术量超过 125 例）所开展的减重手术添加至改善人类生存手术列表中。

迄今综合性最强的一项综合分析研究纳入了超过 85 000 名的胃旁路手术患者，结果发现腹腔镜胃旁路手术总死亡率为 0.16%。此外胃旁路手术在代谢紊乱的疗效同样显著。Pories 等首次报道了该术式对 83%的非胰岛素依赖型糖尿病患者和 99%的糖耐量异常患者具有长期控糖的效果。自此大量研究结果均证实胃旁路手术是治疗 2 型糖尿病的最有效术式，无论是术后 1 周还是术后 2 年疗效都是如此。代谢综合征包含了糖尿病、血脂异常和高血压，此“三高”使患者罹患冠状动脉疾病的风险显著增加。接受减重术后 96%的患者代谢综合征得到治愈，这一治愈率让其他手段望尘莫及。近期该结果在 BMI 较低（30～35 kg/m^2）的糖尿病患者中也得到验证，尽管这部分患者不符合传统的减重手术指征。此外因病态肥胖行减重手术的患者妊娠后产妇和新生儿的不良结局发生率也会降低。

结论

对于病态肥胖患者，胃旁路手术是金标准术式，减重效果好且持久。此外该术式也是治疗代谢综合征、2 型糖尿病和其他肥胖相关合并症（如难治性胃食管反流病）的最有效的方法；还可应用于肥胖患者的再次抗反流手术。胃旁路手术的安全性得到显著提高，与其他常规手术相仿，如腹腔镜胆囊切除术。术后需定期随访观察是否有长期并发症，包括维生素缺乏和其他营养不良、小肠梗阻、吻合口狭窄和边缘溃疡等。

参考文献

[1] Fridley J, Foroozan R, ShermanV, et al. Bariatric surgery for the treatment of idiopathic intracranial hypertension[J]. J Neurosurg, 2011, 114:34-39.

[2] Madalosso C A, Gurski R R, Callegari-Jacques S M, et al. The impact of gastric bypass on

gastroesophageal reflux disease in patients with morbid obesity: A prospective study based on the Montreal Consensus[J]. Ann Surg, 2010,251:244-248.

[3] Puzziferri N, Austrheim-Smith I T, Wolfe B M, et al. Three-year follow-up of a prospective randomized trial comparing laparo-scopic versus open gastric bypass[J]. Ann Surg, 2006,243: 181-188.

[4] Buchwald H,Avidor Y, Braunwald E, et al. Bariatric surgery: A systematic review and meta-analysis[J]. JAMA, 2004,292:1724-1737.

[5] Sjostrom L, Lindroos A K, Peltonen M, et al. Lifestyle, diabetes, and cardiovascular risk factors 10 years after bariatric surgery[J]. N Engl J Med, 2004,351:2683-2693.

[6] DeMaria E J, Murr M, Byrne T K, et al. Validation of the obesity surgery mortality risk score in a multicenter study proves it stratifies mortality risk in patients undergoing gastric bypass for morbid obesity[J]. Ann Surg, 2007,246:578-584.

[7] Poirier P, Alpert M A, Fleisher L A, et al. Cardiovascular evaluation and management of severely obese patients undergoing surgery: A science advisory from the American heart association[J].Circulation, 2009,120:86-95.

[8] Livingston E H, Langert J. The impact of age and Medicare status on bariatric surgical outcomes[J]. Arch Surg, 2006,141:1115-1120.

[9] Livingston E H, Arterburn D, Schifftner T L, et al. National surgical quality improvement program analysis of bariatric operations:Modifiable risk factors contribute to bariatric surgical adverse outcomes[J]. J Am Coll Surg, 2006,203:625-633.

[10] Buchwald H, Estok R, Fahrbach K, et al. Trends in mortality in bariatric surgery: A systematic review and meta-analysis[J]. Surgery,2007,142:621-632.

[11] Solomon H, Liu G Y, Alami R, et al. Benefits to patients choosing preoperative weight loss in gastric bypass surgery: New results of a randomized trial[J]. J Am Coll Surg, 2009,208: 241-245.

[12] Mechanick J I, Kushner R F, Sugerman H J, et al. American association of clinical endocrinologists, the obesity society, and American society for metabolic & bariatric surgery medical guidelines for clinical practice for the perioperative nutritional, metabolic, and nonsurgical support of the bariatric surgery patient[J]. Endocr Pract, 2008,14(1 Suppl): 1-83.

[13] Awais O, Luketich J D, Reddy N, et al. Roux-en-Y near esophagojejunostomy for failed anti-reflux surgery: An analysis of outcomes in over 100 patients[C]//Presented at the Society of Thoracic Surgeons 49th Annual Meeting Los Angeles. California, 2013.

[14] Sekhar N, Torquati A, Lutfi R, et al. Endoscopic evaluation of the gastrojejunostomy in laparoscopic gastric bypass. A series of 340 patients without postoperative leak[J]. Surg Endosc, 2006,20:199-201.

[15] Aasheim E T, Bjorkman S, Sovik T T, et al. Vitamin status after bariatric surgery: A randomized study of gastric bypass and duodenal switch[J]. Am J Clin Nutr, 2009,90:15-22.

[16] Halverson J D, Koehler R E. Gastric bypass: Analysis of weight loss and factors determining success[J]. Surgery, 1981,90:446-455.

[17] Guajardo-Salinas G E, Hilmy A, Martinez-Ugarte M L. Predictors of weight loss and effectiveness of Roux-en-Y gastric bypass in the morbidly obese Hispano-American population[J]. Obes Surg,2008,18:1369-1375.

[18] Gonzalez R, Sarr M G, Smith C D, et al. Diagnosis and contemporary management of anastomotic leaks after gastric bypass for obesity[J]. J Am Coll Surg, 2007,204:47-55.

[19] Nguyen N T, Longoria M, Chalifoux S, et al. Gastrointestinal hemorrhage after laparoscopic gastric bypass[J]. Obes Surg,2004,14:1308-1312.

[20] Podnos Y D, Jimenez J C, Wilson S E, et al. Complications after laparoscopic gastric bypass: a review of 3464 cases[J]. Arch Surg,2003,138:957-961.

[21] Koppman J S, Li C, Gandsas A. Small bowel obstruction after laparoscopic Roux-en-Y gastric bypass: A review of 9,527 patients[J]. J Am Coll Surg, 2008,206:571-584.

[22] Lockhart M E, Tessler F N, Canon C L, et al. Internal hernia after gastric bypass: Sensitivity and specificity of seven CT signs with surgical correlation and controls[J]. AJR Am J Roentgenol, 2007,188:745-750.

[23] Elder K A, Wolfe B M. Bariatric surgery: A review of procedures and outcomes[J]. Gastroenterology, 2007,132:2253-2271.

[24] Iglézias Brandão, De Oliveira C, Adami Chaim E, et al. Impact of rapid weight reduction on risk of cholelithiasis after bariatric surgery[J]. Obes Surg, 2003,13:625-628.

[25] Buchwald H, Estok R, Fahrbach K, et al. Weight and type 2 diabetes after bariatric surgery: Systematic review and metaanalysis[J].Am J Med, 2009,122:248-256.

[26] Hollenbeak C S, Rogers A M, Barrus B, et al. Surgical volume impacts bariatric surgery mortality: A case for centers of excellence[J].Surgery, 2008,144:736-743.

[27] Pories W J, Swanson M S, MacDonald K G, et al. Who would have thought it? An operation proves to be the most effective therapy for adult-onset diabetes mellitus[J]. Ann Surg, 1995, 222:339-350.

[28] Longitudinal Assessment of Bariatric Surgery (LABS) Consortium,Flum D R, Belle S H, et al. Perioperative safety in the longitudinal assessment of bariatric surgery[J]. N Engl J Med, 2009,361:445-454.

[29] Peterli R, Wolnerhanssen B, Peters T, et al. Improvement in glucose metabolism after bariatric surgery: Comparison of laparoscopic Roux-en-Y gastric bypass and laparoscopic sleeve gastrectomy: A prospective randomized trial[J]. Ann Surg, 2009,250:234-241.

[30] Lee W J, Huang M T, Wang W, et al. Effects of obesity surgery on the metabolic syndrome [J]. Arch Surg, 2004,139:1088-1092.

[31] DeMaria E J, Winegar D A , Pate V W, et al. Early postoperative outcomes of metabolic surgery to treat diabetes from sites participating in the ASMBS bariatric surgery center of excellence program as reported in the Bariatric Outcomes Longitudinal Database[J]. Ann Surg, 2010,252:559-566.

[32] Rubino F, Kaplan L M, Schauer P R, et al. The diabetes surgery summit consensus conference: Recommendations for the evaluation and use of gastrointestinal surgery to treat type 2 diabetes mellitus[J]. Ann Surg, 2010,251:399-405.

[33] Maggard M A, Yermilov I, Li Z, et al. Pregnancy and fertility following bariatric surgery: A systematic review[J]. JAMA, 2008,300:2286-2296.

（李小军 胡雁南 译 贡会源 校）

10 内镜抗反流修复——EsophyX

Kyle A. Perry　W. Scott Melvin

引言

胃食管反流病(gastroesophageal reflux disease,GERD)在西方国家是一个严重的健康问题,近半数美国人至少每月有相应症状,高达10%的人每天都有反流症状。质子泵抑制剂(proton pump inhibitors,PPI)可以有效控制胃食管反流病患者的症状,但需要终身用药,且仍有多达20%的患者持续存在烧心和反酸症状。腹腔镜抗反流手术能够很好地控制反流,患者满意度高,但相应的创伤、高成本及风险是阻碍患者选择手术的重要因素。

基于这些问题,医学专家们积极探索直接针对发病机制,更微创、有效且持久的治疗措施。在过去的20年里,介于药物治疗和有创胃底折叠手术之间的几种腔内治疗GERD的方法得到发展。本章将详细介绍经口无切口胃底折叠术(transoral incisionless fundoplication,TIF),该技术利用EsophyX装置经口构建出牢靠的胃食管折叠瓣。

另一技术所利用的是LINX系统,它通过腹腔镜在胃食管交界处放置一圈磁珠来增强食管下括约肌功能。术后只有当胃内压大于食管下括约肌压力和磁珠作用力时才会发生反流;而磁珠间能够充分分离则可保证食物通过、打嗝或呕吐等不受任何影响。LINX系统的初步临床试验表明,它能有效缩短食管酸暴露时间,减轻临床症状,减少对PPI的依赖,改善患者的生活质量,而且可以在不损伤食管的情况下取出。关于这项新技术的最新进展将在近期公布。

适应证/禁忌证

与其他内镜抗反流一样,TIF最佳治疗对象为胃食管交界处(gastroesophageal junction,GEJ)解剖变异小、对PPI治疗有效的中重度反流症状患者。有明显食管裂孔疝、重度食管炎、食管动力障碍或有食管静脉曲张的患者,不应进行TIF。此外,对Barrett食管患者不推荐采用TIF控酸,因为对该类患者来说,食管pH控制在什么水平合适尚无共识。

适应证

- PPI 依赖且客观检查确诊为 GERD 的患者；
- PPI 治疗效果好；
- 无全身麻醉禁忌证。

禁忌证

- 年龄＜18 岁；
- BMI ＞35 kg/m^2；
- 食管裂孔疝＞2 cm；
- 食管静脉曲张；
- Barrett 食管；
- 重度食管炎(LA C 级或以上)；
- 重度食管动力障碍。

术前规划

胃食管反流病患者可有典型或不典型的症状。大多数情况下，患者表现为烧心和反酸，并可能进展为吞咽困难和胸痛。少数情况下，患者可能出现食管上症状，包括慢性恶心、误吸、哮喘发作、咳嗽、声音嘶哑和异物感，伴或者不伴有典型 GERD 症状。患者在经过一段时间的抑酸药物治疗，症状改善后可考虑经口行无切口胃底折叠术治疗，当然，进一步的客观检查评估是必需的。

术前评估主要目的是确诊胃酸反流，并判断患者是否适合手术。上消化道内镜是最基础的检查，用于评估是否存在食管裂孔疝和食管炎，通过食管测压明确食管蠕动功能。对于症状不典型和无糜烂性食管炎的患者，动态 pH 监测有助于确诊胃食管反流病。对比造影可以评估食管裂孔疝的存在和大小，食管透视可代替测压用来确定食管动力正常。

由手术医生进行术前常规上消化道内镜检查，对胃食管交界处解剖进行仔细评估，可以使 TIF 术式选择更加合理；可以发现反流相关且不宜采取 TIF 治疗的合并症，包括严重食管炎、食管狭窄和 Barrett 食管。检查过程中充分扩张胃腔消除黏膜褶皱影响，通过反向视野对胃食管交界处进行检查，可以观察到膈肌脚对胃食管交界处的挤压情况，并评估食管裂孔的横径大小(图 10.1)。食管裂孔横径小于内窥镜直径的 2 倍是经口无切口胃底折叠术的必要条件，当食管裂孔横径大小超出该标准，折叠的胃底就有可能疝入胸腔而导致手术失败。

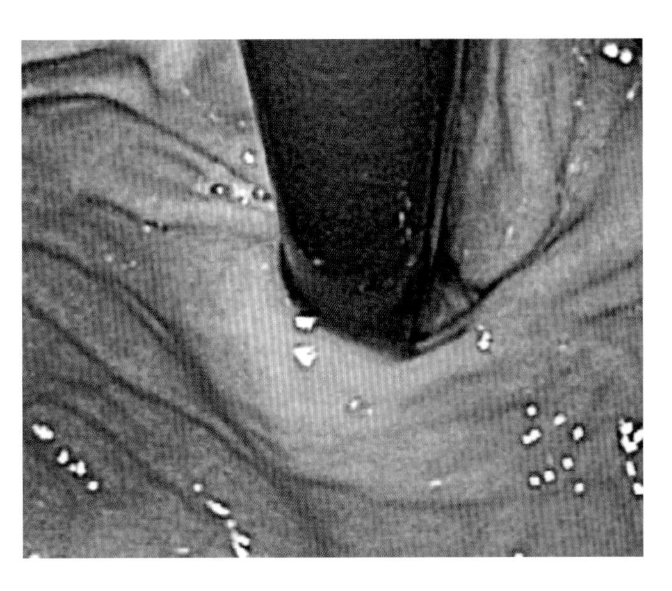

图 10.1　胃食管交界处内镜下反向视野评估食管裂孔横径

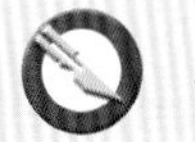 手术

设备平台

EsophyX 是一种可以实现腔内胃食管折叠的装置(图 10.2)。该装置通过标准内镜引导进入胃部,靠近食管胃交界区域的胃和食管组织,通过释放 H 形聚丙烯固定器将这些组织全层夹在一起完成折叠。

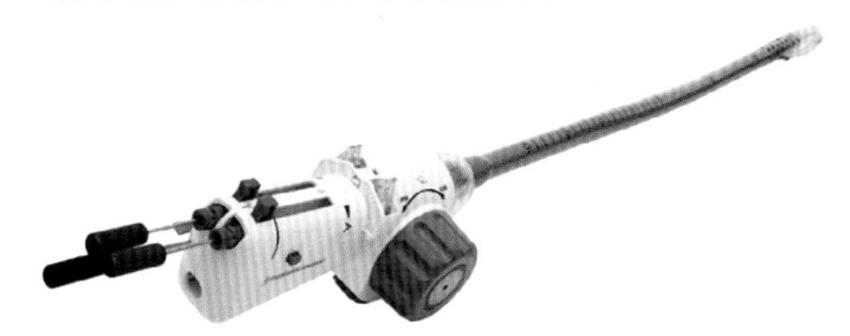

图 10.2　EsophyX 装置(由操作手柄、管状复位器和可反折铸模器组成)
(© 2014 EndoGastric Solutions, Inc.)

该装置包括一个控制手柄(图 10.3),直径 18 mm 的管状复位器,以及位于装置前端的可反折铸模器,它可以贴近组织并放置固定器;操作中将铸模器反转,用螺旋形牵

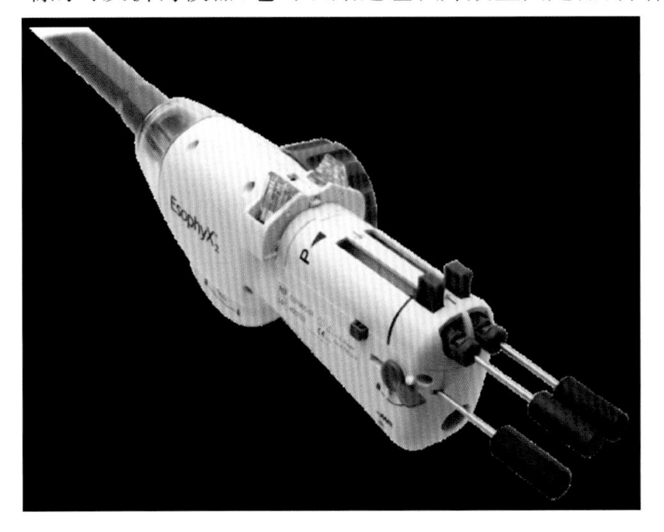

图 10.3　EsophyX 装置操作手柄
(© 2014 EndoGastric Solutions, Inc.)

引针锚定胃食管交界处黏膜，并将胃及部分食管壁组织牵引进铸模器和管装复位器之间(图 10.4)，在螺旋形牵引针两侧可经复位器的侧孔伸出穿刺针引导组织固定器放置(图 10.5)，穿刺针穿透食管及胃壁，H 形固定器在其引导下前脚进入胃腔，后脚位于食管腔，从而固定住折叠组织(图 10.6)。

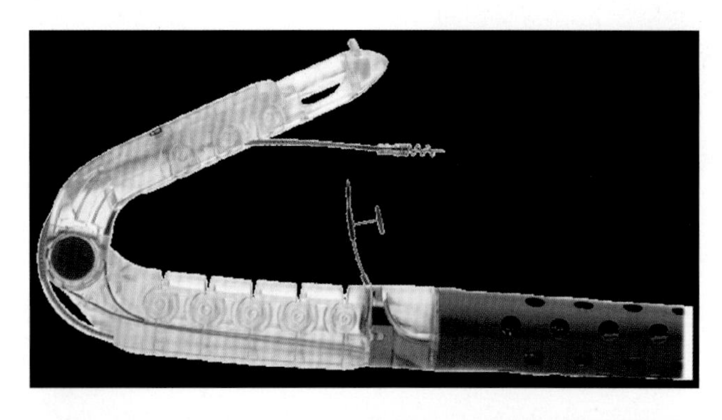

图 10.4 带有螺旋形牵引针的半关闭状态铸模器
(© 2014 EndoGastric Solutions, Inc.)

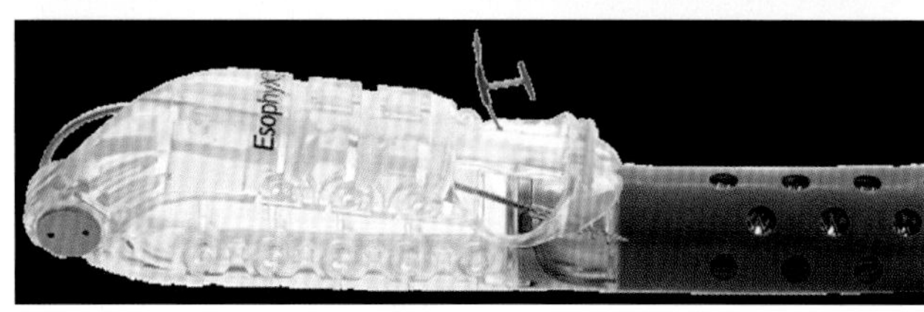

图 10.5 带有穿刺针和聚丙烯 H 形固定器的完全闭合状态铸模器
(© 2014 EndoGastric Solu-tions, Inc.)

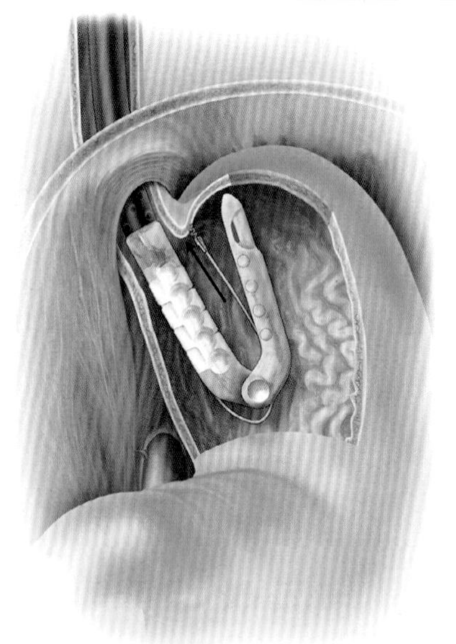

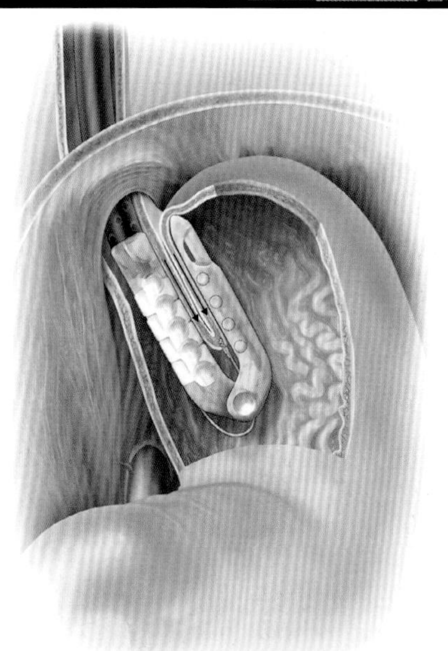

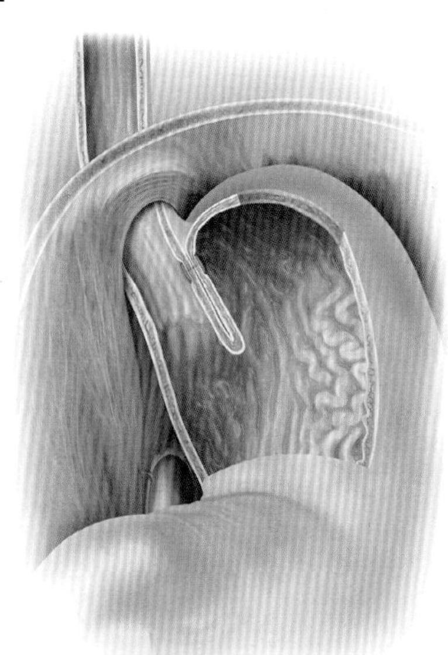

图 10.6 经口无切口胃底折叠术操作及固定示意图
左图：螺旋形牵引针锚定胃食管交界处的黏膜；中图：铸模器夹闭食管及胃组织以便于放置固定器重建 His 角；右图：H 形固定器夹闭胃及食管壁最佳位置展示。

解剖参照

在描述固定器放置方位时，我们将胃食管交界处内镜下的反向视野类比为钟面，12 点钟位置正对小弯侧，3 点钟位置为胃前壁，9 点钟位置为胃后壁，6 点钟方向为抗反流瓣位置正对胃大弯侧(图 10.7)。

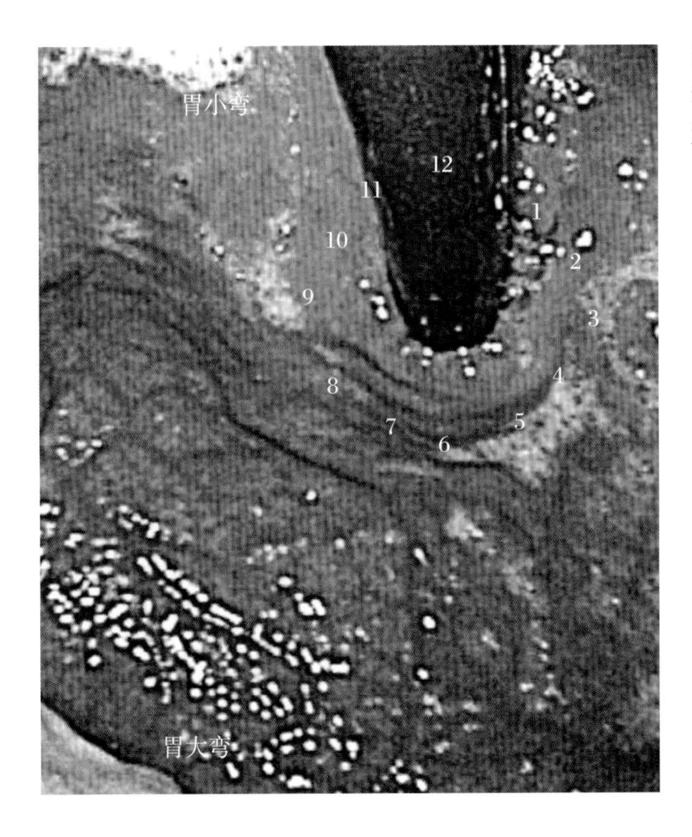

图 10.7　操作前内镜反向视野展示胃食管交界处
无食管裂孔疝征象。

技术演变

TIF 是通过内镜下操作完成胃食管全层折叠，从而形成一个胃食管抗反流瓣。该折叠技术自 2007 年采用 EsophyX 装置以来得到不断的发展，最初的经口无切口胃底折叠技术（TIF-1）旨在胃食管交界处水平创建一个部分环形的胃-胃底折叠。第二代技术（TIF-2）是通过增加旋转和纵向元件，并在胃食管交界处上方 3～4 cm 处放置固定器，建立一个更牢固的胃食管胃底折叠，临床采用该技术能够在 270°范围内建立折叠，折叠瓣长为 3～4 cm 以上。本章节所介绍的二代技术又有所发展，特别注重胃食管折叠过程中的旋转要素，在不影响膈肌脚的情况下获得足够长度的抗反流瓣。

患者体位和准备

手术采用全身麻醉经鼻气管插管，经鼻气管插管可最大化减少口咽部空间占用，以便 EsophyX 装置进入食管。固定好插管，术前使用抗生素，因手术需放置刺穿消化道管腔的聚丙烯固定器，术前需预防性应用。变换患者体位为半卧位，左侧抬高约 45°。首先进行操作前的内镜检查，评估胃食管交界处解剖特征并识别解剖标志。然后，放置 56F 扩张器扩张下咽部及食管，在我们早期经验中没有使用探条扩张器，后面发现这可以大大降低设备插入的阻力。

技术要点

EsophyX 装置充分润滑，将标准内镜插入其中，放置咬合垫，内镜 - EsophyX 组合装置穿过咬合垫经口插入胃内。操作中抬高下颌有助于装置通过下咽部，通过下咽部的操作需特别小心，早期有造成下咽部穿孔的报道。进入胃部后，采用标准高流量气腹机充入 CO_2，压力设定为 15 mmHg(约 2.0 kPa)，充分扩张胃腔，反转镜头，获得胃食管交界处视野。直视下将装置关节臂完全推进入胃腔(图 10.8A)，然后将内镜退到装置内(图 10.8B)，直视下将装置前端的铸模器反转，随后再次将内镜插入胃腔反向视野观察胃食管交界处及铸模器(图 10.9)。

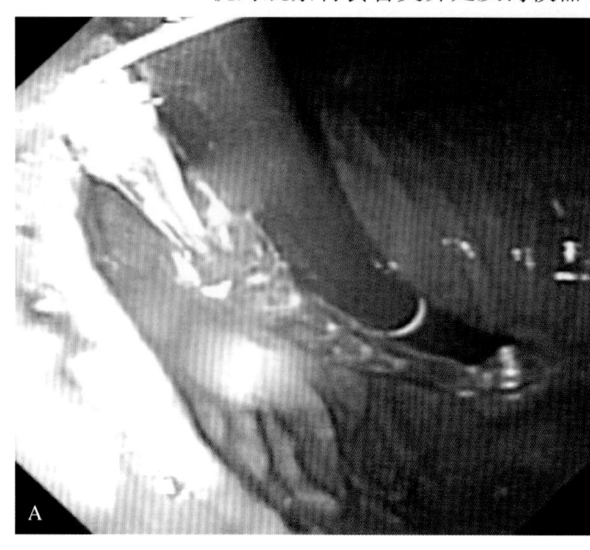

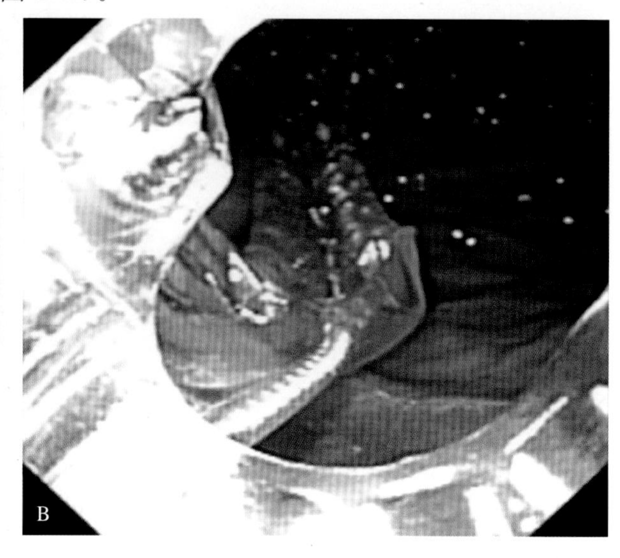

图 10.8　**A. 反向视野观察装置关节臂完全进入胃腔；B. 经装置内部前向视野观察胃腔内关节臂**

胃食管折叠通过在手术规划的恰当位置放置成对的全层固定器实现，最先折叠的位置决定抗反流瓣可翻转部分，最后折叠位置决定了抗反流瓣的长度。制作抗反流瓣的主要步骤如下所述：

- 在折叠部分的前角放置固定器；
- 在折叠部分后角放置固定器；
- 沿着胃大弯进行深度折叠。

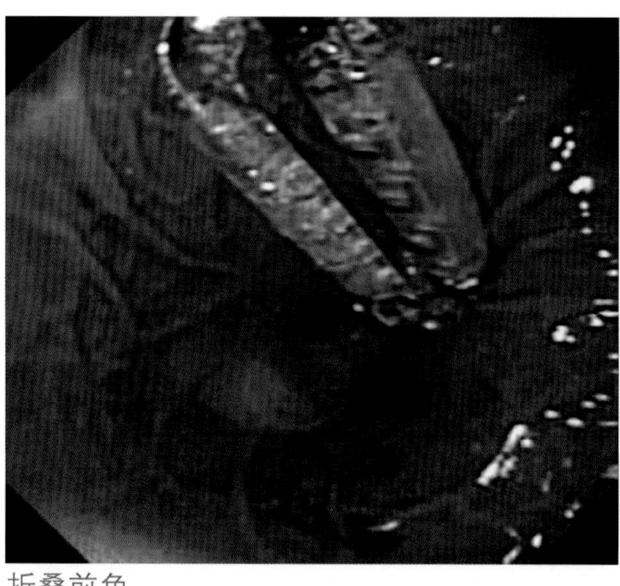

图 10.9　**反向视野观察装置到位，弯曲关节臂开始经口无切口胃底折叠操作**

折叠前角

将闭合的铸模器旋转到 12 点钟位置，螺旋形牵引针锚定胃食管交界处黏膜(图 10.10)。打开铸模器并旋转回 6 点钟位置，准备进行前角起始部位折叠。螺旋形牵引针开始牵引时，铸模器处于半夹闭状态并向前旋转到 1 点钟位置(图 10.11)。与此同时胃放气减张，以便装置能向前角最大限度旋转，铸模器闭合夹紧组织，使胃壁与食管壁紧贴。完成该步骤后，吸引器抽吸后充气扩张胃腔直视下观察装置关节臂，确保穿刺针安全从侧孔穿出，引导释放一对固定器(图 10.12)。在胃食管交界处的毗邻的不同深度位置再重复该步骤两次，这样就释放了 6 个固定器形成胃食管折叠的前角。

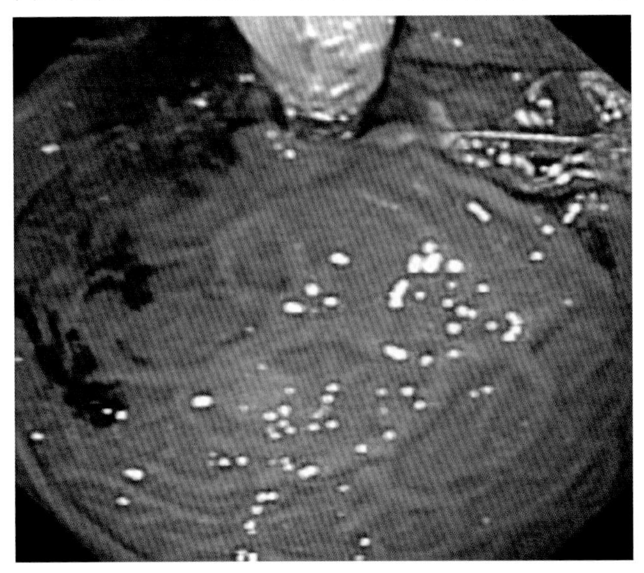

图 10.10 螺旋形牵引针锚定胃食管连接部小弯侧黏膜(12 点钟位置)

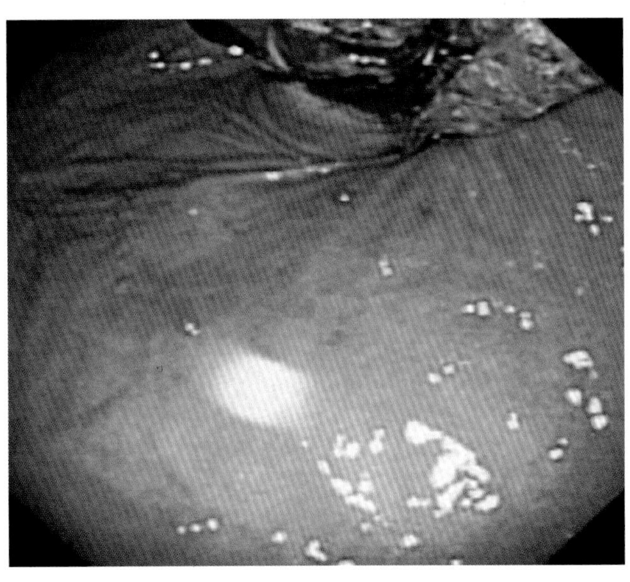

图 10.11 将设备向前旋转到 1 点钟位置牵拉组织进行前角折叠

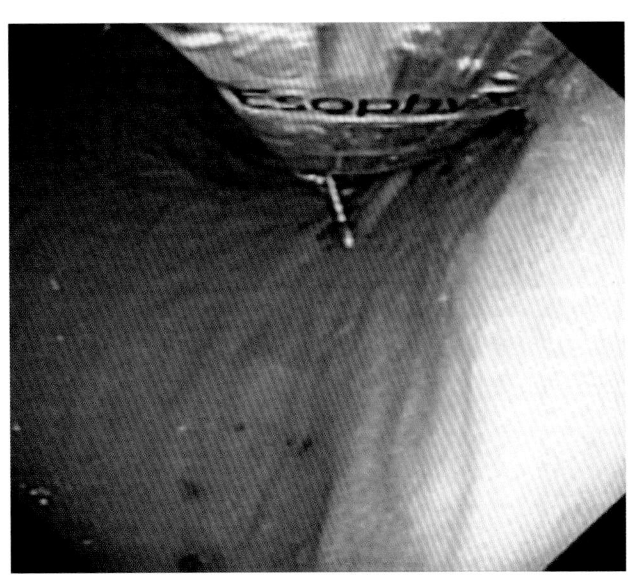

图 10.12 使用穿刺针在前角放置固定器

折叠后角

仍然保持螺旋形牵引针在小弯侧的12点钟位置锚定黏膜，打开铸模器，沿小弯侧逆时针旋转到6点钟位置。胃放气时牵拉螺旋形牵引针。铸模器半夹闭状态沿顺时针方向旋转到后角11点钟位置（图10.13）。

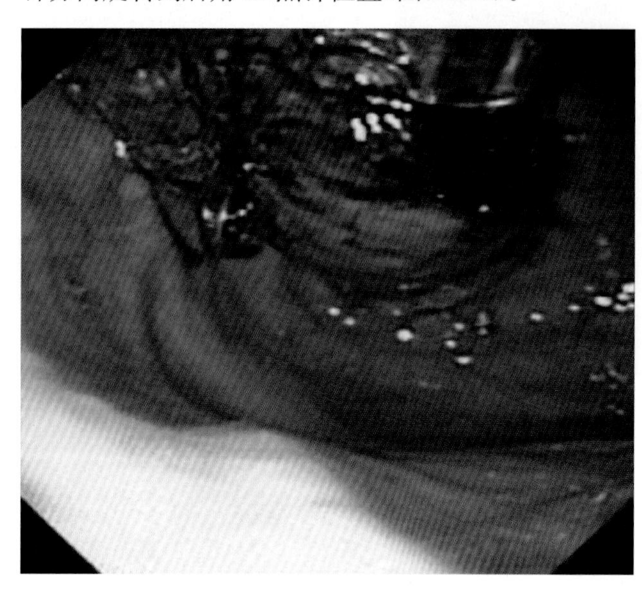

图10.13　将装置向后旋转到11点钟位置牵拉组织进行后角折叠

最大限度旋转装置后，夹闭铸模器，吸引器抽吸后充气扩张胃腔，我们可以观察到铸模器的后方，然后将装置缓慢回旋出角落，确保穿刺针及固定器安全置入。在后角以不同的深度重复该操作2次完成该部位的折叠。

大弯侧纵向折叠

完成前角和后角折叠后，我们需要尽可能靠近大弯放置深部固定器以便延长抗反流瓣的长度。螺旋形牵引针从12点位置解除锚定，变换到6点钟位置（图10.14），该部位折叠也可以不使用牵引针。轻轻打开铸模器置于5点钟位置，将装置整体缓慢往口外退以牵拉组织，然后夹闭铸模器置，以便在胃食管交界处形成2～4 cm的折叠（图10.15）。需要注意的是，要避免装置钳夹膈脚形成折叠夹层，多余的组织造成折叠厚度超出固定器穿透设计厚度，导致固定器撕脱，甚至导致该部位食管穿孔。分别在5点钟和7点钟位置的以不同深度放置两套固定器以完成食管折叠。

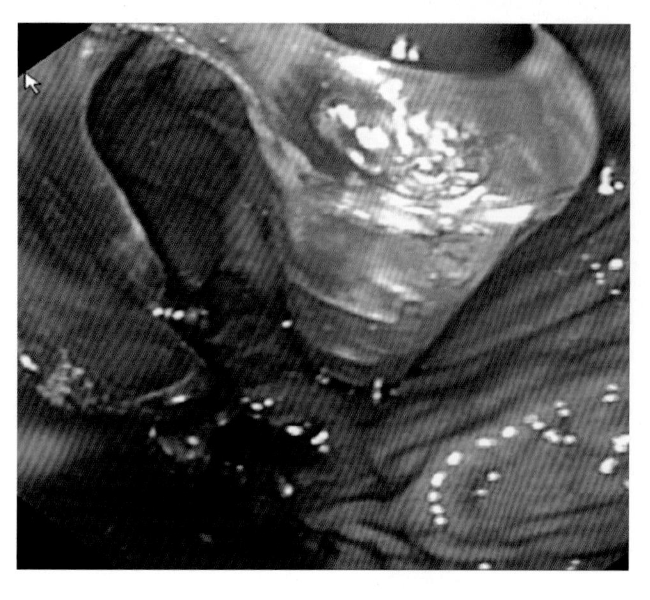

图10.14　使用螺旋形牵引针在大弯侧6点钟位置锚定牵拉组织进行纵向折叠

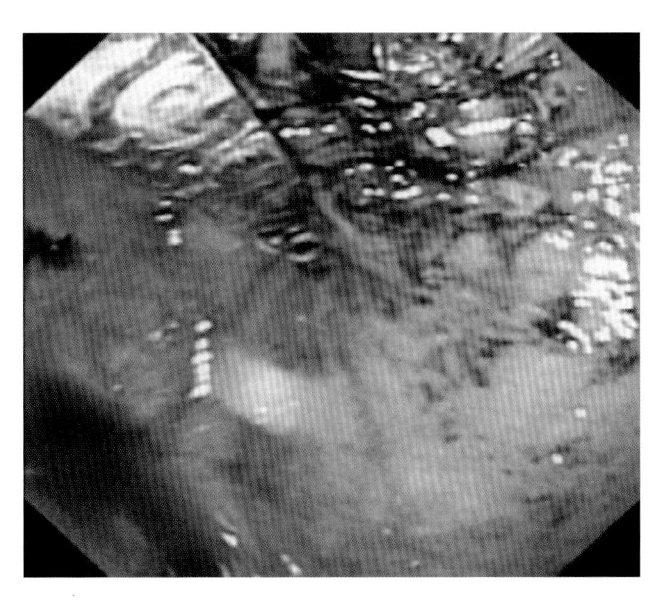

图 10.15　在5点钟位置闭合铸模器在胃食管交界处上方形成一个纵向的胃食管折叠

移除装置

折叠完成后，向胃内推进装置直到在胃腔内能清楚观察到反折关节；解除螺旋形牵引针锚定，将内镜推入装置鞘内，直视下伸直铸模器关节并退出。移除装置过程中一定要注意避免撕裂黏膜，一旦发生，可以在内镜下用夹子闭合裂口。

术毕内镜评估

操作结束后立即行内镜检查，充分评估食管黏膜是否损伤，折叠是否彻底以及是否存在出血。内镜反向视野中我们可以看到经口无切口胃底折叠的抗反流瓣呈"Ω"形状，与 Nissen 胃底折叠相似(图 10.16)。

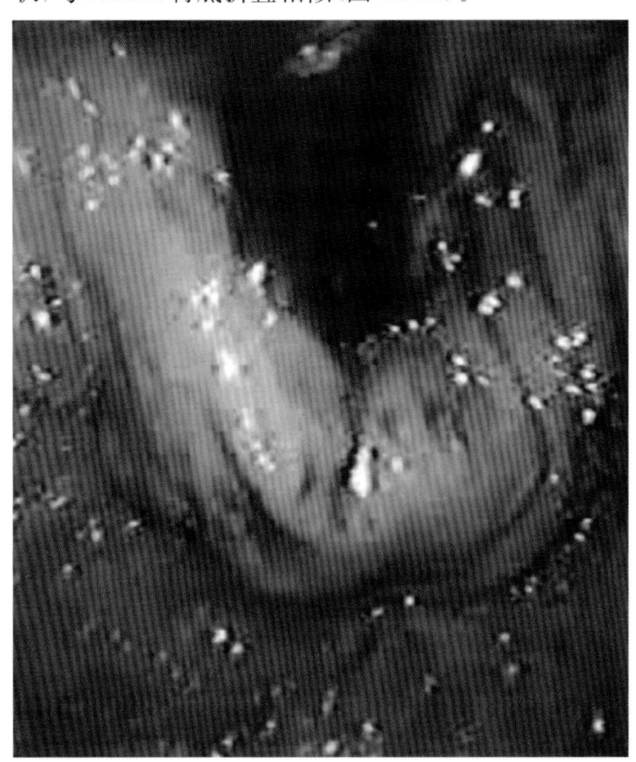

图 10.16　术毕内镜反向视野展示完整的经口无切口胃底折叠抗反流瓣

与 Nissen 胃底折叠术的经典"Ω"形瓣相似。

术后管理

完成术毕内镜检查后，静脉注射昂丹司琼止呕，干呕可能会导致T形固定器撕脱而导致手术失败。

患者继续留院观察一晚，期间继续按计划静脉应用止呕药。术后3～4天内必要时使用麻醉止痛药控制常见的咽痛、胸痛或肩部疼痛。食管造影一般不作为术后的常规检查，当患者主诉有持续性或超预期的疼痛时，我们需要警惕食管穿孔、纵隔脓肿等并发症的发生。

术后患者可进食稀薄流质，如果没有吞咽障碍，可在术后第1天出院前升级为偏浓稠流质饮食。全流质饮食维持5天，然后在接下来的2～4周改为软食。术后早期为了减少干呕和胃胀，提倡广泛使用止呕药和少食多餐的进食习惯。

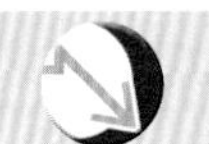

并发症

尽管颈部食管穿孔、术后出血、纵隔脓肿和早期手术失败等并发症罕见，但仍有报道。初期一项欧洲多中心临床试验中，两名患者在经口无切口胃底折叠术中出现颈部食管损伤。由于EsophyX是标准内镜外带的装置，在插入时必须特别细心。对于一些因体态特殊致操作空间不足或颈部活动受限的患者，插入此类大装置尤其困难，所以我们在选择患者的时候需要仔细筛选。通过严格筛选病患和充分润滑装置，并使用56～60F的探条预扩张食管，可以使操作变得容易并能有效减少并发症。

多项系列研究报道，术后出血可采取输血或再次内镜检查干预处理，导致出血的可能原因是螺旋形牵引针穿刺点出血或者固定器放置位置过于接近胃小弯侧。既往我们有两名患者在行经口无切口胃底折叠术后发生出血并输血，但再次的内镜探查均未发现活动性出血点。谨慎放置和移除螺旋形牵引针、警惕小弯侧操作，并在术毕内镜检查时对手术操作部位全面仔细检查可以有效减少术后出血的发生。

此外，经口无切口胃底折叠术后胃瘘、纵隔脓肿和早期手术失败均有报道，该类并发症可能与固定器在术后早期撕裂穿透胃或者食管壁有关，在手术中，我们一定要注意避免膈肌脚被夹入折叠组织，导致厚度超出固定器的穿刺及钳夹厚度。在手术后，应积极使用止呕药预防干呕，提倡少量进食以减少术后早期的胃胀。

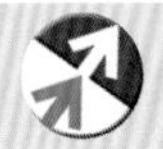

结果

基于早期队列研究结果，经口无切口胃底折叠术效果满意。Cadiere等对86名患者治疗的初步经验进行了报道，有81名患者完成了6个月的随访，其中80%的患者胃食管反流健康相关生活质量（GERD-HRQL）评分得到改善，81%患者不再使用PPI药物；术后pH检测提示40%患者食管酸暴露转为正常。我们报道了手术治疗胃食管反流病在美国的初步经验，该部分患者未经过特殊筛选，结果显示在接受手术10个月以后，53%的患者抑酸药物用量减少并且症状获得改善。Bell等研究表明经口无切口胃底折叠术后，患者症状均显著改善，包括典型（70%）和非典型（64%）胃食管反流病症状，无吞咽困难、腹胀或胀气的报道。其他一些小样本量研究在烧心评分、PPI使用和食管酸暴露改善方面获得了相似结果，但是，目前缺乏前瞻性对照试验和远期随访结果，需要进一步的研究去证明胃食管反流病患者可以从经口无切口胃底折叠术中获益。

此外，尽管一些中心在初期热衷于开展该手术，但由于胃食管反流症状的复发和总体效果不尽如人意，这些中心已开始弃用该术式。例如，Hoppo 等对 16 个月内在三个机构接受 EsophyX 手术的 19 名患者随访结果进行报道，短期随访（中位随访时间为 10.8 个月）发现大部分患者（13/19，68%）症状复发，超过半数（10/19，53%）需要再次手术干预。Furnee 等研究结果表明在 88 名接受 EsophyX 抗反流手术的患者中，有 11 名患者（12.5%）因症状复发需二次手术行腹腔镜下 Nissen 折叠术，两次手术间隔的中位时间为 8.1 个月。Romario 等报道了类似情况，他们有 9 名患者需要二次手术行 Nissen 折叠，手术间隔的中位时间为 13.3 个月。两位外科医生均注意到，二次补救手术增加了吞咽困难的风险，发生率达到 22%～27%。尽管 Romario 研究中的患者没有因为 EsophyX 手术而导致二次手术发生术中并发症，但 Furnee 报告了两名患者术中胃穿孔以及一名患者术后出现膈下脓肿。Furnee 研究中由 EsophyX 固定器引起的胃损伤占 27%，该风险高于一般在初次或再次抗反流手术所见。其他一些外科医生还注意到二次手术中想去除 H 形固定器，恢复正常解剖是非常困难的，腹腔镜下移除 H 形固定器可能会导致细小瘘管产生，再次手术的术中内镜检查充气可能会扩大瘘口加重渗漏（主编见解）。所以当外科医生为既往接受过 EsophyX 抗反流手术患者实施再次抗反流手术时，必须警惕这些风险，未雨绸缪去解决这些技术问题。

结论

随着时间推移，EsophyX 设备和经口无切口胃底折叠技术不断改进，在胃食管反流病患者的治疗中发挥潜力并崭露头角。多项研究表明，大多数患者适用经口无切口胃底折叠术治疗，且并发症发生率低，术后症状、生活质量评分以及食管酸暴露均能得到显著改善。然而，也有其他一些研究发现，该手术失败率高，并且会增加再次抗反流手术并发症的发生率。经口无切口胃底折叠术在胃食管反流病治疗中疗效到底如何，期待目前正在进行的前瞻性对照试验和已注册的长期研究能解答该问题。

参考文献

[1] Bell R C, Cadière G B. Transoral rotational esophagogastric fundoplication: Technical, anatomical, and safety considerations[J]. Surg Endosc, 2011,25:2387-2399.

[2] Bell R C, Freeman K D. Clinical and pH-metric outcomes of transoral esophagogastric fundoplication for the treatment of gastroesophageal reflux disease[J]. Surg Endosc, 2011,25: 1975-1984.

[3] Bergman S, Mikami D J, Hazey J W, et al. Endolumenal fundoplication with EsophyX: The initial North American experience[J]. Surg Innov, 2008,15:166-170.

[4] Bonavina L, DeMeester T, Fockens P, et al. Laparoscopic sphincter augmentation device eliminates reflux symptoms and normalizes esophageal acid exposure: one-and 2-year results of a feasibility trial[J]. Ann Surg, 2010,252:857-862.

[5] Cadière G B, Rajan A, Germay O, et al. Endoluminal fundoplication by a transoral device for the treatment of GERD: A feasibil-ity study[J]. Surg Endosc, 2008,22:333-342.

[6] Cadière G B, Buset M, Muls V, et al. Antireflux transoral incisionless fundoplication using

EsophyX：12-month results of a pro-spective multicenter study[J]. World J Surg，2008，32：1676-1688.

[7] Cadière G B，van Sante N，Graves J E，et al. Two-year results of a feasibility study on antireflux transoral incisionless fundoplica-tion using EsophyX[J]. Surg Endosc，2009，23：957-964.

[8] Demyttenaere S V，Bergman S，Pham T，et al. Transoral incisionless fundoplication for gastroesophageal reflux disease in an unselected patient population[J]. Surg Endosc，2010，24：854-858.

[9] Ganz R，Peters J，Horgan S，et al. Esophageal sphincter device for gastroesophageal reflux disease[J]. N Engl J Med，2013，368：719-727.

[10] Hoppo T，Immanuel A，Schuchert M，et al. Transoral incisionless fundoplication 2.0 procedure using EsophyX for gastroesophageal reflux disease[J]. J Gastrointest Surg，2010，14(12)：1895-1901.

[11] Fumagalli Romario U，Barbera R，Repici A，et al. Nissen fundoplication after failure of endoluminal fundoplication：Short-term results[J]. J Gastrointest Surg，2011，15(3)：439-443.

[12] Furnee E J，Broeders J A，Draaisma W A，et al. Laparoscopic Nissen fundoplication after failed EsophyX fundoplication[J]. Br J Surg，2010，97(7)：1051-1055.

[13] Testoni P A，Corsetti M，Di Pietro S，et al. Effect of transoral incisionless fundoplication on symptoms，PPI use，and ph-impedance refluxes of GERD patients[J]. World J Surg，2010，34：750-757.

[14] Trad K S，Turgeon D G，Deljkich E. Long-term outcomes after transoral incisionless fundoplication in patients with GERD and LPR symptoms[J]. Surg Endosc，2012，26：650-660.

[15] Velanovich V. Endoscopic，endoluminal fundoplication for gastroesophageal reflux disease：Initial experience and lessons learned[J]. Surgery，2010，148：646-651.

（詹必成 译 Wen Wen 校）

11 腹腔镜食管旁疝修补术

Katie S. Nason　James D. Luketich

引言

食管裂孔疝一般分四种类型(图 11.1)，Ⅰ型为滑动型食管裂孔疝，单纯胃食管交界处进入胸腔(图 11.1A)。部分或全部胃体自腹腔经食管裂孔移位至后纵隔时称为食管旁疝(paraesophageal hernia，PEH)。如胃食管交界处仍保持在腹腔内正常位置，胃底通过膈食管韧带前外侧薄弱区疝入纵隔食管旁，这种类型的 PEH 是一种“真正的”食管旁疝，为Ⅱ型 PEH，这种情况很罕见(图 11.1B)。更常见的是胃食管交界处向头侧移位，可能是长期胃食管反流和食管纤维化改变，引起食管纵行肌短缩，进而导致食管本身缩短。随着时间的推移，将胃食管交界处连同近端胃拉到后纵隔，膈食管韧带被拉长，膈肌脚间隙扩大。最终，胃食管交界处固定在后纵隔，伴有不同程度的胃疝，被称为Ⅲ型 PEH(图 11.1C)。巨大的、有症状的 PEH 通常表现为梗阻症状，包括胸痛、餐后腹胀或吞咽困难。贫血和气短也是常见症状，但往往被误认为其他原因所致。Ⅲ型 PEH 占食管裂孔疝的 5%～10%。当腹腔其他器官，如网膜、结肠、脾和胰，伴随胃疝入胸腔时，称为Ⅳ型 PEH(图 11.1D)。

过去十年中，腹腔镜 PEH 修补已经成为一种标准术式，使 PEH 修补疼痛更轻、恢复更快、并发症更低，尤其由具有丰富的开放和微创食管手术经验的外科医生完成时。在高水平的中心，腹腔镜修补效果优于开腹修补。为提高修补的持久性并确保症状长期缓解，PEH 修补需特别注意以下几个关键因素：① 将疝囊、胃和其他内容物完全从纵隔游离并无张力复位至腹部；② 充分游离胸段食管，如果存在食管缩短，需要注意识别和处理；③ 无张力关闭食管裂孔缺损；④ 行部分或全胃底折叠术。对部分患者而言，在完成前三个步骤后，可只做胃固定术。

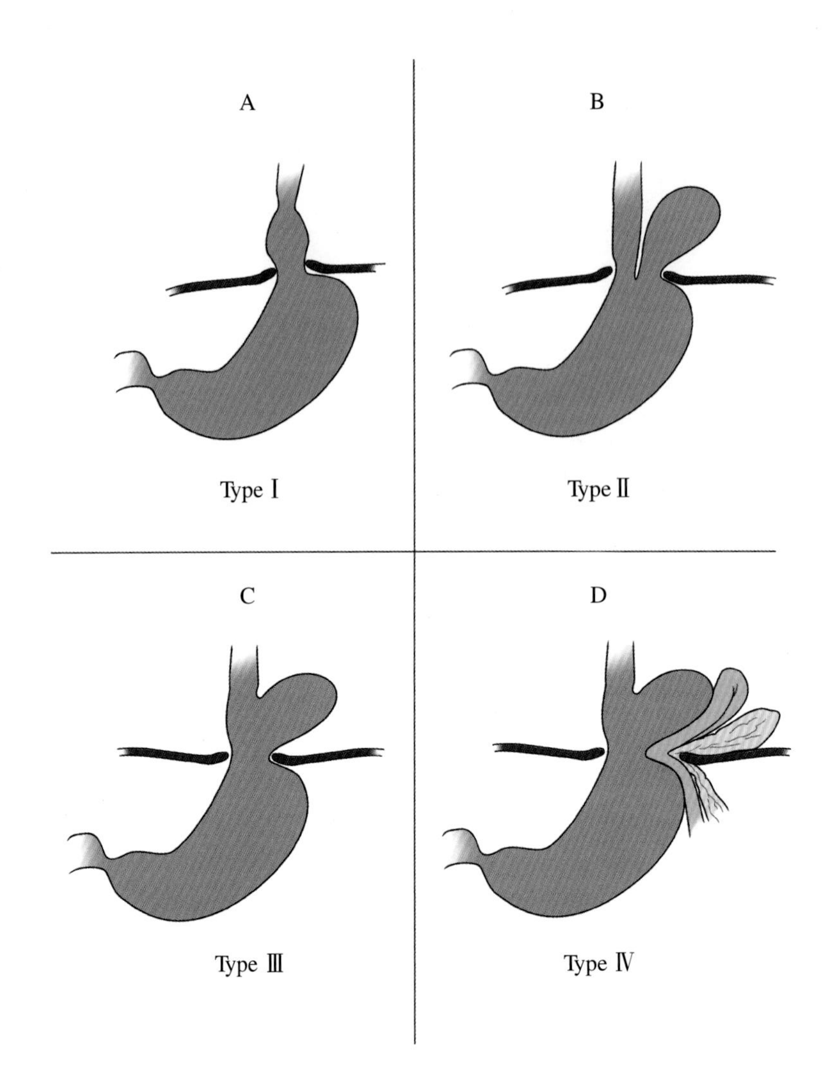

图 11.1　**食管裂孔疝分型**

A. Ⅰ型，滑动型食管裂孔疝；B. Ⅱ型，真正的食管旁疝，仅有部分胃底疝入；C. Ⅲ型，胃食管交界处和部分胃底疝入的食管旁疝；D. Ⅳ型，胃食管交界处、胃底和一个或多个腹腔其他脏器疝入的食管旁疝。（引自：Sun R. Imaging for Surgical Disease[M]. Philadelphia: Lippincott Williams & Wilkins, 2014.）

适应证/禁忌证

对于有症状的患者均应推荐手术修补，但对于无症状疝的处理仍存在争议，需要进一步探讨。以我们的经验来看真正无症状的巨大 PEH 并不常见，更常见的是存在明显症状，但隐匿发病，并且病程长，病人已经耐受这些症状。一些研究指出，PEH 引起致命并发症的风险低于行修补手术的风险。然而，分析这些研究结果时，需要特别注意轻微症状或无症状的定义。Stylopoulos 的论文中，轻微症状定义为"不影响患者生活质量的烧心"。根据我们的经验，绝大多数影像上有巨大 PEH 表现的患者都有梗阻症状，包括吞咽困难、餐后腹胀和胸痛。偶尔我们在门诊会遇到的一些老年患者可能否认吞咽困难和其他症状，但在过去 5～10 年中他们的体重明显下降。进一步询问会发现他们的饮食发生了重大变化，避免吃硬食，有时甚至软食也不行，因为"无法顺利下咽"。

当这些疝进展到需要亚急诊、非择期修补时，我们和其他外科医生发现，围手术期并发症和死亡率均显著增加。我们的 662 例腹腔镜巨大 PEH 修补术患者中，经筛选的腹腔镜择期手术患者术后死亡率为 0.5%，而急诊手术为 7.5%。当患者出现胃坏死、大出血或严重吸入性肺炎时，这一比例可能会更高。尽管这些致命情况并不常见，但当我们评估可能有轻微症状的患者时，必须想到这些。择期和急诊手术的围手术期死亡率和/或并发症发生率在一定程度上是可以通过 PEH 的大小、病人的一般情况、有无合并症以及病人的综合症状来评估的。最近我们发现，年龄调整后的 Charlson 合并症指数(Charlson comorbidity index，CCI)评分为 5 分或以下的患者，择期腹腔镜修补术的围手术期并发症和死亡率很低，但如果急诊手术，则会大幅增加。我们还发现，与 PEH 较小(胃疝<75%)的患者相比，PEH 过大的患者更容易出现阻塞症状，而且往往急性发作。这些急诊就诊的患者很多是 80 岁以上老人，他们很早以前，甚至几十年前就有 PEH，但没有手术修补。我们建议大多数有轻微症状和巨大 PEH 的患者择期手术修补，因为急诊手术死亡率或并发症风险较高。

腹腔镜 PEH 修补术的相对禁忌证包括可能妨碍所有腹腔镜手术或增加风险的情况，如门静脉高压症、妨碍手术进展的腹腔致密粘连、严重的凝血障碍以及其他外科禁忌证，如心功能不全或无法耐受全身麻醉。如果这些相对禁忌证得到很好的处理，年龄超过 80 岁也是可以行腹腔镜 PEH 修复术的。肥胖不是禁忌证，对于合适的患者，尤其对有肥胖相关合并症和体重指数(BMI)非常高的患者，疝修补加食管空肠 Roux-en-Y 吻合术可能是一个更好的选择。此外，对于病态肥胖患者，相较于 PEH 修补术，疝修补联合 Roux-en-Y 手术的疝复发几率可能更低。

术前规划

全面详细的术前评估至关重要。仔细询问病史，明确是否有胃食管反流病(gastroesophageal reflux disease，GERD)的典型症状(烧心、反胃)、梗阻症状(吞咽困难)、胸部或上腹疼痛、餐后疼痛、餐后呕吐和非典型症状(反复误吸伴或不伴肺炎、咳嗽、气短和劳力性呼吸困难)。如果患者发生 PEH 相关胃扭转，膈肌脚狭窄的患者症状会更重，由于疝入胃血供受压，可发生明显的或隐匿性的出血。即使绞窄或扭转不明显，一些巨大 PEH 患者也会出现不同程度的胃炎。某些情况下，会发生溃疡和出血，患者出现呕血或黑便，但更多时候出血表现为慢性贫血。我们遇到许多患者在转到外科手术前会被诊断为缺铁性贫血，但贫血与 PEH 的关系尚未被意识到。如果忽视这种联系，可能会导致患者持续多年反复输血，直到最终转诊至外科接受 PEH 修补手术。修补后，大多数患者的贫血症状消失。因此，对影像学上有 PEH 表现的患者进行评估，必须包括出血或慢性缺铁性贫血的评估。

其他术前评估包括以下内容：

- **血液检查：**血红蛋白用于评估贫血；血清白蛋白可用于评估营养状况。
- **影像学评估：**手术之前，所有患者都要行 PEH 影像学评估。最常用的检查是食管钡剂造影，对于我们所有的患者，这是标准检查，除非患者无法耐受。CT 为食管钡剂造影提供补充信息，如识别Ⅳ型 PEH，并可在紧急情况下或对无法耐受的患者直接替代钡剂造影。食管钡剂造影和 CT 联合应用可以评估胃食管交界处的位置、食管长度、胃疝入胸腔的程度、是否合并其他器官疝入以及是否存在胃扭转。食管钡剂造影可以发现食管缩短，但只有术中胃食管交界处不能无张力回纳至膈下时，才能确诊为食管缩短。此外，食管钡剂造影可以明确食管运动异常和其他相关异常信息，如食管病变、狭窄或憩室。所有患者都要进行术前胸片检查，以明确有无其他肺部病变，并评估有无慢性肺损伤或急性吸入性肺炎。
- **软式内镜检查：**术前或术中内镜检查通常由手术医生进行，以评估胃和食管，明确其有无相关异常，如 Barrett 食管或食管恶性肿瘤，确定胃食管交界处的位置，并评估食管的长度，由于PEH造成的解剖紊乱，食管长度很难评估。外科医生必须亲自行内镜检查，不要依赖他人的内镜报告，因为食管和胃的解剖结构往往是扭曲的，如果不熟悉PEH的检查要点，很难真正评估好PEH。

■ **肺功能测试**：对于巨大PEH的择期修复手术我们并不常规进行肺功能测试(pulmonary function testing，PFT)。然而，当出现气短或劳力性呼吸困难时，PFT可提供重要信息和用于风险评估。这可能是由于胃疝入后纵隔的空间占位效应所导致的，对心脏和邻近肺组织产生了局部影响；但也可能是由于慢性吸入性或反复的肺炎所导致。在全胃疝入胸腔的病例中，疝占据了右胸或左胸体积的40%～50%。在这些极端的情况下，PFT可能有助于评估肺功能受损程度，但可能很难确定是由疝导致，还是由并存的肺部疾病所致。

■ **食管生理学检查**：对巨大PEH，尤其是以梗阻症状为主的患者，不常规进行pH监测，因为疝修补与食管和胃的机械性梗阻有关，而与括约肌功能不全和反流无关。pH检查阴性不会影响手术决策。测压检查对一些怀疑有食管动力障碍的患者可能有用，但应谨慎操作，因为疝导致解剖结构紊乱，放置导管可能会引起食管或胃穿孔。但如果仅对食管体部蠕动功能进行简单的测压评估，一般耐受性良好，并且有助于选择PEH修补中使用的胃底折叠类型。

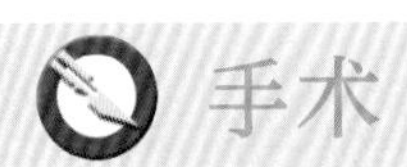

手术

术前充分深入讨论手术的风险和获益非常重要，包括围手术期死亡或其他不良后果、疝复发和再次手术可能。术后我们对患者进行长期随访，以监测症状或疝复发。这种长期密切随访有助于早期发现复发症状，包括吞咽困难，并采取适当的干预措施，以提高患者的舒适度和生活质量满意度。外科医生必须继续参与这一过程，因为患者的保健医生甚至他们的胃肠科医生可能会错误地将其他症状归因于PEH修补，或者无法辨别PEH修补相关的可治疗的一些问题。

征得患者知情同意后，即进行术前的准备工作。所有患者术前要完善心电图、胸片、血型和抗筛检查，同时以1L聚乙二醇电解质溶液做肠道准备。我们发现肠道准备很有帮助，特别是对老年患者或容易便秘的患者。任何有冠心病危险因素的患者，包括高龄、高血压、吸烟史或冠心病史，都要进行运动负荷或潘生丁－铊压力检查评估心脏，以确定是否存在严重的冠心病。如果上述压力测试阳性，手术干预前要请心脏病科会诊，急诊除外。

手术当天，麻醉诱导前皮下注射5000 U肝素，最好是在术前等待区完成。到达手术室完成全身麻醉和气管插管后，由外科医生进行内镜检查。内镜评估过程中，要注意尽量少打气。根据患者的解剖特点，完成食管检查并尽可能地胃减压。然后摆平卧位行手术，术者站在患者右侧，助手在左侧。因术中要置入肝脏拉钩，所以患者靠手术台右侧平卧。放置挡脚板，避免头高脚低位时滑动。双下肢安装连续加压装置，留置导尿管。病人双臂充分展开，固定在与床面成45°角的托板上垫好。这个外展角度既提供了充足的靠近手术台的空间，又最大限度降低了臂丛神经牵拉损伤的风险。腹部消毒铺巾，静脉应用预防性抗生素。

合适的布孔是手术成功的关键。由于需要进行深部的纵隔操作以游离疝囊和食管，因此靠上腹部布孔至关重要。为了达到这个目的，我们先确定剑突到脐的中线，并使用皮肤标记笔将其分为三等份(图11.2)。对于病态肥胖的病人，利用骨性标记测量肋缘到骨盆的距离，将有助于确定合适的切口位置。对大多数病人，采用五孔法。在剑突到脐连线 1/3 中线偏右处置入 10 mm Hassan 穿刺器，注意避开镰状韧带。气腹压力设定在 12～15 mmHg(1.6～2.0 kPa)，根据患者血流动力学和手术视野做适当调整。对于心肺功能不全的病人，我们发现一般可耐受压力为 8～10 mmHg(1.1～1.3 kPa)。充气后在腔镜观察直视下做其他切口。助手孔位置在中线左侧，助手的左手持镜，镜孔置入 5 mm 或 10 mm 穿刺器，位置为中线偏左，与中线偏右的 Hassan 穿刺器在同一水平或略低。助手的右手孔位置在锁骨中线的肋缘正下方，用于牵拉暴露。主刀医师操作孔包括 Hassan 穿刺器，能量器械通过该穿刺器置入以进行锐性解剖。在右锁骨中线肋缘正下方做另一个 5 mm 孔，置入术者左手器械。至关重要的是，两侧肋下孔与中线旁的切口之间至少要有一个手掌距离(9 至 10 cm)，因为更近的距离可能会造成术中器械相互干扰。根据肝脏牵开器的类型，可以使用剑突下位置或最右侧肋下位置的 5 mm 孔进行肝脏的牵拉。

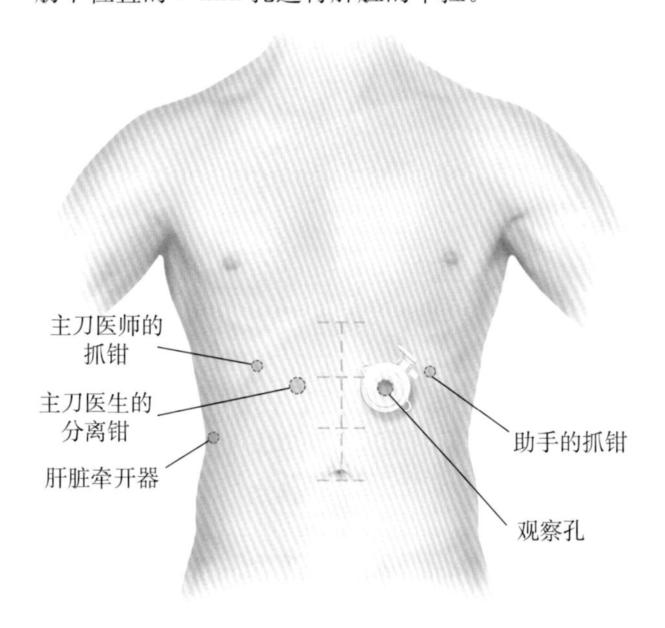

图 11.2　**主刀医师和切口位置**
图中显示了切口位置和器械位置。对于非肥胖患者，切口位置是剑突到脐距离的 1/3 处。肥胖患者，腹围增加，这种测量往往不准确。此时使用患者的骨性标志来确定位置，髂前上棘顶部横跨腹部的连线，作为正常情况下脐的标记。

疝囊复位

完成布孔和牵开肝脏后，将手术床调整为斜的头高脚低位，以利于观察裂孔疝。病人可能因为至少禁食 8 小时而脱水，变换体位时我们通常在开始手术时就缓慢增加角度，这样可以让麻醉医生有时间对血流动力学变化和容量需求作出反应。陡峭的头高脚低位有助于充分暴露裂孔，使上腹部内容物移向骨盆，远离裂孔。初步评估裂孔后即开始还纳疝内容物，如网膜和肠管。不要直接牵拉胃体，以免造成不必要的损伤，术者只要将疝囊充分游离并还纳入腹腔，胃也会顺势复位，因为胃贲门外所衬腹膜也是疝囊组成部分。为了完成疝囊复位，术者左手和助手的右手的抓钳，在裂孔内 12 点钟或邻近位置抓住疝囊(图 11.3)。牵拉使疝囊外翻后，术者可以使用止血能量器械继续操作，如超声刀或超声剪。在膈食管韧带和腹膜反折连接薄弱处打开疝囊，通过疝囊的切口进入后纵隔，暴露游离疝囊与纵隔间的疏松组织。为了尽量减少渗血，分离这些疏松组织时尽量使用能量器械，避免钝性剥离。

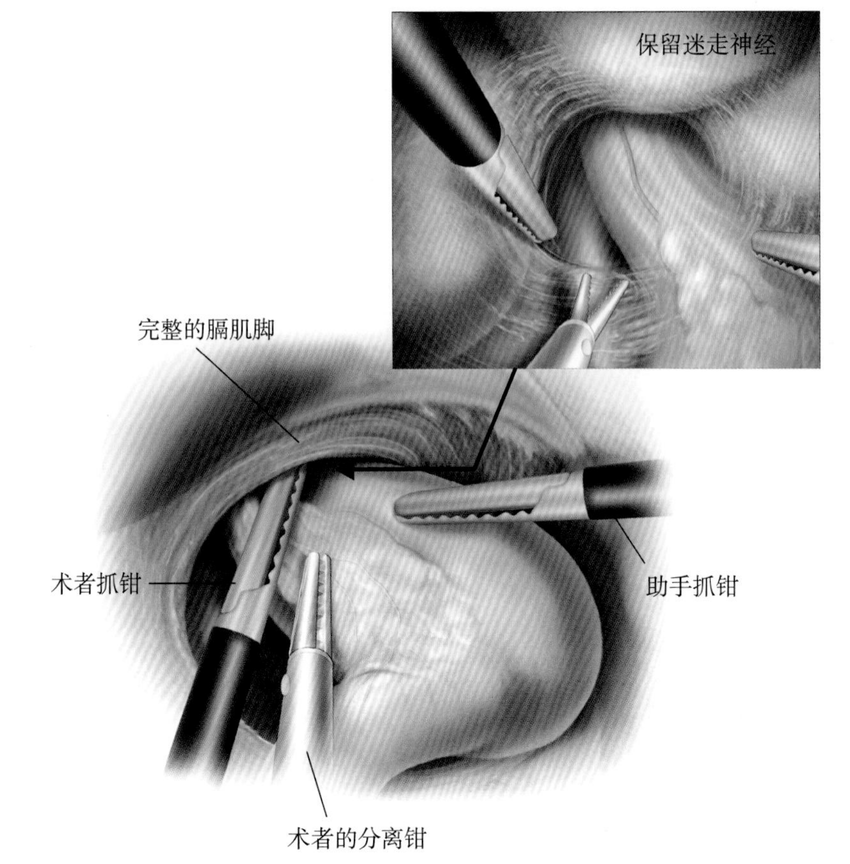

图 11.3 **复位疝囊，避免直接牵拉胃**

术者和助手首先在裂孔内牵拉疝囊至外翻，切开疝囊，进入纵隔。使用能量器械分离，电凝处理疝囊与周围纵隔结构间的疏松组织（小插图）。

游离过程中，要注意保护膈肌脚完整性，避免损伤膈肌脚肌肉组织、迷走神经或膜结构。注意，游离过程中无需牵拉胃。

游离疝囊时，要尽早识别胸膜反折，以减少术中气胸的发生。胸膜损伤后，腹腔二氧化碳进入胸腔，可导致血流动力学不稳定或与气胸相关的通气困难。胸膜反折，特别是左侧，经常会跨食管越过中线，如果不常规特意探查尽早辨别，在游离过程中很容易损伤。继续游离纵隔，直到整个疝囊完全被游离，然后还纳疝囊，注意避免损伤胸膜和前、后迷走神经（图 11.4）。

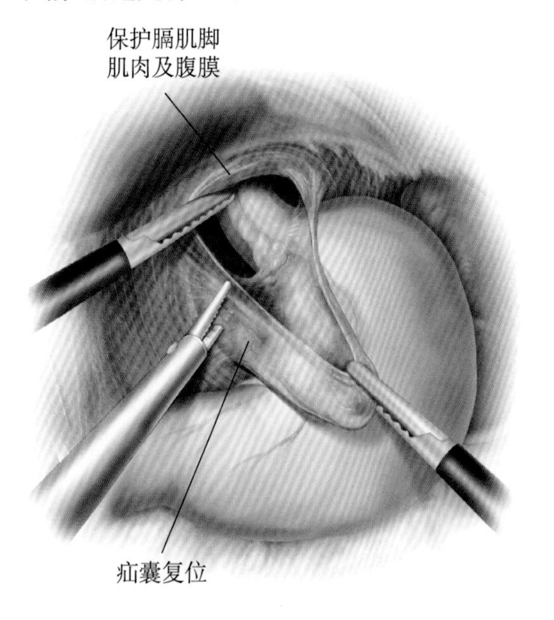

图 11.4 **疝囊完全复位，胃还纳入腹腔**

疝囊复位和游离食管可能需要在纵隔内游离 1～2 小时，但对手术获得长期成功至关重要。

完成疝囊与纵隔的游离后，彻底分开膈肌脚处附着，完整还纳至腹腔。此时胃位于膈下位置，完全回到其解剖位置，避免了对胃交替牵拉造成的潜在损伤。将疝囊从膈肌脚分离时，一定要注意避免损伤覆盖在膈肌脚的腹膜，保护膈肌脚的完整性，这是成功缝闭食管裂孔的一个关键因素(图 11.5)。

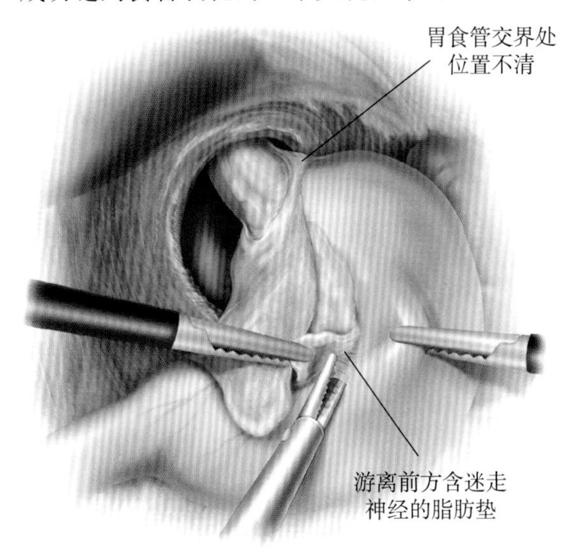

图 11.5　**分离食管脂肪垫和识别 GEJ**
为了识别 GEJ 及利于胃底折叠,仔细将食管脂肪垫与胃前壁游离开,注意保护前后迷走神经完整性。紧贴食管后方分离,形成一个食管后间隙。

如果膈肌脚不完整,会造成缝线不牢,修补后易发生撕裂。如果膈肌脚表面膜结构完整,膈肌与胃、脾和其他腹膜后结构已得到充分游离,85%以上的患者均可以实现膈肌脚无张力缝合,且无需补片。我们发现,如果完全分离疝囊后,膈肌脚仍有张力,可人为制造左侧气胸,这样会使膈肌松弛,易于完成一期无张力修补。完成修补后,可于左侧胸腔留置细猪尾巴管引流气胸,该引流管可于术后早期拔除。诱发气胸时,需与麻醉师做好沟通。

重建腹段食管

食管旁疝修补的下一步是重建足够长度的腹段食管。如果不能做到这一点,食管和胃会继续对膈肌脚闭合处施加轴向力,很可能导致复发。前期操作已深入纵隔对食管进行广泛环周游离,该游离可轻松达到下肺静脉水平。特殊情况下,必要时可游离到更高水平以获得额外食管长度。为准确判断胃食管交界处真正的位置,我们常规将胃脂肪垫从胃和远端食管上游离开,类似于 Heller 肌切术暴露胃食管交界处。这样可清晰显露食管纵行肌纤维和胃浆膜的交界处。我们继续游离胃食管交界处周围的脂肪垫,在食管和后侧迷走神经之间形成一个间隙,通过该间隙进行胃底折叠(图 11.6)。

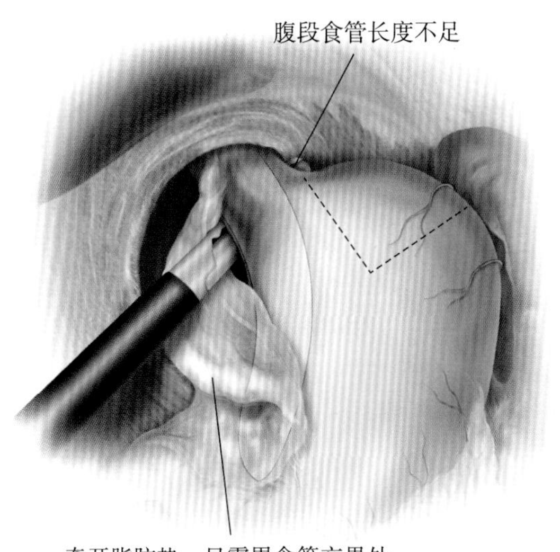

图 11.6　**充分游离脂肪垫,清晰暴露 GEJ 位置,评估腹段食管长度,判断是否存在食管缩短的情况**

与复位疝囊时一样，注意对前、后迷走神经的辨识并避免损伤这些重要结构。如果有明显的食管缩短（Ⅲ型 PEH 中常见），则需要大范围的食管游离，如果还不能获得足够长度的腹段食管，术者应准备做 Collis 胃成形术。多年来我们发现，随着经验越丰富和食管游离越充分，做 Collis 胃成形术的必要性就越小，即使真正需要，成形长度也可以更短。我们认为合适的腹段食管长度即胃自然放松处于腹内时从膈肌脚到胃食管交界处的距离长为 2～3 cm。

如果腹段食管需要在对胃食管交界处施加张力牵拉才能达到该要求，则需要进一步游离食管或做胃成形术。目前我们首选的 Collis 胃成形方法是楔形切除，既往已做描述（图 11.7）。

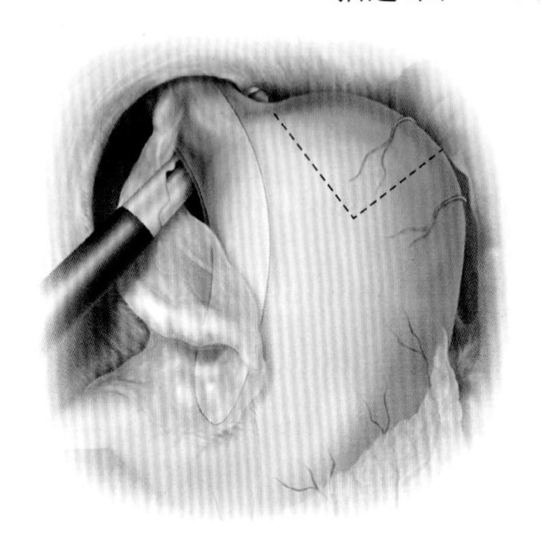
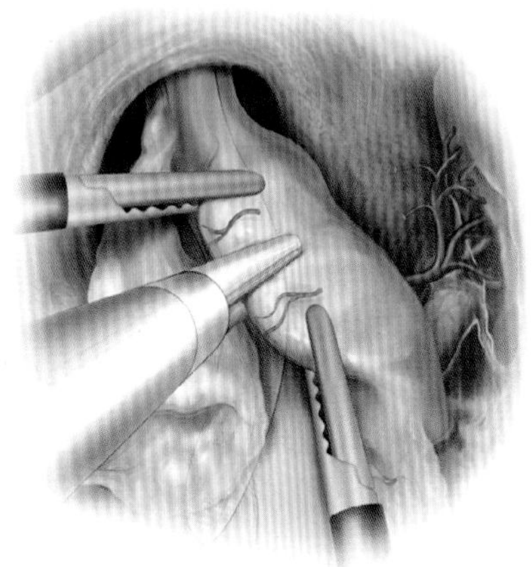
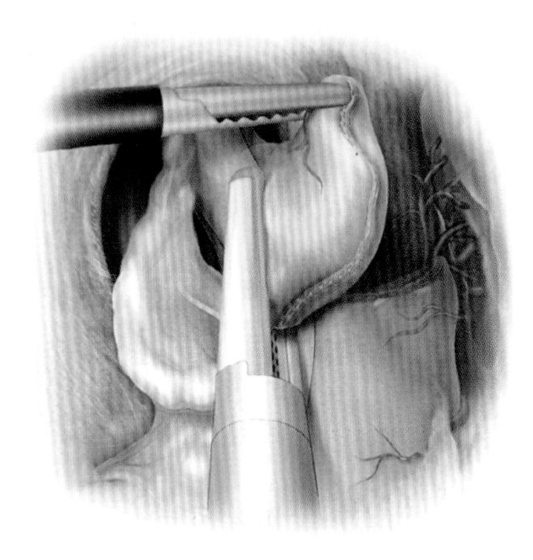

图 11.7 **腹腔镜楔形 Collis 胃成形术**

如果充分游离食管后长度仍不足，于胃短血管处抓住胃并牵向术者侧，术者评估好胃成形的长度，确保无张力腹段食管达到 2 cm。在腹腔镜直视下，置入 54F 食管探条并插入胃。然后按规划切割线进行裁剪。根据胃的厚度，选用 4.8 mm（绿钉）或 3.5 mm（蓝钉）的切割缝合器。如果有条件，也可以使用三排钉（Tri-Staple）。我们一般用紫色三排钉，成钉高度为 3.0 mm、3.5 mm 和 4 mm。首先垂直于探条切割直到切割线达探条边缘，然后牵拉胃使胃小弯紧贴探条，确保新食管不会过宽。牵拉时注意方向，避免撕裂胃切缘，撕裂后修复困难，并且增加了 Collis 胃成形术后瘘的风险。最后平行于探条切割胃，移除楔形切除的胃组织。

重建抗反流屏障

虽然在 PEH 修补时，大约只有 50%的患者存在胃食管反流，但纵隔疝囊的复位和食管的游离，必然会破坏膈食管韧带和下段食管抗反流屏障的完整性，从而导致术后可能出现有症状的反流疾病。因此对大多数患者我们一般实施抗反流手术，术者偏好和术前关于食管动力的测压结果，有助于确定胃底折叠的类型：环周“松弛”胃底折叠术（54F 或 56F 探条，2 针法 Nissen 折叠）（图 11.8）或部分胃底折叠术。过去，我们常规做环周“松弛”Nissen 折叠，最近改为部分胃底折叠术或“近”Nissen 胃底折叠术，以尽量减少并发症，如吞咽困难、胃肠胀气。在胃底折叠术前，术者会先插入探条，我们发现由经验丰富的麻醉医生置入探条可能更合理。然后我们进行折叠缝合。过去我们对绝大多数病人做不同类型的折叠，但最近我们发现，如果疝囊、胃游离充分，膈肌脚缝合满意，胃底固定得当，不做折叠患者也很好。虽然不折叠可能会有一些患者出现反流，但对于老年患者，胃底包绕的确有一定副作用，不过大多数患者对部分折叠或松弛的 Nissen 折叠是能耐受的。

极少数情况下，如术者担心患者病情不稳定或胃活力差，通常是高龄患者（≥80

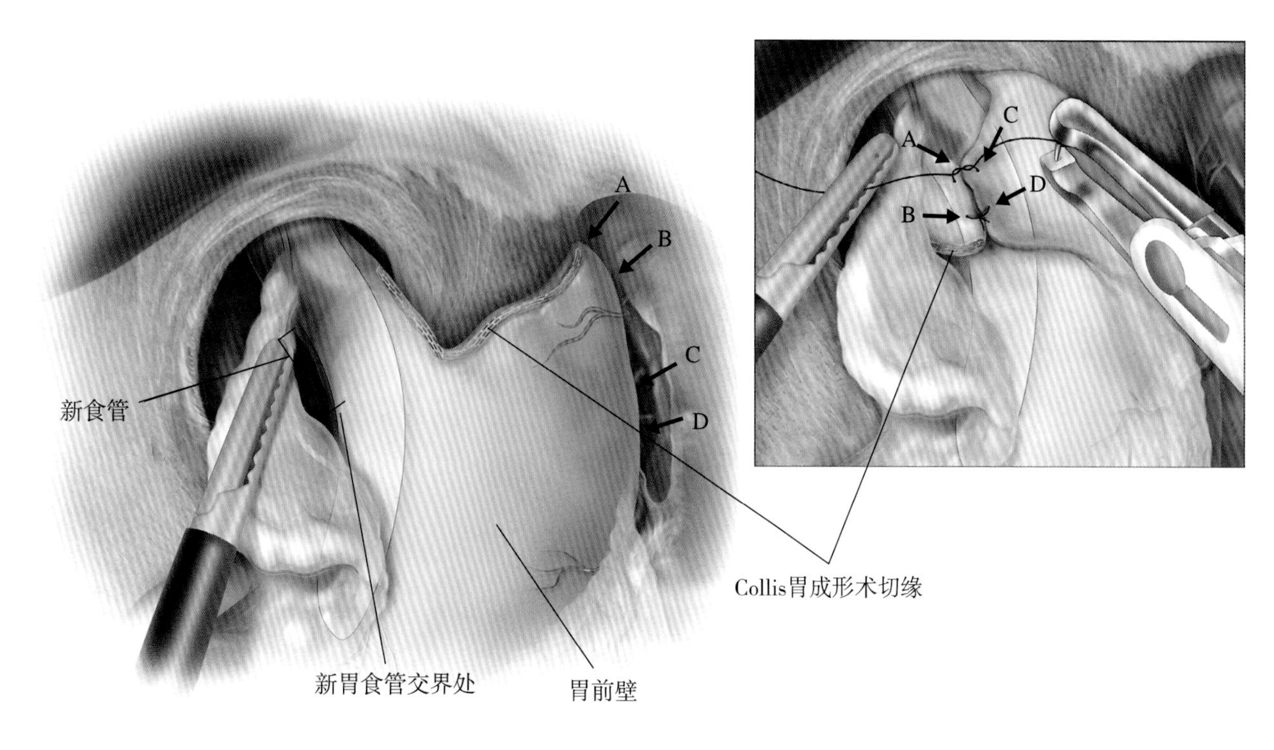

图 11.8 **"松弛、两针法"Collis-Nissen 胃底折叠术**

牵引胃底通过食管后间隙包绕一周，保持方向正确对于成功建立抗反流屏障至关重要。先在直视下插入探条（一般选 54F），然后进行 Nissen 胃底折叠。

岁），或有多种合并症，或有严重食管运动障碍，建议采取姑息性手术，如只做胃固定。我们尽量避免只做胃固定，即使时间紧迫，我们也尽量完成疝囊游离，获得无张力的腹内胃。一般都能安全地完成这些操作，然后再附加胃固定。基于我们的经验，这样处理能有效预防胃疝入胸腔和症状复发。如果发生食管或胃坏死，则需要行食管胃切除。对于危重患者，可能需要急诊行部分切除和改道手术，待患者病情稳定时进行延迟重建。偶尔决定不做胃底折叠时，术者应完成胃游离，疝囊游离，然后将胃在腹腔内进行扩大固定。

也有人使用缝线单点固定或放置胃造瘘管的方法，但我们的方法是在胃和膈肌之间沿前腹壁使用粗线（0 号）进行间断水平褥式缝合进行胃固定。从胃食管交界处开始，将胃固定在左侧膈肌脚上，缝合 10～14 cm 的范围，缝线间距 2 cm。使用这种方法，在胃与膈肌和腹壁之间进行多点固定，以降低巨大疝复发的风险。

修补食管裂孔

在完全复位疝囊和充分游离食管以获得足够长度的腹段食管后，食管旁疝修补关键第三步是修补膈肌脚。如膈肌脚完整且已充分松解，大多数患者（85%以上）食管裂孔可无张力直接缝合关闭。前期操作需识别保护膈肌脚所附膜结构，关闭时使用粗线（0 号）将膈肌脚无张力缝合（图 11.9）。我们更喜欢移除探条后再缝闭膈肌脚。胃底折叠术完成后，取出探条，探查食管裂孔，然后在后方间断缝合 2 或 3 针，使食管无张力自然处于裂孔中间位置。我们在后方缝合通常不会超过 2 针，因为额外的缝针会造成食管通过裂孔时成角，导致术后吞咽困难。后方缝线完成后，重新评估裂孔。如果前方空间仍然宽大，即使用抓钳插入裂孔开口，膈肌脚和食管间空隙超过 1 cm，则在前方间断水平缝合关闭膈肌脚上部。如果这时候膈肌存在一定张力，我们人为使用左侧气胸，使膈肌松弛，便于膈肌脚无张力修补。闭合完毕后，抓钳应能顺利通过裂孔，且在食管周围留有约1 cm的空隙。如果膈肌脚肌肉薄弱，或游离时已破坏所覆盖的腹膜，或膈肌脚完整但缝合张力过大，通过诱发气胸有助于完成缝合。如果实在无法完成，可使用补片加固完成膈肌脚修补。多年来，我们和其他术者都曾报道使用各种形状的补片进行膈肌脚成形，但都有侵蚀食管的可能。因此我们尽可能避免在该位置使用补片，但如果缺损很大，则不得不用。虽然生物补片能起到加固作用，但仅用生物补片修补大的膈肌脚空隙，长远来看失败的可能性较大。术毕由麻醉医生或术者放置鼻胃管，并在腹腔镜直视下送入胃部。放置时必须小心，胃底折叠和膈肌脚修补会对胃管通过造成阻碍，如果强行插管，可能会导致食管穿孔。

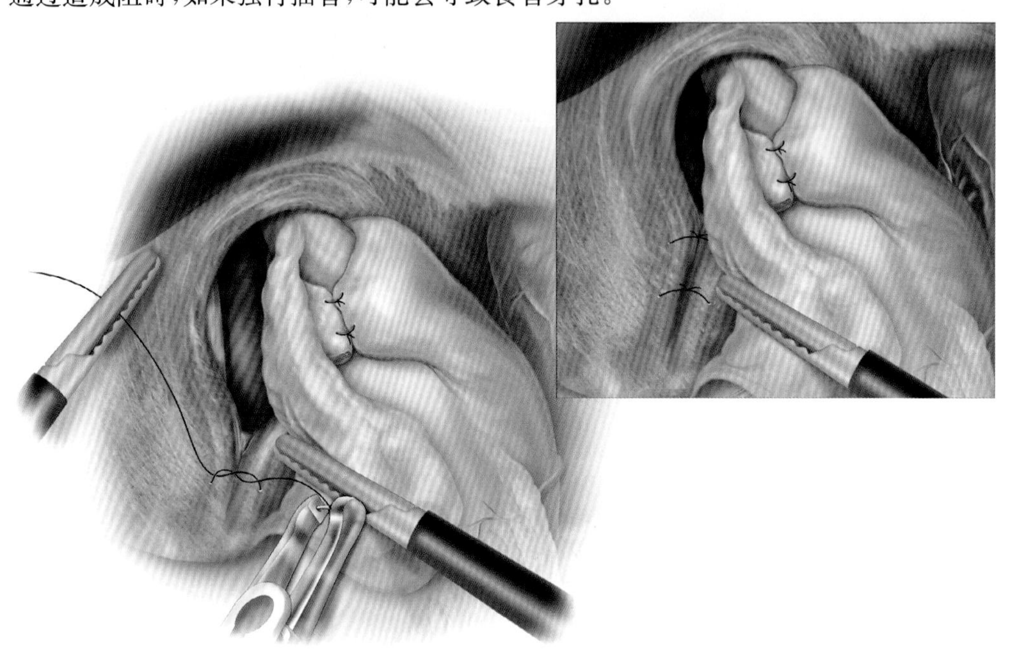

图 11.9　**无张力闭合食管裂孔**

胃底折叠术完成后，拔除探条，评估膈肌脚的完整性和活动性。用不可吸收编织粗线（0号）重新缝合膈肌脚。如果后方缝合第3针后，裂孔仍然过于宽大，我们会在前方增加一针，以缩小前方开口。最终裂孔闭合情况如图所示。

术后管理

大多数患者在手术室拔除气管插管后转恢复室，然后进入病房进行术后恢复。然而，由于年龄和合并症的原因，也经常将患者转至重症监护室（ICU）进行术后观察。转ICU要综合考虑术中情况、手术时间和是否急诊手术（择期与非择期）以及病人的潜在合并症。有明显睡眠呼吸暂停的患者，建议术后第一晚住ICU进行仔细观察。在我们收治的650多名患者中，32%的患者术后在ICU进行观察，住ICU中位时间为2天（四分位范围为1～3天）。相比之下，小裂孔疝和GERD接受抗反流手术的患者，术后入住ICU的情况非常罕见。术后行食管钡剂造影检查前严格禁食。根据临床情况，大多数患者在术后第1天（单纯胃底折叠术或胃固定术）或术后第2天（Collis胃成形加胃底折叠术）进行钡剂检查。术后早期行食管钡剂造影能明确胃底折叠包绕的位置，明确是否存在未发现的食管或胃损伤以及切缘瘘（Collis胃成形术患者）。鉴于文献报道食管裂孔疝的复发率很高，我们将术后早期钡剂检查结果作为评估基线资料，与后期检查结果进行对比，以评估手术效果。在极少数患者中，食管钡剂造影还可以发现超早期复发的情况，这有助于我们快速行二次手术矫治。当钡剂造影确认修补可靠、食管和胃完整后，即开始口服清亮流质（约120 ml/h）。随后患者可出院，中位住院时间为3天（四分位范围为2～5天）。对于多数80岁以下、合并症少的患者可以在术后第 1 或第 2 天出院。出院时，嘱患者 3 天后开始全流质饮食，然后再过 3 天开始进食软食。告知患者要少食多餐，每天少量进食 6～8 次，至少 6 周内避免硬食，如鸡肉、牛排或面包团，以使肿胀的组织得到恢复，并尽量减少胀气和吞咽困难的风险。

并发症

与大多数开放修补术相比，由经验丰富的腹腔镜食管外科医生进行腹腔镜修补术术后并发症发生率显著降低（腹腔镜手术约 25% 相比开放修补术约 60%），暂无相关随机对照研究。1997—2006 年间，我们对 650 多名患者进行了腹腔镜巨大 PEH 修补术，这是迄今为止最大的一组病例，主要并发症包括肺炎（4%）、肺栓塞（3.4%）、充血性心力衰竭（2.6%）、需要再次气管插管（2.6%）和术后瘘（2.5%）。老年患者和有严重合并症的患者（CCI≥3）围手术期并发症增加。所有术后死亡都发生在 70 岁以上、肥胖或有严重合并症的患者。本组病例中，术后瘘大多发生于 Collis 胃成形术患者（12/14）。肥胖也与术后瘘有关。随后分析中，我们在 980 例患者中检验了不良后果预测因子的效率，包含患者年龄（<80 岁与 80 岁或以上）、手术紧迫性（择期与非择期）、两个 CCI 变量（充血性心力衰竭和肺部疾病）的预测模型对术后死亡的判断准确率达 88%。类似的术后主要并发症预测模型，包含性别（男比女）、年龄（每 10 年一个分层）、手术紧迫性、是否存在充血性心力衰竭和肺部疾病等因子，判断准确率为 68%（表 11.1）。虽然需要进一步完善，但患者个体化的风险预测模型有助于手术决策制定，术者和患者可以利用模型权衡手术获益与潜在风险，综合考虑每个患者的合并症、症状和疝的大小。

表11.1 在院或30天死亡率（死亡率模型）和主要并发症（并发症模型）的临床预测规则：纳入向前逐步法Logistic回归分析预测模型中的变量和对每个风险因素的赋值

模型中的变量	赋值	比较	*P*值	调整后OR[a]	95%CI
死亡率					
充血性心力衰竭[b]	5	有 /无	0.009	4.740	1.481, 15.172
肺部疾病[b]	3	有/无	0.009	3.342	1.345, 8.306
手术类型[c]	3	非择期/择期	0.021	3.165	1.193, 8.397
年龄≥80（岁）	9	≥80岁/<80岁	<0.001	8.577	3.043, 24.174
并发症					
性别	1	男性/女性	0.122	1.328	0.927, 1.901
充血性心力衰竭[b]	4	有/无	<0.001	4.267	2.083, 8.737
肺部疾病[b]	2	有/无	0.015	1.515	1.083, 2.121
手术类型[c]	2	非择期/择期	<0.001	2.142	1.466, 3.128
年龄分组(岁)					
	1	50~59 / <50	0.395	1.487	0.596, 3.712
	2	60~69 / <50	0.221	1.718	0.722, 4.086
	2	70~79 / <50	0.128	1.940	0.826, 4.558
	3	≥80 / <50	<0.001	2.689	1.123, 6.441

注：OR，odds ratio，比值比；CI，可信区间。
a. 对模型中所有其他因素进行了调整。
b. CCI中定义的每种合并症病史。
c. 非择期手术包括胸外科医师协会定义的紧急和急诊手术。
（引自参考文献[8]，经许可后使用）

术后随访

根据我们的临床路径，在术后 2 周和 1 年对患者进行随访。如果没有任何症状，后面每两年对患者进行一次常规食管钡剂造影检查和症状评估。我们发现，常规食管钡剂造影对于明确疝是否复发以及了解随时间推移可能出现症状的病因非常有用。例如，在我们的病例中，大约 15%的患者在术后评估时存在小的影像学复发证据，这些复发的患者中，大多数有轻微的症状，经非手术处理好转。如果患者已有轻微症状和小的疝复发，但随后症状加重，则需复查食管钡剂造影，与先前症状轻微时的资料进行对比。如果食管钡剂造影检查无变化，再次手术修补复发疝可能不会改善患者的症状。相反，如果先前患者无疝复发，后期才出现症状恶化或疝复发，那么确诊后应该再次手术修补。术后应进行常规和标准化的症状评估，包括使用 GERD 生活质量(GERD-HRQL)和总体生活质量(SF-36)量表。常见的术后不适包括吞咽困难、烧心、胀气和腹泻。当在常规的按临床路径随访中发现症状明显时，可根据症状程度进行适当的药物治疗和/或干预，包括口服药物、内镜检查和扩张，或必要时再次手术。

结果

根据我们的经验，腹腔镜 PEH 修补术在中期(中位随访 30 个月)和长期(中位随访 44 个月)的随访中，高达 90%的患者疗效优越。16%患者通过食管钡餐检查发现在影像学上有小的复发；不到 5%的患者因症状复发或伴有症状的疝复发而再次手术。我们还发现，腹腔镜胃底折叠联合 Collis 胃成形术的患者症状控制效果非常好，与仅行胃底折叠术的患者具有可比性。进行 Collis 胃成形术与术后瘘增高有关(分别为 2.7%和 0.6%)；然而，本组病例中需要行 Collis 胃成形术的均为巨大 PEH 患者。

结论

- 腹腔镜 PEH 修补术有几个关键要点，其中包括：

① 完全复位疝囊和内容物；② 仔细保留前后迷走神经；③ 游离胃食管脂肪垫和确定胃食管交界处；④ 食管缩短辨认和处理(充分游离纵隔和必要时行 Collis 胃成形术)；⑤ 保持膈肌脚完整性，无张力关闭食管裂孔缺损；如无法完成无张力修补，则选择性使用补片加固；⑥ 进行抗反流手术。

- 腹腔镜 PEH 修补术能够提供良好的患者满意度和症状缓解率。
- 对于微创和开放食管手术经验均丰富的术者，微创的再手术率与最佳开放手术相当。

参考文献

[1] Luketich J D, Raja S, Fernando H C, et al. Laparoscopic repair of giant paraesophageal hernia: 100 consecutive cases[J]. Ann Surg, 2000,232(4):608-618.

[2] Mattar S G, Bowers S P, Galloway K D, et al. Long-term outcome of laparoscopic repair of paraesophageal hernia[J]. Surg Endosc, 2002,16(5):745-749.

[3] Karmali S, McFadden S, Mitchell P, et al. Primary laparoscopic and open repair of paraesophageal hernias: A comparison of short-term outcomes[J]. Dis Esophagus, 2008,21(1):63-68.

[4] Nason K S, Luketich J D, Qureshi I, et al. Laparoscopic repair of giant paraesophageal hernia results in long-term patient satisfac-tion and a durable repair[J]. J Gastrointest Surg, 2008,12(12):2066-2075; discussion 2075-2077.

[5] Luketich J D, Nason K S, Christie N A, et al. Outcomes after a decade of laparoscopic giant paraesophageal hernia repair[J]. J Thorac Cardiovasc Surg, 2010,139(2):395-404.

[6] Allen M S, Trastek V F, Deschamps C, et al. Intrathoracic stomach. Presentation and results of operation[J]. J Thorac Cardiovasc Surg, 1993,105(2):253-258; discussion 258-259.

[7] Stylopoulos N, Gazelle G S, Rattner D W. Paraesophageal hernias: Operation or observation? [J]. Ann Surg, 2002,236(4):492-500; discussion 500-501.

[8] Ballian N, Luketich J D, Levy R M, et.al. A clinical prediction rule for perioperative mortality and major morbidity after laparoscopic giant paraesophageal hernia repair[J]. J Thorac Cardiovasc Surg, 2013,145(3):721-729.

[9] Awais O, Luketich J D, Tam J, et al. Roux-en-Y near esophagojejunostomy for intractable gastroesophageal reflux after antireflux surgery[J]. Ann Thorac Surg, 2008,85(6):1954-1959; discussion 1959-1961.

[10] Hayden J D, Jamieson G G. Effect on iron deficiency anemia of laparoscopic repair of large paraesophageal hernias. Dis Esopha-gus, 2005,18(5):329-331.

[11] Haurani C, Carlin A M, Hammoud Z T, et al. Prevalence and resolution of anemia with paraesophageal hernia repair[J]. J Gastrointest Surg, 2012,16(10):1817-1820.

[12] Zurawska U, Parasuraman S, Goldhaber S Z. Prevention of pulmonary embolism in general surgery patients[J]. Circulation, 2007,115(9):e302-e307.

[13] Zollinger R M Jr, Zollinger R M Sr. Plate 91. Cholecystectomy, Hasson open technique, laparoscopic[M]//Zollinger R M Jr, Zollinger R M Sr. Zollinger's Atlas of Surgical Operations. 9th ed. New York: Mcgraw-Hill; 2011.

[14] Luketich J D, Maddaus M A. Laparoscopic Collis Gastroplasty[M]//Pearson F G, Patterson G A. Pearson's Thoracic and Esophageal Surgery, 3rd ed. Philadelphia: Churchill Livingstone/ Elsevier; 2008:326-336.

[15] Davis R E, Awad Z T, Filipi C J. Technical factors in the creation of a "floppy" nissen fundoplication[J]. Am J Surg, 2004,187(6):724-727.

[16] O'Reilly M J, Mullins S G, Saye W B, et al. Laparoscopic posterior partial fundoplication: Analysis of 100 consecutive cases[J]. J Laparoendosc Surg, 1996,6(3):141-150.

[17] El-Sherif A E, Adusumilli P S, Pettiford B L, et al. Laparoscopic clam shell partial fundoplication achieves effective reflux control with reduced postoperative dysphagia and gas bloating[J]. Ann Thorac Surg, 2007,84(5):1704-1709.

[18] Nason K S, Luketich J D, Awais O, et al. Quality of life after collis gastroplasty for short esophagus in patients with paraesophageal hernia[J]. Ann Thorac Surg, 2011,92(5):1854-1860; discussion 1860-1861.

[19] Velanovich V, Vallance S R, Gusz J R, et al. Quality of life scale for gastroesophageal reflux disease[J]. J Am Coll Surg, 1996,183(3): 217-224.

[20] Ware J E Jr, Sherbourne C D. The MOS 36-item short-form health survey (SF-36). I. Conceptual framework and item selection[J]. Med Care, 1992,30(6):473-483.

[21] Maziak D E, Todd T R, Pearson F G. Massive hiatus hernia: evaluation and surgical management[J]. J Thorac Cardiovasc Surg,1998,115(1):53-60; discussion 61-62.

（詹必成 译 梅新宇 校）

12 开放经胸食管旁疝修补术

Gail E. Darling　F. Griffith Pearson

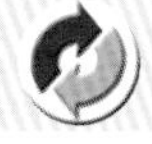 适应证/禁忌证

食管旁疝修补术的基本指征是疝伴有临床症状。最常见的症状有餐后疼痛(59%)、呕吐(31%)和吞咽困难(30%),此外还包括餐后呼吸困难、反酸、缺铁性贫血以及因肠扭转、急性嵌顿或缺血所导致的心肌缺血样剧烈胸骨后疼痛等。对于无症状食管旁疝患者,必要时我们也要考虑手术,如疝内容物逐渐增大,并开始出现一些症状,尽管类似于胃绞窄这样的灾难并发症罕见,发生率仅3%,我们仍应积极手术。经胸入路可以用于所有类型食管旁疝的修复,尤其适合Ⅲ型、Ⅳ型疝,同时对于再次手术修复、肥胖患者和后天性短食管的患者应当优先考虑选用经胸入路的手术方式。经胸入路对后天性短食管进行评估比较容易,经腹入路不利于显露。

经胸入路修复食管旁疝的禁忌证包括心肺功能不全或患者不能耐受单肺通气麻醉。既往有过左胸手术史或胸腔感染的患者,由于胸腔内的广泛粘连,可能会导致疝显露困难,所以需要谨慎考虑是否采取经胸入路。

术前准备

术前评估的主要目的是评估上消化道的解剖结构,尤其是胃食管交界处的位置,通常所采用的检查手段包括钡剂造影和内镜。长期胃酸反流可能导致食管透壁炎症和后天性短食管。在这种情况下想要成功永久地修复食管旁疝,就需要进行有效的食管延长。

导致后天性食管缩短的因素包括嵌顿性裂孔疝、超过5 cm的大裂孔疝、Ⅲ型疝、消化道狭窄和Barrett食管。食管的确切长度只有在手术中完成食管游离后才能最终确定,但是术前的内镜检查、钡剂造影以及测压时所量的食管自上颈部至下端括约肌的距离均可为我们提供有用的信息,这对术中决策的制定有重要参考价值。

对于拟行360°完全包绕食管的胃底折叠术患者，术前评估时应进行食管测压；对计划行部分包绕食管的胃底折叠术患者，食管测压检查可选择性进行。食管24小时pH监测不是必须的，但如果患者的主要临床表现是反酸，那么该检查应当包括在术前评估中。

术前评估的另一重点是评估患者心肺功能储备。病人必须有足够的肺功能储备，才能耐受单肺通气麻醉和维持术后排痰康复。活动性食管炎应在术前应用质子泵抑制剂治疗。此外，任何活动性肺部感染，例如继发于误吸的肺部感染，也应在术前进行治疗。吸烟患者术前至少戒烟2周。

手术

手术要点：

- 将疝内容物无张力还纳入腹腔；
- 从胸部切除疝囊；
- 无张力关闭膈肌脚修复缺损；
- 通过胃底折叠和膈肌脚悬吊将胃固定在腹部。

手术步骤：

(1) 游离食管；
(2) 保护迷走神经；
(3) 游离并切除疝囊；
(4) 评估食管长度，必要时行Collis胃成形术；
(5) 胃底折叠；
(6) 关闭膈肌脚。

麻醉

采用双腔气管插管或封堵器进行单肺通气麻醉。胸段硬膜外麻醉对控制术后疼痛有一定作用；另外，还可以采用术中放置椎旁导管或肋间神经阻滞的方法控制术后疼痛。

体位

取右侧卧位，注意腋窝位置并在受压点做好保护。可通过调整手术床，在中点位置轻度反折以利于打开肋间隙。

切口

通常选择第6肋间保留前锯齿肌的后外侧切口。如经第7肋间手术，凸起的膈顶可能会干扰食管裂孔的暴露。部分外科医生会选择切除一段第6肋以方便暴露术野。

技术要点

进胸后，嘱麻醉医生萎陷左肺，松解下肺韧带。使用可塑形压肺板及纱布将肺推向前上方，充分暴露术野。

在降主动脉前方打开食管外纵隔胸膜，自下肺静脉的水平或更高的位置开始，直到疝上方且能够分辨迷走神经的水平。游离可选用剪刀、电刀和超声刀等来完成。游离食管时使用潘氏管或纱条牵拉食管，使用吊带环套食管时要注意将两侧迷走神经包括在内。必要时食管游离近端可达主动脉弓水平，远端达食管裂孔；游离过程需要注意识别并妥当离断食管中动脉，处理不慎会导致出血麻烦。食管带的牵拉对胸段食管的近、远两端游离很有帮助。

将食管和疝囊从纵隔、心包以及右侧胸腔和对侧胸膜上游离下来，理想情况下，应避免进入对侧胸膜腔造成右半胸隐匿性积血。游离可采取锐性和以纱布、花生米轻柔钝性分离的方法，在心包侧游离食管和疝时，注意避免过度压迫心脏导致低血压或心律失常，用 Allison 肺叶牵开器或卵圆钳带纱布轻柔压迫心包有助于分离暴露。钳夹牵拉心包尤其要小心，因为可能会损伤心脏或刺激心包导致心包积液甚至心脏压塞。疝囊游离需充分，环绕疝囊向下游离至裂孔，在处理巨大食管旁疝时该过程会变得相当有挑战性。

充分游离后在前方打开疝囊（图 12.1）。“疝囊”实际上是由薄弱且过度扩张的腹横筋膜覆盖在疝入胸腔的腹腔脏器上所形成，筋膜在裂孔水平自后方的胃短血管绕至前方的心包，然后继续向后直到起点处形成环形的剥离。前面提到的迷走神经保护在这一步操作时需要特别注意，因为腹腔脏器和食管移位大大增加了识别和游离的难度。游离和打开疝囊后可以看到裂孔的边缘、左右膈脚、和肝脏尾状叶，随后可以对贲门进行充分游离。

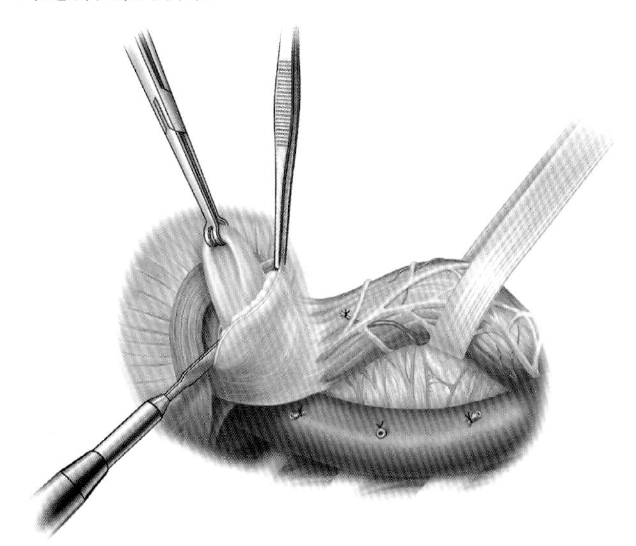

图 12.1 **游离并打开疝囊**
游离疝上方的食管后，以潘氏管环绕食管和两条迷走神经进行牵拉，将疝囊从纵隔和膈肌裂孔环形游离下来。在前方打开疝囊即进入腹膜腔，然后环形切开疝囊以便于近端胃和胃食管交界可以自由地移动，最后将全部疝囊从胃和食管上游离下来。

紧接着我们需要将“疝囊”从胃上切除。在切除胃食管交界处的疝囊时，应注意识别并保留两条迷走神经。在切除囊的前部之后，将胃和食管向前方牵拉，确认并切除囊的后部。由于囊体的增厚并且富含血管，这种剥离可能是耗时且枯燥的。剥离时需要严格止血以防止术中过度失血。疝囊被切除后，胃食管脂肪垫也要切除，从右侧迷走神经的前方开始剥离，一直到左侧，将左侧迷走神经与胃游离开，以便清晰辨识胃食管交界部(图 12.2)。

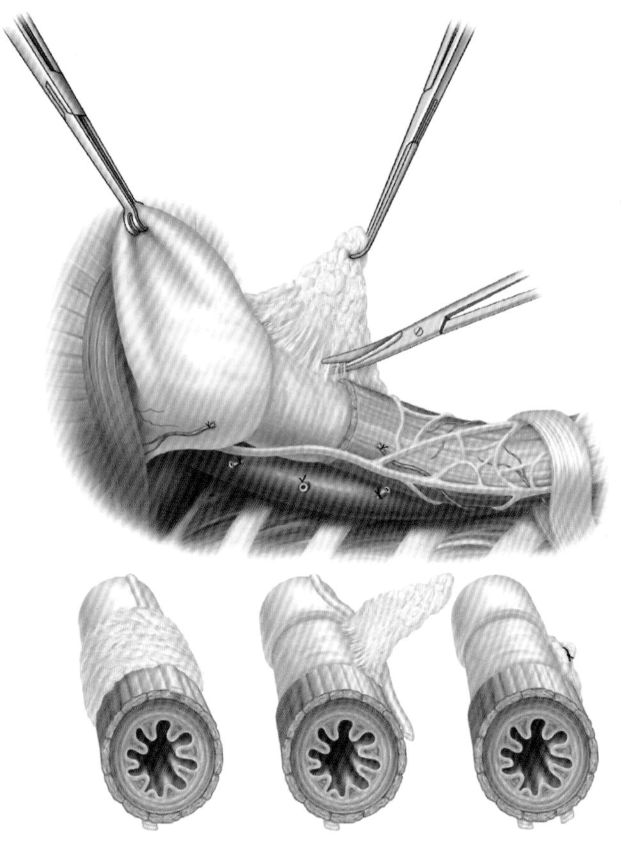

图 12.2 **切除胃食管脂肪垫**
从右侧迷走神经前方开始游离和切除胃食管的脂肪垫。使用超声刀从右向左进行游离，暴露出胃食管交界处。操作过程中将两侧迷走神经推向一侧，以便于将它们置于食管后方。

至此，膈肌裂孔全周暴露清晰，胸段食管的下半部分游离充分，胃食管交界部也能够清楚识别。为了完全游离近端胃，需要切开小网膜的上半部分。小网膜内可能包含“Belsey 动脉”，它是来自胃左动脉的分支与膈下动脉的一个分支汇合，该动脉的处理要注意，避免缩回腹腔引起出血。处理完小弯侧后贲门可以自由移动，并且可以轻松地拉入胸腔。游离到这种程度可充分满足 Belsey Mark Ⅳ修复术要求，但如果拟行 Nissen 胃底折叠术，就还需要进一步游离胃底并离断 1～2 条胃短动脉。

接下来是明确患者是否需要进行食管延长术。评估标准为当胃被还纳入腹腔时，胃食管交界部应自然居于腹内并且在裂孔水平下至少有 2 cm 长的无张力腹段食管。如果胃或胃食管交界部有上提到胸部的趋势，或者腹段食管的长度不足，则强烈推荐行 Collis 胃成形术以确保足够长度的腹段食管。

当进行 Collis 胃成形术时，需要使用 48F 或 52F 的 Maloney 探条，并使其尖端处于胃内合适位置。食管、胃食管交界处和近端胃被牵拉入胸腔，两把无损伤抓钳牵拉胃大弯，使用长 60 mm 钉，高 3.5 mm 的直线切割闭合器紧贴探条夹闭胃组织，胃内探条在闭合器推挤压下紧贴胃小弯(图 12.3)。向上牵拉潘氏管将有助于放置闭合器，内镜或开放式切割闭合器均可采用。一般该方法可以形成 5 cm 的胃成形，成形后的切缘使用 3-0 的可吸收缝线进行连续缝合加固。

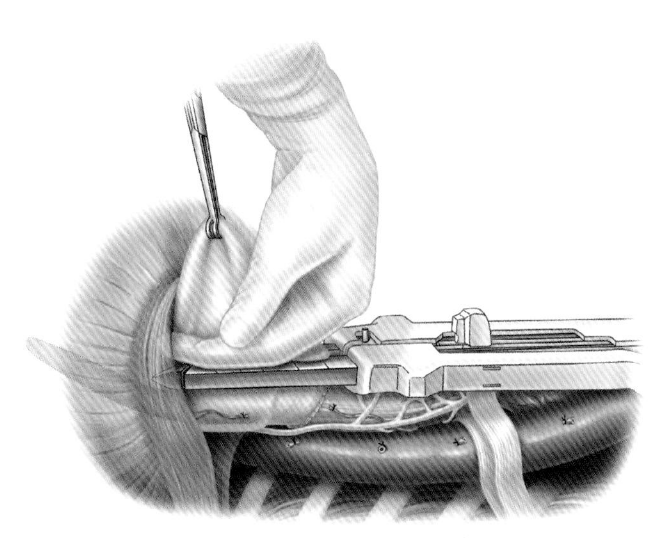

图 12.3 **Collis 胃成形术**

如需行 Collis 胃成形术，首先置入 Maloney 探条，将胃食管交界处和近端胃牵至胸腔，用两个无损伤抓钳牵拉胃大弯并保持一定张力，使用直线切割闭合器成形，夹闭时用手向探条侧推闭合器，使闭合器与探条紧贴，探条与胃小弯紧贴。

如经评估无需行胃成形术或已完成胃成形术，则开始缝合膈肌脚（图 12.4）。用 Babcock 钳夹持牵拉上提左右膈肌脚的肉柱，牵拉张力适中，将胃及胃食管交界处向右牵拉，膈脚缝合通常使用 10 号丝线或其他粗的不可吸收缝线，从后方开始缝合，针距间隔约为 0.5 cm。左侧膈肌脚肉柱上缝合针距略宽于右侧，连同膈肌腱膜一起缝

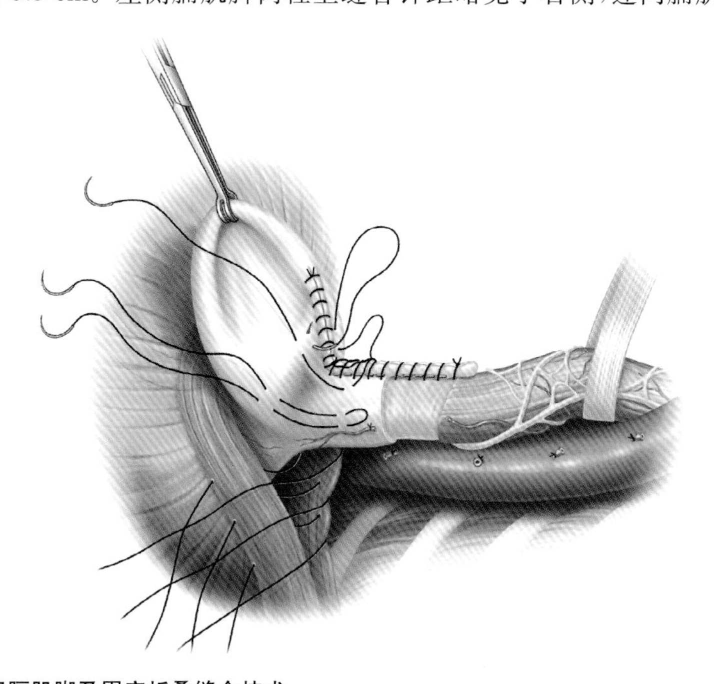

图 12.4 **关闭膈肌脚及胃底折叠缝合技术**

用 3-0 可吸收线连续缝合胃成形术切缘，闭合器的顶点处需重点加固。然后使用粗的不可吸收缝线，如 10 号丝线，从后方开始缝合膈肌脚。用无损伤的抓钳夹住膈肌脚的肉柱，并轻轻牵拉暴露。缝合针距约为 0.5 cm，左侧膈脚针距略宽。缝合靠前部分时连同膈肌腱膜一起。胃底折叠术开始时，使用双臂 2-0 丝线进行第一层水平褥式缝合。缝线第一臂在距离胃食管交界处向上约 1.5 cm 的位置纵向缝在食管肌层上，针距 0.5 cm，然后在胃食管交界处向下约 1.5 cm 处，与食管侧缝针同一直线位置进针，缝在胃的浆膜肌层上。第二臂的缝合位置距第一针约 0.5 cm 处，方法相同，双臂缝合结束就完成了第一个褥式缝合，完成后标记缝线两臂。第一个褥式缝合时向后推右侧迷走神经，缝合位置尽量靠后，第二个褥式缝合位置与第一针呈 135°，方法相同。中间的褥式缝合位置应与胃成形术中闭合器切缘对齐。第三针与第二针位置呈 135°，缝合时将左侧迷走神经向后推。完成三针褥式缝合后，再依次打结。

合，要注意避开右侧的下腔静脉。如果裂孔非常大，要对食管前的前半部裂孔进行适当缝合，以避免食管在通过裂孔时出现明显成角，这可能导致术后吞咽困难。在胃底折叠术完成之前，对膈肌脚缝线进行标记，暂不打结。

Belsey 胃底折叠术

Belsey 胃底折叠术是通过两层的 3 个水平褥式缝合来完成的。如果已行 Collis 胃成形术，就需要加一个第三层的 3 个水平褥式缝合。通过这些缝合可以将胃底向上翻转覆盖到 3～4 cm 长的远端食管上，从而形成一个 270°的胃底折叠。该方法的关键步骤为：游离时需切除胃食管的脂肪垫以便清晰地识别胃食管交界处；在远端食管及胃食管交界水平注意辨认游离迷走神经，避免将其缝入胃底折叠中。

折叠采用无损伤双臂 2-0 缝线，第一个褥式缝合的第一针位置要尽量靠后，在右迷走神经的前方进针，于胃食管交界处向上约 1.5 cm 处纵向缝合食管肌层，针距0.5 cm 出针，然后在胃食管交界处向下约 1.5 cm 处缝胃底的浆膜肌层（图 12.4 和图 12. 5）。双臂缝线的另一臂照此方法在距第一针 0.5 cm 处进出针，完成第一个褥式缝合；第二个褥式缝合位于食管中线，与第一个褥式缝合呈 135°角的位置；第三个褥式缝合位置为左侧迷走神经前方，偏离第二针约 135°的位置，缝合方法均与第一针类似。经过前期游离，左迷走神经此时与右迷走神经在食管的后方相毗邻。缝合食管侧时，一定要注意不能穿透食管黏膜，当三个褥式缝合都缝好的之后，依次打结。在缝胃底时需要注意缝合间距与食管上的间距对应好，使胃底自然舒展地卷起，避免局部聚成一团。

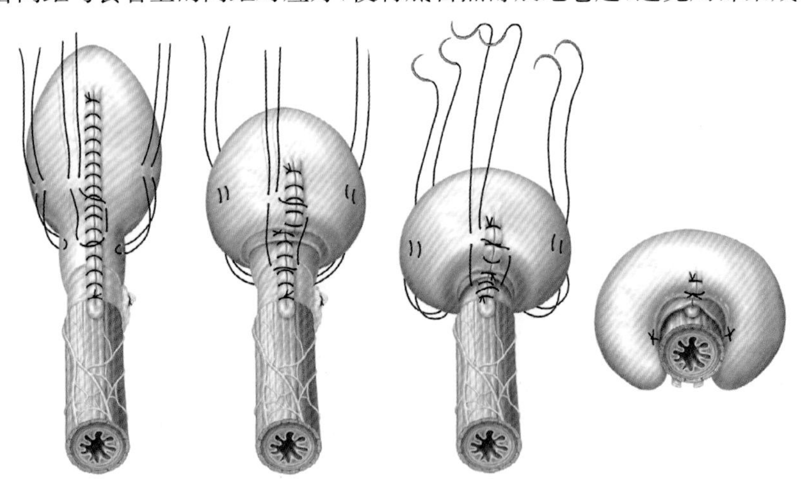

图 12.5　Belsey 胃底折叠术

第二层褥式缝合方法同第一层，在距第一层 1.5 cm 处缝合。如进行了 Collis 胃成形术（如图所示），则需三层水平褥式缝合，每一层缝合方法相同，在距前一层所形成的新的胃食管交界 1～1.5 cm 处做下一层缝合。每层缝合都可将胃底向上卷起覆盖于食管远端。要注意食管侧缝针间距与胃底侧相仿，避免打结后冗余的胃底组织堆积于食管外周。完成后胃底包绕 270°的远端食管，左右最外侧缝针在后方相距约 1 cm，迷走神经位于它们之间。

第二层褥式缝合在距第一层 1.5 cm 处进行，缝针布局及缝合方法相似，同样要注意胃底缝针的间距需合适，不能过大（图 12.5）。打结后，左、右两侧的缝线在后方的间隔约 1 cm（图 12.5）。如果没有进行胃成形术，两层缝合就可完成折叠。第二层褥式缝合完成缝合后保留缝针缝线，在牵拉收紧缝线时，可以轻轻从上方施加压力，将胃和胃食管交界处连同折叠的胃底一起回纳入腹腔，然后通过全层缝合膈肌，将折叠的胃底固定在膈肌裂孔上（图 12.6）。在缝合固定时，要注意保护好腹腔脏器，防止将其他脏器带入胃底折叠形成夹层。膈肌侧的缝合位置需排列好，间距适中，并与食管侧缝合位置对应。完成缝合后，依次打结，注意松紧适中，不能留有松弛缝线或残留间隙，也不能过度勒紧甚至切割组织。

如果做了 Collis 胃成形术，折叠时就需要进行三层的褥式缝合，每层之间大约间隔 1.5 cm（图 12.4～图 12.6）。这时候，第三层或者最后一层的缝针缝线就需要保留，用来将胃底折叠固定在膈肌裂孔上。

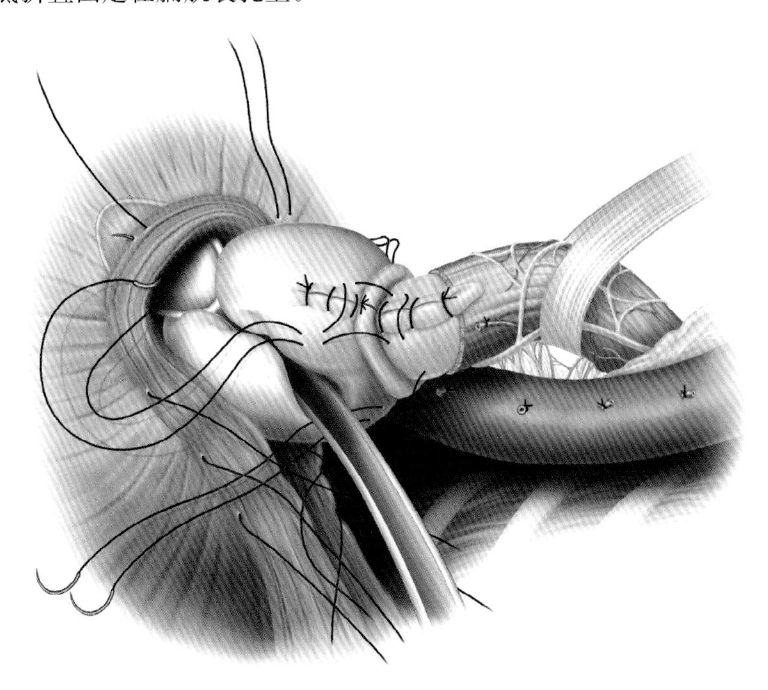

图 12.6　完成折叠后关闭膈肌方法
保留最后一层的缝针缝线，将折叠的胃底和远端食管送回腹腔，压匙保护腹腔脏器，从腹腔侧进针，胸腔侧出针全层缝合膈肌，右侧缝线应缝在裂孔的顶点处，左侧缝线应位于膈肌脚缝线的最前方。牵拉收紧缝线，依次打结，完成胃底折叠并将其固定在膈肌下表面。两侧的缝线与中间的缝线成 135°，在后方的间距为 1 cm。

胃底折叠术完成后，从最后方开始将之前缝合的膈肌脚缝线打结系紧。关闭膈肌脚后，裂孔大小需满足以下条件：在探条保留在食管内的情况下，允许指尖轻松地在食管和膈脚之间通过（图 12.7）。

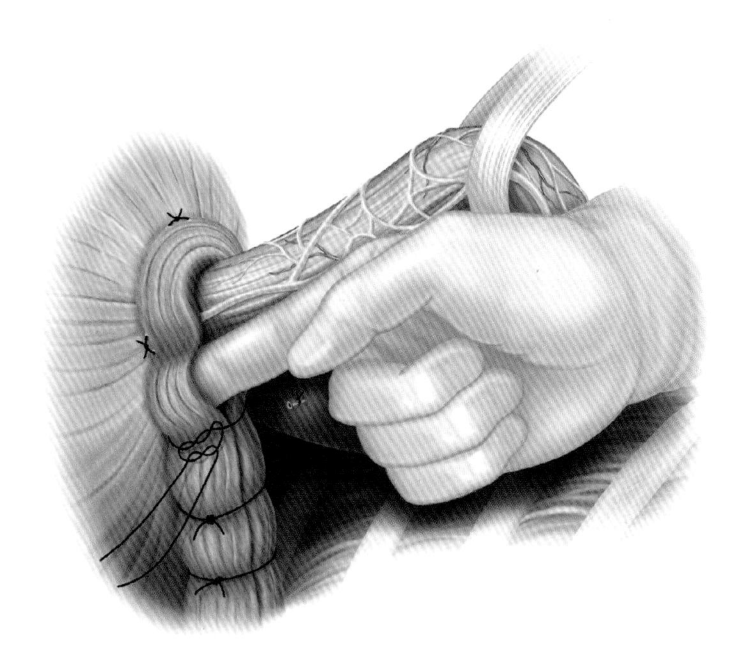

图 12.7　关闭膈肌裂孔
完成胃底折叠后，从裂孔最后方开始依次打结关闭裂孔，关闭后保持食管探条在位的情况下裂孔应能轻松容纳一个指尖。

修复完成后，在胃成形的上端和下端（如果实施了胃成形术的话）或胃底折叠的最顶部放置夹子，并在裂孔的前后顶点放置两个夹子。这些夹子可以作为术后随访胸部X光检查的解剖标记点，能帮助外科医生轻松判断是否存在复发。另取肋间穿刺置引流管，调整引流管位置于后纵隔椎旁，然后关闭胸腔。在关闭胸腔之前，充分膨胀左肺，检查对侧胸膜是否完整，如果存在破口，需使用吸引器吸尽对侧胸膜腔内的积液或积血。

术后管理

围手术期预防性使用抗生素（常用头孢唑啉）可在术前和术后各给一次。术后镇痛可以使用患者自控镇痛泵静脉给药，或使用胸段硬膜外镇痛持续给药，以及局部麻醉并辅以间歇性按需口服镇痛药等方法。良好的术后镇痛可预防患者咳嗽不充分和发生肺炎等并发症。非甾体类抗炎药也非常有效。

鼻胃管保留至术后12～24小时，如有胃潴留或胃胀发生，则延长鼻胃管留置时间。在术后第一天（或之后）进行口服钡剂造影检查，以排除瘘的发生及确认修复的位置。胸腔引流管和鼻胃管（如留置）在造影检查确认没有瘘的时候方可考虑拔除。

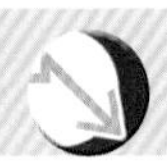

并发症

术后早期并发症包括肺不张（5%）和肺炎（2%），充分镇痛和胸部理疗干预可有效预防。

术后早期可能发生的并发症还包括瘘，主要原因是在游离疝或处理疝囊的过程中造成的胃或食管损伤，或是Collis胃成形术引起的损伤，文献报道此类并发症的发生率为0%～4%。巨大的食管旁疝常常会和双侧胸膜形成致密粘连，疝囊游离比较困难且耗时较长，粘连和疝囊血供丰富，游离过程中需要仔细止血以防止术后出血（<1%）的发生。术中损伤脾脏或胃短血管的风险较小，避免过度牵拉胃可有效预防。

迷走神经损伤好发于左侧。对于巨大食管旁疝患者，迷走神经会变得纤细并且在食管表面移位，导致术中难以识别，尤其是左侧迷走神经。对于既往做过胸部手术的患者来说，迷走神经损伤的风险更高。迷走神经损伤的后果不太明确，可能没有任何表现，也可能会导致胃排空延迟或是腹泻。即便没有迷走神经损伤，胃长时间移位至胸腔受压也可能导致术后胃排空延迟发生。鉴于此考虑，部分患者术后可能需延长鼻胃管留置时间。

膈肌脚缝针撕脱在术后即刻就可能发生，导致胃急性再疝入胸部，一旦发生需急诊再次手术。当病人麻醉复苏时突然醒来或严重干呕时可能发生该并发症。经胸行Belsey手术的患者，上述情况未见报道；在经胸行Nissen手术患者中，文献报道有1.6%的发生率。术后随时间推移，有高达8%的患者出现膈肌脚缝合出现问题而导致迟发性疝，如果患者有明显症状，则需要重新修补，但是小的复发性疝很少会出现症状。疝复发所表现的症状与最初不同，常表现为与反酸相关的不适。虽反酸症状一般采用药物干预，但我们应考虑到再次手术修补。

梗阻性症状或餐后疼痛可能是由胃底和贲门游离不充分、胃扭转复位不佳、疝复发或折叠的胃底在裂孔中嵌顿等原因引起的。早期吞咽困难发生率为10%，急性胃扩张发生率为2%～5%。

结果

经胸入路手术死亡率为0%～5.5%。在经腹腔镜修复中，80岁以上患者的手术死亡率和并发症发生率会增加，该问题在经胸入路，或经胸开放方式中均无明确结论。19%～26%的患者术后会出现并发症，但大多数不会危及生命。经胸修复术的主要缺点是开胸引起术后疼痛。文献报道的住院时间约为10天，但是随技术进步，当下实际住院时间应更短。随访中常规进行口服钡剂检查所确认的解剖上复发概率为8%，而症状复发概率仅有1%～3%。经胸修复术的疗效是持久的，解剖复发率低；并且通过对行Belsey Mark Ⅳ术患者随访18年，发现84%的患者反流症状控制良好，吞咽和打嗝均无不适。

结论

经胸入路修补食管旁疝是一种牢固持久的修复方式，功能保护方面尤为出色。经胸入路有利于充分游离食管、分离和切除疝囊、止血以及准确评估食管长度。因而对于再次手术、肥胖和复杂疝的患者非常有用。经胸入路的修复方法虽经受住了时间的考验，但是由于腹腔镜下修复术越来越多地实施，并且获得了令人满意的结果，所以现今经胸入路的修复方法越来越少地被应用。

参考文献

[1] Allen M S, Trastek V F, Deschamps C, et al. Intrathoracic stomach. Presentation and results of operation[J]. J Thorac Cardiovasc Surg, 1993,105:253-259.

[2] Stylopoulos N, Gazelle G S, Rattnerd W. Paraesophageal hernias: Operation or observation? [J]. Ann Surg, 2002,236(4):492-500.

[3] Sihvo E I, Salo J A, Rasanen J V, et al. Fatal complications of adult paraesophageal hernia: A population-based study[J]. J Thorac Cardiovasc Surg, 2009,137(2):419-424.

[4] Urbach D R, Khajanchee Y S, Glasgow R E, et al. Preoperative determinants of an esophageal lengthening procedure in laparoscopic antireflux surgery[J]. Surg Endosc, 2001, 15:1408-1412.

[5] Gastal O L, Hagen J A, Peters J H, et al. Short esophagus: Analysis of predictors and clinical implications[J]. Arch Surg, 1999,134(6): 633-636.

[6] Maziak D E, Todd T R, Pearson F G. Massive hiatus hernia: evaluation and surgical management[J]. J Thorac Cardiovasc Surg, 1998, 115:53-62.

[7] Patel H J, Tan B B, Yee J, et al. A 25-year experience with open primary transthoracic repair of paraesophageal hiatal hernia[J]. J Thorac Cardiovasc Surg, 2004,127:843-849.

[8] Rathore M A, Bhatti M I, Andrabi S I, et al. Laparoscopic repair of paraesophageal hernia requires cautious enthusiasm[J]. Int J Surg, 2008,6:404-408.

[9] Larusson H J, Zingg U, Hahnloser D, et al. Predictive factors for morbidity and mortality in patients undergoing laparoscopic paraesophageal hernia repair: Age, ASA score and operation type influence morbidity[J]. World J Surg, 2009,33:980-985.

[10] Rathore M A, Andrabi S I, Bhatti M I, et al. Metaanalysis of recur-rence after laparoscopic repair of paraesophageal hernia[J]. JSLS, 2007,11(4):456-460.

[11] Luketich J D, Nason K S, Christie N A, et al. Outcomes after a decade of laparoscopic giant paraesophageal hernia repair[J]. J Thorac Cardiovasc Surg, 2010,139:395-404.

（潘世翔 译 田界勇 校）

13 开放经腹食管旁疝修补和Hill手术

Philip W. Carrott Jr.　Donald E. Low

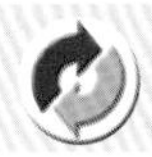

适应证/禁忌证

食管裂孔疝(PEH)是一种困扰老年人的罕见外科疾病,女性更常见。由于疝的位置相对隐蔽,既往症状较轻或不典型以及大多数医生对 PEH 和滑动性疝的不同临床表现和意义不完全了解,往往导致诊断的延误。患者往往有长期"食管裂孔疝"症状史,影像学检查结果与图 13.1 所示的胸部 X 射线表现相似:该患者大于 50%的胃在胸腔内,因此有一个"巨大"的食管旁疝,很可能是Ⅲ型。图中显示下纵隔有一个大的含气空腔及气-液平面,这通常就是 PEH,但许多医生和放射科医生会表述为"裂孔疝"。这些病人的症状可能很轻微,并且与典型的胃食管反流病(GERD)、Ⅰ型或滑动疝患者的症状有很大不同。Ⅰ型为"滑动"型疝,只有胃食管交界处(GEJ)疝入胸腔,症状表现为反流或反胃。Ⅱ型疝为胃底疝入胸腔,但胃食管交界处的位置正常,这种情况相对不常见。最常见的 PEH 是Ⅲ型,即 GEJ 和胃底或胃体都疝入胸腔。巨大的Ⅳ型疝内容物包括胃和其他腹腔内脏,如结肠、小肠、胰腺或脾脏。

PEH 患者一般都有症状,并且会随时间缓慢进展。早饱感、贫血、胸痛和呼吸困难是巨大胸腔胃所引起的典型症状。当全面了解 PEH 相关症状后,我们认为患者在诊断时几乎都有症状。另一方面,在修补术后绝大多数患者会主诉症状和生活质量都有明显改善。通过对经验丰富中心的研究进行综述发现,手术修补可明显改善症状,83%～98%的患者对手术效果主观评价为优良等级。

最初的病例报道表明,很大一部分 PEH 患者是因胃嵌顿和/或缺血的外科急症而入院。既往的一些研究中嵌顿和绞窄的比例为 30%,死亡率为 7%。当代的一些研究和人群分析结果显示,急诊入院患者占手术患者的 5%～15%,占 PEH 入院患者的比例高达 50%,但急诊入院患者仅三分之一需立即手术干预。对于急诊入院患者,如有嵌顿、梗阻或持续性疼痛,内镜减压并放置鼻胃管(NG)通常可以缓解症状,为完善术前准备争取时间。Polomsky 等在回顾纽约州 5 年的数据时发现，手术例数越多，危重症患者越少。但一项针对八旬老人群体的研究发现，43%的患者进行了急诊手术，急诊手术的死亡率为 15%。

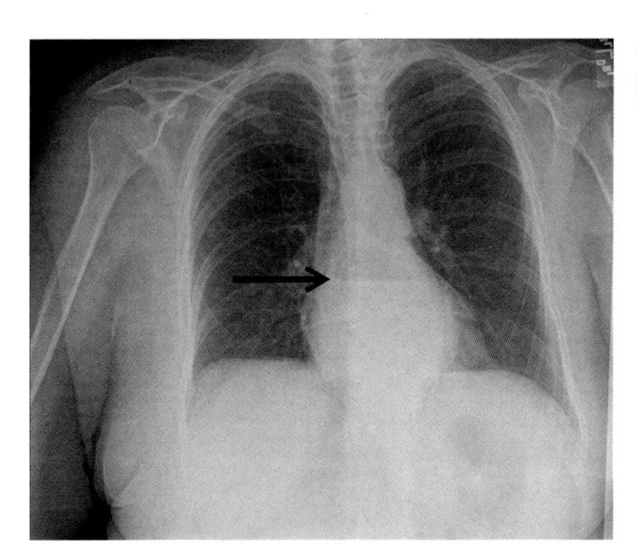

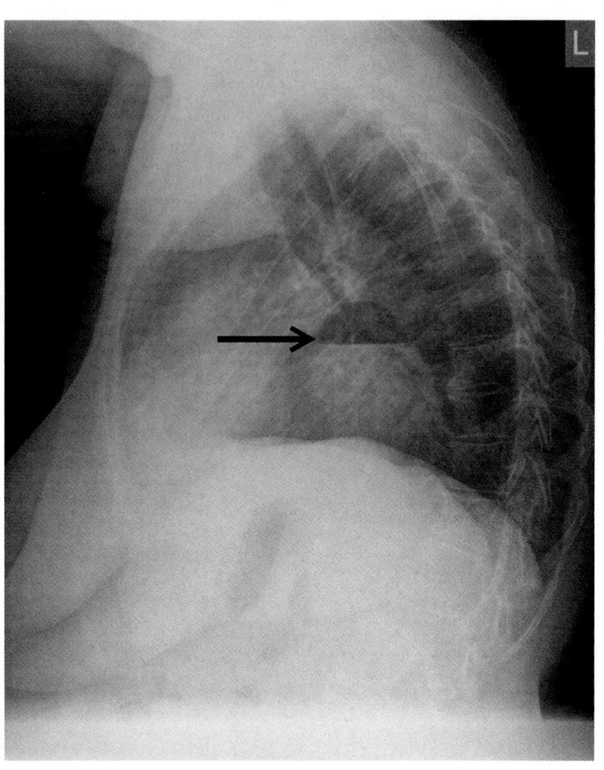

图 13.1　胸片检查偶然发现后纵隔的气-液平面，诊断为巨大食管旁疝（箭头所指为胃内容物的气-液平面）

患者呼吸困难可能与疝内容物占据胸腔内空间或影响膈肌功能有关，但疝对呼吸功能的影响机制可能更为复杂。既往我们发现大多数患者在修复后肺功能检查（pulmonary function tests，PFTs）有明显的改善；因此 PFTs 处于临界值不能作为手术禁忌。目前我们主张，对于身体健康、有症状的巨大 PEH 患者，应该与外科医生面对面讨论择期手术修补，以改善当下生活质量，并避免疝继续加重导致其他症状。医学上身体情况不允许手术是疝修补手术仅有的禁忌证。

食管旁疝修补适应证

- 症状或体征加重的巨大 PEH，包括烧心、反胃、吞咽困难、早饱、呼吸困难、上消化道（UGI）失血性贫血、餐后胸痛和腹痛以及因持续性早饱或反胃导致的饮食或生活方式改变。
- 对于急性非缺血性嵌顿患者拟行亚急诊修复手术，要进行胃管或内镜减压。
- 持续性胸痛或腹痛、上消化道梗阻、Cameron 病变/溃疡病引起的活动性胃肠道出血或上消化道内镜发现缺血证据的情况下应进行急诊修补手术。

术前规划

PEH 患者应进行吞钡检查，以明确疝的解剖结构，并评估食管和胃的排空以及食管缩短的程度。如果可能的话，术者亲自现场观察钡剂造影检查可获得直观的最有价值的信息，如食管胃的解剖、食管运动情况以及是固定性疝还是滑动性疝。如果不能现场观察，可录制钡剂造影检查的视频替代。上消化道内镜检查用于评估食管缩短的程度、食管炎或 Barrett 食管、胃食管瓣阀的等级以及评估膈裂孔肌处胃的 Cameron 损伤或溃疡情况（图 13.2）。我们建议常规行食管测压，以评估食管下括约肌（lower esophageal sphincter，LES）的压力以及食管运动模式。在巨大 PEH 中插入当前的高分辨率导管通常比较困难；因此，我们一般同时行测压与胃镜检查，经导线插入导管。非特异性运动障碍在老年 PEH 患者中很常见，但这种运动障碍在修补术后往往会得到改善。对于食管运动障碍（蠕动减慢）或动力减退（平均波幅小于 30 mmHg）的患者，手术修补方式需要做调整。我们不常规做胃排空或 24 小时 pH 阻抗测试。但手术前后进行 PFTs 检查我们经常做，因为许多患者在修复后会有明显的改善。

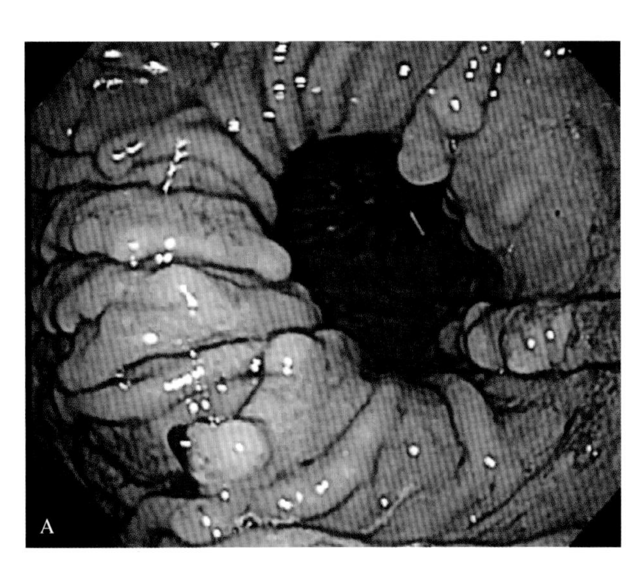

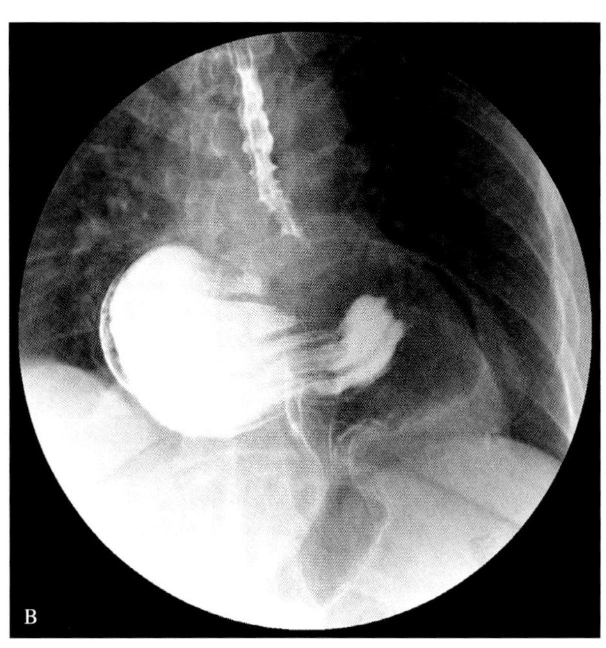

图 13.2　**消化道内镜检查(EGD)和上消化道造影(UGI)**
A. 内镜从上方观察裂孔处狭窄；B. UGI 显示接近 100%的胃疝入胸腔。

术前评估

- 钡剂造影检查；
- 上消化道内镜检查，带或不带导丝引导测压；
- 食管测压；
- PFTs，必要时排除心源性或其他疾病。

手术

开放 Hill 修补术通过局限性上腹部正中切口完成。目前，对于Ⅱ型以及许多Ⅲ型和Ⅳ型疝患者，如果 GEJ 在 UGI 透视下是可移动的，现实中对于这部分患者均采用腹腔镜手术修复。开放 Hill 修补术首选用于巨大Ⅲ型和Ⅳ型疝患者，钡剂造影提示 75%～100% 的胃疝入胸腔，并且有明显的食管缩短，且钡剂造影检查观察疝囊无复位迹象或仅微弱复位。该术式的优势是在实际应用中所有疝均能一期修补膈肌。该术式将 GEJ 缝合固定到牢靠的后侧腹内结构上，避免了 Collis 胃成形术，从而保留了正常的解剖结构。最初，Hill 使用正中弓状韧带进行固定修复。大多数外科医生发现对腹腔干进行游离时风险很大，这也是 Hill 手术不常用的原因之一。我们主张利用膈肌脚和主动脉前筋膜进行固定。Hill 手术与其他方法相比具有明显的优势，因为它将 GEJ 牢固地固定在腹腔，重建了正常长度的腹段食管。

当疝囊完全还纳并被切除后，经裂孔对食管进行充分游离松解，通常可以达到隆凸水平，使 GEJ 在极小张力或无张力状态下还纳入腹腔。在Ⅲ型或Ⅳ型 PEH 中食管会变短和功能受损，经过游离固定恢复到正常状态后，其蠕动功能通常也能恢复。食管缩短好发于有食管炎、食管狭窄或 Barrett 食管病史的患者。PEH 修补最大的问题是如何避免复发。膈肌裂孔既要牢固闭合，又不能过窄导致吞咽困难。许多医生主张使用各种合成材料或生物网片来加固裂孔闭合处。但我们认为只要充分游离两侧膈肌脚，几乎均能顺利一期缝合。Hill 术式固定牢靠的特点，可降低术后复发率，达到与 Collis-Nissen 胃底折叠类似的疗效。

综合既往，对于临床食管缩短明显的患者有三种选择，分别是经胸广泛食管游离、食管延长（如 Collis 胃成形术）和 Hill 修补术。

手术要点

- 充分的纵隔游离和食管松解，使腹段食管长度达到 3～4 cm；
- 切除疝囊；
- 将修复缝合线牢固地缝合在腹腔内固定结构上，以避免复发；
- 加大 His 角重建胃食管阀瓣以发挥可靠的抗反流作用。

体位

患者取仰卧位，右臂内收，左臂外展 90°。我们使用固定支架拉钩以及固定式肝脏拉钩进行术野暴露。将拉钩叶片放置在左右肋缘下方，向上向外牵拉。这样可以将横膈拉至垂直位以充分暴露食管裂孔。使用 Balfour 撑开器撑开切口下部（图 13.3）。

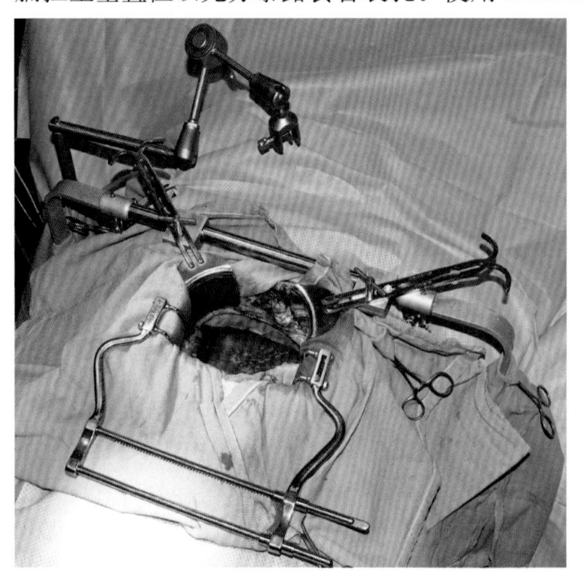

图 13.3 **术野暴露**

安置好的 Martin 臂和上拉钩。图示切口长度仅为剑突到脐部距离的一半；

安置拉钩暴露腹段食管，臂式上拉钩将膈肌拉至垂直位；

游离肝左叶，使用 Harrington 拉钩牵开，Harrington 拉钩固定于 Martin 臂（图 13.4）。

手术步骤

Hill 手术原理是利用食管胃连接处天然附着物，特别是膈食管筋膜，与腹内结构如膈肌脚和主动脉前筋膜进行牢固的固定，从而增大 His 角并重建胃食管瓣阀功能。

- 该手术通过上腹部正中小切口完成；手术自剑突尖向脐做 4～5 cm 的切口，一般切除剑突，并使用 Martin 臂及拉钩来抬高肋缘并使膈肌处于垂直位，以充分暴露胃食管交界处。
- 离断三角韧带游离肝左叶，使用 Harrington 深部拉钩将肝脏牵到患者右侧，进一步暴露术野（图 13.3、图 13.4）。

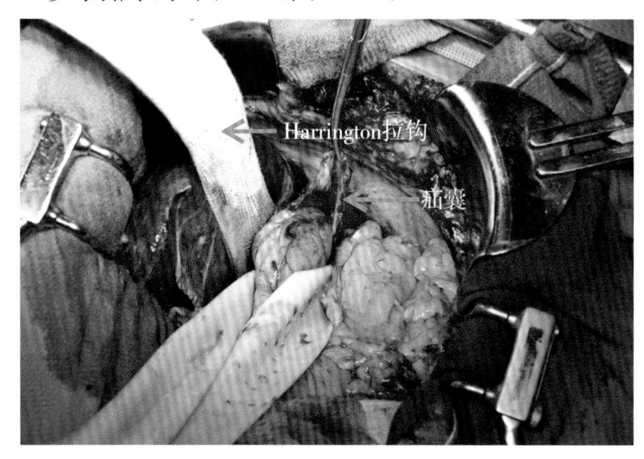

图 13.4　将疝囊从纵隔游离并还纳入腹腔

- 尽可能将胸内胃还纳入腹腔。自右膈肌脚内侧缘开始游离疝囊，打开腹膜反折。食管旁疝常有两个疝囊。沿右膈肌脚的疝囊通常较小，在极少数情况下，会延伸至纵隔和右胸腔深处。继续在右膈脚内、疝囊外进行游离。一般疝囊与右侧胸膜会紧密贴合，但易于分离。然后继续向上游离跨过膈肌裂孔前方，这时一般会达到左右疝囊汇合处（图 13.5）。

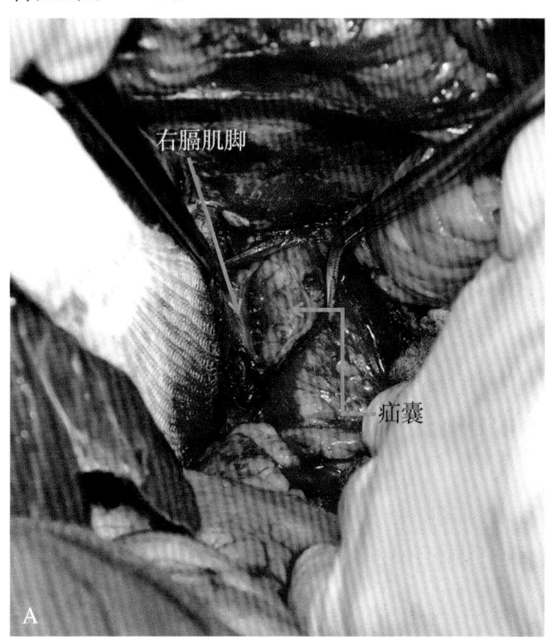

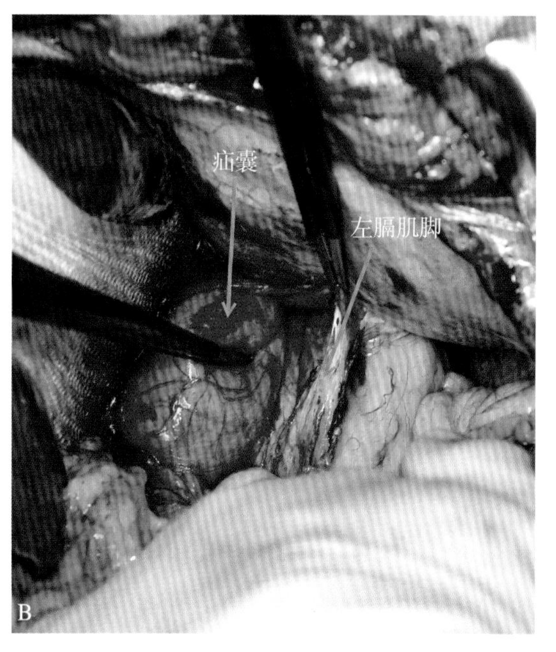

图 13.5　游离右侧（A）和左侧（B）膈肌脚

A. 自右膈肌脚内侧开始游离疝囊（直角钳牵拉疝囊边缘）；B. 显示将游离后的疝囊还纳入腹腔。

■ 继续沿裂孔前缘游离，并向下延伸至左侧膈肌脚，再次打开腹膜反折，该区域的腹膜通常会因疝慢性进展而明显增厚。然后继续在疝囊外向上向纵隔游离。胸膜一般均会与疝囊外部粘连，需要分开。大多数情况下游离过程无需锐性或电凝操作即可完成。将腹膜反折沿左膈肌脚向中间打开，此时即易于进行纵隔游离，可以先用手指环食管游离，然后用潘氏管环绕悬吊食管(图 13.4)。多数情况下，此处游离时应将后侧迷走神经从食管后表面分开，尽量避免神经损伤。

■ 向下牵拉食管，左膈肌脚下方剩余的腹膜反折此时易于经食管后处理(图 13.6)。需要注意的是，应尽可能保留两侧膈肌脚表面腹膜的完整性。游离左侧膈肌脚的外侧，尽量增加该位置活动度。在老年患者中，经常会发现左膈肌脚较小，此时彻底游离松解非常重要。不需要进行胃短血管游离是 Hill 手术的优点之一。

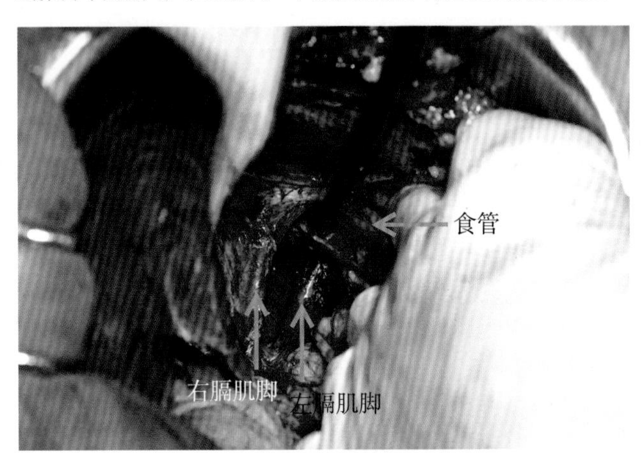

图 13.6　**后侧迷走神经(镊子所指)，后方为游离的左、右侧膈肌脚**

■ 通过食管裂孔继续向上环周游离食管，注意前、后迷走神经的路径和位置，可以轻松将食管游离到裂孔上 10～12 cm 处，具体也取决于患者的体型。通常需游离至隆突下水平，以便尽可能无张力地将 GEJ 还纳入腹腔。

■ 食管胃交界处完全复位后，通过裂孔下部在腹主动脉表面可扪及前筋膜。在许多老年患者中，该组织会变得薄弱或缺如，这种情况下，可使用大号 Babcock 钳夹住左右膈肌脚起始部，提起膈肌脚，使其远离主动脉，使用两根带垫片 0 号丝在 Babcock 钳上方和下方缝合，该两针可打结起到闭合裂孔的作用，还可以用于牵拉固定需要修复结构(图 13.7)。

■ 使用 0 号丝线带垫片间断缝合关闭裂孔，针距约 1 cm。通常根据疝的大小，可选择性地在裂孔前方 10 点和 2 点钟位置用 0 号丝线缝合关闭裂孔，以避免胃食管交界处过度向前倾斜。

■ 将疝囊从食管胃交界处修剪切除，操作时仔细辨认迷走神经前干，其通常会穿过疝囊的前方。

■ 术者左手置于胃食管交界处后方并触诊迷走神经后干，右手以迷走神经后干为轴翻转胃底，识别紧邻迷走神经后干后方的膈食管韧带束和下方的浆膜，确认后夹住(图 13.8)。

■ 在 His 角基底部前方找到前膈食管韧带束；根据患者的体型，可能附有大量脂肪组织，操作关键是在 His 角基底部连同部分下面的浆膜一并夹持。夹住后可将其旋转向下牵拉到膈肌脚起始部附近，这样可以对最终修补固定有一个初步印象(图 13.8)。

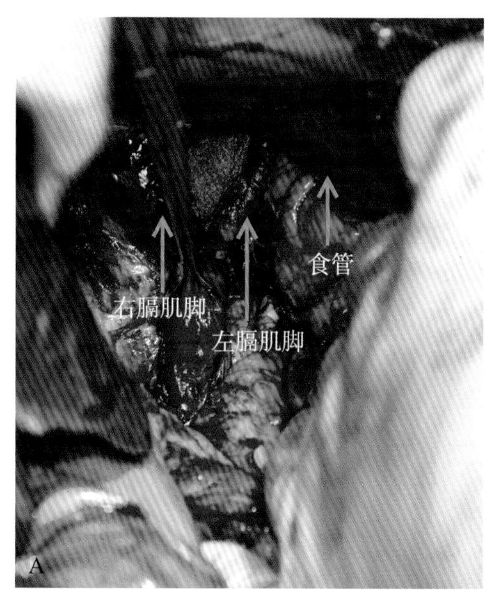

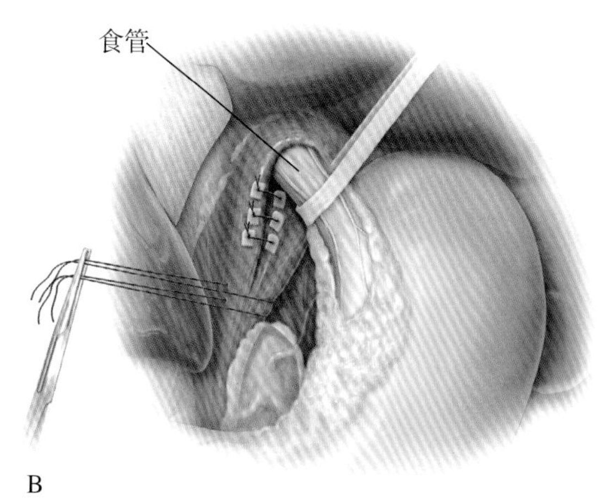

图 13.7　**缝线牵拉膈肌脚**

A. 用 Babcock 钳合拢两侧膈肌脚，裂孔处放置有纱布，食管牵向左侧；

B. 第一针缝线留长使用钳子夹持牵拉，使缝合修复时膈肌脚远离主动脉。

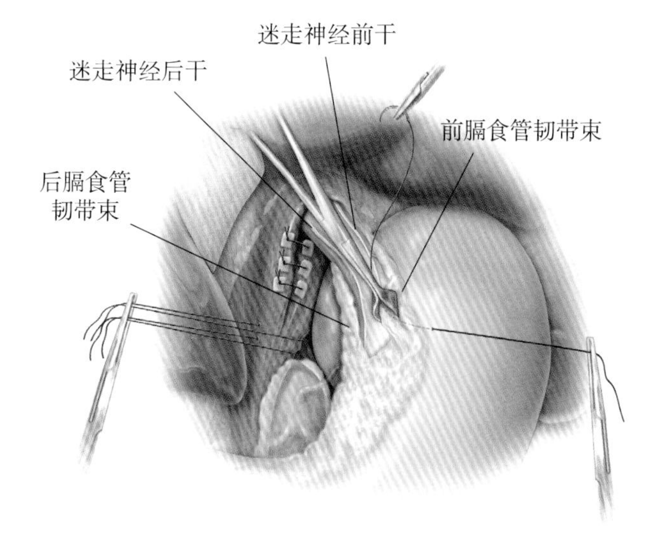

图 13.8　**胃侧固定线的缝合**

后方的膈食管韧带束或脂肪垫位于迷走神经后干后方，用 Babcock 钳夹住（非本图所示）；前方在迷走神经前干后方，His 角处使用 Babcock 牵引（如图所示），跨前膈食管韧带束缝针。

■ 修复使用 4 根 0 号丝线从外侧向内侧缝合穿过膈食管韧带前束，然后从上向下穿过膈食管韧带后束，最后穿过已缝合的膈肌脚（图 13.9）。缝合时每根缝线都要跨上述组织，并且使用牵引线牵拉膈脚，使其远离主动脉（图 13.10、图 13.11）。

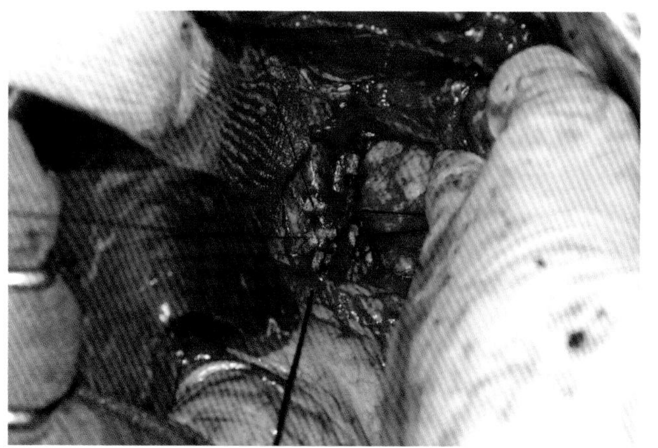

图 13.9　**固定缝线穿过关闭的膈肌脚**

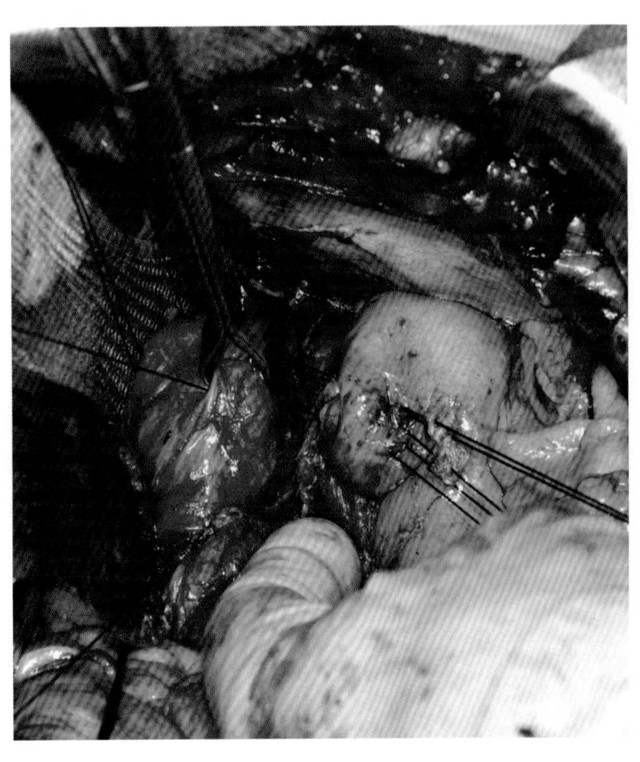

图 13.10　**固定缝线已缝合好**
前方的 Babcock 钳已移除。

■ 当这些缝线缝好后，将前两根缝线打单结靠紧膈肌脚并夹住(图 13.12)。这时进行术中测压，目标压力应在 25～55 mmHg(3.33～7.33 kPa)之间，如果压力超过这个水平，可以松开缝线，并重复进行测压(图 13.13)。

■ 达到合适压力后，将 4 根缝线打结系牢，进行最终测压并记录结果。

■ 使用两根 0 号丝线于前侧和外侧缝合胃底、食管肌层和食管裂孔边缘，以重建胃食管瓣阀。缝合后既关闭了裂孔前方，又加大了 His 角(图 13.14)。

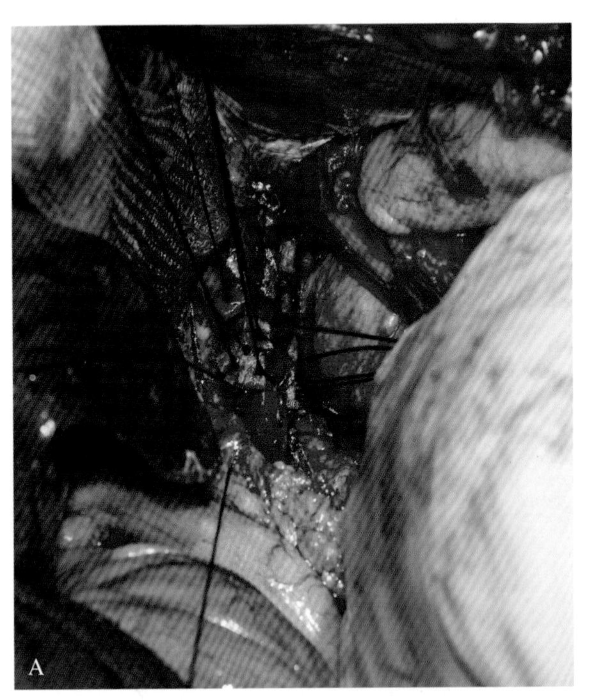

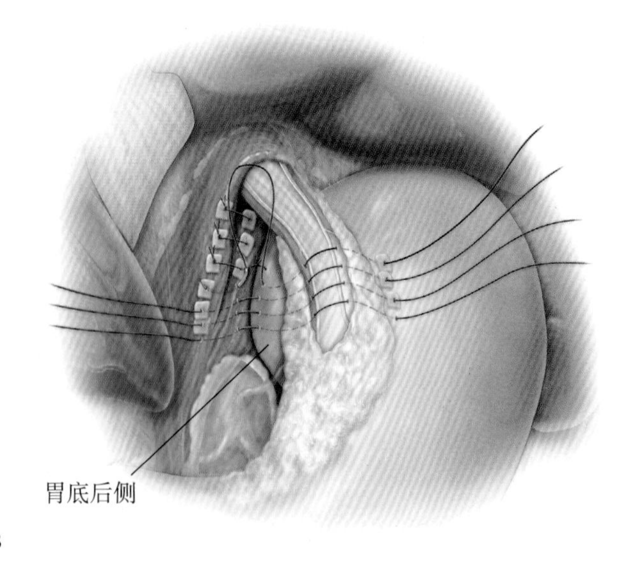

图 13.11　**所有缝线从前向后缝合穿过食管旁韧带束，然后穿过膈肌脚**

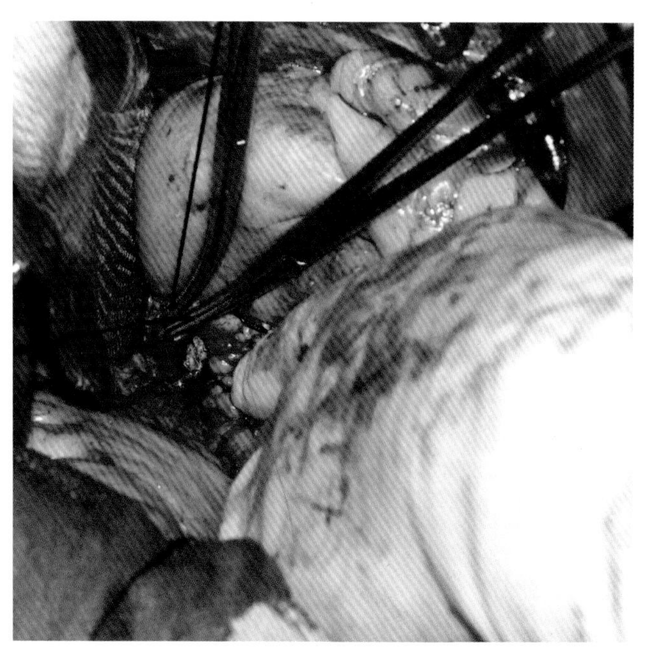

图 13.12　**将前两针缝线打单结并用钳子固定，然后根据测压结果决定是否调整**

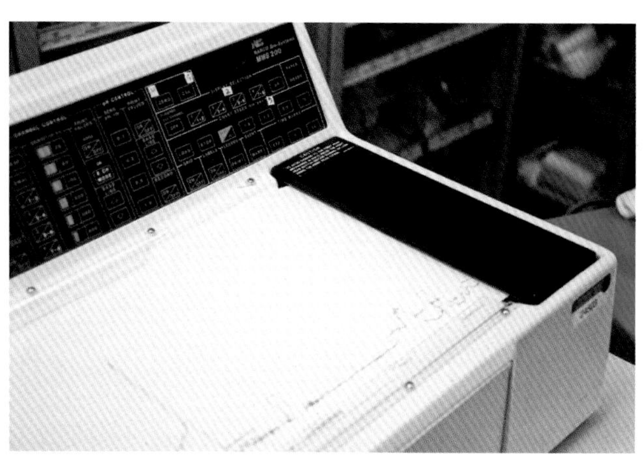

图 13.13　**将前两根缝线打单结固定后测压，避免修复过紧**

对于食管功能正常的患者，压力应在 25～55 mm Hg(3.33～7.33 kPa)之间。

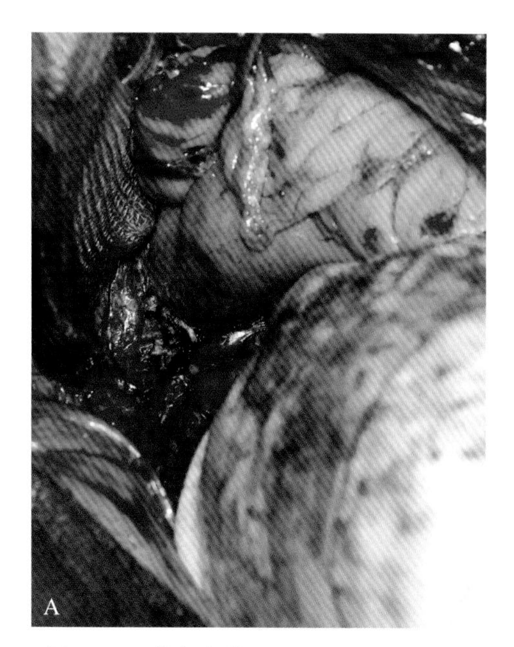

A

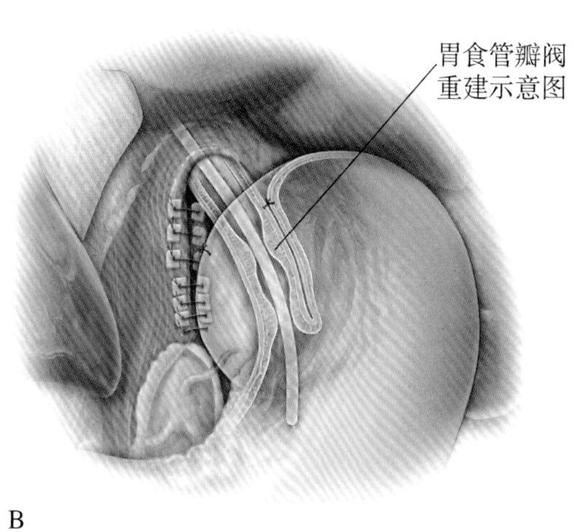

B

图 13.14　**修复完成**

■ 拔出测压导管并更换为鼻胃管，此时经胃前壁可触诊到成形良好、功能佳的瓣阀结构。对于巨大疝的修复，术后复发或术后恶心、呕吐是我们比较担心的问题，可以考虑选择性放置胃造瘘管并固定在胃前壁进行胃减压，防止术后3～4周发生恶心反胃。将胃固定于膈肌也有助于防止疝复发(图13.15)。

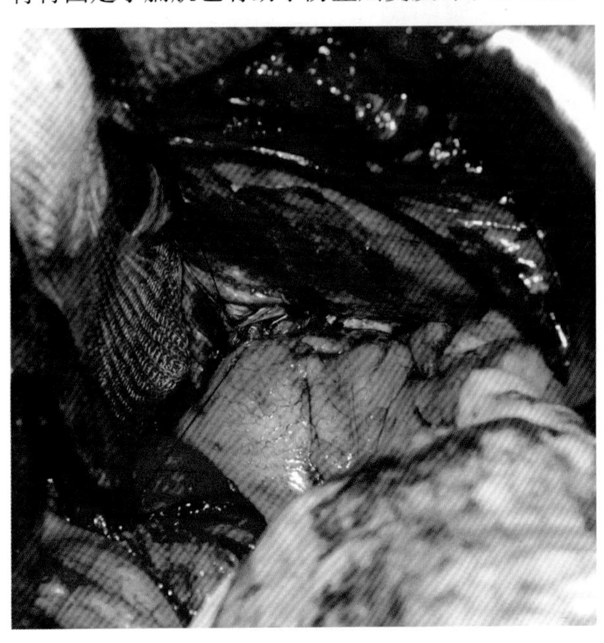

图13.15　将胃固定到食管裂孔处膈肌上

■ 移除拉钩和撑开器，常规关腹。正常情况下失血量应小于50 mL。该手术可在硬膜外麻醉下完成，患者通常在手术当天就能下床活动，第二天拔除鼻胃管。

术后管理

术后管理与其他抗反流手术类似。复苏前给予止吐药，常用药为氟哌利多、地塞米松和昂丹司琼。大多数患者术后留置鼻胃管过夜并积极处理恶心，减少干呕。理想状况下手术当天即下床活动，并持续至出院。鼻胃管一般术后第二天拔除，并开始进食清亮流质饮食。一般术后第3天或第4天出院，此时进食糊状食物。从术后第2天或第3天开始，患者保持进食糊状和选择性软食2周，然后再继续进食软食2周，要少吃面包和肉类。

并发症

老年患者中最常见的并发症包括心房颤动、谵妄、切口并发症和切口疝。为了减少切口疝的发生率，我们通常使用不可吸收缝合线加固切口内层。术后即出现的并发症绝大多数都是轻微的。早期进食固体食物可能会出现吞咽困难，通常问题不大，患者按术后饮食方案进行调整即可解决。

结果

一般修复术后患者满意度很高。在我们既往10年连续270例患者的治疗中，没有发生手术相关死亡和需要再次手术的复发。90%以上患者烧心或反胃症状在修复术后均得到改善。绝大多数患者在早饱感和呼吸困难方面也有改善。常规在术后3个月进行钡剂造影和PFTs检查,有持续性吞咽困难或Barrett食管病史的患者需再次行内镜检查。在我们发表的研究结果中,170例患者术后钡餐检查显示有25例出现复发。其中23例被描述为"小滑动疝"或疝在1~3 cm之间。该结果与Luketich等所报道的腹腔镜术后有15%患者出现影像学上的复发相似,但腹腔镜手术中有53%~86%的患者做了Collis胃成形,12%~17%的患者采用补片加固膈肌脚。绝大多数影像检查发现的复发疝都很小,几乎没有临床意义。

结论

在美国,巨大食管旁疝的发病率正在增加。开放Hill修复术在该患者群体中具有特殊的优势,与其他抗反流手术相比,该术式独特之处在于将胃牢靠地固定在腹腔内。充分的经腹游离并牢固固定增加了修补的可靠性,并保留了功能,且无需经胸手术或行Collis胃成形。手术安全性高,复发率低,患者症状得到明显缓解。

- PEH症状的影响往往不受重视,但PEH典型和不典型症状在术后通常会得到改善。
- 有症状拟手术的患者术前应和有经验的术者面对面沟通,了解择期修复手术的利弊。
- 全面的术前检查应包括UGI、EGD和测压。非特异性食管动力障碍通常在修复术后得到改善。
- Hill手术是一种很好的经腹修补术式,尤其是对巨大疝和食管短缩的患者。
- Hill手术无需进行食管延长(Collis手术)或使用补片加固裂孔。
- Hill手术安全性高,并发症发生率和死亡率极低,复发少。

参考文献

[1] Low D E, Unger T. Open repair of paraesophageal hernia: Reassessment of subjective and objective outcomes[J].Ann Thorac Surg, 2005, 80:287-294.

[2] Hill L D. Incarcerated paraesophageal hernia. A surgical emergency[J].Am J Surg. 1973; 126: 286-291.

[3] Polomsky M, Hu R, Sepesi B, et al. A population-based analysis of emergent vs. elective hospital admissions for an intrathoracic stomach[J].Surg Endosc, 2010, 24:1250-1255.

[4] Polomsky M, Jones C E, Sepesi B, et al. Should elective repair of intrathoracic stomach be encouraged? [J].J Gastrointest Surg, 2010, 14:203-210.

[5] Schieman C, Grondin S C. Paraesophageal hernia: Clinical presentation, evaluation, and management controversies[J].Thorac Surg Clin, 2009, 19:473-484.

[6] Sihvo E I, Salo J A, Rasanen J V, et al. Fatal complications of adult paraesophageal hernia: A population-based study[J].J Thorac Cardiovasc Surg, 2009, 137:419-424.

[7] Poulose B K, Gosen C, Marks J M, et al. Inpatient mortality analysis of paraesophageal hernia repair in octogenarians[J]. J Gastrointest Surg, 2008, 12:1888-1892.

[8] Low D E, Simchuk E J. Effect of paraesophageal hernia repair on pulmonary function[J].Ann Thorac Surg, 2002, 74:333-337.

[9] Hill L D. Progress in the surgical management of hiatal hernia[J].World J Surg，1977，1：425-436.

[10] Hill L D. An effective operation for hiatal hernia：An eight year appraisal[J].Ann Surg，1967，166:681-692.

[11] Luketich J D，Nason K S，Christie N A，et al. Outcomes after a decade of laparoscopic giant paraesophageal hernia repair[J].J Thorac Cardiovasc Surg，2010，139:395-404.

[12] Landreneau R J，Del P M，Santos R. Management of paraesophageal hernias[J].Surg Clin North Am，2005，85:411-432.

（沙纪名　译　柳常青　校）

14 腹腔镜 Heller手术联合胃底折叠治疗贲门失弛缓症

Rachit D. Shah　Toshitaka Hoppo　Blair A. Jobe

引言

贲门失弛缓症是最常见的食管运动功能障碍性疾病，发病率为 0.03/(100 000・年)～1/(100 000・年)，潜在的运动功能障碍包括食管蠕动障碍和食管下括约肌 (lower esophageal sphincter, LES) 的松弛障碍。大约 50% 的贲门失弛缓症患者伴有 LES 的静息压力增高。贲门失弛缓发病通常是隐匿性的，其最常见的症状是吞咽困难。随着病情的进展，大多数患者表现出对液体和固体食物的吞咽困难，其他症状包括反胃吐出未消化食物、误吸和胸痛。

通过对肌层切开手术和尸检的标本进行组织学分析发现，贲门失弛缓症的主要病变区域在于食管肌间 (Auerbach's) 神经丛，导致食管体和 LES 丧失了抑制性的神经支配，组织学上在肌间神经丛表现为明显的散在分布的炎症反应区域，主要由 CD3 和 CD8 阳性的细胞毒性 T 淋巴细胞、数量不等的嗜酸性粒细胞和肥大细胞、一定程度的肌间神经纤维化组成，并伴有神经节细胞的缺失。在疾病的早期，炎症反应非常明显，此时尚存在神经节细胞；然而，随着疾病的进展，神经节细胞完全消失，取而代之的为纤维化的肌间神经。虽然先前的研究发现本病的发生有家族遗传倾向，但退行性、自身免疫性及感染性因素也被列为导致本病发生的可能诱因。

适应证/禁忌证

由于目前针对贲门失弛缓症基础病变尚缺乏有效的治疗方法，治疗的理念是“治标”，以解除食管出口梗阻为重点，同时最大限度减少食管肌层切开术后的胃食管反流。球囊扩张术和外科的肌层切开术是贲门失弛缓症最常用的治疗方法。目前临床实践中，药物疗法可以最大限度地减少手术所带来的副作用，可用于那些不能或不愿接受外科手术或球囊扩张治疗的患者，如使用肉毒杆菌毒素和平滑肌松弛剂等。

近期一项Meta分析表明，外科肌层切开术在远期疗效方面优于球囊扩张术，不过该分析所纳入的研究不够权威，并且在研究设计和手术技术方面差异较大。最近，欧洲多中心随机对照研究表明，球囊扩张术与腹腔镜肌层切开术的短期疗效（2年内）相当。在这项研究中最初使用35 mm球囊进行扩张，有30%的患者发生了食管穿孔。随后研究人员对方案进行了修改，使用了30 mm球囊进行初次扩张，结果是扩张组食管穿孔率为4%，而肌层切开术组为12%。由于症状反复发作，球囊扩张组中24%的患者需要接受额外的球囊扩张术或肌层切开术，而只有14%的肌层切开组患者需要球囊扩张。高达20%的肌层切开术组患者发生术后胃食管反流。这些结果表明，无论采用哪种治疗方法，在贲门失弛缓症治疗方案的选择上需要更加优化和个性化来提高疗效。尽管球囊扩张术是治疗贲门失弛缓症最有效的非手术方法，但其治疗过程需要多种干预措施，会导致黏膜下的微出血和纤维化。我们最近回顾发现肌层切开术中黏膜穿孔的风险会有所增加。此外，年轻的患者（<40岁）往往需要更多次的球囊扩张来缓解症状复发，因此我们更倾向于优先使用肌层切开术来治疗年轻患者。

在1913年首次进行的Heller肌层切开术是做两个平行的肌层切开，随后，在1923年改为单一前部肌层切开。在过去20年里，随着微创手术技术的进步，腹腔镜肌层切开术已成为美国大多数医疗机构的一线治疗方法。既往干预治疗史（如球囊扩张或肉毒杆菌毒素注射）、乙状食管、症状持续时间长和LES静息压低可能与腹腔镜肌层切开术失败风险增高相关。此外，每日胸痛的患者，治疗失败率更高，并且提示引起该症状的原因可能是严重的贲门失弛缓症同时伴有食管痉挛。

自从Richards等发现加做部分胃底折叠术能够缓解肌层切开术后胃食管反流症状后，大多数外科医生都将Dor或Toupet部分胃底折叠术作为手术的一部分。本章介绍腹腔镜Heller肌层切开术联合腹腔镜部分胃底折叠（Dor或Toupet）的技术。

乙状食管

乙状食管（sigmoid esophagus）是一种显著扩张和扭曲的胸段食管，反映了患者贲门失弛缓症病史较长以及慢性梗阻的存在。对于它的治疗尚有些争议，部分外科医生已经证明肌层切开术和部分胃底折叠术在贲门失弛缓症及乙状食管患者中可获得良好的疗效，其他也有医师建议对这些患者进行食管切除术。

诊断和术前规划

任何主诉吞咽困难、反胃吐出未消化食物和唾液的患者都应疑诊为贲门失弛缓症。确诊需要结合临床症状、食管钡剂造影和食管测压。在检查过程中，至关重要的是应排除任何可能导致假性贲门失弛缓症的器质性病变（例如食道癌）。假性贲门失弛缓症患者可能年龄较大，吞咽困难症状进展迅速，体重明显减轻。如果仔细检查后仍怀疑假性贲门失弛缓症，应进行超声内镜和/或CT扫描以排除外部压迫或食管内肿瘤可能。应当注意的是，假性贲门失弛缓症既可继发于抗反流包绕过紧后的长期吞咽困难，也可以是副瘤综合征的一种表现，针对原发性肿瘤（例如结肠癌）的治疗可以改善贲门失弛缓症的症状。

贲门失弛缓症患者的食管钡剂造影通常表现为食管扩张伴远端食管黏膜光滑的狭窄，通常描述为胃食管交界处（gastroesophageal junction，GEJ）的“鸟嘴样”狭窄。

应该注意的是，贲门失弛缓症的早期阶段可不出现食管扩张。上消化道内镜检查可以发现食管扩张，有未消化、滞留的食物。在内镜穿过 GEJ 区域时经常会感觉到“砰”的一下，这可进一步支持诊断。在术前，内镜检查可排除食管恶性肿瘤和/或 Barrett 食管的存在，可帮助清除食管中残留的液体和残渣，因此具有重要意义。

食管测压法是诊断贲门失弛缓症的金标准，通常结果表现为 LES 的舒张不全或消失以及食管体蠕动消失。LES 静息压力通常较基线升高，也有许多患者虽然 LES 静息压力相对正常，但吞咽时不能表现出完全松弛。蠕动消失特点是收缩幅度低（<30 mmHg 或 4.0 kPa）和空腔现象下的同步镜像（等压）波。高动力型贲门失弛缓症较罕见，其特点是反复同时相收缩，LES 持续收缩，并可能导致胸痛。有时，测压结果会因为患者进食或食管扩张变得难以解读，因此测压结果分析应结合临床实际情况。最近，Pandolfino 等人根据高分辨率测压（high-resolution manometry，HRM）的结果将贲门失弛缓症患者分为 3 型：贲门失弛缓症不伴食管压力增高（Ⅰ型，经典型）；贲门失弛缓症伴食管压力增高或食管远端压力>30 mmHg（Ⅱ型）；贲门失弛缓症伴痉挛性收缩（Ⅲ型）（图 14.1）。Logistic 回归分析表明，高分辨率测压中 Ⅱ型贲门失迟缓症可能是治疗有效的预测因子，而 Ⅲ型与治疗无效相关，这表明该分类方法可能有助于预测疗效和调整治疗方案。

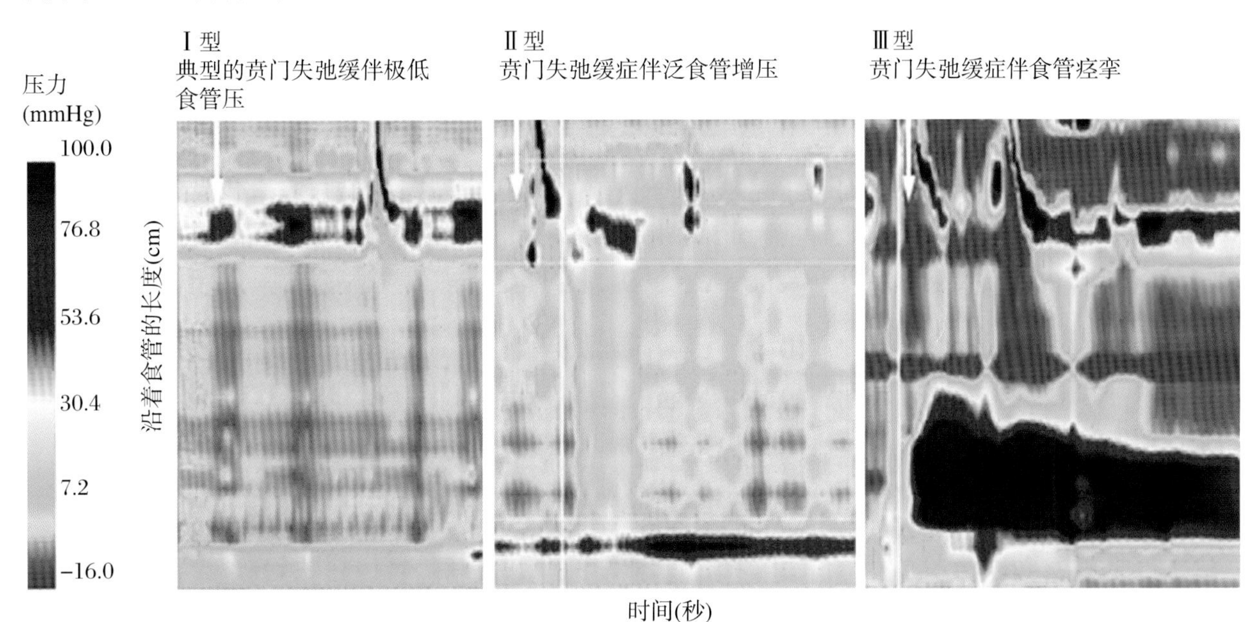

图 14.1　**基于高分辨率测压的贲门失弛缓症分型**

Ⅰ型：经典的贲门失弛缓症，食管压力极低；Ⅱ型：贲门失弛缓症伴泛食管增压或远端食管压>30 mmHg；Ⅲ型：贲门失弛缓症伴痉挛性收缩。

经许可引自：Eckardt A J，Eckardt V F. Treatment and surveillance strategies in achalasia：An update[J]. Nat Rev Gastroenterol Hepatol，2011，8：311-319.

在手术前，应向患者及家属说明若治疗失败则需要后续干预的可能性，特别是对于先前存在胸痛、既往行球囊扩张术或肉毒杆菌毒素注射、乙状食管和症状持续时间长的患者。术前，患者应保持流质饮食 3 天，以减少食管中未消化的食物。应采用 Sellick 手法，环状软骨加压，快速完成气管插管流程，以尽量减少误吸风险。

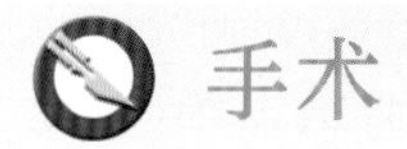

手术

体位

■ 手术在全麻下进行，平卧双腿分开，常规使用序贯加压装置以防止深静脉血栓形成。调整手术床为陡峭的反 Trendelenburg（头高脚低）位，妥善固定患者的膝盖并放置脚踏板防止滑动。外科医生站在患者双腿之间，助手站在左侧。此外也可以取仰卧位，外科医生站在手术床右侧完成。

■ 进行上消化道内镜检查，需要注意避免过度充气，检查结束要抽吸胃内气体彻底减压。内镜可以保留在近端食管备用。

布孔

■ 首先建立气腹，气腹压维持在 15 mmHg（约 2.0 kPa）。在脐上方 2～5 cm 的正中线偏左置入 5 mm 穿刺器为镜孔，助手左手扶镜，经该孔置入 30°腹腔镜进行腹腔镜探查（图 14.2A）。所有的孔均使用一次性无刃穿刺器。

■ 第二个孔位于左锁骨中线与肋缘下 2 cm 处，术者右手操作，腔镜观察下置入 10 mm 穿刺器。第三孔位于左腋前线与肋缘交点，5 mm 穿刺器，用于置入助手右手器械。第四个孔（5 mm）紧邻剑突左侧，经该孔放置 Nathanson 肝脏拉钩并固定于手术床，暴露膈肌裂孔（图 14.2B）。最后一个孔（5 mm）位于右肋缘下方 2～3 cm 处，紧邻镰状韧带右侧，经该孔置入术者左手操作器械。

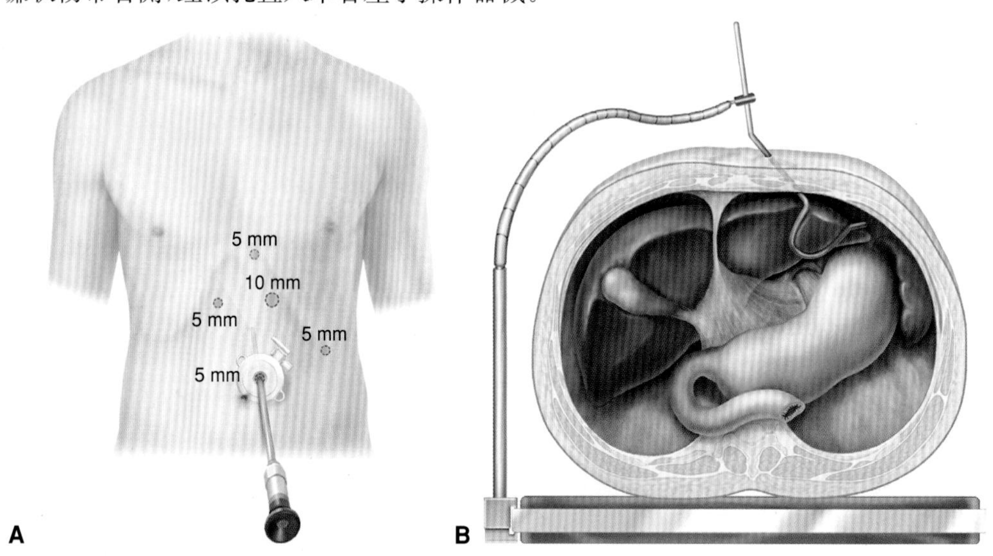

图 14.2 **切口位置与膈肌裂孔的暴露**
A：切口位置，采用五孔法；B：使用 Nathanson 肝拉钩暴露膈肌裂孔。

游离

■ 首先使用超声刀离断肝胃韧带，也可选用其他能量器械。游离右膈肌脚并与食管分开，完整保留膈肌脚表面腹膜。继续游离前方膈食管筋膜至左膈肌脚，操作过程中，应注意识别和保护迷走神经前干。

■ 游离左膈肌脚并与食管分开，同样应保留膈肌脚的腹膜。用超声刀离断胃膈肌附着处和最高的胃短血管，以游离胃底和 His 锐角。如果没有食管裂孔疝，则不需要游离，保留后方的膈食管筋膜和食管裂孔。

■ 为了充分显露 GEJ，沿贲门从左向右游离胃食管脂肪垫（图 14.3），全程应注意识别和保护迷走神经前支和迷走神经后支。将脂肪垫和神经拨于右侧，暴露食管前壁、GEJ 和近端胃的区域以进行肌层切开术。

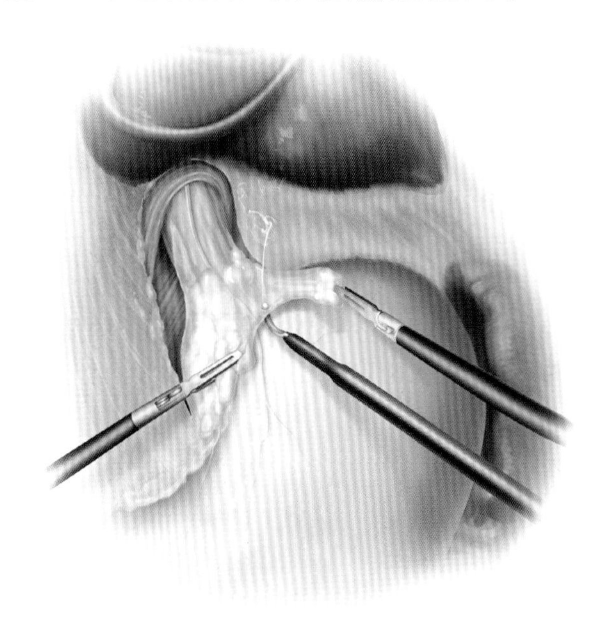

图 14.3　**在行肌层切开前，游离胃食管脂肪垫和迷走神经前支以暴露胃食管交界处**

肌层切开术

■ 可以通过不同的方式进行肌层切开，如钝性分离、电钩或其他能量器械。首先使用无损伤抓钳钝性分离 GEJ 近端食管前壁的纵向肌纤维，一直到环形肌纤维层面。然后钝性离断黏膜下层平面以外的环形肌纤维（图 14.4A），肌层切开范围从 GEJ 向近端延伸 5 cm，并向远端延伸 2～3 cm 到贲门（图 14.4B）。将两侧缘的肌肉与下方的黏膜进一步分离，直至局部可见食管远端黏膜膨出。为了将剩余的肌纤维完全离断，可经内镜置入 52F 扩张器以便显露残留肌纤维，锐性和钝性离断这些肌纤维。为了避免能量器械接触暴露的黏膜下层，可使用含有稀释肾上腺素溶液的纱布压迫止血。

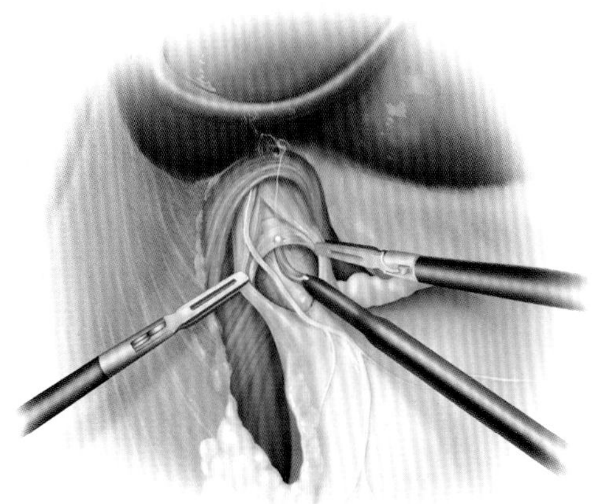

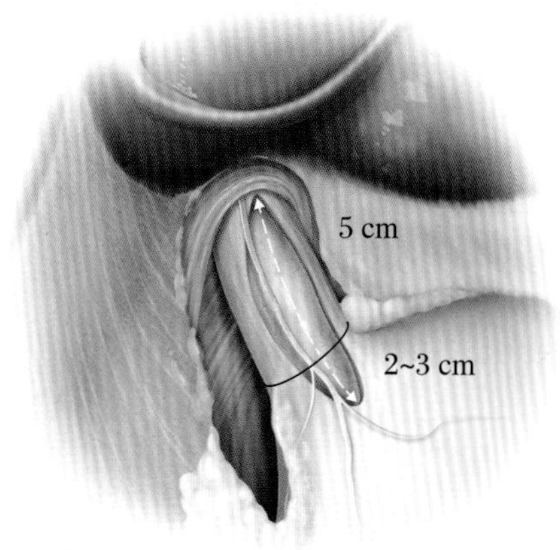

A　　B

图 14.4　**肌层切开术**
A：钝性和锐性分离行肌层切开术；B：肌层切开范围从胃食管交界处（用细黑线表示）向近端延伸 5 cm，向远端延伸 2～3 cm 到贲门。

■ 完成肌层切开后，行内镜检查以确认 GEJ 的通畅度及有无狭窄、穿孔。如果发生穿孔，使用可吸收缝线进行间断缝合修补。

胃底折叠术

■ 我们更倾向使用 Dor 胃底折叠术以减少术后反流症状，同时用胃浆膜覆盖手术切开部位。为了重建 His 锐角，将大弯侧距 GEJ 处远端 2 cm 的胃底缝合到左侧膈肌脚 4 点钟位置，缝合用 2-0 不可吸收缝线，将肌层切开的左侧缘一并缝合（图 14.5A，B）。然后，将胃底前表面向患者右侧折叠，以覆盖肌层切开部位，从而使胃后壁朝向前腹壁。从 2 点钟的位置开始，以胃底部胃大弯-食管肌层切缘-膈肌脚的顺序做间断缝合（2-0 非吸收缝线）进行胃底折叠（图 14.5C）。另外再缝合 3～4 针，以将胃底固定在右膈肌脚（7～8 点钟位置）和食管裂孔顶点（11～1 点钟位置）。将肌层切开的右侧缘一并缝合，以防止肌层闭合（图 14.5D）。若胃底后部出现了凹槽，则表明胃底折叠的“张力”较大，应避免出现此情况。缝合时应注意避免对肌层切开部位黏膜的任何损伤，在纵行肌层切开后将肌层与黏膜下层游离开有利于避免损伤发生。

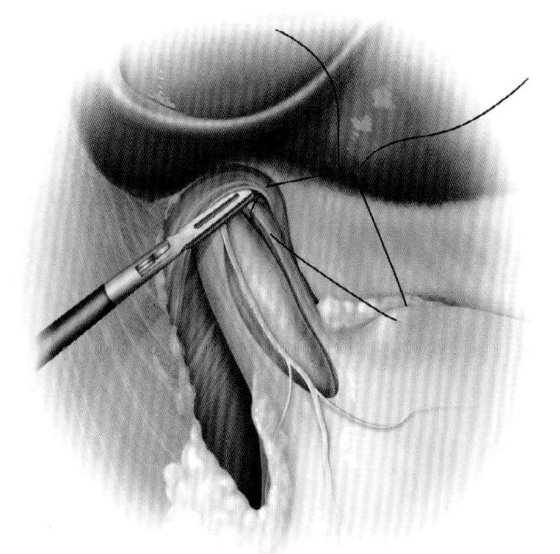
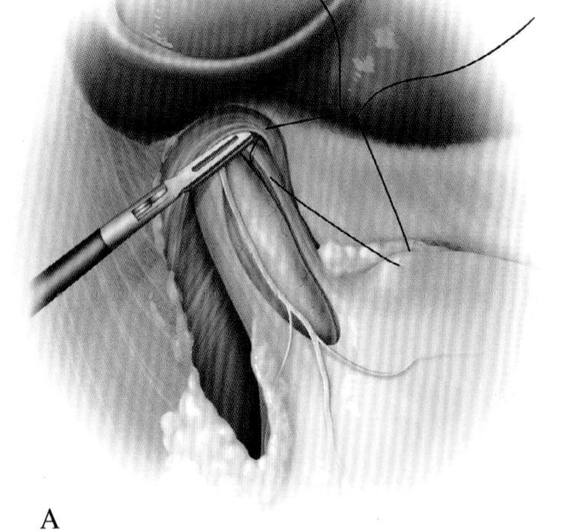

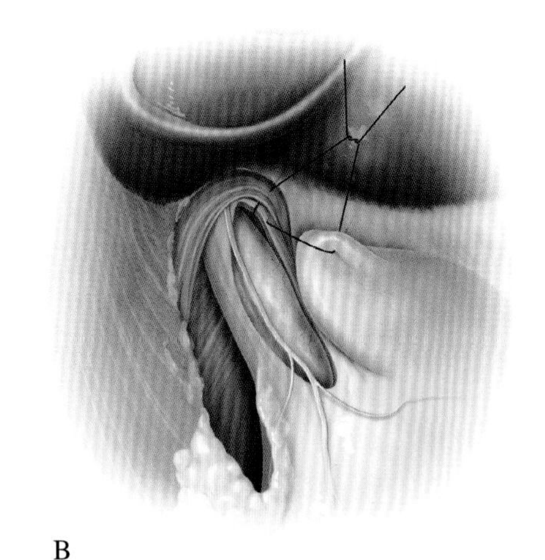

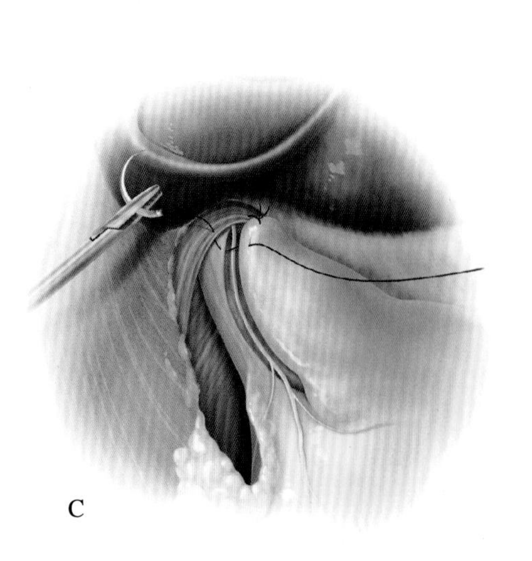

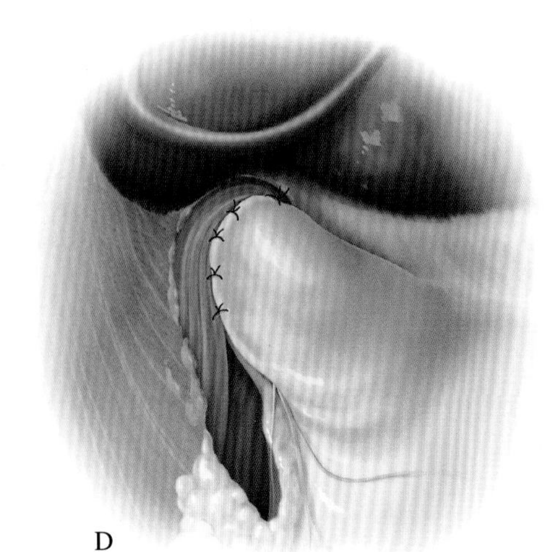

图 14.5　**Dor 胃底折叠术**

A，B：第一针缝合在近端胃底、左膈肌脚和切开肌层的左缘，以重建 His 角；C，D：将胃底缝合到膈肌裂孔口覆盖肌层切开处。

■ 如果进行了环周的食管游离，可以选择 Toupet 胃底折叠术。将胃底经食管后间隙牵至食管的右侧，避免冗余或扭转，然后将胃底后部和右膈肌脚缝合两到三针，胃底左侧和左膈肌脚进行缝合，在食管后完成胃底折叠。然后将胃底左右两侧沿切开方向缝合到肌层切开的左右侧切缘，每侧间断缝合 4 或 5 针(图 14.6)。

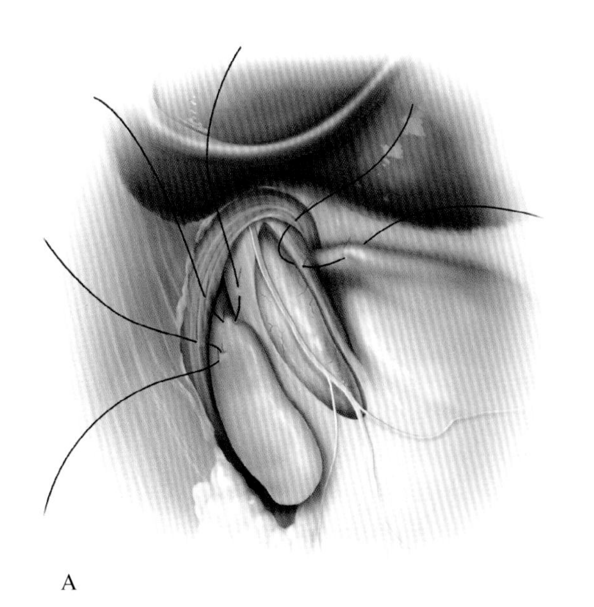

A

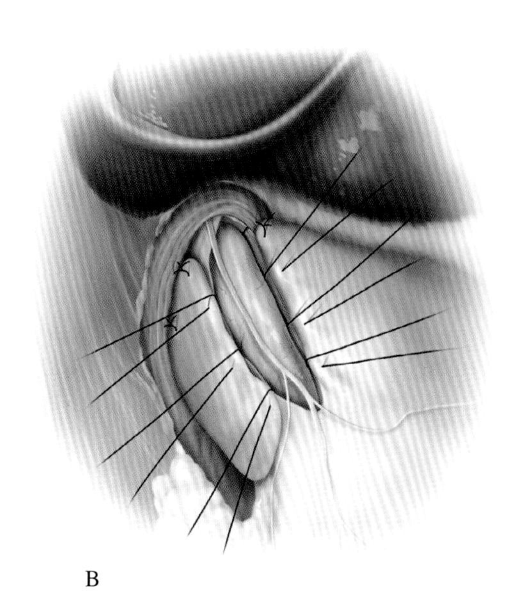

B

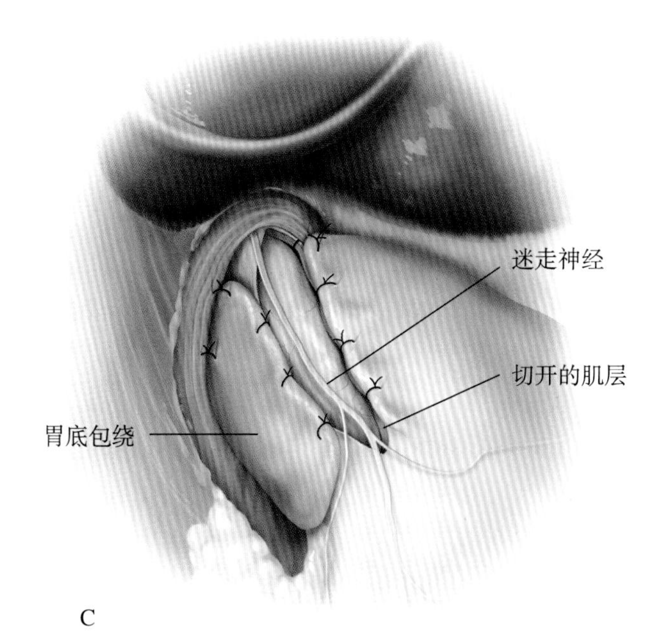

C

图 14.6 **Toupet 胃底折叠术**
将胃底通过食管后间隙牵至食管右侧。胃底的左右两侧分别缝合到肌层切开的切缘，以防止切开肌层闭合。

乙状食管

■ 乙状食管患者应行胸段远端食管和 GEJ 的环周游离，有助于轴向拉直食管，对肌层切开术后食管排空或有帮助。

关腹

- 完全止血，腹腔镜观察下取出肝脏拉钩，采用可吸收缝线缝合皮肤切口。

术后管理

麻醉复苏后拔除气管插管，在恢复室进行胸片检查，以排除肺部问题，例如肺不张或气胸。在恢复室或第二天早上拔除导尿管均可。常规采用预防性抗凝治疗联合穿戴弹力袜来降低深静脉血栓形成和肺栓塞的风险。需要告知护理人员不得在患者发生恶心或呕吐的时候放置鼻胃管，以避免在肌层切开术后发生医源性穿孔。

如果患者出现持续的恶心或明显腹胀，我们会进行上消化道内镜检查，并在直视下放置鼻胃管。将患者送入病房后，鼓励早期活动，并锻炼肺功能，预防心肺并发症。通常，患者自控镇痛泵可在最初的 24 小时内提供足够的镇痛作用。如果没有恶心、腹胀或胸部 X 光片上的大胃泡影，则在术后第 1 天进行钡剂造影以排除胃瘘。如无特殊，可开始流质饮食。出院前会常规进行饮食宣教，提供术后饮食和营养咨询和指导。大多数患者在术后第二天即可以开始流质饮食并出院。一周后改为软食，4 周后恢复正常饮食。告知患者在 6 周内避免搬运重物（超过 10 kg），并尽可能将药碾碎服用或使用液体制剂。

并发症

在一项 Meta 分析中，Campos 等对贲门失弛缓症的内镜和手术治疗方式进行了比较，回顾分析 39 篇文献，纳入 3086 名接受腹腔镜肌层切开术的患者，平均随访时间为 35.4 个月。据报道，6.3% 的患者出现并发症，死亡率为 0.1%。182 例患者（6.9%）出现术中穿孔，术后 19 名患者（0.7%）因穿孔需要进一步治疗。使用腹腔镜入路，患者伤口感染或切口疝的发生率极低。尽管进行了抗反流手术，仍有高达 10% 的患者会出现术后胃食管反流，但可以通过药物治疗来控制反流症状。术后吞咽困难的原因可能由肌层切术开不彻底（尤其是胃的一侧）、黏膜下纤维化、胃底折叠过紧、继发于巨食管的解剖梗阻或胃食管反流相关黏膜损伤（如食管炎和消化道狭窄）引起。

结果

与肌层切开术相关的争议包括入路、是否使用胃底折叠术、胃底折叠术的类型、肌层切开术的长度以及乙状食管的手术方式。

手术入路

Campos 等通过 Meta 分析发现，腹腔镜肌层切开术疗效更好，症状缓解率为 89.3%；中位随访时间为 35.4 个月；比较而言开腹肌层切开术为 84.5%，中位随访时间 87.4 个月；开胸肌层切开术为 83.3%，中位随访时间 102 个月；胸腔镜肌层切开术为 77.6%，中位随访时间 36.4 个月。腹腔镜肌层切开术后联合胃底折叠术的患者术后胃食管反流的发生率低于未行胃底折叠术患者（分别为 8.8% 和 31.5%，$P=0.003$）。因此，腹腔镜 Heller 肌层切开术被广泛认为是贲门失弛缓症患者的最佳手术方法。

乙状食管

相关研究表明，腹腔镜肌层切开术治疗乙状食管远期疗效好。Mineo 等通过随访（中位随访时间 85 个月）发现，14 名接受开腹和腹腔镜肌层切开术治疗的乙状食管患者，吞咽困难评分和生活质量显著改善。Schuchert 等发现 24 例乙状食管患者的肌层切开术失败率为 37.5%，年龄和症状持续时间是肌层切开术失败的影响因素。

在 Sweet 等的研究中，12 名乙状食管和食管直径大于 6 cm 的患者接受了腹腔镜 Heller 肌层切开术治疗，91% 的患者疗效优良；经随访 33% 的患者出现持续性或复发性吞咽困难，食管扩张后明显改善，中位随访时间 45 个月。在一项回顾性研究中，Faccani 等发现 18 名乙状食管患者在接受肌层切开术和“下拉”术后有疗效的改善。这些患者进行了 360°全周 GEJ 游离，同时在食管下右侧应用 U 形缝合，将 GEJ 向右旋转并拉直远端食管。根据这些研究，Heller 肌层切开术可被视为乙状食管和贲门失弛缓症患者在进行食管切除术之前的首选治疗方法。

胃底折叠术的必要性

Richards 等的一项双盲随机研究中，43 名患者被分为两组：21 名患者仅行肌层切开术，22 名患者进行肌层切开术和 Dor 胃底折叠术。在 6 个月的随访中，患者术后 LES 压力和症状改善相似。根据 24 小时 pH 监测，与肌层切开术加 Dor 组相比，单独肌层切开术组的病理性反流发生率更高（47.6% 和 9.9%；$P=0.005$）。与肌层切开术组（4.9%；0.1～43.6；$P=0.001$）相比，肌层切开术加 Dor 组的中位食管远端酸暴露时间较低（0.4%；0～16.7）。在一项对 149 名患者的回顾性研究中，Rice 等表明虽然增加 Dor 胃底折叠术的患者术后 LES 静息压和残余压更高，但它并没有影响食管排空，还可显著减轻反流症状。因此，在腹腔镜 Heller 肌层切开术中增加部分胃底折叠术被广泛地接受。

Dor 与 Toupet 胃底折叠术

在一项回顾性研究中，Arain 等比较了 Heller 肌层切开术联合 Dor（$n=41$）与

Toupet 胃底折叠术($n=23$)的疗效,结果表明 Dor 和 Toupet 胃底折叠术在吞咽困难和术后使用质子泵抑制剂方面没有差异。最近,一项多中心、随机对照试验比较了腹腔镜 Heller 肌层切开术后行 Dor($n=36$)与 Toupet 胃底折叠术($n=24$)的疗效,结果表明,不同部分胃底折叠术的类型在吞咽困难和反流症状方面没有显著差异。Dor 组相比 Toupet 组更容易出现 pH 监测异常(分别为 41.7%和 21.1%),但这种差异并不显著($P=0.152$)。对于接受腹腔镜 Heller 肌层切开术的贲门失弛缓症患者,Dor 或 Toupet 部分胃底折叠术对于控制反流具有同等的效果,可任选其一。

Dor 与 Nissen 胃底折叠术

一项随机对照试验研究比较 了 Heller 肌层切开术联合 Dor ($n=71$) 与 Nissen 胃底折叠术 ($n=67$)的疗效,结果表明,反流症状没有显著差异,但在 125 个月的平均随访期中,Nissen 胃底折叠术组的吞咽困难发生率显著增高(15%和 2.8%;$P<0.001$)。因此对于接受腹腔镜 Heller 肌层切开术的贲门失弛缓症患者,不应使用 Nissen 胃底折叠术用作抗反流手术。

肌层切开的范围

在一项回顾性研究中,Patti 等对 102 名接受腹腔镜 Heller 肌层切开术(切开长度 7 cm,包括胃壁 1.5 cm)加 Dor 胃底折叠术患者的结果进行了评估,认为胃贲门肌层切开不充分是发生术后持续吞咽困难的一个可避免因素。Oelschlager 等对比了接受延长肌层切开术(贲门上 3 cm)加 Toupet 胃底折叠术的患者($n=63$)和接受标准肌层切开术(贲门上 1.5 cm)加 Dor 胃底折叠术的患者($n=52$)发现,9 名(17%)接受标准肌层切开术的患者因术后吞咽困难需要再次干预,其中 4 名需要重新进行肌层切开术,而仅 3 名(5%)接受延长肌层切开术的患者需要再次干预(内镜扩张)而无需再行手术($p<0.005$)。所有接受腹腔镜 Heller 肌层切开术的贲门失弛缓症患者均应行扩大肌层切开术(≥2.5 cm)。

结论

贲门失弛缓症的治疗旨在解除 GEJ 处食管出口的梗阻,同时尽量减少胃食管反流。腹腔镜 Heller 肌层切开术和部分胃底折叠术是治疗贲门失弛缓症的合理选择,如应用得当,并发症发生率极低且几乎零死亡。将肌层切开范围延伸到贲门 2~3 cm 对改善相关症状至关重要。需要注意的是,各种贲门失弛缓症的治疗方法均不能恢复受损 LES 和食管的自身功能。所以外科医生的最终目标是引导患者选择最佳的初始治疗方案,实现长期的症状控制。

参考文献

[1] Arain M A, Peters J H, Tamhankar A P, et al. Preoperative lower esophageal sphincter

pressure affects outcome of laparoscopic esophageal myotomy for achalasia[J]. J Gastrointest Surg, 2004, 8(3):328-334.

[2] Boeckxstaens G E, Annese V, Des Varannes S B, et al. Pneumatic dilation versus laparoscopic Heller's myotomy for idiopathic achalasia[J]. N Engl J Med, 2011,364(19): 1807-1816.

[3] Campos G M, Vittinghoff E, Rabl C, et al. Endoscopic and surgical treatments for achalasia: A systematic review and meta-analysis[J]. Ann Surg, 2009,249:45-57.

[4] Faccani E, Mattioli S, Lugaresi M L, et al. Improving the surgery for sigmoid achalasia: long-term results of a technical detail[J]. Eur J Cardiothorac Surg, 2007,(32):827-833.

[5] Mineo T C, Pompeo E. Long-term outcome of Heller myotomy in achalasic sigmoid esophagus [J]. J Thorac Cardiovasc Surg, 2004, 128:402-407.

[6] Oelschlager B K, Chang L, Pellegrini C A. Improved outcome after extended gastric myotomy for achalasia[J]. Arch Surg, 2003, 138:490-497.

[7] Pandolfino J E, Kwiatek M A, Nealis T, et al. Achalasia: A new clinically relevant classification by high-resolution manometry[J]. Gastroenterology, 2008,135(5):1526-1533.

[8] Park W, Vaezi M F. Etiology and pathogenesis of achalasia: The current understanding[J]. Am J Gastroenterol, 2005,100:1404-1414.

[9] Patti M G, Molena D, Fisichella P M, et al. Laparoscpic Heller myotomy and Dor fundoplication for achalasia: Analysis of suc-cesses and failures[J]. Arch Surg, 2001,136: 870-877.

[10] Patti M G, Pellegrini C A, Horgan S, et al. Minimally invasive surgery for achalasia: An 8-year experience with 168 patients[J]. Ann Surg, 1999,230:587-594.

[11] Rawlings A, Soper N J, Oelschlager B, et al. Laparoscopic Dor versus Toupet fundoplication following Heller myotomy for achalasia: Results of a multicenter, prospective, randomized-controlled trial[J]. Surg Endosc, 2012,26:18-26.

[12] Rebecchi F, Giaccone C, Farinella E, et al. Randomized controlled trial of laparoscopic Heller myotomy plus Dor fundoplication versus nissen fundoplication for achalasia: Long-term results[J]. Ann Surg, 2008,248:1023-1030.

[13] Rice T W, McKelvey A A, Richter J E, et al. A physiologic clinical study of achalasia: Should Dor fundoplication be added to Heller myotomy? [J]. J Thorac Cardiovasc Surg, 2005,130:1593-1600.

[14] Richards W O, Torquati A, Holzman M D, et al. Heller myotomy versus Heller myotomy with Dor fundoplication for achalasia: A prospective randomized double-blind clinical trial [J]. Ann Surg, 2004,240(3):405-412.

[15] Richter J E. Update on the management of achalasia: Balloons, surgery and drugs[J]. Expert Rev Gastroenterol Hepatol, 2008, 2(3):435-445.

[16] Schuchert M J, Luketich J D, Landreneau R J, et al. Minimally invasive esophagomyotomy in 200 consecutive patients: Factors influencing postoperative outcomes[J]. Ann Thorac Surg, 2008, 85(5):1729-1734.

[17] Schuchert M J, Luketich J D, Landreneau R J, et al. Minimally invasive surgical treatment of sigmoidal esophagus in achalasia[J]. J Gastrointest Surg, 2009,13(6):1029-1035.

[18] Sweet M P, Nipomnick I, Gasper W J, et al. The outcome of laparoscopic Heller myotomy

for achalasia is not influenced by the degree of esophageal dilatation[J]. J Gastrointest Surg, 2008,12:159-165.

[19] Wright A, Williams C, Pellegrini C, et al. Long-term outcomes confirm the superior efficacy of extended Heller myotomy with Tou-pet fundoplication for Achalasia[J]. Surg Endosc, 2007,21:713-718.

(解明然 王高祥 译 李 林 校)

15 经胸入路治疗贲门失弛缓症

Richard F. Heitmiller Lynne A. Skaryak

引言

开胸手术治疗贲门失弛缓症已有 100 年的历史。在 1914 年，Heller 医生首次报道经胸开放手术治疗贲门失弛缓症，术中采用了双侧远端食管肌层切开术。1918 年，De Brune Groenveldt 发现单侧的食管肌层切开术具有相同疗效，该方法沿用至今。起初，该方法没有被普遍接受。直到 20 世纪 50 年代，大部分外科医生认为贲门失弛缓症的狭窄区域是由于发育不良形成的，因此提出了使用类似于开放幽门成形术的方法来缓解食管下端梗阻。虽然这些方法确实缓解了梗阻，但它们也导致了严重的和难以接受的反流率。随着后续相关报道越来越多，食管肌层切开术赢得了胜利。虽然食管肌层切开术的有效性得到公认，但食管肌层切开的长度和范围尚存在争议。1967 年，Ellis 等人报道了一种开放术式，将食管肌层切开范围局限在食管远端，从而达到解除梗阻和避免反流的平衡。另一些医生认为应该进行更长范围的食管肌层切开术，延伸到胃部并加做胃底折叠术。这两种方法都有各自的支持者和良好的效果。本章将介绍开放经胸手术方法治疗贲门失弛缓症。

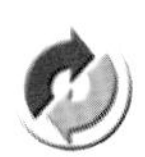 适应证/禁忌证

贲门失弛缓症患者年龄分布为正态分布，范围包括从年轻人到老年人，疾病的好发年龄在 30～40 岁。贲门失弛缓症是无法治愈的，而且治疗手段有限。因此，治疗首要原则是任何措施均应契合“终身治疗”的计划和理念，这一点对于年轻患者尤其重要。

贲门失弛缓症患者的治疗指征包括吞咽困难导致体重减轻，明显的反胃呕吐，特别是伴有吸入性肺炎以及痉挛性疼痛。尽管开放手术有效，但它不再是治疗贲门失弛缓症的最佳一线治疗方法。治疗策略是从创伤小向创伤大梯度选择。腹腔镜食管肌

层切开术已成为主要的治疗方法，尤其是对年轻患者。尽管如此，开放手术仍发挥重要作用。

开放肌层切开术的适应证如下：

- 既往腹腔镜食管肌层切开术治疗失败，特别是最初治疗有效的患者；
- 内科治疗失败，如肉毒杆菌毒素注射或球囊扩张；
- 非开放手术治疗发生食管穿孔的患者；
- 因粘连或既往手术不适合腹腔镜手术的患者；
- 合并胸内或食管病变，如憩室或同侧肺部病变需要手术治疗；
- 高动力型贲门失弛缓症；
- 因食管扩张严重、迂曲或损伤而无法修复。

开放肌层切开术的禁忌证如下：

- 因其他合并症无法耐受开放手术；
- 未接受腹腔镜食管肌层切开术评估的年轻患者。

食管切除重建的适应证如下：

- 既往食管肌层切开术治疗失败，并伴有瘢痕、狭窄和粘连形成；
- 食管明显扩张（直径>6 cm），也称为巨型食管，特别是伴迂曲患者。

术前准备

术前准备包括贲门失弛缓症的明确诊断、鉴别诊断、评估胃肠动力以及评估患者开胸手术的风险。

测压法仍然是诊断贲门失弛缓症的金标准。如果测压法无法进行或患者不能耐受，可由经验丰富的放射科医师进行动态食管造影以明确诊断。标准钡剂造影准确性较低，但在某些情况下，食管扩张的患者会在食管下端近食管胃交界处出现典型的鸟嘴状狭窄，则可以明确。

应全面评估食管状况，观察是否有高动力型贲门失弛缓症的痉挛或憩室病。行内镜检查以排除表现为假性贲门失弛缓症的隐匿性食管恶性肿瘤。最后，任何其他可能需要在开胸手术中处理或评估的胸腔内病变都应在手术前明确。尽管在经胸食管肌层切开术之前不需要常规进行 CT 检查，但如果怀疑有胸部病变，CT 是进一步明确的最佳检查。

少数患者在临床上被怀疑患有贲门失弛缓症，而实际上是因严重的胃肠道动力不足所致。患者的吞咽困难和反胃易被误认为是原发性食管疾病，其实是广泛的胃肠道动力缺乏而引起。对这些患者进行食管肌层切开术并不能解决他们的临床症状。

对于开胸手术患者应按流程行全面术前检查。是否需要对心肺状况进行更详细的评估，包括详细的心肺功能，取决于患者的临床病史和查体结果。

手术

经胸食管肌层切开术的目的是切开肌层缓解下段食管梗阻，处理可能存在的食管病变，预防或减少术后胃食管反流，将分不同术式进行讨论：

- 食管肌层切开术（Heller 手术）；

- 食管肌层切开术加部分胃底折叠术（“改良 Heller 手术”）；
- 延长食管肌层切开范围治疗严重的贲门失弛缓症；
- 再次手术的食管肌层切开术；
- 食管切除重建术。

经胸食管肌层切开术

采用双腔气管插管全身麻醉，贲门失弛缓症患者食管内容物可能发生反流，因此插管时必须特别注意防止误吸。摆体位前留置胃管以排空食管内容物便于术中食管游离以及必要时留作术后胃食管减压用。取右侧卧位，可经左侧第六、第七或第八肋间进胸，具体肋间应根据左侧膈肌的水平进行个体化选择，以获得最佳的下段食管显露。如果切口过低，左侧膈肌则会阻碍手术区域。如果太高，则难以暴露或进行下胸部手术操作。最佳开胸肋间应该在膈顶水平（图 15.1）。Ellis 等首次报道了将肌层切开范围局限于远端食管，术中对远端食管进行环周游离，要避免损伤迷走神经，并保留食管和裂孔的附着，使用潘氏管提起下段食管，纵向切开肌层至黏膜下层（图 15.2）。肌层切开范围向远端跨食管胃交界延伸至胃部 1 cm 或更短，近端连续切开使总长度达 5～7 cm。沿切开肌层的边缘进一步游离肌层与黏膜间隙，充分松解黏膜管腔，并防止切开的肌层再愈合（图 15.3）。Ellis 认为额外的手术操作，如迷走神经切断术、胃引流术或胃底折叠术，只会使原本简单的手术复杂化。

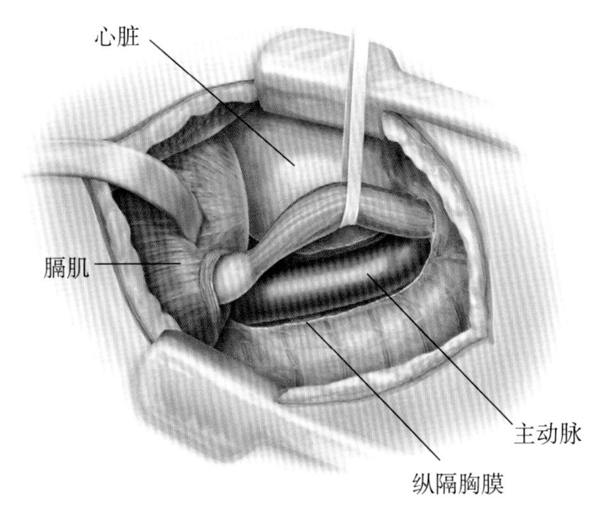

图 15.1　**术野展示**
游离狭窄的远端食管拟行肌层切开。

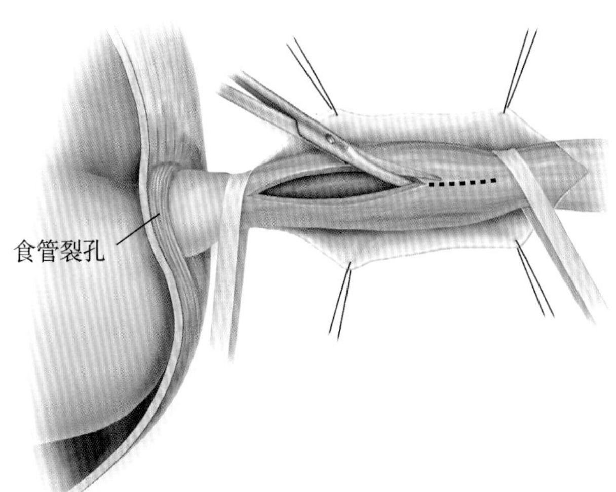

图 15.2　**使用剪刀打开肌层暴露黏膜**

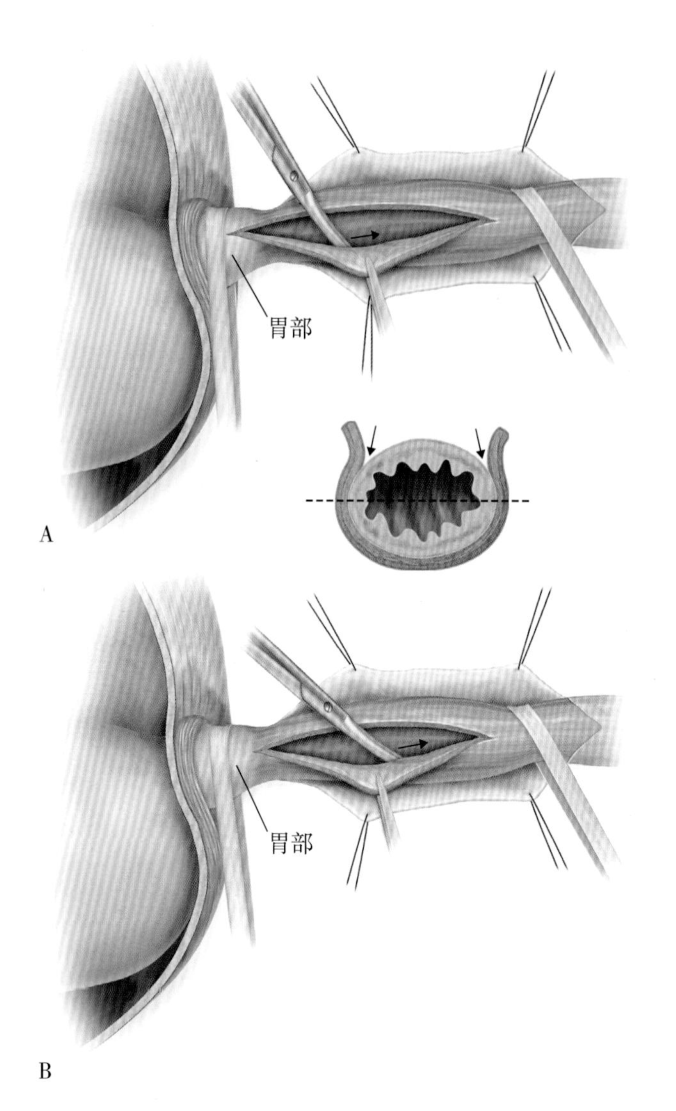

图 15.3 **两种肌层切开方法**

A:将肌层切开范围延伸到胃部,然后加做部分胃底折叠术;B:肌层切开仅延伸至胃边缘,不做胃底折叠;插图:游离肌层切缘两侧防止切开肌层再愈合。

肌层切开推荐使用钝头组织剪将肌肉向下分开至黏膜外深度。该方法可控性强,打开的肌层易于识别,黏膜损伤风险最小。确认切开深度后可以轻松快速地向两端延长肌层切开范围。其他方法还包括使用直电刀或电凝钩,或长柄手术刀。如果使用手术刀,可预先置入中号食管探条,可起到"砧子"作用,便于控制切割。

术毕常规关胸,放置胸腔引流管。

改良 Heller 食管肌层切开术

食管肌层切开加抗反流胃底折叠被称为改良型 Heller 食管肌层切开术。临床实际中许多外科医生难以确定肌层切开向胃延伸的长度,而将肌层切开延伸到胃部,可以最大限度地减少食管下括约肌(lower esophageal sphincter,LES)纤维的残留,并且胃底折叠术可控制反流,基于此现实情况进行了两种术式的联合。

采用双腔气管插管,麻醉诱导后,在摆体位之前放置鼻胃管。取右侧卧位,于左侧第六至第八肋间进胸。游离下肺韧带,同侧肺排气萎陷,进而游离下段食管。注意避免损伤迷走神经。与单纯的肌层切开术不同的是,该方法通过打开食管裂孔并进入腹腔,游离胃食管交界处(gastroesophageal junction,GEJ)并拉入胸腔。在中线处劈开 GEJ 脂肪垫,游离两侧脂肪垫,连同迷走神经一同推到食管两侧。切开下段食管 5~

7 cm 长度的肌层，并向胃部延伸约 2 cm。同样，游离肌层切缘以最大限度地防止肌层愈合。使用不可吸收缝线间断缝合膈肌脚，缩小裂孔，使食管移向中间和前方，缝线后暂不打结。采用“两针法”进行“Belsey”部分胃底折叠术（图 15.4），使用双头针不可吸收的缝线是最佳选择。该两针胃底缝合，除了具有抗反流作用外，还有助于肌层切缘保持分离状态。在完成胃底折叠后将 GEJ 还纳入腹腔，将膈肌脚缝线打结并剪断（图 15.5）。食管裂孔关闭的适宜松紧度为能满足指尖通过即可。

术毕常规关胸和放置胸腔引流管。

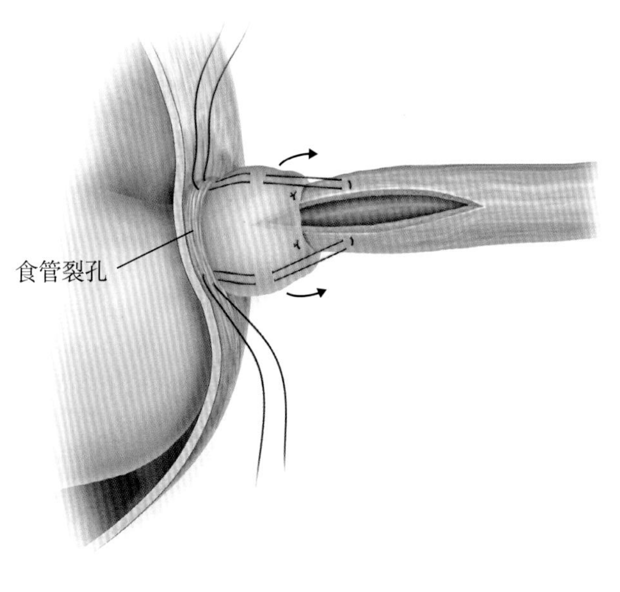

图 15.4 两针法胃底折叠术示意图

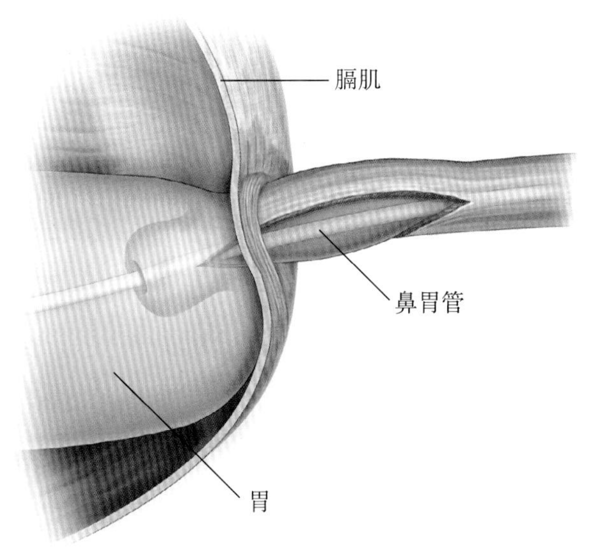

图 15.5 改良 Heller 食管肌层切开术完成后示意图

扩大肌层切开术治疗高动力型贲门失弛缓症

在贲门失弛缓症患者中，一些患者的食管痉挛性疼痛表现尤为突出。这种情况被称为高动力型贲门失弛缓症。在开放式贲门失弛缓症手术的术前检查中，应当对其进行筛查。

针对该类型的贲门失弛缓症，治疗方案的选择与上文类似。然而，对于高动力型贲门失弛缓症的患者，肌层切开范围应向近端延伸，以包括术前所确定的产生高振幅、非蠕动波的食管区域。

若无法确定具体部位，则肌层切开范围应延伸至主动脉弓水平(图 15.6)。术毕常规关胸。

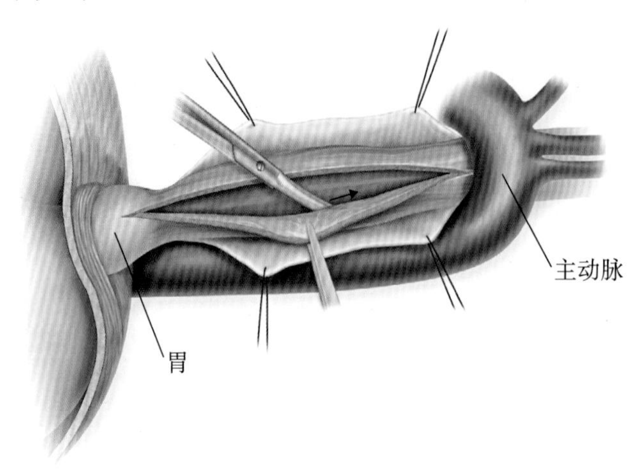

图 15.6 肌层切开范围从胃一直延伸至主动脉弓

再次手术的食管肌层切开术

对既往食管肌层切开术治疗失败的患者行再次手术，是一项具有挑战性的工作。再次胸部手术时置入鼻胃管或食管探条有助于食管再次游离。还有一种可参考方法是经中央腱打开膈肌，从下方游离食管胃交界处。

食管切除和重建

经胸或经裂孔食管切除术均可用于食管切除和将胃上拉。如果没有既往胸部手术引起的粘连，有报道称可采用经裂孔入路将胃提到颈部行食管胃吻合术。经裂孔食管切除术流程已逐渐标准化 (见第 20 章)，本章节将重点描述经胸入路术式。经裂孔入路术式中纵隔游离时必须格外小心，避免食管破裂渗漏、纵隔组织误伤和出血，因为“终末期”贲门失弛缓症的食管会明显增粗、迂曲，并且血供丰富。

对需要食管切除和重建的贲门失弛缓症患者，首选采用三切口食管切除术，以便直视下谨慎完成经胸食管游离(图 15.7)。通常采用双腔气管插管，麻醉诱导后放置鼻胃管。在麻醉诱导、插管和摆放体位过程中同样需要避免发生误吸。取左侧卧位，采用保留前锯肌的右侧第五或第六肋间切口，进胸后改左侧单肺通气。打开奇静脉弓下方纵隔胸膜，并使用潘氏管环绕食管牵引，将食管向远端游离至裂孔处。使用电凝游离和止血，用力将食管从食管床牵开可降低纵隔损伤概率。建议保持奇静脉弓和上纵隔胸膜的完整(图 15.8)，这有助于将颈部胃食管吻合口与胸腔分隔开。胸顶食管游离可按照经裂孔食管游离法完成。常规右下胸腔缝合结扎胸导管，然后放置胸引管，膨肺关胸。术毕改平卧位，更换单腔气管插管，体位与经裂孔食管切除入路一致。除胸部食管已完成游离外，其余操作也与经裂孔食管切除术相同。采用左颈和上腹部正中切口，在颈部游离食管套带牵拉，经腹游离胃部，保留胃网膜右血管弓。使用直线切割吻合器制作管胃，并用可吸收缝线加缝胃切缘，然后经颈部切口牵拉取出食管和贲门，将管胃经食管床牵至颈部(图 15.9)。

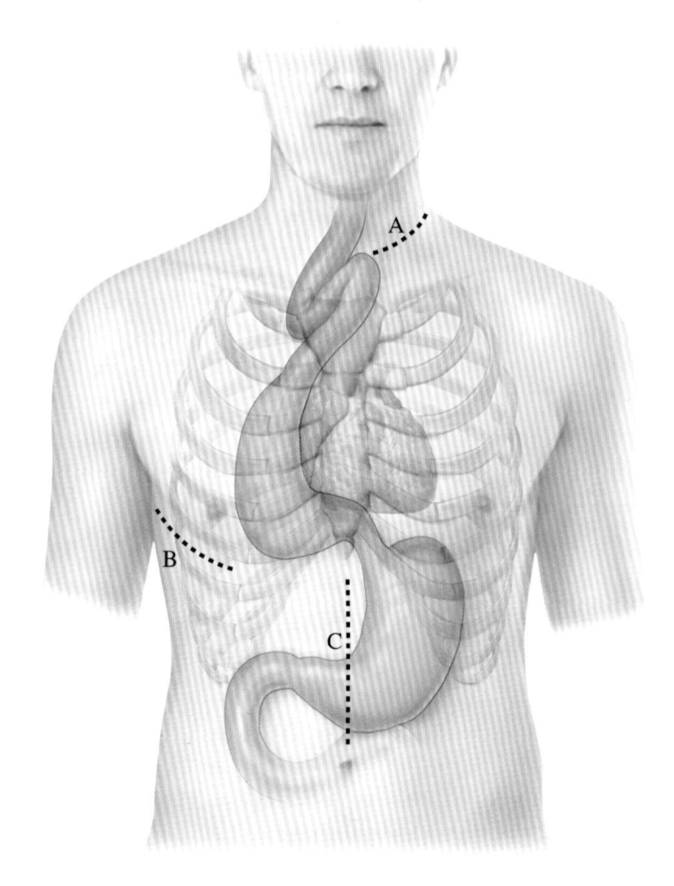

图 15.7　三切口食管切除术的切口

对于明显扩张、乙状食管的贲门失弛缓症患者，行三切口食管切除术。

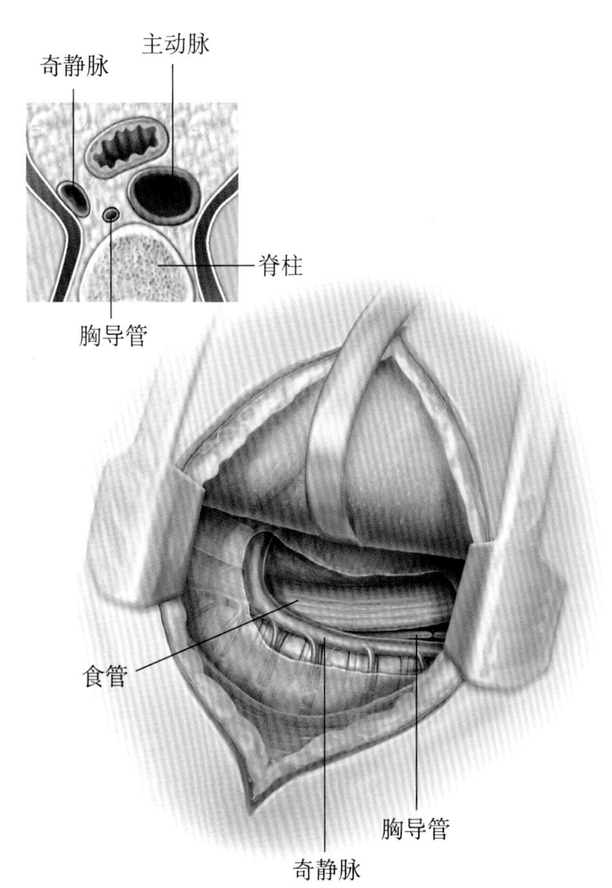

图 15.8　保留奇静脉弓和上纵隔胸膜以便分隔吻合口与右胸腔

图中左上插图为胸导管的位置示意图。

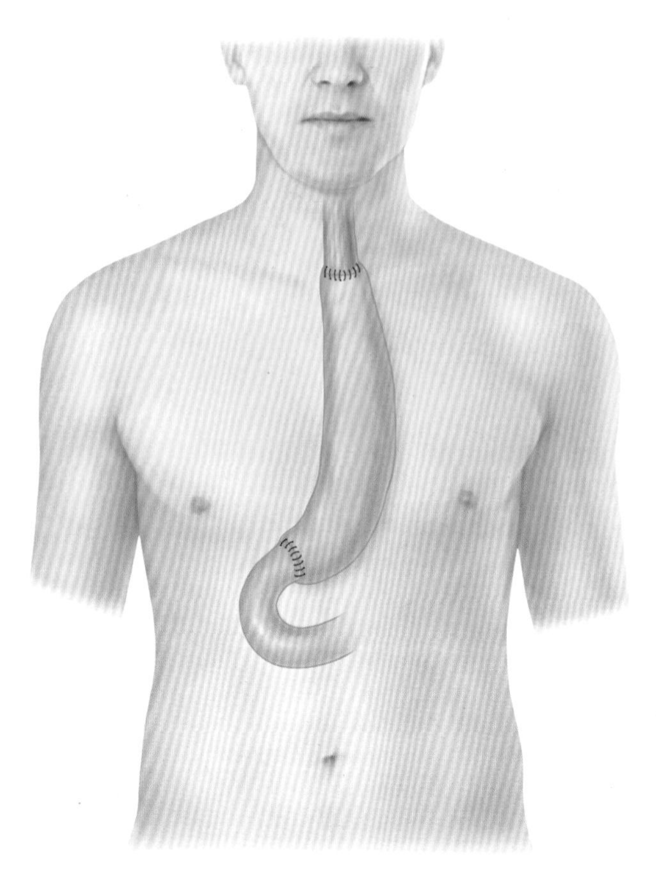

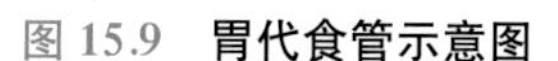

图 15.9　胃代食管示意图

食管胃吻合参照本书其他章节所述的手工双层端侧吻合法，术中行空肠造瘘置营养管。

术后管理

肌层切开术

仅行食管肌层切开术患者，术后 2～3 天出院。影响出院的因素为术后疼痛控制和胸腔引流管管理情况。不常规留置鼻胃管。在恢复经口进食之前，无需常规行食管造影；但术后造影的“基线”检查有助于记录解剖情况，用于后期症状复发对比。

改良 Heller 术后一般 3～4 天出院。留置鼻胃管以防止干呕和胃底折叠缝线撕脱。胸部引流管按常规管理。同样的，食管造影可作为“基线”检查资料备用，但不作为恢复经口进食前的常规检查。

食管切除术

贲门失弛缓症患者食管切除术后的处理与食管癌患者手术后的处理相同，按流程一般术后第 6 天或第 7 天出院，术后气管插管保留至次日评估后拔除，以防止吸入性肺炎。胃管保留 3～4 天，术后第 3 天开始管饲，术后第 5 天进行食管造影，出院前恢复经口进食。

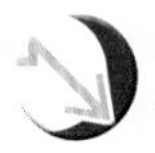

并发症和预后

手术死亡率为 0%～1%，术后积极肺部排痰和良好的疼痛控制是防止术后肺部并发症的关键。前期结果表明 83%～98% 的患者症状改善达优良级别。尽管术后症状缓解持久，但也有许多关于患者吞咽情况随着症状复发而持续下降的报道。在一项纳入 159 名患者的研究中，Liu 等人发现，早期 97%～98%的患者症状得到了很好的缓解，受术式影响会下降到 53%～55%，取决于是行单纯肌层切开术还是行肌层切开术加 Belsey 抗反流术。晚期吞咽困难与是否进行胃底折叠术无关。13%～24% 的患者出现胃食管反流症状。Gaissert 等认为术后早期出现吞咽困难可能提示治疗失败，但不适用于乙状食管患者。

由于既往手术影响，对治疗失败的贲门失弛缓症患者进行食管切除难度较大。Miller 等报道的 37 例患者中，手术适应证包括复发性梗阻(81%)、癌症(8%)、出血(5. 5%)和穿孔(5.5%)；手术死亡率为 5.4%，91.4%的患者取得了良好的长期疗效。

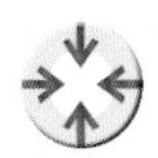

结论

经胸手术行食管肌层切开伴或不伴胃底折叠治疗贲门失弛缓症，自有可靠的记录以来已有百年。对于有症状的患者这是一种安全有效的治疗方法，可作为评价衡量新术式的一个参考标准。

参考文献

[1] Heller E. Extramukose cardiaplastik beim chronischen cardiospamus mit Dilatation des Oesophagus[J]. Mitt Grenzgeb Med Chir, 1913,27:141-149.

[2] De Brune Groenveldt Jr. Over cardiospasmus[J]. Ned Tijdschr Geneeskd, 1918,54:1281-1282.

[3] Ellis F H Jr, Kiser J C, Schlegel J F, et al. Esophagomyotomy for esophageal achalasia: Experimental, clinical, and manometric aspects[J]. Ann Surg, 1967,166:640-656.

[4] Heitmiller R F. Surgery of achalasia and other motility disorders[M]//Kaiser L R, Kron I L, spray T L. Mastery of Cardiothoracic Surgery. Philadelphia-New York: Lippincott-Raven, 1998:151-159.

[5] Ellis F H Jr, Schlegel J F, Code C F, et al. Surgical treatment of esophageal hypermotility disturbances[J]. JAMA, 1964,188:862-866.

[6] Ellis F H Jr. Disorders of the esophagus in the adult[M]//Sabiston D C, Spencer F C. Gibbon's Surgery of the Chest[J]. 3rd ed. Philadelphia: W.B. Saunders Company, 1976:694.

[7] Mansour K A, symbas P N, Jones E L, et al. A combined surgical approach in the management of achalasia of the esophagus[J]. Am Surg 1976;42:192-195.

[8] Heitmiller R F. Results of standard left thoracoabdominal esophagogastrectomy[J]. Semin Thorac Cardiovasc Surg, 1992,4:314-319.

[9] Stone C D, Heitmiller R F. Simplified, standardized technique for cervical esophagogastric anastomosis[J]. Ann Thorac Surg, 1994, 58:259-261.

[10] Heitmiller R F, Venbrux A C, Osterman F A. Percutaneous replacement jejunostomy[J]. Ann Thorac Surg, 1992,53:711-713.

[11] Zehr K J, Dawson P B, Yang S C, et al. Standardized clinical care pathways for major thoracic cases reduce hospital costs[J]. Ann Thorac Surg, 1998,66:914-919.

[12] Gaissert H A, Lin N, Wain J C, et al. Transthoracic Heller myotomy for esophageal achalasia: Analysis of long-term results[J]. Ann Thorac Surg, 2006,81:2044-2049.

[13] Campos G M, Vittinghoff E, Rabl C, et al. Endoscopic and surgical treatments of achalasia: A systematic review and meta-analysis[J]. Ann Surg, 2009,249:45-57.

[14] Liu H C, Huang B S, Hsu W H, et al. Surgery for achalasia: Long-term results in operated achalasic patients[J]. Ann Thorac Cardiovasc Surg, 1998,4(6):312-320.

[15] Miller D L, Allen M S, Trastek V F, et al. Esophageal resection for recurrent achalasia[J]. Ann Thorac Surg, 1995,60(4):922-925.

（解明然 王高祥 译 李 林 校）

16 开放食管肌层切开和膈上憩室切除术

André Duranceau

引言

膈上憩室好发于食管远端 1/3 处，是由于食管黏膜和黏膜下层突破食管壁的肌层所致。大多数膈上憩室患者(>75%)伴有食管动力障碍。所以膈上憩室治疗一般是对突出的憩室进行切除，并使用食管肌层切开术解决潜在的运动功能障碍。

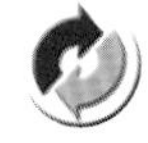

适应证/禁忌证

吞咽困难、食物反流和胸痛是膈上憩室患者的主要症状。建议患者行手术治疗的主要原因是潜在的运动功能障碍导致的规律性和进行性不适。这种情况通常出现在高度紧张的患者中，故需要对患者进行适当的生理学和心理学检查。高达三分之一的膈上憩室患者无明显症状，对于这些患者可采取保守治疗，但仍需要随访观察，因为20%的这部分患者会出现憩室增大。胸内膈上憩室可能导致炎症、出血、食管瘘和癌症等。

适应证：

- 憩室相关的症状严重；
- 发生憩室相关并发症；
- 憩室增大。

禁忌证：

- 无症状患者；
- 患者不能耐受手术。

术前规划

术前对症状进行评估很重要，因为症状发作频率、持续时间和严重程度是决定是否手术的主要考虑因素。

食管的影像学检查对于明确憩室解剖特点和准确位置至关重要。膈上憩室发生于贲门上方食管远端 10 cm 范围内(图 16.1)。通常发生在食管壁的右后外侧，常伴有小的滑动性食管裂孔疝。

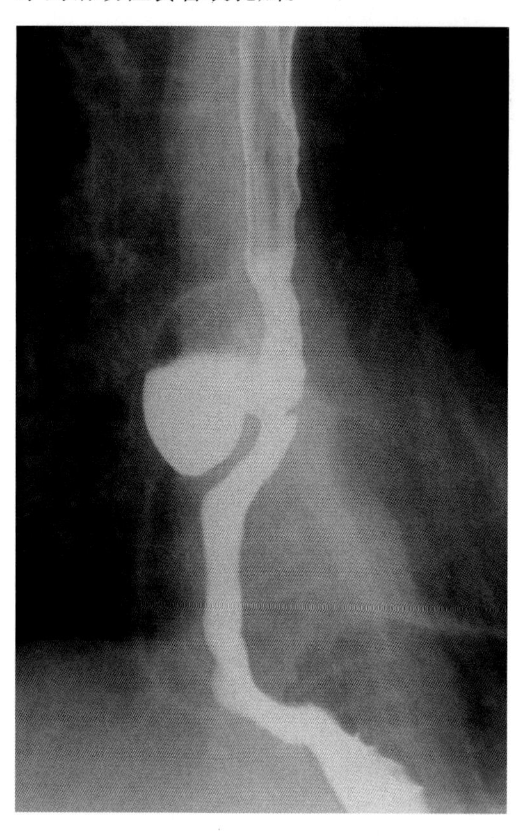

图 16.1 膈上憩室的食管钡剂造影

食管测压必不可少，大多数患者表现为痉挛性或失弛缓性的原发性特发性运动障碍。食管下括约肌(LES)的功能障碍可能是间歇性的，但这仍可能是导致远端食管功能性梗阻、食管高压和憩室疝出食管壁的主要原因。内镜检查对于明确憩室的位置和方向至关重要，但其主要目的是为了排除相关的食管良恶性病变。

基本评估：
- 症状；
- 食管造影；
- 运动功能评估；
- 内镜检查。

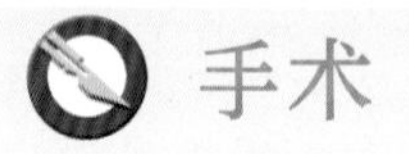

手术

- 采用双腔气管插管全身麻醉，患者取右侧卧位，第 8 肋上方切口进胸，进胸后右单肺通气，左肺萎陷，游离下肺韧带，将肺叶向前和向上牵拉（图 16.2）。

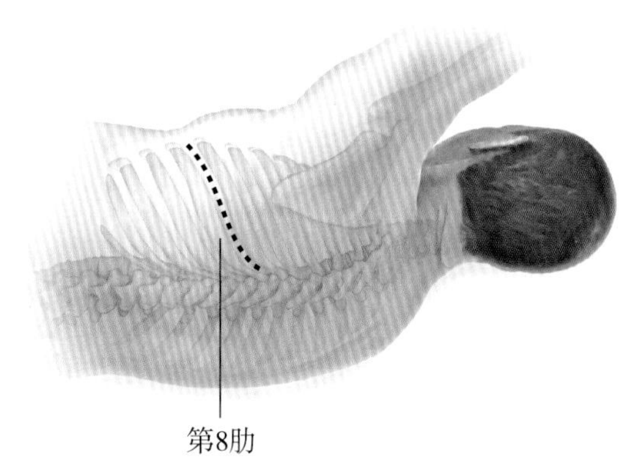

图 16.2　取右侧卧位，第 8 肋上方切口开胸

■ 沿着胸主动脉的前缘打开纵隔胸膜，并沿左膈肌脚游离至后方心包反折处，小心将纵隔组织与对侧胸膜分离，游离食管过程需避免损伤双侧迷走神经。

■ 术前通过影像学和内镜检查确定憩室的位置，用 2 根潘氏管悬吊食管，近端的位于下肺静脉水平，远端的位于贲门水平（图 16.3）。

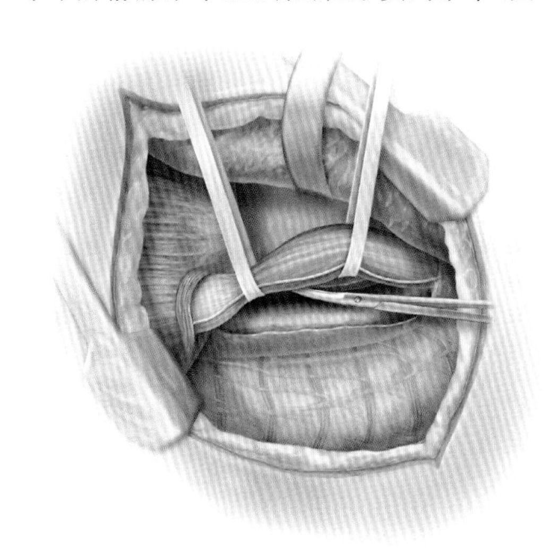

图 16.3　潘氏管环绕并悬吊食管

■ 大部分的膈上憩室会朝向右侧胸膜腔，因此需将食管和憩室完全与纵隔胸膜和血管组织分离。憩室周围炎症明显，常与周围组织粘连（图 16.4）。

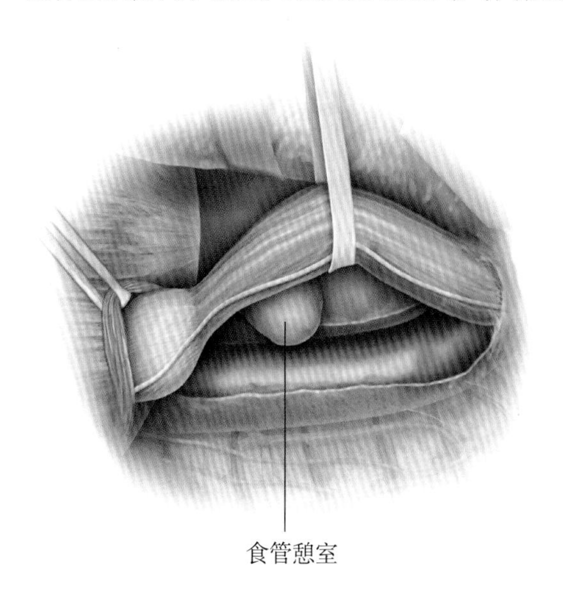

图 16.4　游离纵隔胸膜和血管组织后可见憩室

■ 游离下肺静脉和膈肌间的食管，常会发现小的食管裂孔疝，充分松解裂孔前外侧组织，游离胃底并离断胃脾间血管，将胃食管交界处经食管裂孔牵入胸腔。

■ 充分游离食管和近端胃后，扭转食管和憩室变得容易，方便了暴露和游离憩室。用 Duval 钳夹持住憩室，游离憩室颈根部的纤维组织，暴露食管肌层的缺损（图 16.5）。在食管内插入大号探条（50～56F）并送入胃中，这有助于憩室颈上方和下方食管黏膜的游离。

图 16.5　Duval 钳抓持牵拉憩室

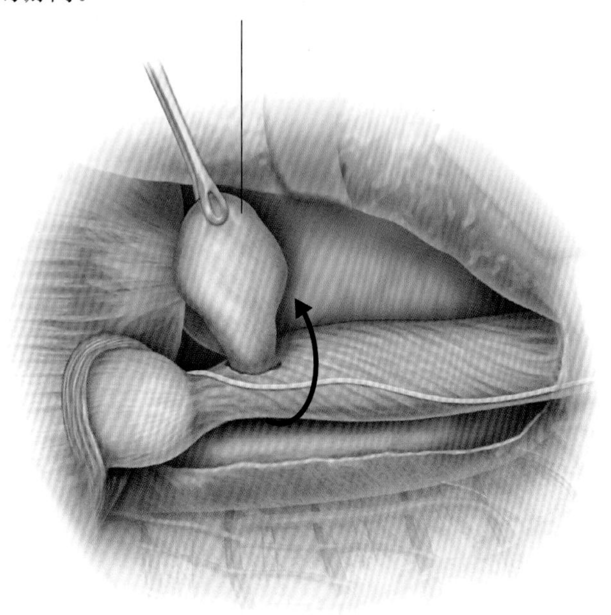

■ 食管憩室通常是由于食管的运动功能障碍而形成的，根据食管憩室的位置可判断需要行肌层切开的位置，憩室可能是需肌层完全切开的一部分，也可以单独处理。

■ 对于朝向左胸的大开口憩室，可沿憩室根部做长的肌层切开，并向近端延伸至憩室上界。如果憩室较浅，可将其悬吊至肌层切缘。

■ 通常憩室向右胸膨出，需要切除（图 16.6）。

图 16.6　膈上憩室好发部位

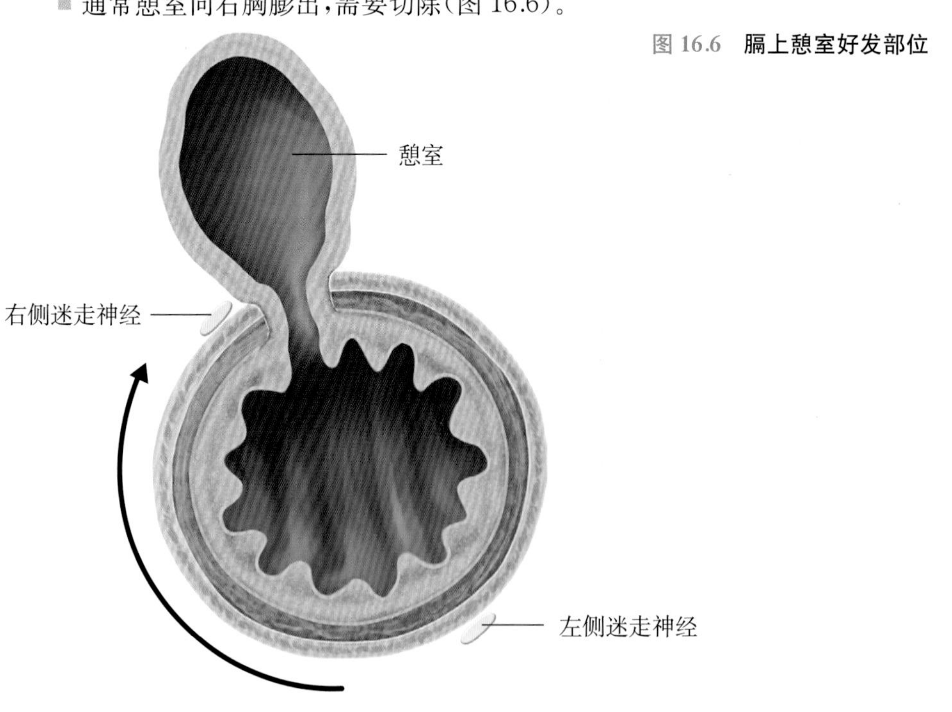

▪ 需要特别注意的是，食管内放置大号探条可确保憩室准确切除和保留食管腔的完整性（图 16.7A）。

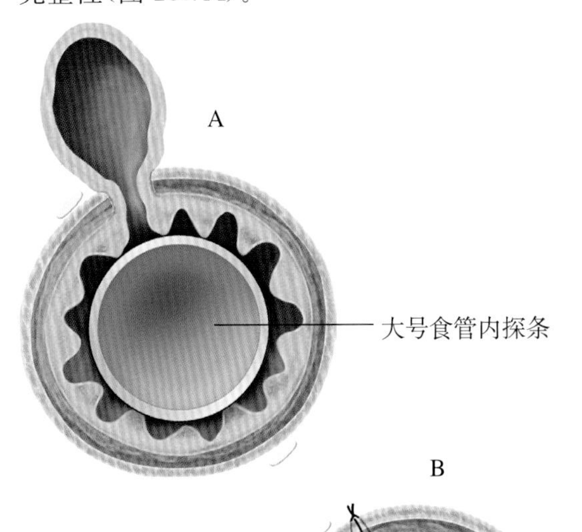

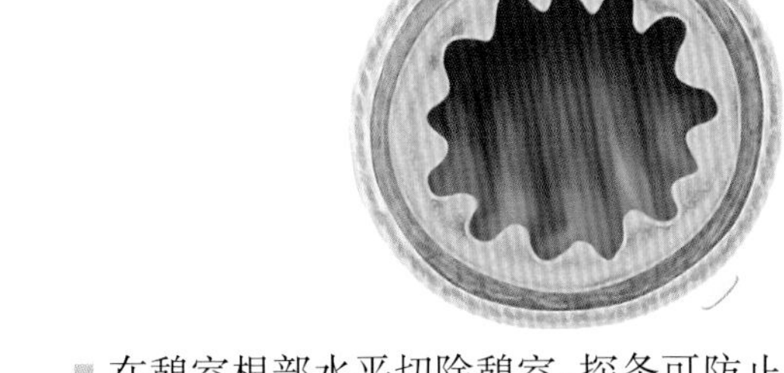

图 16.7 **憩室切除示意图**

A：放置在食管中的大号探条；B：膈上憩室切除术后的食管。

▪ 在憩室根部水平切除憩室，探条可防止切除黏膜过多，可选择切除后手工缝合修复，也可以使用切割闭合器完成（图 16.7B）。

▪ 在憩室根部的近端和远端边缘缝牵引线，然后切除憩室（图 16.8A）。

▪ 对切开的食管采用手工吻合关闭时，两端采取内翻全层缝合，单针单线间断缝合外部打结关闭切口（图 16.8B）。

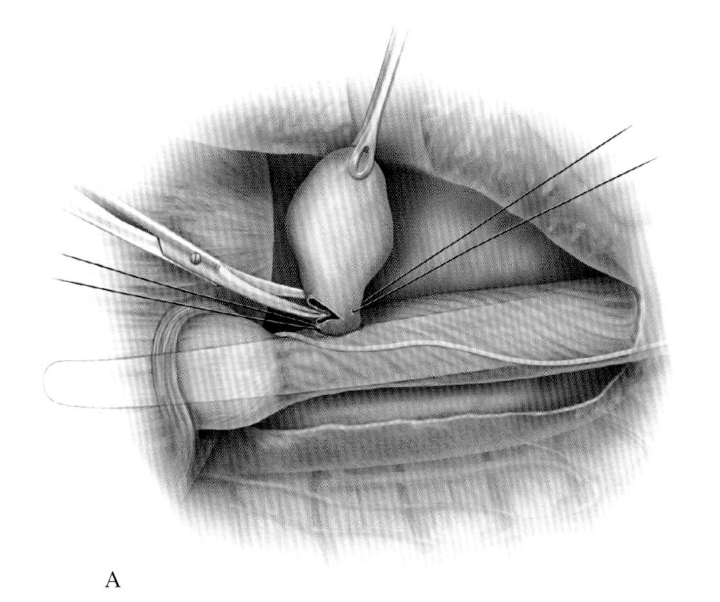

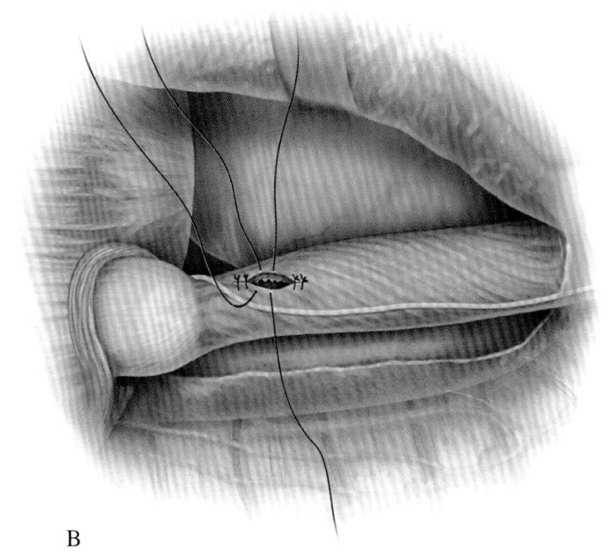

图 16.8 **手工切除憩室**

A：缝合牵引线和切除憩室；B：缝合关闭肌层切开处。

▪ 保护食管腔完整性的方法同前，也可使用 5 cm 或 6 cm 的闭合器在憩室颈部闭合憩室，距闭合线 1 cm 处切除憩室，然后将切开肌层和黏膜切缘一并缝合作为第二层覆盖于憩室切缘(图 16.9)。

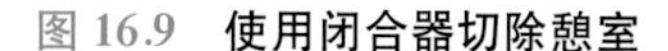

图 16.9　使用闭合器切除憩室

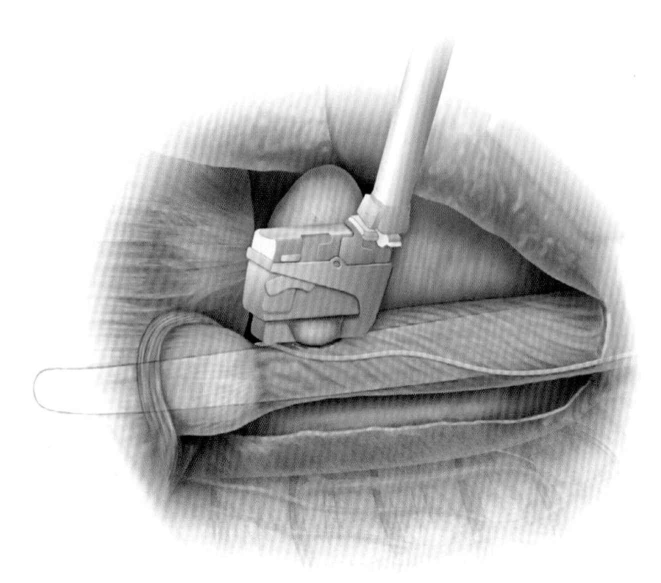

■ 憩室切除后将食管恢复到正常位置。

■ 拟在食管后外侧(憩室对侧)进行肌层切开，范围从憩室根部上缘水平向远端延伸至胃壁 2～3 cm 处。肌层切开呈倒 T 形，离断远端胃壁肌层以便进行外翻缝合。痉挛性运动障碍患者采用该方法进行肌层切开以消除 LES 功能异常的影响(图 16.10)。

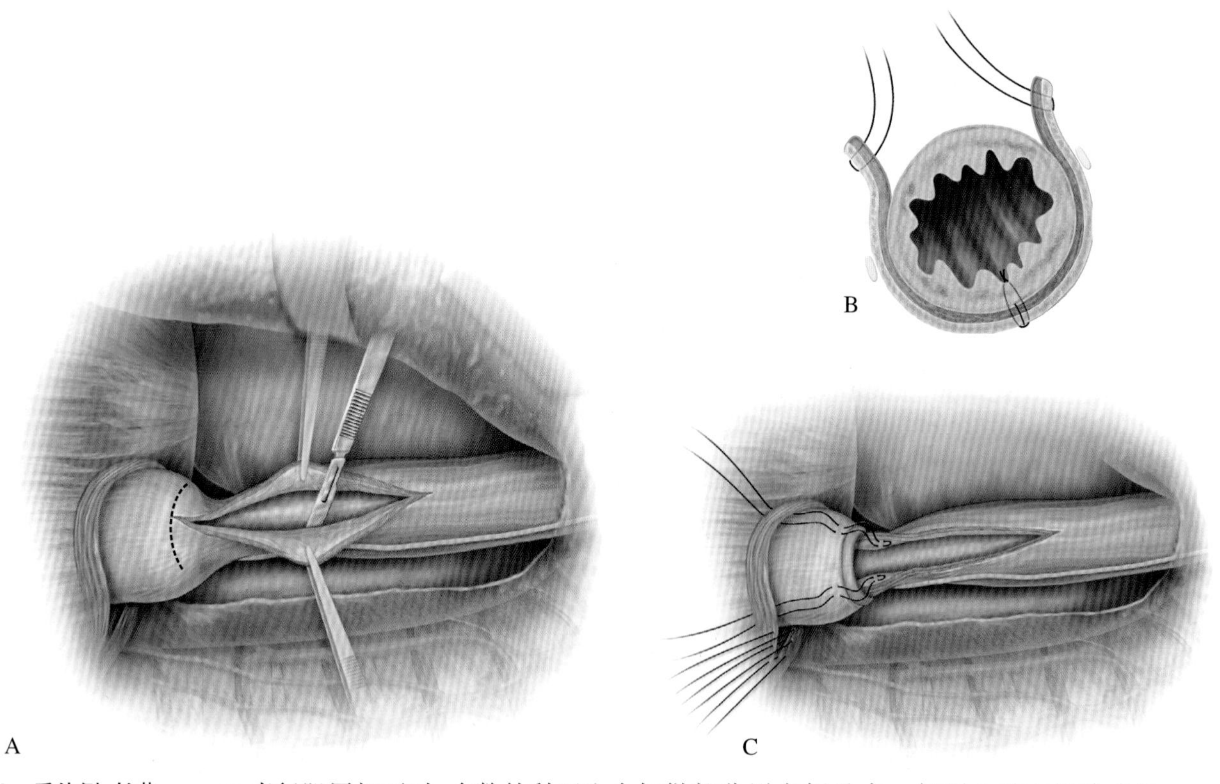

图 16.10　后外侧、长范围食管肌层切开

■ 当行肌层切开时，多数外科医生会加做部分胃底折叠术。行膈上憩室切除或悬吊以及食管肌层切开术的患者胃食管反流病(gastroesophageal reflux disease，GERD)的发生率尚不清楚。但大约 50%的贲门失弛缓症患者行肌层切开术后会出现 GERD。

术后管理

■ 手术完成后患者有以下管道需要管理：

(1) 硬膜外导管控制疼痛，应用于术后前3～4天；

(2) 左侧胸腔引流管；

(3) 胃肠减压的鼻胃管；

(4) 许多外科医生还会在食管缝线切缘附近留置细引流管，以防术后发生食管瘘。

■ 如行憩室切除，术前和术后第1天需预防性使用抗生素，应覆盖需氧菌和厌氧菌。胃肠蠕动恢复后即可拔除鼻胃管。

■ 胸引管在48小时内无漏气，24小时内引流量少于200 mL，即可拔除。

■ 当所有引流管均已拔除后，进行食管钡剂造影明确憩室切缘完整性，如无异常可进食软食。

■ 一般术后第5天或第6天出院，几周后在门诊进行随访。

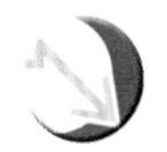

并发症

我们有23名患者接受了经胸食管憩室切除和肌层切开术，其中2名患者发生并发症，一例发生肺不张，另一例发生肺栓塞，无死亡病例。其他中心所报道的并发症发病率为0%～33%，死亡率为0%～9%。对13项研究进行系统回顾分析发现并发症发生率为18%(41/224)，死亡率为4%(9/224)。

既往所报道的并发症可能与手术操作有关，例如，当对食管管腔完整性保护不当时，憩室切除部位的管腔会发生狭窄。憩室切除后食管瘘是最令人担忧的并发症，因为它可能导致严重的败血症和死亡。瘘的发生通常与憩室切除后未行包括LES在内的肌层切开有关。尽管通常会行部分胃底折叠术来预防反流，但在肌层切开术后一段时间仍有可能发生反流。合理的随访和药物应用可以防止这种情况发生。

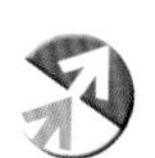

结果

■ 患者吞咽困难和胸痛症状明显改善。

■ 在Benacci研究中，33名患者接受开胸手术切除膈上憩室，在30例术后存活患者中，对29例患者进行长达15年的随访(中位随访时间6.9年，跨度4个月至15年)，获得了很好的长期结果，14例患者(48%)症状完全缓解且能够正常进食，8例患者(28%)症状轻微；5例患者(17%)症状有所改善，但需要接受抗反流药物或食管扩张治疗，2例患者(7%)术前症状无改善。

■ 在Varghese研究中，35例患者接受开胸手术治疗膈上憩室，所有患者在随访期间均对手术结果感到满意(中位随访时间为33个月)。76%的患者症状完全缓解，21%的患者有轻度吞咽困难，需要间断行食管扩张治疗。1例患者的疗效不佳，需要定期进行食管扩张以缓解吞咽困难。

■ 食管腔增宽。

■ LES功能减弱。

■ 随着时间的推移，反流发生率增高。

结论

■ 膈上憩室的基本检查应包括症状评估、影像学和内镜检查以及食管功能检查。

■ 有症状的膈上憩室是手术的主要指征。

■ 手术的关键是做食管肌层切开，必须包括 LES 并扩展到憩室颈的近端。

■ 最严重的并发症之一是术后食管切缘瘘。因此，许多外科医生选择在食管旁放置引流管。

■ 膈上憩室应该被视为食管功能障碍的并发症，可通过切除或悬吊处理。

参考文献

[1] Benacci J C, Deschamps C, Trastek V F, et al. Epiphrenic diverticulum: Results of surgical treatment[J]. Ann Thorac Surg, 1993, 55(5):1109-1113.

[2] D'Journo X B, Ferraro P, Martin J, et al. Lower oesophageal sphincter dysfunction is part of the functional abnormality in epiphrenic diverticulum[J]. Br J Surg. 2009,96(8):892-900.

[3] Duranceau A. Diverticula of the esophageal body[M]//Jamieson G G. Surgery of the Esophagus. New York: Churchill Livingstone, 1988; chapter 53:489-500.

[4] Duranceau A. Long esophageal myotomy and excision of diverticula[M]//Kaiser 1 R, Jamieson G G. Operative Thoracic Surgery. London: CRC Press, 2006.

[5] Soares R, Herbella F A, Prachand V N, et al. Epiphrenic diverticulum of the esophagus. From pathophysiology to treatment[J]. J Gastrointest Surg, 2010,14(12):2009-2015.

[6] Varghese T K Jr., Marshall B, Chang A C, et al. Surgical treatment of epiphrenic diverticula: A 30-year experience[J]. Ann Thorac Surg, 2007,84(6):1801-1809.

[7] Zaninotto G, Portale G, Costantini M, et al. Therapeutic strategies for epiphrenic diverticula: Systematic review[J]. World J Surg, 2011,35(7):1447-1453.

（解明然 王高祥 译 李 林 校）

17 胸段和膈上食管憩室微创手术切除技术

Virginia R. Litle　James D. Luketich　Hiran C. Fernando

引言

食管中下段憩室是一种罕见的病变，其发病率在美国人口中不到 0.1%。一般根据位置及食管壁受累范围进行分类。胸中段“真性”憩室一般为牵引性，病变累及食管壁全层，与纵隔炎症有关。在大多数患者中，食管中段憩室很小，通常没有症状，但有时，特别是来自组织胞浆菌病流行地区的患者，食管中段牵引性憩室会增大并呈现出膈上憩室的形态，同时不伴有任何相关的远端管腔梗阻或运动障碍。食管远端憩室是典型的“假性”或内压性憩室，好发于膈上位置，病因为食管运动障碍，包括贲门失弛缓症。在过去 20 年里，随着微创技术在食管疾病治疗中的应用和发展，胸腔镜和腹腔镜技术可用于手术切除有症状的或大的食管憩室。

适应证/禁忌证

食管憩室的手术治疗指征包括憩室伴明显症状、巨大憩室、出血以及罕见的憩室癌（Avisar，2000）。常见症状包括胸痛、吞咽困难、反胃吐出食物或药片。有些患者主要是针对失弛缓症的症状进行治疗，可能需要切除憩室和行肌层切开术。对于大多数症状明显的患者，在外科就诊时可以直接决定做手术，但在某些情况下，对于无症状患者，我们也会根据检查提示的憩室大小和运动功能障碍做出手术决策。如果因无症状或症状轻微决定暂不手术，我们会建议随访，因为膈上憩室随着时间推移很可能会扩大并出现症状。

膈上位置的憩室常与贲门失弛缓、食管下段括约肌高压或其他运动障碍性疾病相关，远端食管测压呈现异常，对于这部分患者我们选择行右侧胸腔镜下憩室切除和延长至胃的肌层切开术。尽管有些外科医生主张采用腹腔镜手术，但在腹腔镜操作时要想将憩室牵起与食道成直角、暴露狭窄憩室颈、从肌层游离并在基底部切除是相当困难的。虽然经腹腔镜远端肌层切开易于进行，也更有利于行部分胃底折叠，但多年来，我们碰到过很多腹腔镜下憩室切除不完全的患者，其中有我们的患者，也有其他中心术后转给我们的患者。无论采用哪种方法，都必须切开憩室远端和近端的肌层以便充分暴露颈部。憩室越大，越向胸腔延伸，就更应选择电视胸腔镜（video-assisted thoracoscopic，VATS）术式。如果 VATS 入路不能满足胃壁肌层切开的需要，可以在 VATS 结束后进行腹腔镜手术，完成肌层切开术，并进行前部胃底折叠。

憩室切除术适应证

- 吞咽困难；
- 反胃；
- 憩室内癌或异型增生恶化；
- 体重下降；
- 误吸；
- 无症状或轻微症状的巨大憩室，外科处理风险低。

观察随访适应证

- 无症状；
- 小憩室（<5 cm），症状轻微或无症状；
- 食管中段憩室伴明显的纵隔淋巴结肿大，需考虑行开放手术或根据术中具体情况确定；
- 症状轻微的高龄、外科高风险患者。

术前规划

对于胸中部和膈上憩室患者，术前应进行钡剂造影和上消化道内镜检查（图 17.1）。在某些情况下，外科医生还应亲自在术前进行内镜检查，以确定憩室的位置并评估其他潜在相关的食管或胃的病变。最好还要完善食管测压以评估食管运动功能障碍的程度，通常可在富有经验的食管检查中心进行，可能还需要在透视或内窥镜引导下完成。

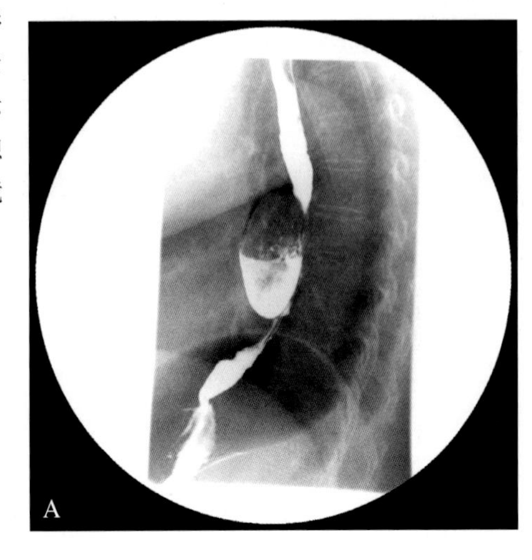

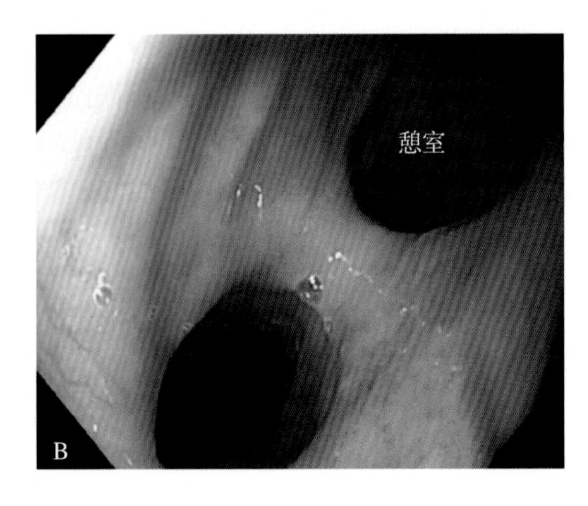

图 17.1 **食管钡剂造影检查和消化道内镜检查** A：食管钡剂造影显示大膈上憩室；B：膈上憩室的内镜图像，位于镜下视野的右上角。

膈上憩室患者应在手术前 2～3 天开始清淡的流质饮食，以减少食管和憩室内食物残留而导致的误吸，这对憩室很大和食管扩张明显的贲门失弛缓症患者尤为重要。如果术中内镜检查发现大量食物残渣，应仔细清除。术前应告知患者详细处理措施和围手术期风险。

手术

■ 患者入手术室，取仰卧位，快速进行全身诱导麻醉以减少误吸风险。此时手术团队应在场，并协助进行 Sellick 操作插管，并提醒全体注意误吸风险。

■ 在手术前应进行食管胃十二指肠镜检查（esophagogastroduodenoscopy，EGD），以确保食管和憩室内没有食物残渣。无论是否进行肌层切开术，在完成憩室切除术后也应进行食管镜检查，以确保憩室切除位置的食管黏膜和肌层完整，排除瘘的可能。

VATS 入路

■ 完成双腔气管插管后改侧卧位，手术时行对侧单肺通气，必要时气管镜检查确定气管插管位置。

■ 采用右侧 VATS 入路治疗胸中段憩室和膈上憩室，外科医生站在手术台的右侧（患者的后方）。在某些情况下，一些外科医生会倾向于采用左侧 VATS 入路来处理膈上憩室，因为这样可以更容易地将肌层切开范围延伸至胃部。

■ 在我们的实践中，已经成功地经右侧 VATS 入路来治疗几乎所有的中下段食管憩室。行该操作时我们在横膈膜上缝牵引线以暴露下胸腔，并摇手术床为头高脚低位，借助重力作用以更好地暴露下段食管。

■ 在第七或第八肋间（图 17.2）前方做 10 mm 孔置入腔镜进行胸腔探查，并引导后续布孔。观察孔位置尽可能低一些有助于暴露远端食管，我们经常将此孔打在肋膈角处。在第八肋间靠后做另一 10 mm 的孔；同样这个孔位置低一点更有利于操作。在

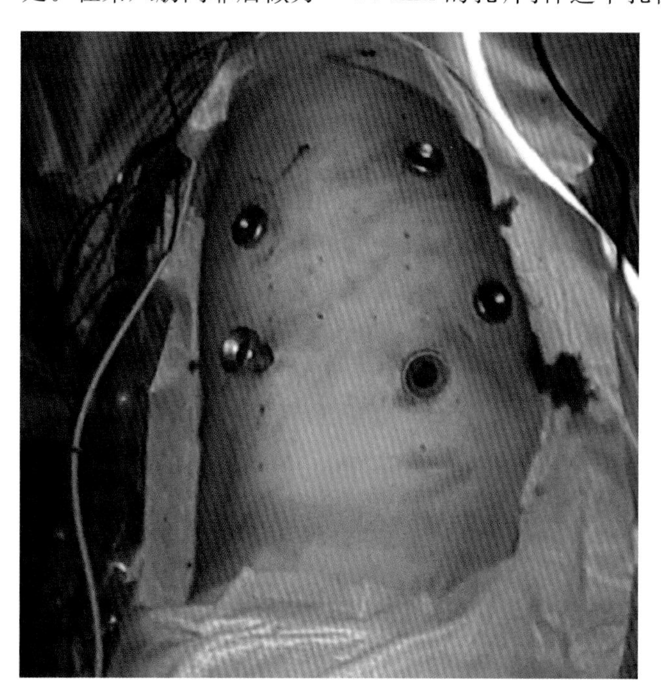

图 17.2 胸腔镜手术布孔

肩胛下角偏后置5 mm孔，对于真性膈上憩室切除，特别是对于高个子患者，将该孔位置下移一个肋间。然后在观察孔上2到3个肋间偏胸骨侧再置一5 mm孔以置入吸引器。最后一个10 mm孔位置更高，在腋前线内侧，经该孔置入扇形压肺板。

■ 安排两名助手更有利于手术顺利进行，第一助手负责腔镜和吸引器，第二助手压肺暴露。另外，也可以使用自动撑开器压肺暴露。

■ 在游离中段食管时，可使用内镜下血管切割闭合器离断奇静脉。

■ 可使用超声刀、电钩等能量器械对憩室上下方的食管进行锐性游离。

■ 完全游离食管憩室，暴露其颈部或基底部，以便后续进行切除(图17.3)。膈上憩室和较大的食管中段憩室通常是“假性憩室”，在游离过程中憩室颈部黏膜下层的界限会很明显。

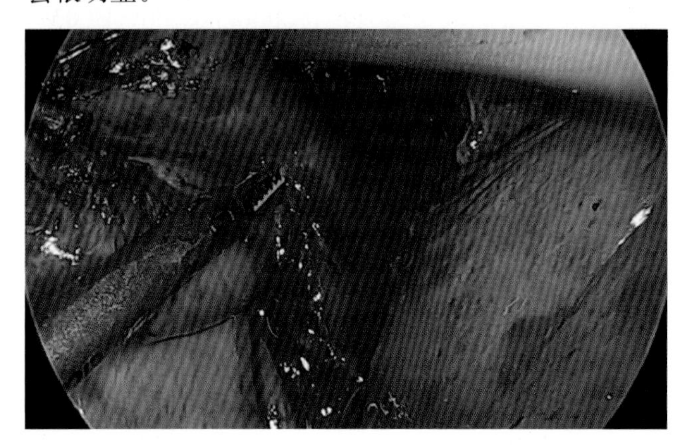

图17.3 暴露膈上憩室基底部

■ 开始游离时应远离真性食管腔，逐渐建立一个良好的游离平面。应注意向上牵拉憩室，这是后续要切除的部分，虽然是由食管黏膜组成但通常纤维化比较严重。

■ 经右侧VATS入路手术时，手术开始就要确定右侧迷走神经的位置，有时最好的做法是先打开食管憩室上下方的纵隔胸膜，然后行肌层切开，当肌层切开向下延伸到食管自然管腔和憩室交界处附近时要尤其小心。

■ 在憩室远端和近端，将纵向肌层和憩室颈部环状纤维进行分离，可以获得较好的憩室离断平面。如果只看到宽大的憩室主体，不能精准显露狭窄的憩室颈部，经验不足的外科医生会过早使用闭合器，造成憩室切除不完全。在准备切除憩室之前，必须360°充分游离侧面的肌层与憩室颈部。

■ 游离过程中，食管内置入软头探条有助于固定食管腔，外科医生能够更好进行黏膜和肌层平面的游离。我们常用50～54F探条，这也可降低憩室切除导致食管固有管腔狭窄的风险。

■ 使用可弯曲腔镜切割闭合器(钉仓长45 mm，钉腿高度3.5 mm)在憩室颈部离断，操作时保持食管内探条在位(图17.4)。

■ 首选使用头端可弯曲闭合器，经前方最低操作孔置入可获得满意角度，以便切割闭合在憩室颈部离断，避免憩室残留。

■ 切除憩室之前，常抓持憩室进行牵拉暴露，以便进行远端肌层切开。操作时术者要打开胸膜，显露膈肌脚，并将胃贲门牵拉入胸腔。如经VATS手术能完成，则可以将肌层切开的远端延伸到胃部(图17.5)。拔除探条，进行消化内镜检查评估：① 排除切缘瘘；② 确保憩室完整切除；③ 远端肌纤维环充分打开，内镜可轻松进入胃腔。

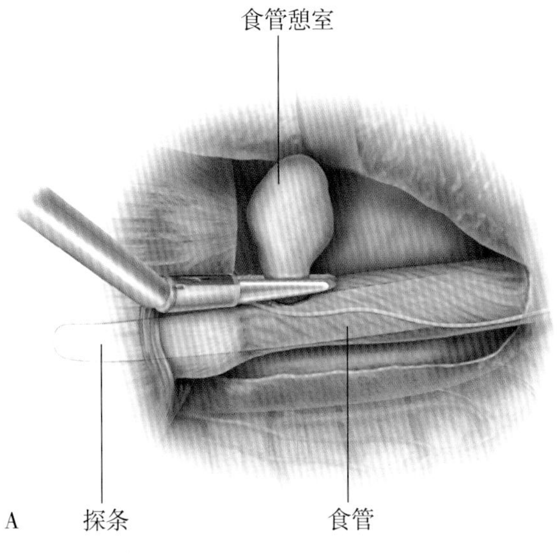

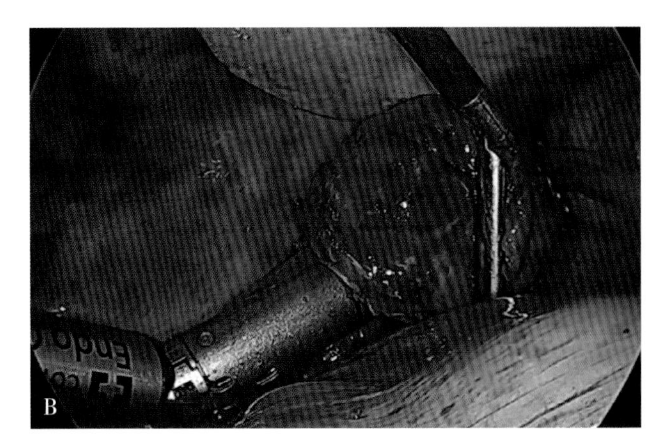

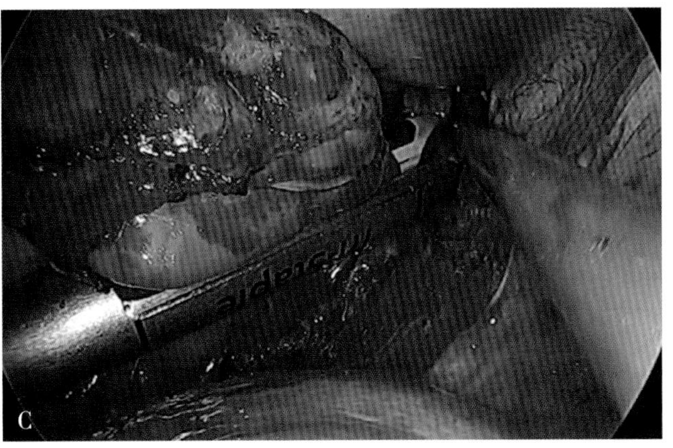

图 17.4　**在食管内放置探条**

A：在食管内放置探条，并使用腔镜切割闭合器切除憩室；B：闭合器放置于憩室颈部；C：用闭合器切除憩室。

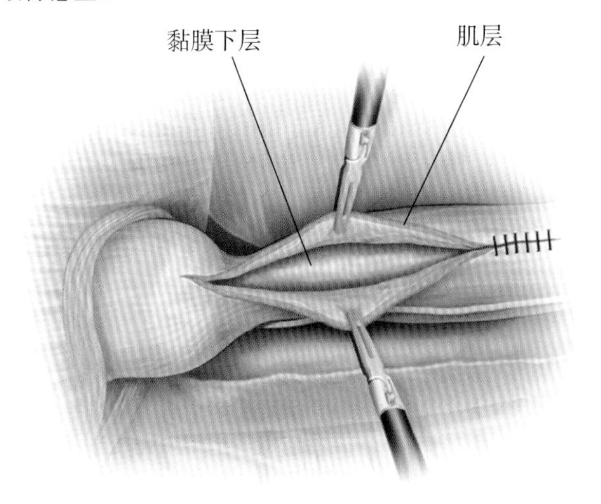

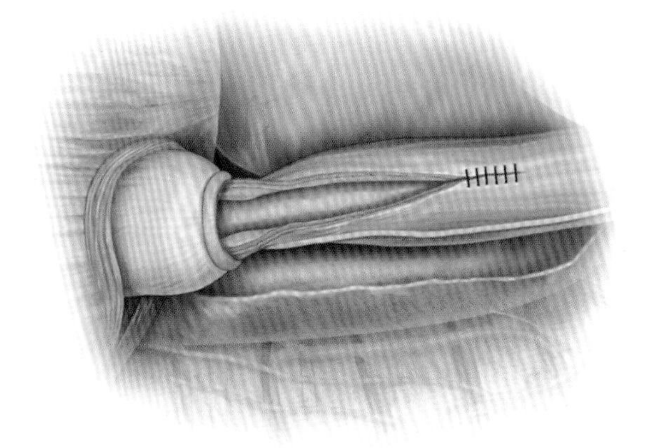

图 17.5　**用超声刀或电钩进行肌层切开**

■ 至此，外科医生需决定是否行部分胃底折叠术。既往我们对少部分患者进行了经左侧 VATS 憩室切除和 Belsey 术，但手术结果不尽如人意。所以我们首选经右侧 VATS 入路手术，并在必要时经腹腔镜完成远端肌层切开，或者加做胃底折叠。有时我们会与患者讨论后一部分手术可选择分期进行。换言之如果肌层切开和憩室切除术后效果满意，那么就不需要进一步手术。但如果术后出现明显的反流，则需要行第二期的腹腔镜部分胃底折叠术。

- 值得注意的是，按照这种策略我们进行了40多例胸腔镜憩室切除术，在经右侧VATS入路行肌层切开和憩室切除术后，只有不到10%的患者出现明显的反流。如果食管测压支持贲门失弛缓症的诊断，我们会追加腹腔镜部分手术。
- 憩室切除术后，间断缝合关闭肌层至食管远端肌层切开的起点处。然后贴近憩室切缘平行放置Jackson-Pratt(JP)引流管，引流管不要直接放在切缘上，关闭引流管外的纵隔胸膜。
- 在关闭的纵隔胸膜外留置28F胸引管。

腹腔镜入路

一般来说，当存在明显的贲门失弛缓症需要处理时，腹腔镜手术可作为首选，因为手术不仅要将肌层切开延伸到胃部，还要进行部分胃底折叠术。但腹腔镜入路手术中我们碰到的最大问题是，将憩室与食道牵拉成直角是非常困难的。但如果不这样做，就会很难游离出膈上憩室，而该类型憩室会很大。憩室牵拉暴露困难也可能导致右侧膈肌脚过度牵拉和损伤。我们使用腹腔镜入路主要是用于治疗较小的膈上憩室，并有明确的贲门失弛缓症测压证据。在食管肌层切开后，同时进行抗反流手术，常规采用部分胃底切除术(Dor或Toupet)。与VATS方法类似，如果经腹腔镜入路切除憩室暴露不满意、不确切，可以在腹腔镜完成肌层切开和胃底折叠后，改右侧VATS入路来完成憩室切除。

腹腔镜手术一般注意事项

- 取仰卧位，稍靠向手术床右侧，以便安置肝脏拉钩。
- 使用脚踏板以防止术中头高脚低位时患者滑动。
- 术者站在患者的右边，一助站在患者的左边。
- 采用五孔法，1个10 mm孔和4个5 mm孔(图17.6)。

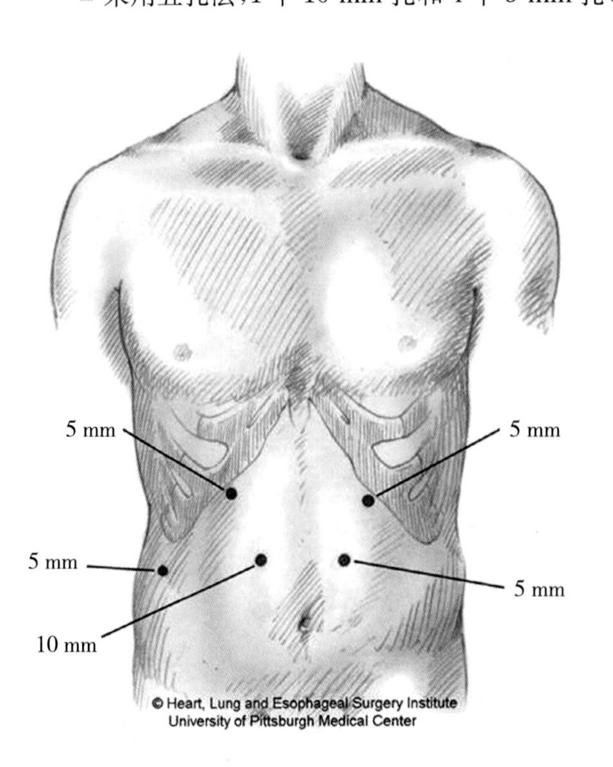

图17.6 腹腔镜手术布孔

■ 我们习惯使用超声刀完成主要游离。

■ 使用超声刀打开肝胃韧带。

■ 将食管从右膈肌脚游离开，保留覆盖膈肌脚的腹膜。

■ 使用超声刀离断近端两或三根胃短血管，使胃底可以无张力移动，以便进行胃底折叠。

■ 自左到右将胃前部脂肪垫从胃食管交界处游离开，注意保护迷走神经，可与脂肪垫一并游离。该步骤可以让术者在直视下清楚识别胃食管交界处，以明确肌层切开的合适长度和部位。

■ 经裂孔向纵隔内游离远端食管，并探查膈上憩室。

■ 游离膈上憩室，仔细暴露憩室颈部全貌。

■ 食管内放置 54F 探条。

■ 用腔镜切割吻合器（一般选 3.5 mm 钉高，45 mm 或 60 mm 钉长，可旋转头）切除膈上憩室。

■ 切除膈上憩室后，使用 2-0 不可吸收缝线间断缝合食管肌层。

■ 然后进行肌层切开，首先在憩室切除对侧的远端食管前壁、胃食管交界处和近端胃壁肌肉层注射肾上腺素（取 1∶1000 的 1 mL 肾上腺素加入 19 mL 生理盐水），该步骤可以减少肌层切开出血，并且可以使肌肉与黏膜分离利于肌层切开。

■ 肌层切开范围从憩室水平向下延伸至胃壁 2～3 cm 处。肌层切开采用超声刀或电钩锐性分离与花生米钝性分离相结合的方法。

■ 完成肌层切开后由术者进行内镜检查，评估是否有黏膜损伤和小瘘。如果发现黏膜损伤，则利用 Dor 胃底折叠的胃壁覆盖损伤区域。

■ 如果全腹腔镜手术，我们会在憩室切除侧放置 JP 引流管。

■ 腹腔镜入路手术中我们常规进行部分胃底折叠术（前壁改良 Dor（图 17.7）或后壁 Toupet 折叠）。后壁折叠时，将胃底与食管肌层切缘进行缝合以防止切开肌层愈合。

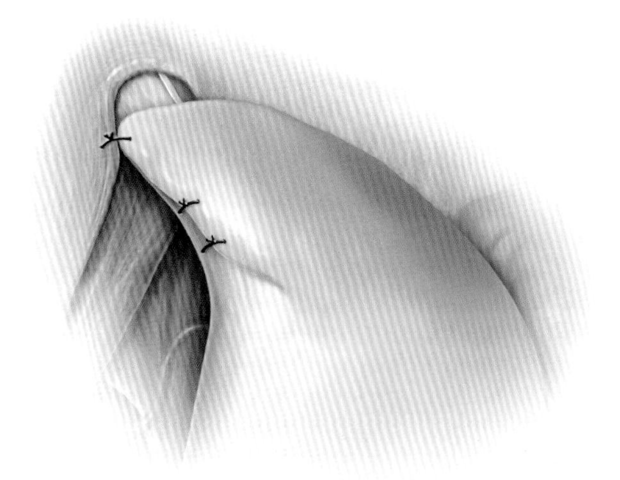

图 17.7　**在完成食管胃肌层切开后进行部分胃底折叠术（Dor）**

■ 我们强烈建议不要留置鼻胃管，避免损伤肌层切开后的食管。如果术者倾向于留置鼻胃管，则应非常小心谨慎地放置，并在术后医嘱中要特别强调，未经评估不可随意调整鼻胃管，并且吸引要间歇性进行或非常低的负压维持，以避免损伤食管黏膜。

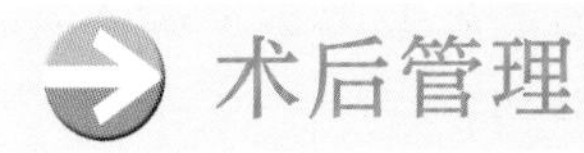

术后管理

VATS 或腹腔镜手术

- 如果术中留置了鼻胃管，常规术后第一天拔除；无论是 VATS 还是腹腔镜手术，术后肠梗阻不常见。
- 我们建议在术后第 1 天或第 2 天进行钡剂造影检查，然后再恢复经口进食。该检查可用于发现食管瘘，同时作为良好的基线检查明确憩室是否完全切除（图 17.8）。

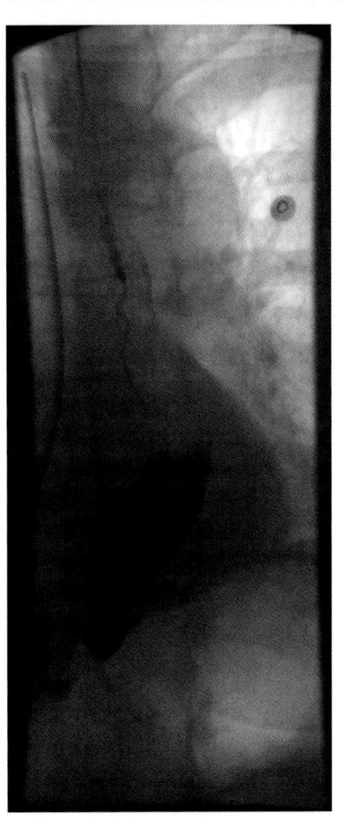

图 17.8 **图 17.1 所示巨大膈上憩室切除后的钡剂造影图**

VATS

- 如果钡剂造影无异常，当天可拔除胸引管。
- 钡剂造影检查排除瘘以后，轻微并轻柔地牵拉调整 JP 管，但暂不拔除。该管一般在患者术后第一次复诊，即术后大约第 12 天时拔除。
- 术后疼痛管理采用患者自控式镇痛方案，然后过渡为口服液体止痛药。

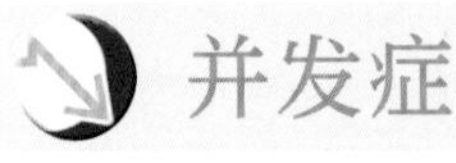

并发症

患者围术期并发症发生率为 0%～45%，包括以下情况：

- 术中穿孔的风险较低（<2%），穿孔处应间断缝合仔细修补。

■ 术后食管瘘发生率为0%～23%，这些研究中所有病例均放置JP管引流。

■ 通过仔细游离憩室囊壁和颈部，间断缝合肌层保护黏膜切缘，并在胃贲门进行充分的肌层切开，可以最大限度地减少瘘的发生。

■ 腹腔镜手术气腹导致气胸很常见，术中应注意识别，必要时放置猪尾巴管引流。

■ 通过充分的术前肠道准备，谨慎操作气管插管，可最大程度减少吸入性肺炎的发生。

■ 当瘘未充分引流或未及时发现时会导致脓胸发生。

■ 死亡率低于1%。

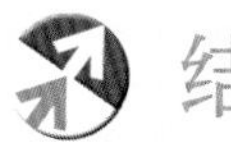

结果

在一些小样本研究中，微创术后复发率低（10%），多因症状行钡餐检查确诊。大多数研究均提示超过90%的患者的胸痛、吞咽困难和反流症状得到缓解。如果同期做了肌层切开和憩室切除，即使憩室复发并伴有症状，需要再手术的可能性亦很低（Fernando，2005；Kilic，2009）。

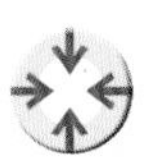

结论

食管憩室是罕见的食管良性病变，当有症状或憩室体积较大时可进行微创治疗。通过VATS还是腹腔镜的方法取决于憩室的位置和外科医生的技术水平。膈上憩室需考虑有潜在食管运动功能障碍，需行肌层切开术。如食管测压检查支持贲门失弛缓症的诊断，应加做胃底折叠。大多数情况下，VATS可完成胃贲门上的憩室切除术和肌层切开术。如果仅为非特异性运动障碍，术后反流极少，症状一般会得到很好的缓解。在大样本研究中，微创行憩室切除和肌层切开术后食管瘘发生率可达到20%，所以大多数外科医生会放置引流管并常规进行造影检查。大多数研究显示围手术期的死亡率低于1%。

参考文献

[1] Avisar E，Luketich J D. Adenocarcinoma in a midesophageal diverticulum[J]. Ann Thorac Surg，2000，69(1)：288-289.

[2] Benacci J C，Deschamps C，Trastek V F，et al. Epiphrenic diverticulum：Results of surgical treatment[J]. Ann Thorac Surg，1993，55(5)：1109-1114.

[3] Del Genio A，Rossetti G，Maffetton V，et al. Laparoscopic approach in the treatment of epiphrenic diverticula：Long-term results[J]. Surg Endosc，2004，18(5)：741-745.

[4] Fernando H C，Luketich J D，Samphire J，et al. Minimally invasive operation for esophageal diverticula[J]. Ann Thorac Surg，2005，80(6)：2076-2080.

[5] Kilic A，Schuchert M J，Awais O，et al. Surgical management of epiphrenic diverticula in the minimally invasive era[J]. JSLS，2009，13(2)：160-164.

[6] Melman L，Quinlan J，Robertson B，et al. Esophageal manometric characteristics and outcomes for laparoscopic esophageal diverticulectomy，myotomy，and partial fundoplication for epiphrenic diverticula[J]. Surg Endosc，2009，23(6)：1337-1341.

[7] Palanivel U C，Rangarajan M，John S J，et al. Laparoscopic transhital approach for benign

supra-diaphragmatic lesions of the esophagus: A replacement for thoracoscopy?[J]. Dis Esophagus, 2008, 21:176-180.

[8] Rosati R, Fumagalli U, Bona S, et al. Laparoscopic treatment of epiphrenic diverticula[J]. J Laparoendosc Adv Surg Tech A, 2001, 11(6):371-375.

[9] Schuchert M J, Luketich J D, Landreneau R J, et al. Minimally-invasive esophagomyotomy in 200 consecutive patients: Factors influencing postoperative outcomes[J]. Ann Thorac Surg, 2008, 85(5):1729-1734.

（解明然 吴明胜 译 李 林 校）

18 开放环咽肌切开和Zenker憩室矫治术

André Duranceau

引言

Zenker 憩室是咽部黏膜经咽后壁膨出(图 18.1),发生于咽下缩肌和环咽肌之间Killian 三角的食管后正中线。病因为食管上括约肌(upper esophageal sphincter,UES)功能障碍,导致吞咽时下咽部高压,从而形成内压性憩室。

对于 UES 张力过高所导致口咽性吞咽困难显著的患者,手术选择是开放切开咽食管交界处的环咽肌。目前已知的导致吞咽困难的疾病包括神经损伤、横纹肌疾病、医源性损伤和特发性疾病。环咽憩室(Zenker 憩室)被归为特发性疾病,病理以肌肉萎缩、慢性炎症、纤维和脂肪浸润为特点的缩窄性改变很好地解释了括约肌功能障碍,导致这种病理改变的病因尚不清楚。

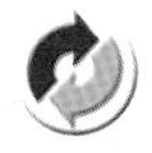

适应证/禁忌证

开放环咽肌切开术适用于口咽性吞咽困难明显的所有患者,这些患者的常见症状为误吸、反胃呕吐和体重减轻。由于吞咽困难发生于食管开口和气管支气管交汇处,外科治疗目标是通过喉部隔绝或切除以处理持续性的误吸。手术的相对禁忌证取决于患者的一般状况。最近一些外科医生主张对有严重合并症的患者进行经口切割闭合器治疗。

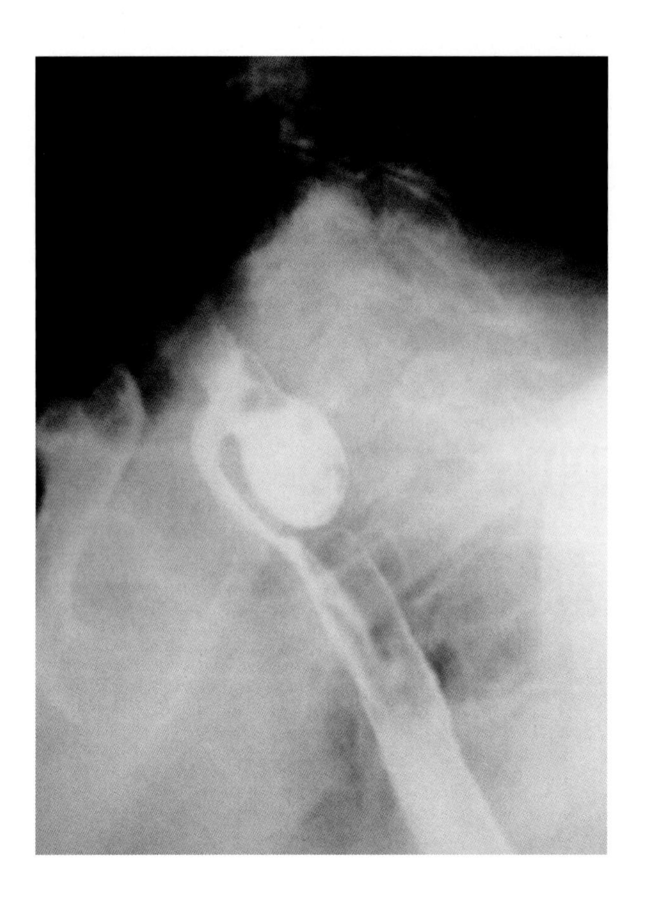

图 18.1 Zenker 憩室的食管钡餐影像

病因

- 神经源性；
- 肌源性；
- 医源性；
- 特发性；
- 单纯 UES 功能障碍；
- UES 功能障碍伴咽食管憩室。

术前规划

■ 临床症状评估：对临床症状的评估至关重要，因为它们是干预的主要原因。通过对症状进行量化评分或由患者使用自评量表评分可作为评估症状严重程度的客观指标，其优点是可以进行治疗后评估。

■ 咽食管交界处的视频影像检查：视频影像检查是一种重要的检查手段，可以记录吞咽过程快速发生的细节，包括括约肌开放异常、喉部功能以及膨出憩室的类型和大小等，这对制定手术计划非常重要，必须排除远端食管病变。

■ 放射性核素排空定量：放射性核素显像可用于量化术前食团滞留和治疗后排空改善情况。测压检查有助于了解疾病的病理生理。检查结果的解读需要严格按照标准。对于有症状但检查结果无异常的患者，应考虑是否具有手术治疗指征。

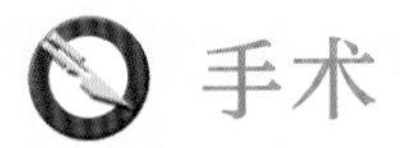

手术

基本原则

- 环咽肌切开是消除限制性梗阻的根本；
- 憩室应作为功能障碍的并发症进行处理；
- 环咽肌切开后小憩室会消失；
- 1～3 cm 的憩室进行悬吊治疗；
- 大于 4 cm 的憩室需切除。

手术要点

- 取仰卧位，垫高肩部，头部后仰并右偏。沿左侧胸锁乳突肌前缘切开，从胸骨切迹延伸至距耳垂几厘米处(图 18.2)。

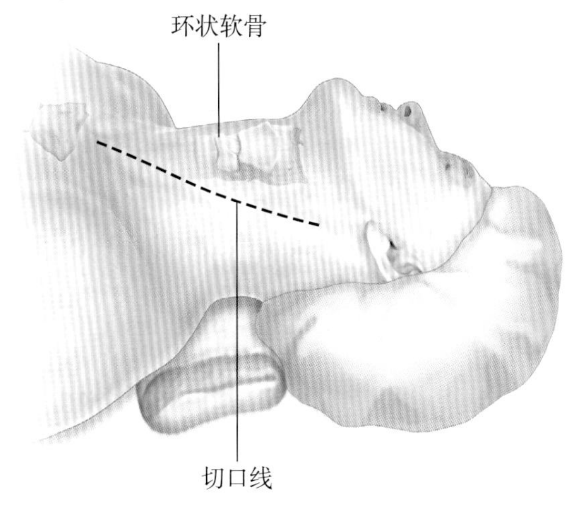

图 18.2 **切口位置**
切口沿左侧胸锁乳突肌前缘，从胸骨切迹延伸至距耳垂数厘米处。

- 经颈动脉和颈内静脉的前方与甲状腺的后外侧间的组织平面游离至咽食管交界处(图 18.3)。

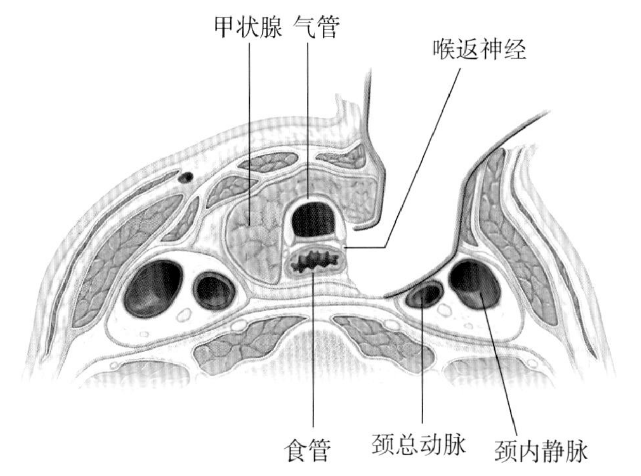

图 18.3 **入路平面解剖结构**

- 首先分离皮下组织和颈阔肌，在切口处，有颈部皮神经的一个分支横跨切口，通常位于切口中部或近端，须予以离断以获得手术视野，因此会导致下颌部皮肤麻木。

游离胸锁乳突肌，暴露出肩胛舌骨肌和甲状腺前方肌群，沿着切口线离断，并游离甲状腺（图 18.4）。

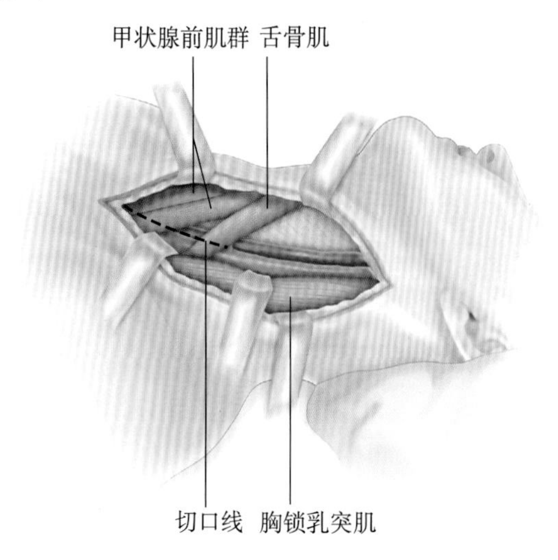

图 18.4　**分离皮下组织和颈阔肌，暴露胸锁乳突肌、肩胛舌骨肌和甲状腺前方肌群**

■ 助手使用拉钩牵拉甲状腺，结扎离断甲状腺中静脉。牵拉保持颈部深筋膜带一定张力，沿切口逐层打开并分离，然后结扎离断甲状腺下动脉（图 18.5）；有时还需要结扎甲状腺上极的血管，以暴露咽部和下咽部。

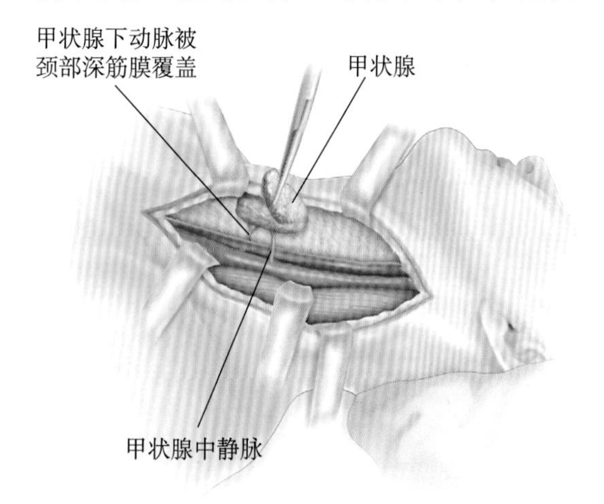

图 18.5　**沿切口打开颈深筋膜**

■ 逐层打开颊咽筋膜和椎前筋膜之间的间隙，可以提起整个咽食管交界处并向术者侧牵拉翻转，咽食管憩室在环咽部、颈部食管肌层和颊咽筋膜之间，颊咽筋膜需打开游离憩室（图 18.6）。

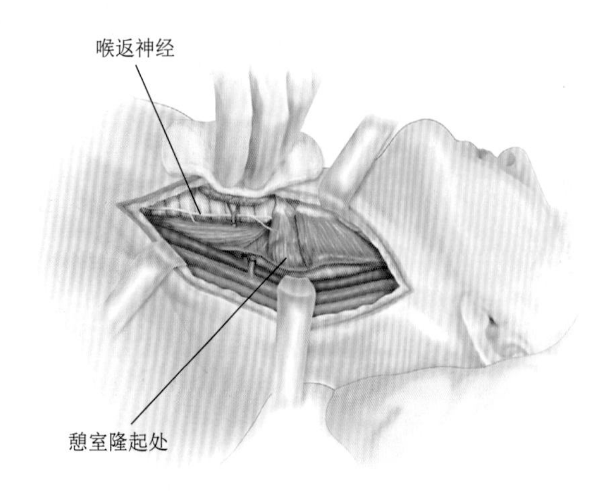

图 18.6　**打开颊咽筋膜和椎前筋膜之间的间隙**

▪ 将咽食管憩室从肌层和环咽肌中游离出来后，提起憩室，经口插入 36F 探条并手动引导置入食管中。在环咽肌切开时，探条起到类似支架支撑的作用，并在切除憩室时保护咽食管管腔的完整性。然后使用低功率能量器械进行肌层切开，从颈部食管右侧 2 cm 处开始，沿憩室颈右侧延长超 2 cm，然后再向下咽部延长超 2 cm(图 18.7)。

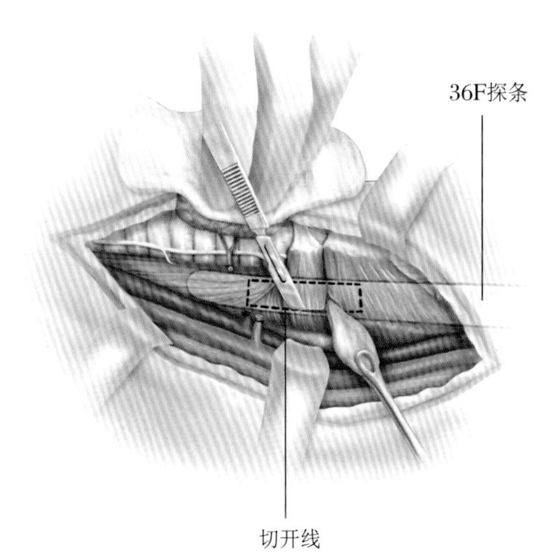

图 18.7 **环咽肌切开**

游离的咽食管憩室被提起，并通过口腔将一个 36F 探条放入食管。

▪ 然后在其近端和远端横向离断肌肉，将肌瓣自憩室颈部周围牵开，沿着食管左侧界线将其切除并进行组织学分析。

▪ 憩室本身必须被看作是肌肉功能障碍的并发症。如果憩室很小，肌切除后憩室消失。如果憩室较大(通常为 1～4 cm)，则通常要将其上提，使用 3-0 丝线缝合 4 或 5 针将其尖端固定到咽壁横断的肌肉上(图 18.8)。憩室顶端全层缝合可能会导致术野被憩室内细菌污染。

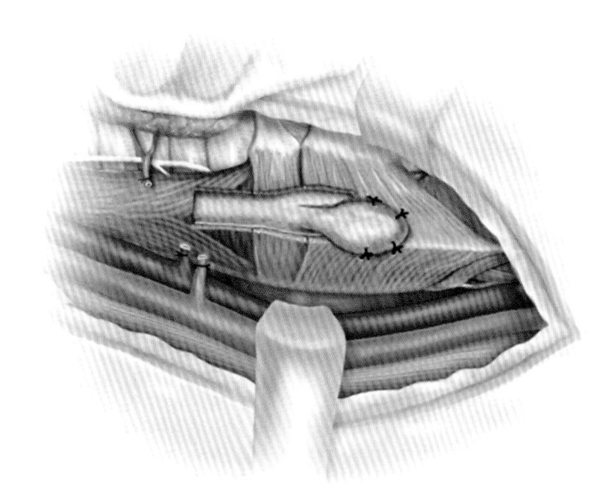

图 18.8 **憩室悬吊固定**

缝合 4 或 5 针将食道憩室的尖端固定到横断的咽壁肌肉上。

▪ 当憩室达 4 cm 或更大时，通常需要切除。固定好食管内探条，跨憩室颈部横向放置 3 cm 长的直线切割闭合器闭合，距钉子切缘 1 cm 切除憩室(图 18.9)。可通过缝合该切缘上提憩室颈部以消除冗余黏膜囊。

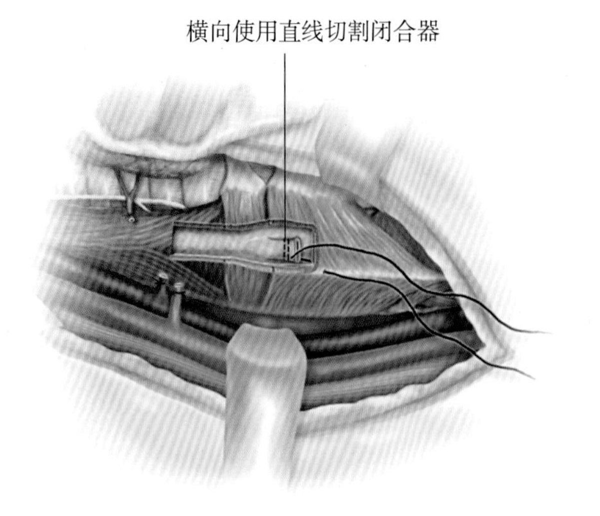

图 18.9 **使用直线切割闭合器横向切除大憩室**

■ 憩室颈部横断的黏膜被固定在下咽部的肌肉组织上。憩室切除部位下方的肌切除区域保持敞开(图 18.10)。

图 18.10 **将横断的憩室颈固定于下咽肌**

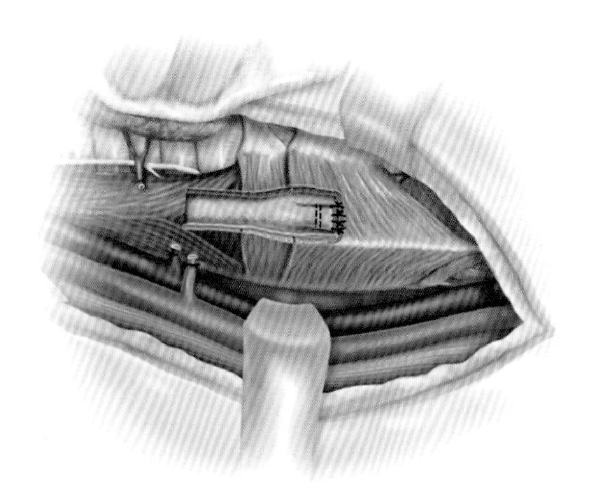

■ 移除食管内的探条并仔细止血。将咽食管交界处浸没入水中,同时通过鼻胃管注入空气,以验证黏膜切除和肌切除部位黏膜的完整性(图 18.11)。然后将鼻胃管插入胃部,用于术后 12 小时胃减压。沿着肌切开区域留置两根细潘氏管引流。

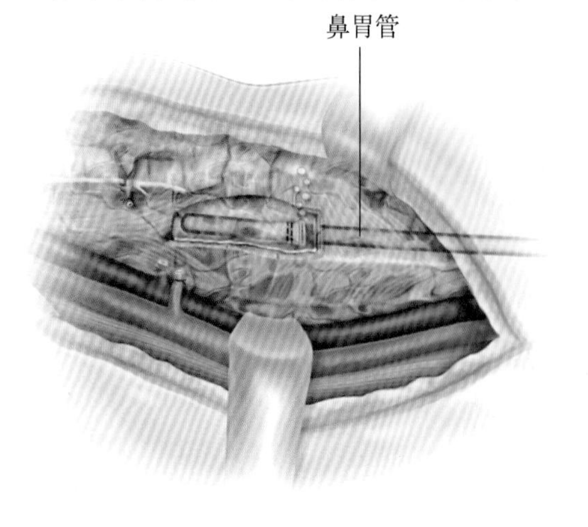

图 18.11 **检查黏膜完整性**

将咽食管交界处浸没,鼻胃管打气检验肌切除处黏膜的完整性。

术后管理

- 很多外科医生会在术后进行食管钡剂造影检查，以评估手术效果并排除瘘。
- 术后次日早晨拔除鼻胃管，并在当天开始流质饮食。术后第二天拔除潘氏引流管，患者带口服止痛药出院。
- 预防性使用抗生素，避免需氧和厌氧菌的感染。术后 1 周到门诊就诊，排除感染或咽后积液。

并发症

据报道，并发症发生率为 4%～24%，包括窦道形成、血肿和瘘。2%～15%的患者有暂时性喉返神经麻痹，但永久性喉返神经麻痹较罕见。开放式肌切开术加或不加憩室切除的典型并发症如表 18.1 所示。

表18.1 Zenker憩室患者的并发症

	总数	切除	悬吊	单纯肌切开术	手术类型	
					首次手术	再手术
患者人数	90	13	64	13	81	9
特殊并发症	14	—	—	—	6	8
喉返神经麻痹	1	0	1	0	0	1
积液	1	1	0	0	0	1
血肿	3	1	2	0	3	0
浅表皮肤感染	2	2	0	0	2	0
颈深部脓肿	—	—	—	—	—	—
无窦道	4	1	3	0	0	4
有窦道	2	1	1	0	0	2
颈部筋膜炎	1	0	1	0	1	0
一般并发症	13	—	—	—	—	—
肺炎	1	—	—	—	—	—
抗利尿激素分泌异常	1	—	—	—	—	—
尿潴留	9	—	—	—	—	—
心率失常	2	—	—	—	—	—

引自：Brigand C, Ferraro P, Martin J, et al. Risk factors in patients undergoing cricopharyngeal myotomy[J]. Br J Surg, 2007,94:978-983.

结果

- Zenker 憩室整体疗效很好。
- 90%以上的患者症状缓解。
- 对于<3 cm 的憩室，与经口憩室切除术相比，开放式环咽肌切开术，无论是否行憩室切除，均能改善症状。
- 在 Bonavina 等人进行的一项长达 10 年的患者随访研究中，98%(30/31)接受开放憩室切除和环咽肌切开术的患者术后 5 年无明显症状，84.2%(16/19)术后 10 年无明显症状。

- 开放式憩室切除或憩室固定术和环咽肌切开术术后的死亡率极低，无围手术期死亡报道。

结论

- 环咽肌切开术可以去除 UES 相关疾病或功能障碍造成的梗阻。
- 环咽肌切开术的适应证如下：
  - 神经系统疾病；
  - 横纹肌疾病；
  - 特发性 UES 功能障碍；
  - 颈部和口咽部的医源性损伤。
- 客观记录功能障碍非常重要。
- 沿胸锁乳突肌前缘的颈部入路暴露效果最佳。

参考文献

[1] Bonafede J P, Lavertu P, Wood B G, et al. Surgical outcome in 87 patients with Zenker's diverticulum[J]. Laryngoscope, 1997, 107(6):720-725.

[2] Bonavina L, Bona D, Abraham M, et al. Long-term results of endosurgical and open surgical approach for Zenker diverticulum[J]. World J Gastroenterol, 2007,13(18):2586-2589.

[3] Brigand C, Ferraro P, Martin J, et al. Risk factors in patients undergoing cricopharyngeal myotomy[J]. Br J Surg, 2007, 94:978-983.

[4] Cook I J, Blumbergs P, Cash K, et al. Structural abnormalities of the cricopharyngeal muscle in patients with pharyngeal (Zenker's) diverticulum[J]. J Gastroenterol Hepatol, 1992, 7: 556-562.

[5] Duranceau A. Treatment of Zenker's diverticulum [M]//Robert E. Condon. Current techniques in general surgery. New York: Lawrence A. DellaCorte, 1994,3(3):1-8.

[6] Lerut T E M R, Luketich J D, Bizekis C. Esophageal Diverticula[M]//Patterson G A, Cooper J D, Deslauriers J, et al. Pearson's thoracic and esophageal surgery[M]. 3rd ed. Philadelphia: Churchill Livingstone/Elsevier, 2008.

[7] Rizzetto C, Zaninotto G, Costantini M, et al. Zenker's diverticula: Feasibility of a tailored approach based on diverticulum size[J]. J Gastrointest Surg, 2008,12(12):2057-2065.

[8] Sideris I, Chen L Q, Ferraro P, et al. The treatment of Zenker's diverticula: a review[J]. Semin Thorac Cardiovasc Surg, 1999, 11:337-351.

（解明然 吴明胜 译 李 林 校）

19 经口Zenker憩室修复

Christopher R. Morse　Peter F. Ferson

引言

Zenker 憩室是一种内压性憩室，因为该类型憩室未累及食管壁全层，也称为假性憩室。Zenker 憩室发生于咽下缩肌和环咽肌之间的后侧薄弱区（Killian 三角区），因此也称咽食管憩室。1764 年，英国外科医生 Ludlow 首次报道了该憩室，随后德国病理学家 Zenker 于 1877 年对 23 例咽食管憩室进行了详细的分析与观察并正式报道，因此该憩室被称为 Zenker 憩室。一些外科医生认为，食管下括约肌功能障碍导致胃食管反流，进而导致食管上括约肌张力增加。经年累月有增无减的胃食管反流可能会导致 Zenker 憩室出现，其本质上是对食管下括约肌长期功能障碍的一种生理性保护反应。现实中，在 Antoon Lerut 和 James Luketich 私下沟通中提到，Lerut 报道的 Zenker 憩室患者中，超过 50%的患者有病理性胃酸反流。而在 Luketich 报道的一系列 Zenker 憩室患者中，超过 80%的 Zenker 憩室患者同时有食管裂孔疝或明显的胃食管反流病史。

Zenker 憩室的症状包括吞咽困难、反胃呕出未消化食物、癔球症、口臭和误吸性肺炎等。经颈部开放切口的手术干预被认为是唯一有效的治疗手段，它可以改善患者症状、提高患者生活质量，同时具有手术并发症率低的优点。最近，有学者报道了经口内镜下修复 Zenker 憩室的方法，该方法目前越来越受到欢迎。

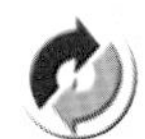 适应证/禁忌证

由于许多 Zenker 憩室患者是老年人，相对于手术治疗经口内镜下治疗 Zenker 憩室避免了颈部切口，具有潜在的优势。然而，选择经口内镜下治疗 Zenker 憩室需要注意以下几个技术要点：第一，彻底切开环咽肌非常重要；第二，如果考虑选择经口入路治疗，憩室要大于 3 cm 以满足置入切割闭合器和充分切开环咽肌的需要。巨大憩室

(>6 cm)是经口治疗 Zenker 憩室的相对禁忌证，特别是当憩室明显偏向一侧或向双侧膨出，这时经口入路可能会造成相当多的憩室残留。其他相对禁忌证包括龅牙、张口受限、以及患者颈部伸展受限等，这些异常会大大增加内镜下修复的技术难度。

术前规划

所有患者都应通过上消化道钡剂造影检查和上消化道食管镜检查进行术前评估。Zenker 憩室应该至少有 3 cm 大小，以便能够经口进行完全的环咽肌切开术。此外，应评估患者是否存在张口受限和颈部伸展受限，因为这会使得 Weerda 喉镜放置困难。手术医生应在手术时进行食管胃十二指肠镜检查(EGD)(即使术前已经做过)，以评估憩室情况、清除憩室内的残渣，并检查食管是否存在其他病变。在使用食管软镜检查时，识别正常食管解剖以及进入食管真腔有一定难度。如果在识别食管解剖方面存在困难，我们可以在食管真腔留置一根软导丝并送入胃内，这有助于在插入 Weerda 喉镜时识别正常解剖结构。

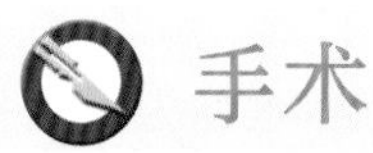

手术

经口 Zenker 憩室切除术需要的设备：

- Weerda 喉镜(Karl Storz，德国)；
- 内镜下切割闭合器(图 19.1)；
- 5 mm 30°腹腔镜；
- 0.035 软导丝。

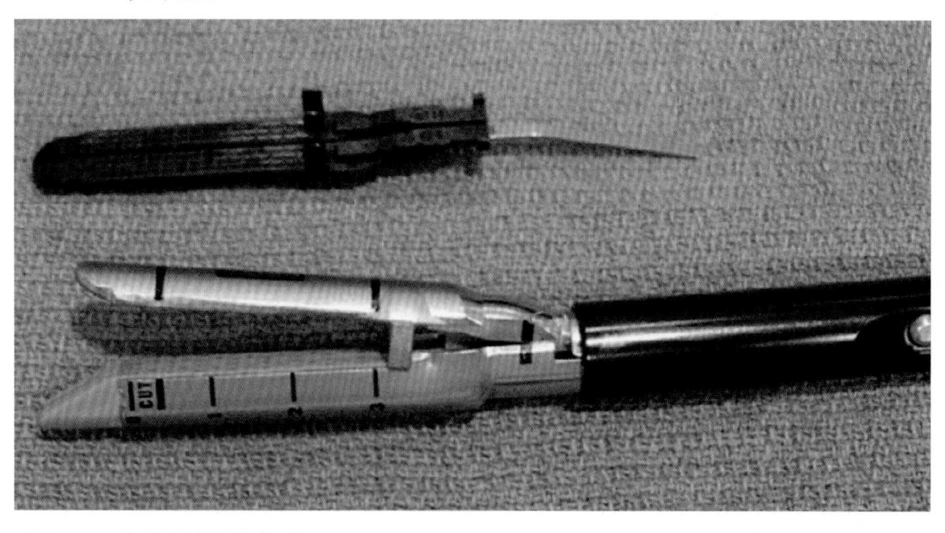

图 19.1　切割闭合器和钉砧

手术体位

患者取仰卧位，头部位于手术床的顶端，手臂置于患者身体两侧。使用 7 mm 气管内插管进行全身麻醉。摆好体位后调整手术床使麻醉医生位于手术床左侧。

技术要点

■ 完成麻醉后进行食管镜检查，评估憩室情况并吸出憩室内全部残留物。然后我们有时会在食管中放置一根导丝，以帮助我们正确放置 Weerda 喉镜。

■ 使用 Weerda 喉镜做为硬质食管镜进行检查。该镜有上下两个叶片（图 19.2 和图 19.3），较长的上叶片放置在食管腔内，下叶片放置在食管憩室内，然后撑开，这样可以清楚地看到憩室和由环咽肌和食管形成的憩室间隔。

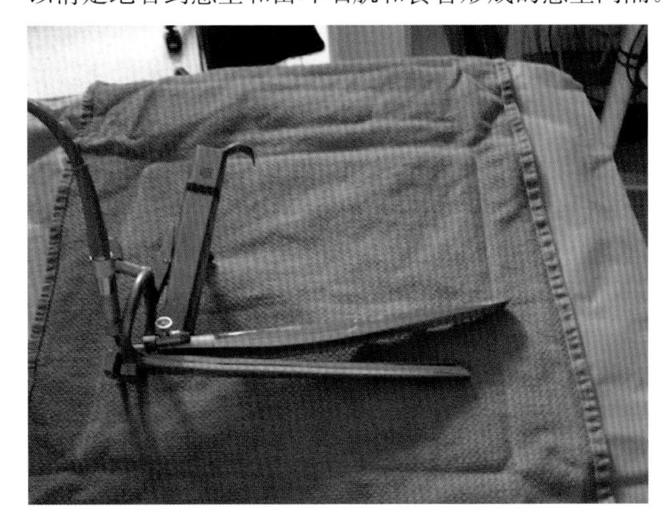

图 19.2 Weerda 喉镜

引自：Morse C R，Fernando H C，Ferson P F，et al. Figure 1：Preliminary experience by a thoracic service with endoscopic transoral stapling of cervical（Zenker' s）diverticulum[J]. J Gastrointest Surg，2007，11：1901-1904.

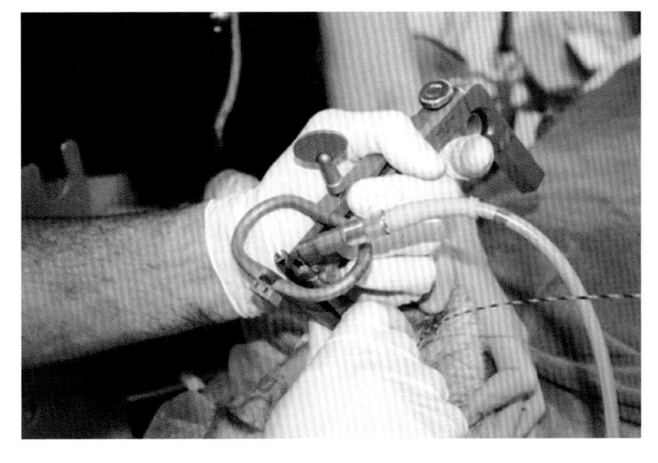

图 19.3 放置 Weerda 喉镜

■ 沿 Weerda 喉镜一侧置入 5 mm 的 30°腹腔镜，可以在放置和击发切割闭合器时进行观察。

■ 在憩室间隔上缝牵引线（图 19.4）。缝合牵引线有助于暴露憩室间隔，便于进行彻底的环咽肌切开。

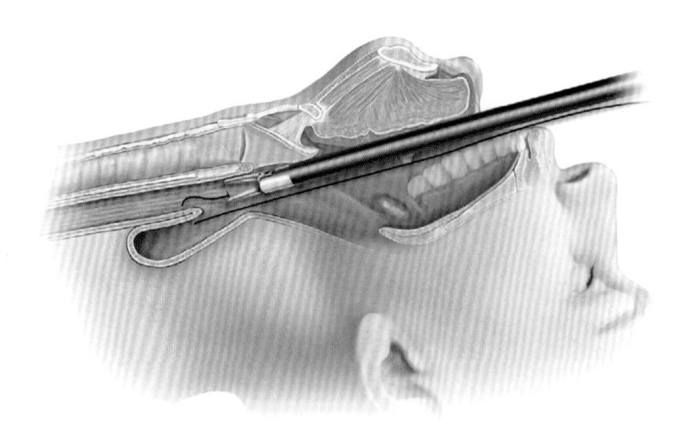

图 19.4　在食管和憩室之间的间隔上缝牵引缝线

■ 牵引线牵拉憩室间隔，插入切割闭合器并击发(图 19.5)。当插入切割闭合器时，平坦的钉砧部分置于憩室内，而钉仓部分则放在食管腔内；要确保切断憩室底部的间隔，有时需要多次切割闭合，并且在切割闭合器击发后，根据需要再次缝合牵引线，以更好地暴露剩余的间隔，避免残留。

■ 手术过程中必须进行实时评估，如果操作异常困难，需放弃经口入路手术。对患者来说，一台良好的开放手术比一台有并发症的内镜手术安全得多。

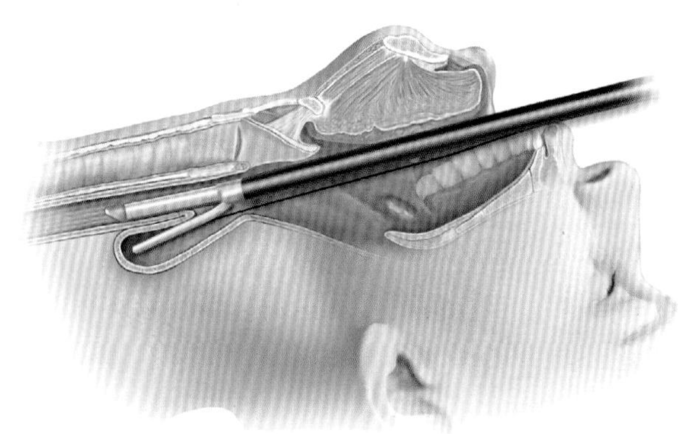

图 19.5　切开缝合憩室

术后管理

术后不放置鼻胃管。在术后第一天进行上消化道钡剂造影检查。如果钡剂造影检查结果令人满意且无渗漏，则开始流质饮食并在几周内逐步过渡到普食。在分开的环咽肌下方，经常会观察到小的残余憩室，如果憩室很小且环咽间隔已完全打开，则残留憩室无临床意义。

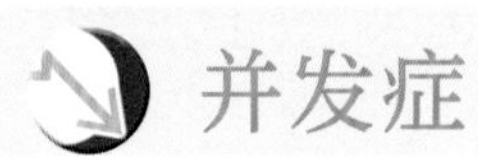

并发症

切缘瘘极为少见，一旦出现通常可以通过应用抗生素和禁食保守治疗处理。如果出现颈部捻发感、红肿、压痛加重，则需要进行颈部切开引流。手术时放置喉镜造成的牙齿损伤则很常见。

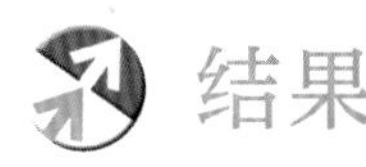

结果

Mosher 在 1917 年首次报道了内镜下使用刀片切开憩室间隔的手术方法。考虑到潜在并发症的原因，最初很少有人关注内镜下治疗憩室的方法，直到 Dohlman 和 Mattsson 报道用电刀在内镜下切开憩室间隔。后来还有学者报道了使用激光切开憩室间隔的方法。上述这些内镜下切开憩室间隔方法缺点是没有闭合食管黏膜，这有可能造成颈周组织的污染和感染。Collard 通过引进内镜下切割闭合器切开憩室间隔为内镜下治疗 Zenker 憩室带来了革命性的改变。

切割闭合器完全切开了憩室间隔，并在切割线两侧都有三排钉，对黏膜边缘起到极好的闭合与止血作用。Gutschow 等进行了一项研究，对开放手术治疗与内镜下切割闭合器治疗或内镜下激光切开憩室间隔的治疗效果进行了比较。他们的研究指出，对于有较大的憩室(3 cm 或更大)但无症状或仅有轻度偶发症状的患者，内镜和开放手术的治疗效果没有明显区别。我们对开放修复术和内镜下修复术进行比较后发现两种手术方式治疗后患者术前和术后的吞咽困难评分没有显著差异，住院时间和并发症也无显著差异。

结论

- 经口内镜下修复 Zenker 憩室需要全身麻醉。
- 小憩室禁忌经口修复。憩室需要大于 3 cm 以允许切割闭合器进入，并进行完整的环咽肌切开；巨大憩室(＞6 cm)需慎重选择经口手术治疗，因为经口手术治疗巨大憩室可能留下明显的残余憩室，并导致术后出现相应症状。
- 在张口受限或颈部伸展受限的患者中，内镜和切割闭合器的使用受到限制。在没有牙齿的患者中，这个问题要小得多，因为他们的嘴巴张得很大，这些因素可以在术前进行评估。
- 应该选择顶端开口较小的切割闭合器以利于切割闭合能到达憩室的底部。
- 在憩室间隔上缝牵引线极大地利于显露和切割闭合憩室，并降低了厚的憩室间隔被切割闭合器推开而未被完全切割的可能性；在 Weerda 喉镜一侧放置 5 mm 30°腹腔镜可以便于操作时观察。
- 术后的上消化道钡剂造影检查中经常可以发现远端残余憩室，但是如果憩室很小且憩室间隔已经被完全切开，则无临床意义。

参考文献

[1] Ludlow A. A case of obstructed deglutition from a preternatural bag formed in the pharynx [J]. Med Obs Inquiries, 1769, 3: 85-101.

[2] Zenker F A, Ziemssen H Von. Dilations of the esophagus[M]//Cyclopedia of the practice of medicine. vol 3. London: Low, Marston, Searle, Rivington, 1878: 46-68.

[3] Morse C R, Fernando H C, Ferson P F, et al. Preliminaryexperience by a thoracic service with endoscopic transoral stapling of cervical (Zenker) diverticulum[J]. J Gastrointest Surg, 2007,11(9):1091-1094.

[4] Mosher H P. Webs and pouches of the esophagus, their diagnosis and treatment[J]. Surg Gynecol Obstet, 1917,25:175-187.

[5] Dohlman G, Mattson O. The endoscopic approach for hypopharyngeal diverticula[J]. Arch Otolarngol, 1960,71:744-752.

[6] Knegt P P, De Jong P C, van der Schans E J. Endoscopic treatment of the hypopharyngeal diverticulum with the CO_2 laser[J]. Endoscopy, 1985,17:205-206.

[7] Collard J M, Otte J B, Kestens P J. Endoscopic stapling technique of esophagodiverticulostomy for Zenker diverticulum[J]. Ann Thorac Surg, 1993,56:573-576.

[8] Gutschow C A, Hamoir M, Rombaux P, et al. Management of pharyngoesophageal (Zenker) diverticulum: Which technique? [J]. Ann Thorac Surg, 2002,74(6):1917-1922.

（徐 东 陶 正 译 袁立功 校）

20 经裂孔食管切除术

Darroch W.O. Moores Dennis J. Rassias

引言

对于食管良恶性病变，经裂孔食管切除术(transhiatal esophagectomy，THE)是一种安全、快速、有效的切除方法。与经胸食管切除术(transthoracic esophagectomy，TTE)和微创食管切除术(minimally invasive esophagectomy ,MIE)相比，经裂孔食管切除术具有一些潜在的优势。THE较MIE花费低，避免了开胸和胸内吻合。THE可满足腹内所有胃肠管道行食管重建的需要。本章主要讨论THE的治疗原则、手术适应证、诊断评估、手术技巧、术后管理和术后并发症。我们还回顾了自己的经验。

历史

1913年Denk报告了第一例在尸体中通过静脉剥离器剥脱食管的不开胸经纵隔钝性食管切除术。1933年，英国外科医生Turner成功进行了第一例食管癌THE手术，他在手术中使用前胸壁皮瓣重建了消化道。

Ong和Lee(1960)、Le Quesne和Ranger(1966)报道了第一例喉咽切除联合全食管切除术后的咽胃吻合术。1975年，Orringer和Sloan报道了经胸骨后路径食管胃旁路转流术治疗不可切除食管癌患者吞咽困难的方法。这些结果表明，通过适当的处理，可以将胃提至锁骨上水平与食管进行颈部吻合。相对于胸内吻合，颈部吻合口瘘严重程度要更轻。基于这些原则，Orringer和Sloan在1978年报道了28例THE手术。在过去的30年中，密歇根大学进行了超过2000例THE手术，其中96%的患者使用了胃代食管。他们的经验表明，只有很少数的良、恶性食管疾病患者需要行开胸手术治疗。

治疗原则

对于所有可切除的食管癌，手术仍是主要的治疗方式，必要时联合新辅助放化疗。多项研究表明，相对于单纯手术治疗，术后辅助放化疗可提高患者生存率。关于新辅助放化疗的前瞻性随机对照研究很少，近期发表的一个荟萃分析证实食管癌患者可以从新辅助治疗中获益。该荟萃分析对超过1200例接受新辅助化疗+手术和单纯手术治疗的患者进行比较，结果表明接受新辅助治疗联合手术治疗的食管癌患者具有显著生存优势。

Orringer报道了583名接受新辅助放化疗的食管癌患者，其中125例患者(21%)肿瘤完全缓解(T0N0)。这些患者2年和5年生存率分别为80%和58%。

肺部并发症和纵隔内感染是TTE术后的主要并发症和导致死亡的主要原因。通过THE进行胸段食管切除几乎可以避免纵隔内感染和脓胸的发生，同时可以保证近端切缘充足，术后也很少发生胃食管反流。而胸内吻合口瘘导致的纵隔感染平均死亡率接近50%。由于避免了开胸，THE减少了患者的生理性损伤。相对于胸内吻合口瘘，THE术后吻合口瘘可以通过先引流而后形成窦道逐渐痊愈。与MIE相比，THE手术时间更短、费用更低。而且MIE学习曲线非常长，通常需要两个外科医生合作完成。

THE手术因忽视了充分暴露、彻底止血、彻底切除等几个肿瘤切除的手术原则而受到批判。但从肿瘤学的角度来看，THE手术中的下段食管旁淋巴结可以像腹腔淋巴结一样容易被切除，而且食管癌患者THE术后和经胸手术后总生存率相似，因此很难说食管切除入路决定了食管癌患者的生存率。

适应证/禁忌证

无论使用哪种食管切除技术，患者耐受性和较低的并发症发生率、死亡率是非常重要的。都应该达到预期目标，即能完全切除肿瘤并且没有过多的花费和高风险。姑息性治疗和长时间住院的情况应尽量避免。

Orringer等人提出，所有因食管良、恶性疾病需行食管切除术的患者均应将THE手术作为潜在的可选手术方式。我们认为食管下1/3的恶性肿瘤或良性病变可以进行THE手术。而食管中1/3恶性肿瘤应当行Ivor Lewis手术或者颈、胸、腹三切口手术。

通过正电子发射断层扫描(PET)或超声内镜(EUS)检查发现隆突下淋巴结阳性的患者不适合THE手术。这些患者需行Ivor Lewis手术或三野淋巴结清扫术。对于胃食管交界处肿瘤，如果肿瘤主体位于胃食管交界处胃侧，应该按胃癌治疗原则进行术前化疗+左胸腹联合切口进行根治性胃食管切除术。

在我们中心，THE手术的禁忌证包括中上段食管病变，Ⅳ期患者，以及经气管镜证实病变累及气管支气管。

THE也可以用于既往因手术、腐蚀性损伤或放疗导致的食管周围纤维化患者。如果在手术中通过食管裂孔探查发现存在严重粘连，应及时中转为经胸入路进行食管切除。

术前规划

食管癌患者的病史采集和体格检查至关重要。体表可触及肿大淋巴结、肝功能不全以及营养不良等提示肿瘤不可切除或手术风险极高。另外，所有患者都应常规进行上消化道钡剂造影检查。

PET-CT 已成为食管癌术前分期不可或缺的工具。PET-CT 检查可以发现转移性病变，转移性病变的发现意味着食管癌无法行根治性手术切除。PET-CT 还可用于评估食管癌患者对新辅助放化疗的反应。EUS 现在也常规用于评估肿瘤浸润深度和纵隔淋巴结、食管旁淋巴结及腹腔干周围淋巴结有无转移。在我们中心治疗的所有患者都通过 EUS 和 PET-CT 进行了术前评估。所有 T3 或更晚期的肿瘤以及淋巴结转移的患者都接受新辅助放化疗。

接受 THE 手术的患者，术前均应进行肺功能检查并戒烟 2 周，同时进行心脏功能评估。当患者存在严重的体重下降和脱水时，可进行经皮胃造瘘或空肠造瘘放置营养管改善患者营养状况。所有的病人在术前都要进行肠道准备，以防在很少数情况下需要使用结肠作为替代器官。

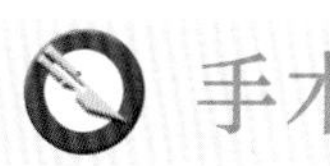

手术

麻醉管理

所有患者术前常规置动脉导管、三腔深静脉导管和硬膜外导管。硬膜外麻醉对术后疼痛控制至关重要，能够改善患者术后肺功能。在手术开始前插入导尿管。切皮前预防性静脉使用头孢唑啉和甲硝唑。使用标准的气管插管。由于在经裂孔游离食管的过程中可能会发生低血压，所以术中外科医生和麻醉师需要密切合作和沟通。在经裂孔游离食管操作前使用白蛋白进行扩容，可能有助于防止低血压的发生。患者在手术开始时静脉注射低剂量(2.5 mg)多巴胺以改善内脏血流灌注，术后需继续使用硬膜外镇痛和静脉注射多巴胺 5 天。

体位

患者取仰卧位，头偏向右侧(图 20.1)。肩下放置凝胶软垫使颈部伸展，手臂下放置凝胶软垫后置于身体两侧。消毒范围上至下颌骨，下至耻骨上区域，两侧至腋中线。开腹后使用固定于手术床的上腹部拉钩来暴露上腹部和食管裂孔。THE 手术分为 4 个阶段：腹部手术阶段、经裂孔手术阶段、颈部手术阶段和颈部吻合阶段。

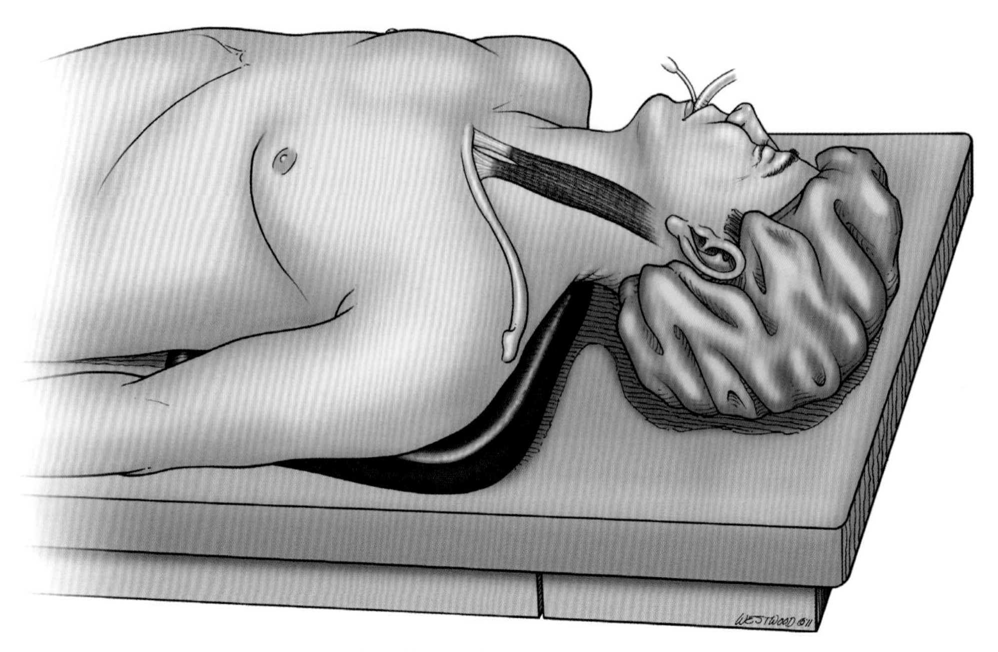

图 20.1　患者仰卧位，头偏向右侧，肩下垫凝胶垫

腹部手术部分

通过上腹正中切口进行腹部手术（图 20.2）。进腹后游离镰状韧带，安置上腹部拉钩暴露手术野（图 20.3）。逐步探查肝脏、食管裂孔和腹膜腔有无转移灶以确定是否可行手术切除。游离三角韧带，将肝脏牵向外侧。然后使用电刀或 Ligasure 等能量器械从肝胃之间疏松处开始游离，并沿着小弯侧切开小网膜囊。

图 20.2　上腹正中切口标记

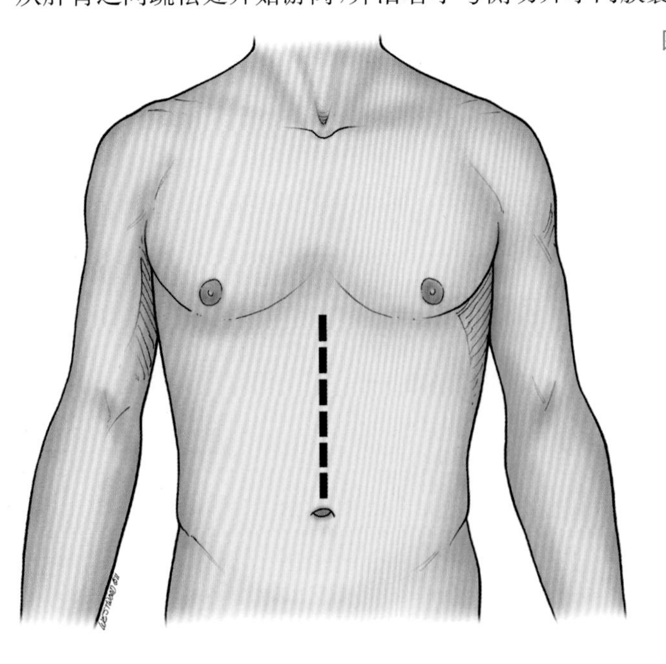

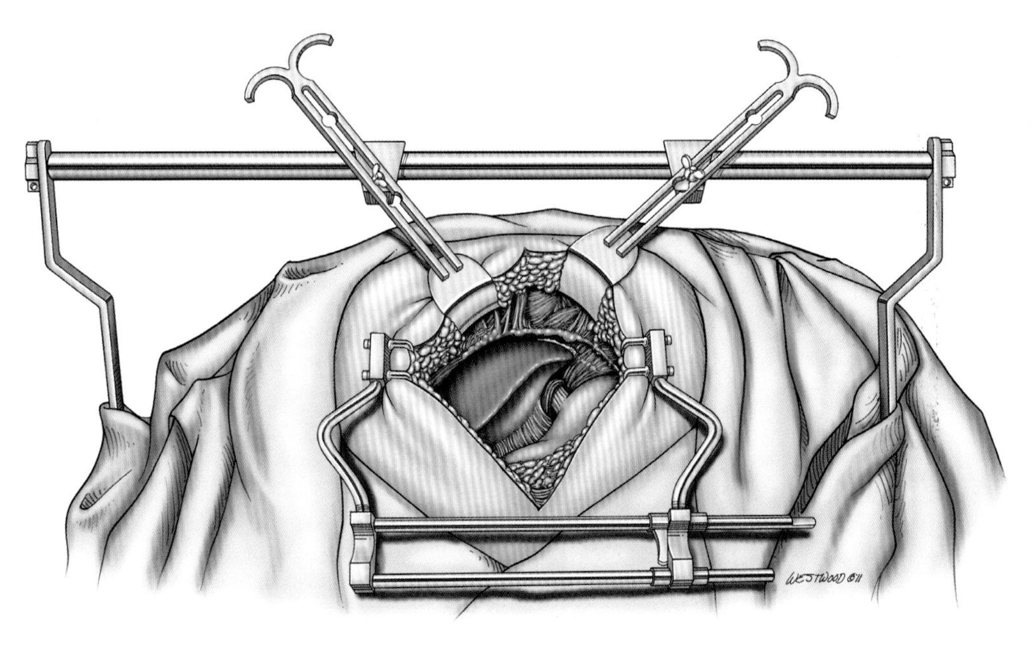

图 20.3　使用固定于手术床的上腹部拉钩帮助暴露上腹部和裂孔

注意保留胃右动脉，并沿胃小弯向上游离至右膈脚，电凝游离左侧膈肌脚和 His 角。打开膈肌食管裂孔（图 20.4），触诊纵隔内的肿瘤，确定肿瘤的活动性及有无外侵从而决定能否行手术切除（图 20.5）。

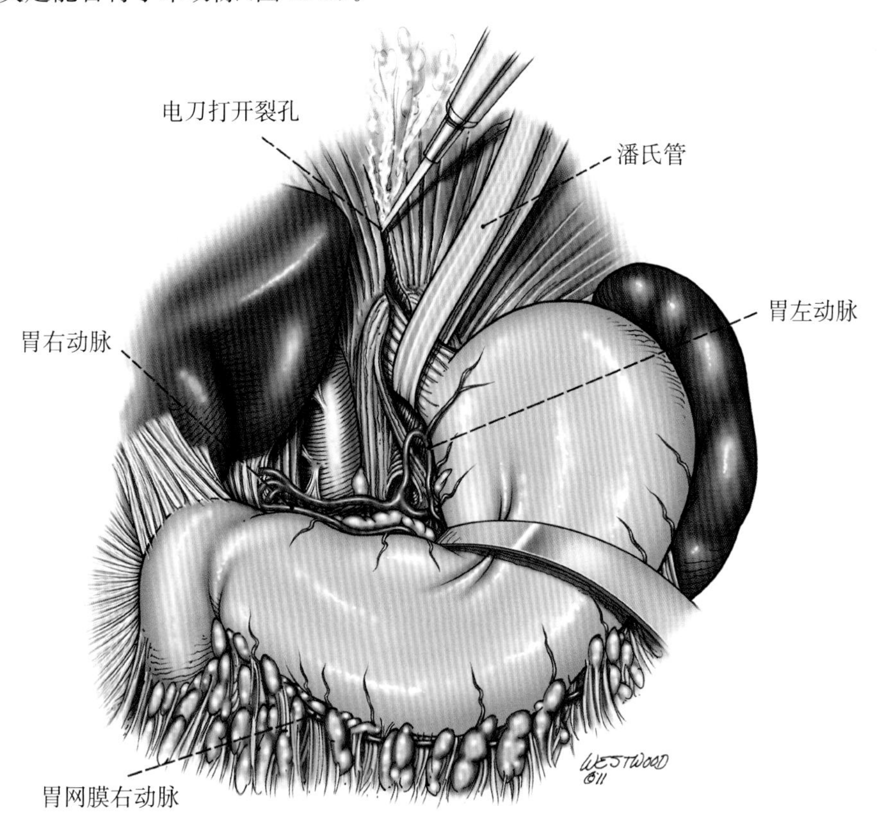

图 20.4　电刀切开裂孔，胃动脉血供展示

用潘氏管套住下段食管及食管周围脂肪、淋巴结、迷走神经。此时可以看到胃网膜右动脉从幽门十二指肠走行至胃大弯侧中部，末端进入胃或分成较小的分支与胃网膜左动脉相吻合。胃网膜右动脉维持胃大弯部分的血液供应，是管胃的主要血液供应来源。

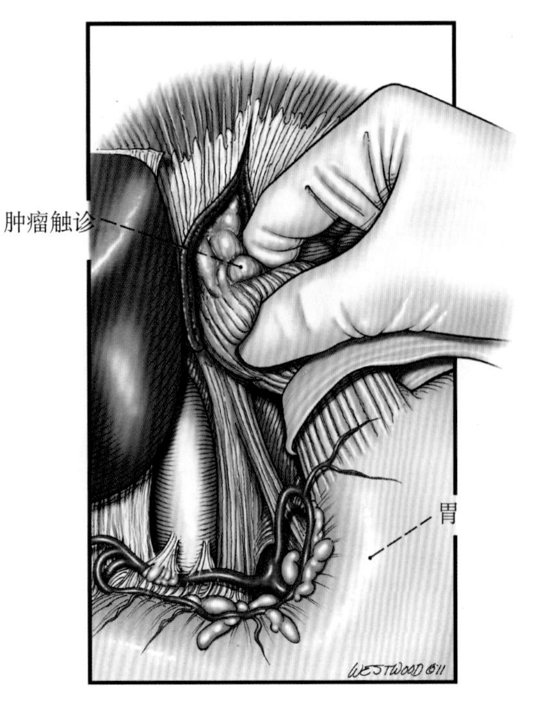

图 20.5 **肿瘤触诊**
触诊肿瘤，确定能否切除。

然后从食管胃交界处开始，沿胃大弯向下游离，结扎离断胃网膜左和胃短血管，分开胃和大网膜，游离过程使用 Ligasure 应该小心，与胃网膜右动脉保持至少 2 cm 的距离。逐步向下游离至幽门，轻柔地向上牵拉胃体，锐性游离胃后粘连。辨认胃左动脉，在动脉起始部使用直线切割闭合器离断，同时完成腹腔干周围淋巴结的清扫（图 20.6 和图 20.7）。

图 20.6 **用 Ligasure 切断胃短动脉**

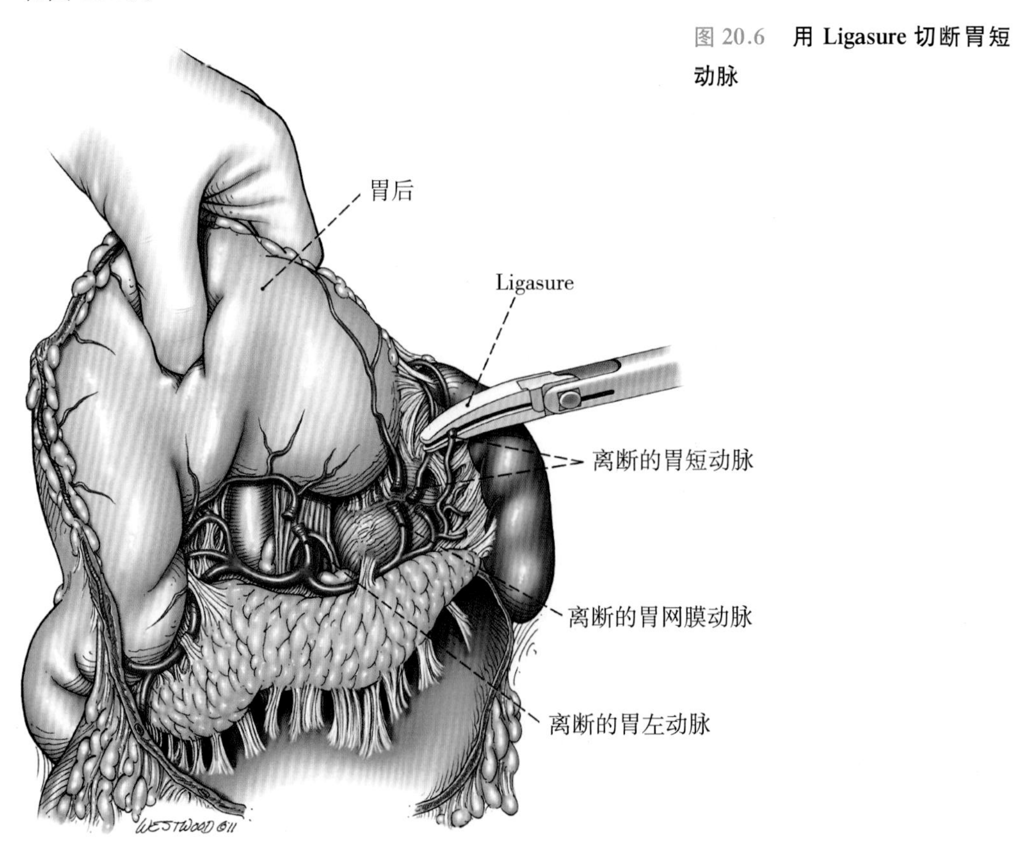

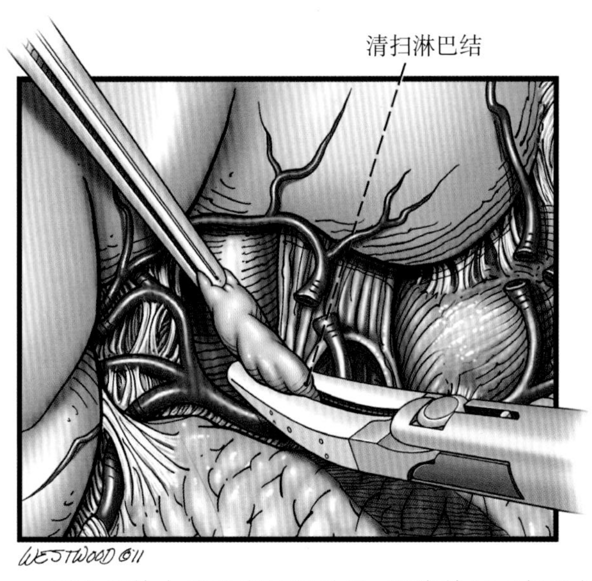

图 20.7　**用 Ligasure 清扫腹腔淋巴结**

再次评估食管肿瘤的活动性，明确其是否侵犯椎前筋膜、主动脉及纵隔周围组织。将膈肌切开至心包处打开食管裂孔，然后将拉钩置于食管裂孔中以便在直视下将食管周围组织游离结扎至隆突水平。在这个过程中的 Ligasure 发挥重要作用。在直视下，食管远端至少可游离出 10 cm。操作过程中将食管从下纵隔的一侧拉向另一侧，使对侧组织产生张力，便于分离（图 20.8）。然后，向下牵引食管，术者将手插入食管裂孔，轻柔地钝性分离食管至少至气管隆凸水平。评估后纵隔内食管的活动度。如果食管不固定，则可行经裂孔切除，至此纵隔部分已游离完成。在游离胃和食管的整个过程中，牵拉处理胃时要非常小心。

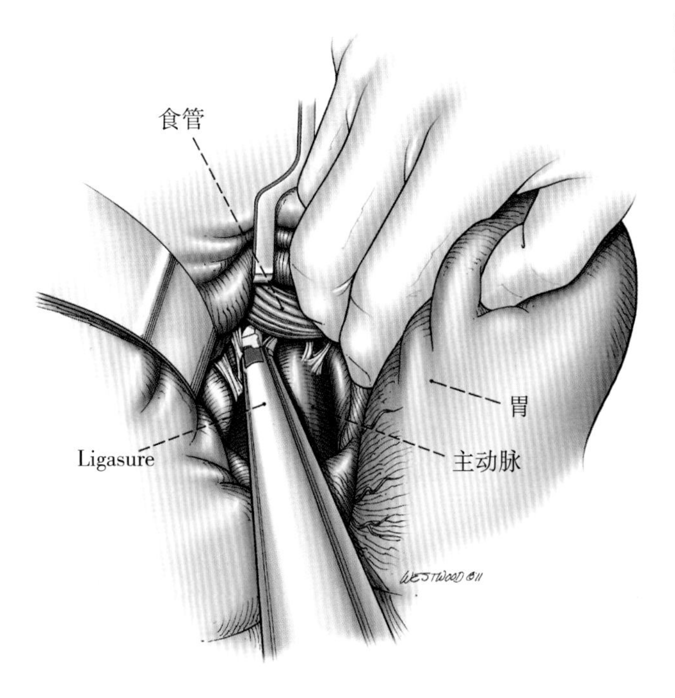

图 20.8　**用 Ligasure 游离食管周围组织**

将胃完全游离后采用 Kocher 手法游离幽门以允许提至食管裂孔水平（图 20.9）。进行颈部操作前，在距离 Treiz 韧带 40～45 cm 处进行空肠造瘘并放置 20F 空肠营养管。

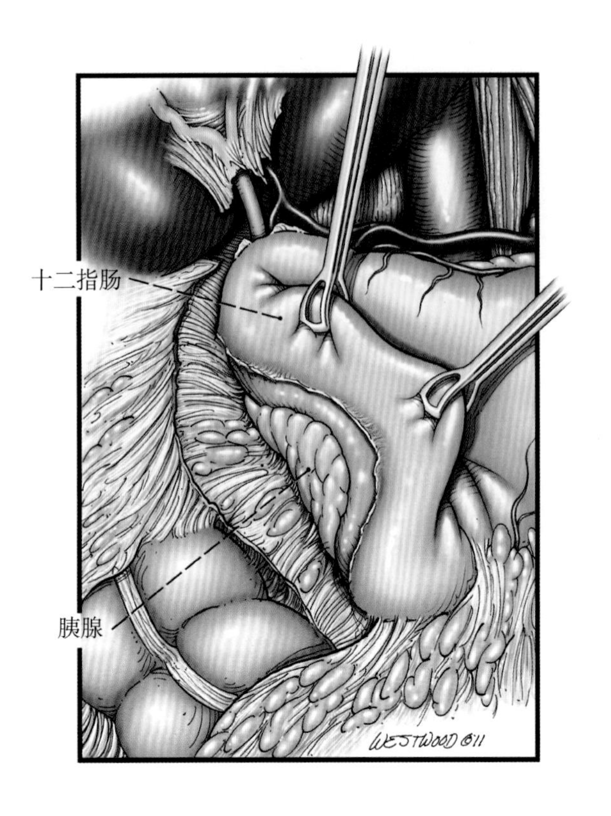

图 20.9 **Kocher 手法**

颈部部分

沿着左侧胸锁乳突肌前缘以环状软骨为中点，向下延伸至胸骨上切迹作斜切口(图 20.10)。从内侧游离至颈动脉鞘，切开肩胛舌骨肌，使用两个 Gelpi 组织拉钩暴露术野。结扎甲状腺中静脉和甲状腺下动脉，操作过程中注意辨认、保护喉返神经，任何金属器械不要接触到喉返神经(图 20.11)。

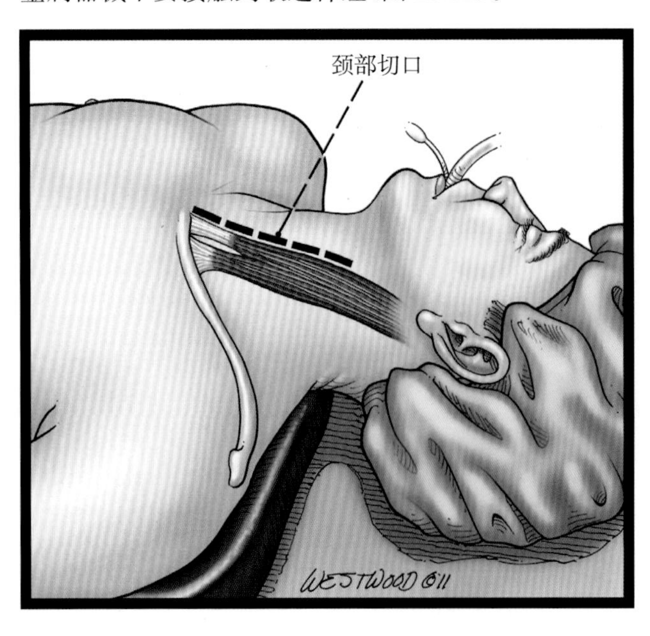

图 20.10 **颈部胸锁乳突肌前缘切口**

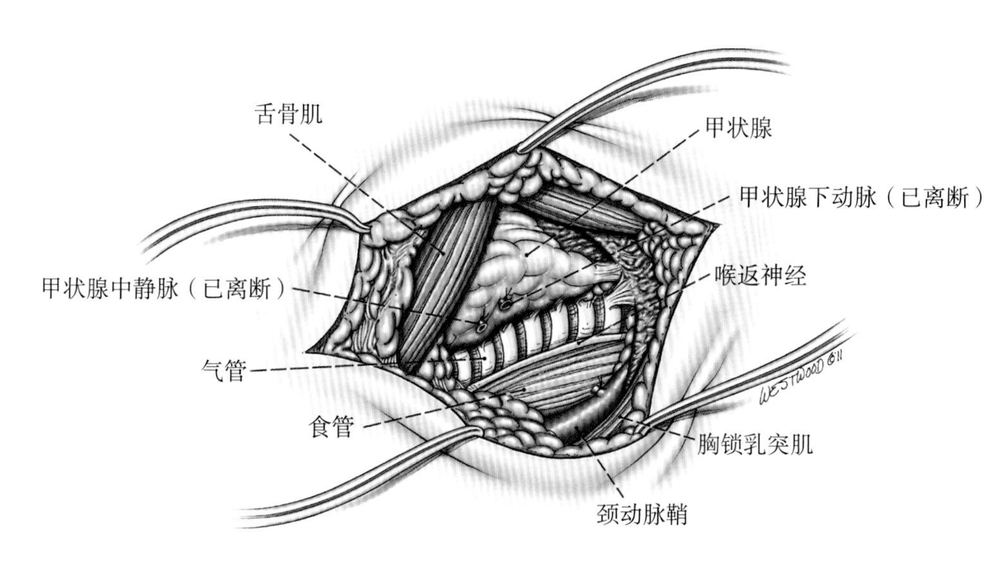

图 20.11　颈部解剖
展示了喉返神经周围结构。

游离到椎前筋膜后，手指伸入上纵隔继续钝性游离。气管与食管间使用锐性分离，尽量沿气管食管沟后方，以避免损伤喉返神经。颈段食管周围组织可钝性分离，注意不要损伤气管膜部。用 Harkin 钳夹持食管，并套潘氏管牵拉，胸上段食管使用手指钝性分离直至隆突水平，游离时保持手指顶住食管。当食管充分游离后，退出鼻胃管，使用 Sweet 剪刀在胸腔入口水平横断食管。在保证颈段食管血供和切缘充足的情况下，应尽量多保留颈段食管(图 20.12)。

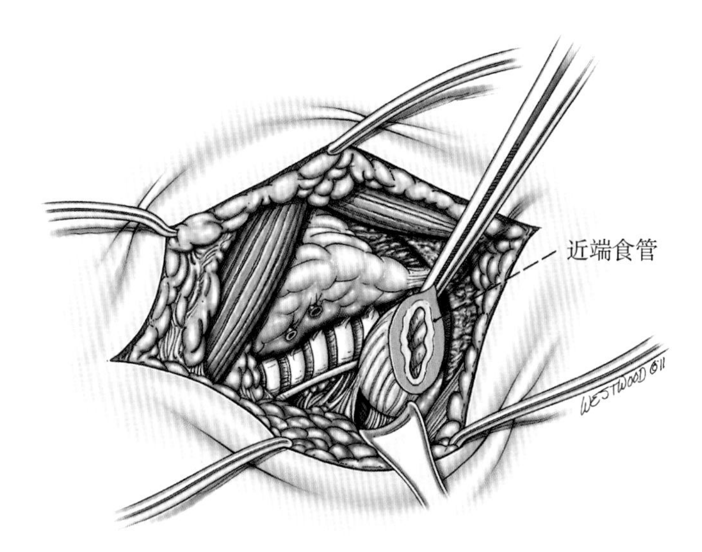

图 20.12　横断近端食管
尽可能多保留颈段食管。

经裂孔部分

完成上述步骤后开始经裂孔游离食管，操作按流程有序进行，一只手通过食管裂孔插入食管后部，分离食管周围组织(图 20.13)。游离食管过程中注意监测血压以防止低血压。用手指直接顶住食管前壁游离食管前部，以避免损伤气管膜部。然后用食指、中指夹住食管，将食管拖到下纵隔，残留粘连组织在这过程中也被分开。隆突下或主动脉弓下组织可用手指分开。最后将食管拖出裂孔。通过裂孔放置撑开器检查出血情况。后纵隔可以填塞压迫止血。

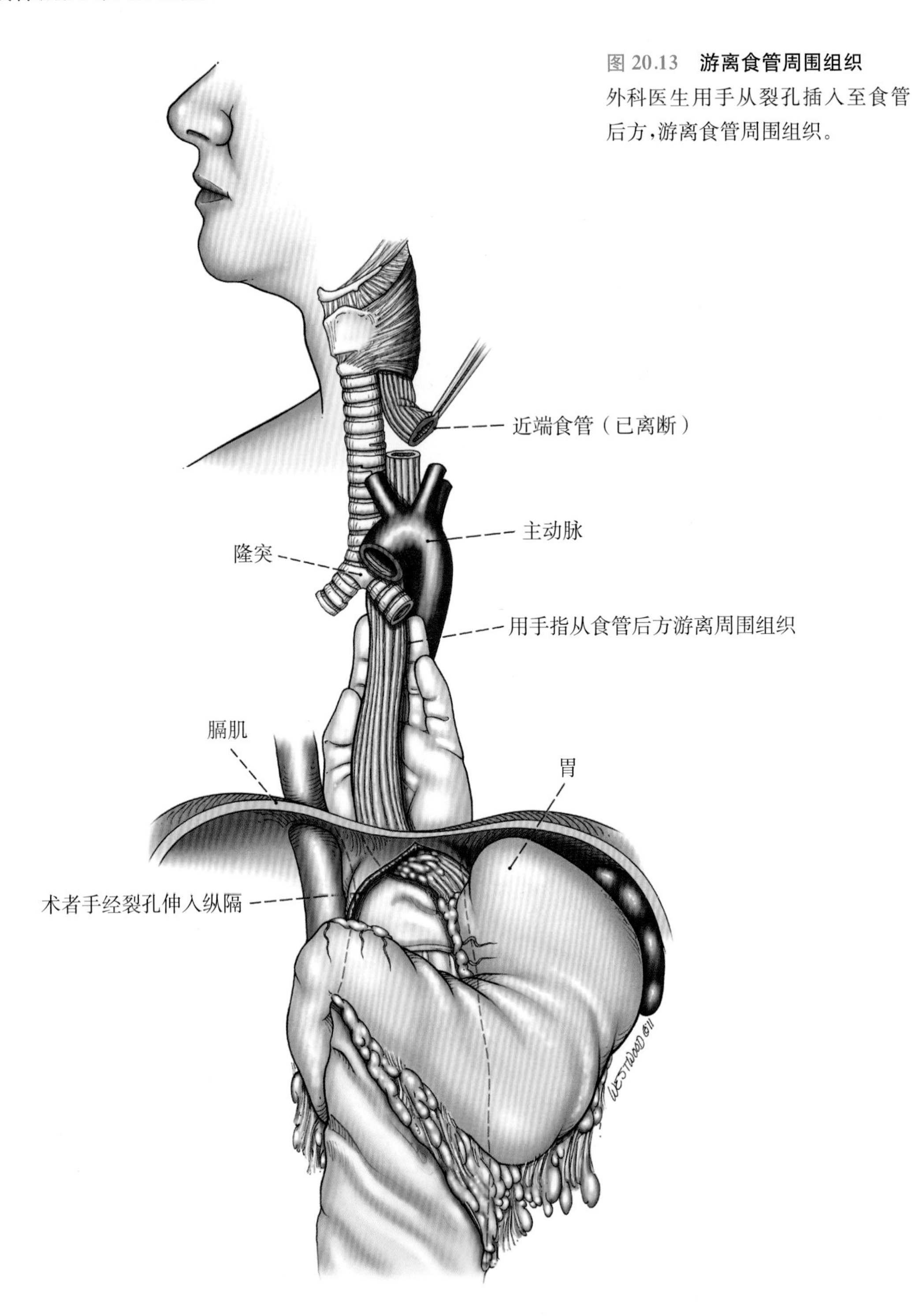

图 20.13 游离食管周围组织 外科医生用手从裂孔插入至食管后方，游离食管周围组织。

使用切割闭合器(GIA)沿小弯侧裁胃，每完成一次裁剪后，都适当调整胃底牵拉位置，尽量将胃牵直，从而使胃能达到头侧最远处。我们通常不像有些人提倡的那样将管胃做细，而是保留一个相当宽的管胃(大约 6 cm 宽)，以维持到胃底的侧支循环。此外，我们不对胃切缘进行加固缝合。完成该步骤后移除大体标本。

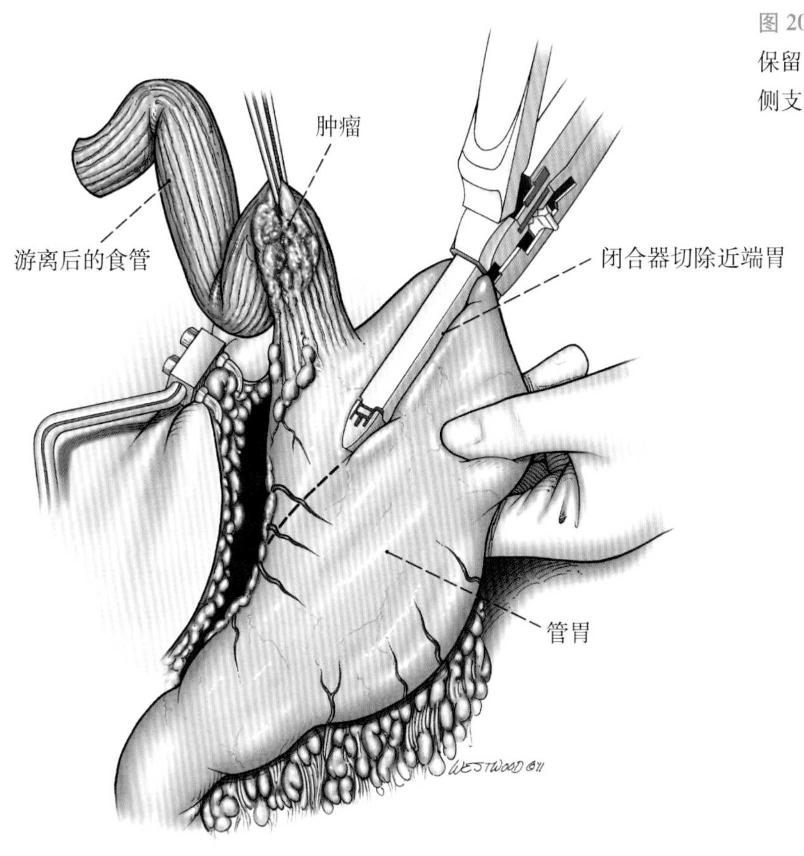

图 20.14 **离断近端胃**
保留胃宽约 6 cm，保护侧支循环

此时，通过颈部切口将一根 28F 的胸引管向下经纵隔从裂孔引出，我们使用粗丝线将胸引管缝合在胃底顶部（图 20.15）。然后经颈部切口牵拉胸引管，将胃从颈部切口拉出。当上提胃通过裂孔时，要确认胃方向，使缝钉面对着患者的右侧，可以通过裂孔用手检查胃方向，以确保胃没有扭转。一旦颈部可以看到胃底，使用 Babcock 钳抓住，轻轻拉出更多胃到颈部。剪断胸引管和胃的缝线，接下来准备吻合。

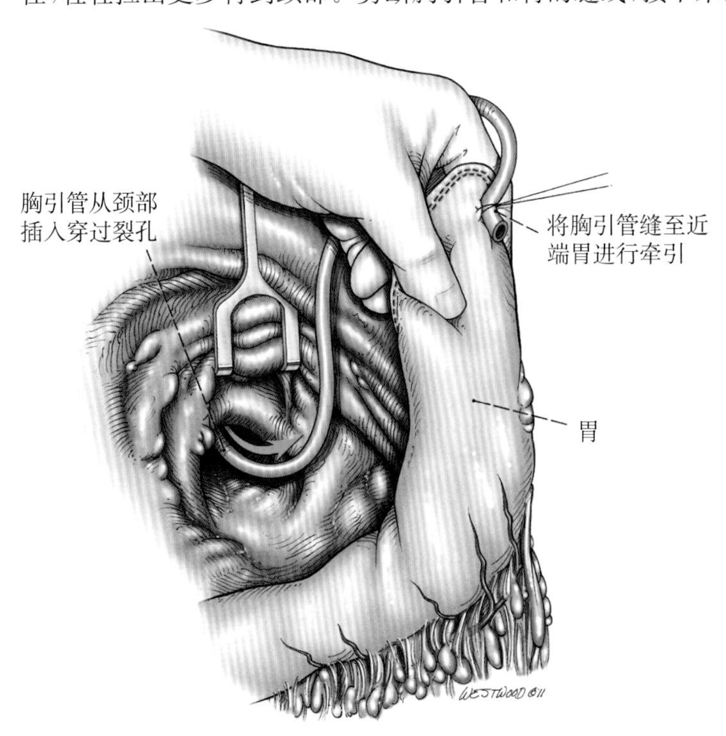

图 20.15 **28F 胸管从颈部向下引出，穿过裂孔，并用粗丝线缝合到胃底**

颈部食管胃吻合部分

多年来，我们的食管胃颈部吻合术经历了不断探索，使用的技术包括单层手工吻合、改良 Orringer 吻合和端端(EEA)吻合。在所有技术中，我们更倾向使用端端手工吻合。使用 2-0 vicryl 线进行单层全层吻合后，我们的吻合口漏发生率明显下降和术后扩张的需求也减少了。

在远离胃切缘的地方切开胃，吸出胃肠液，在食管和胃两侧缝合 2 根固定线牵拉标记(图 20.16)。先使用 2-0 vicryl 间断全层缝合吻合口后壁(图 20.17)，腔内打结。前壁采用同样的方法吻合，但结打在腔外。缝合时，对合好黏膜层至关重要(图 20.18)。

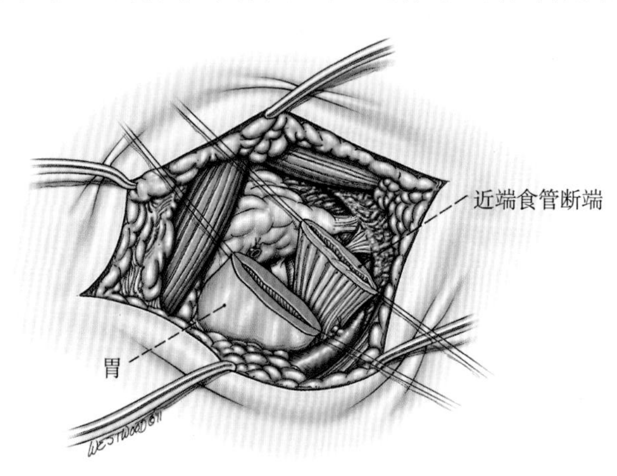

图 20.16 将两根固定缝线缝在食管和胃两侧，牵引以保持正确的方向

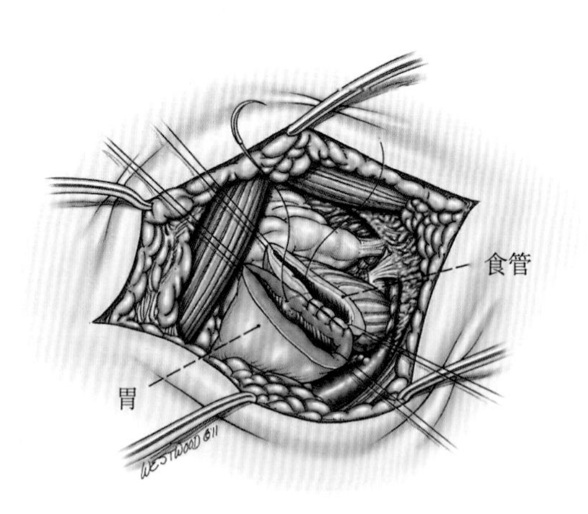

图 20.17 首先用 2-0 vicryl 缝线间断全层吻合后壁

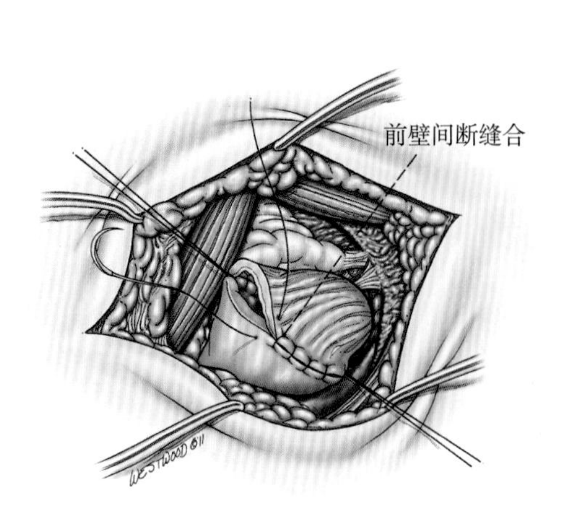

图 20.18 再间断全层吻合前壁

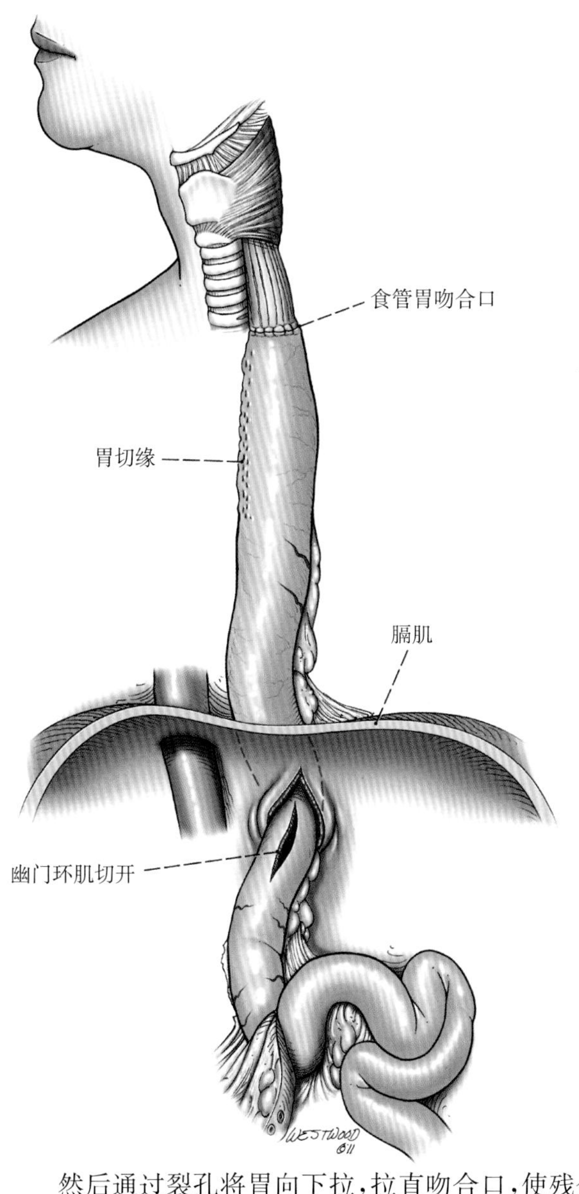

图 20.19 将胃从裂孔向下牵直；吻合口位于胸廓入口水平，胃切缘方向适宜

然后通过裂孔将胃向下拉，拉直吻合口，使残余食管和胃成直线，完成后会发现吻合口位于胸廓入口水平（图 20.19）。吻合结束后，置入鼻胃管。在吻合口水平放置颈部引流管经单独切口引出。然后逐层缝合颈部切口。

结束部分

进行幽门成形术（图 20.20）。首先使用电凝标记切开位置，然后用直 Mayo 剪离断肌肉纤维。切开成形部位的出血局部用止血材料止血，尽量避免电凝止血。在幽门成形后，在胃进入纵隔的位置，用两到三针 3-0 丝线将胃缝合到食管裂孔上，避免术后肠管疝入纵隔。必要时经前胸部切口做闭式引流放置胸腔引流管。最后冲洗腹腔，用 1 根双股的 PDS 缝合线关腹。

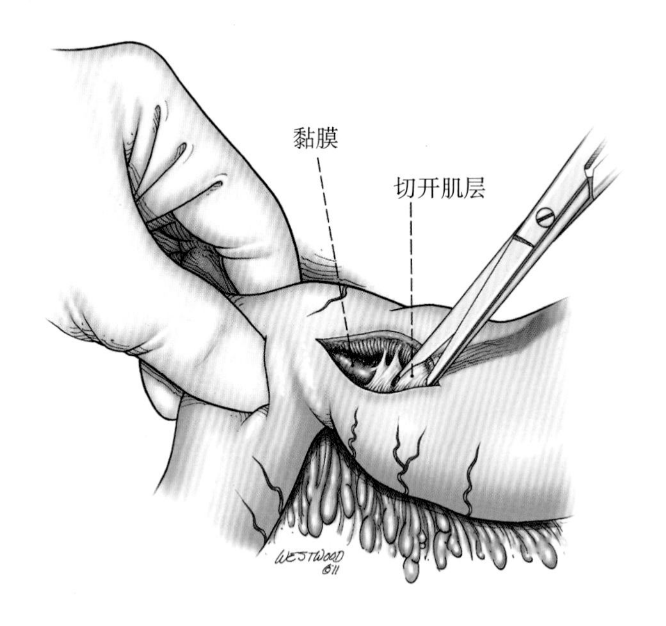

图 20.20 **使用直剪刀进行幽门成形术**

术后管理

我们倾向于保留气管插管呼吸机辅助通气过夜，在恢复室中行胸部 X 光片评估是否有血胸、气胸和纵隔增宽(提示术后出血)。在恢复室短暂恢复后，将患者转入 ICU。术后第 1 天拔气管插管转胸外科病房。术后第一天开始下床活动，在患者术后住院期间鼓励患者多进行肺功能锻炼、多排痰。术后持续予以硬膜外镇痛、静脉低剂量多巴胺和保留导尿管 5 天。术后 24 小时持续使用抗生素。在术后第 2 天，使用空肠营养管以每小时 10 mL 的速度进行肠内营养，并且逐渐增加肠内营养的量直至能量达标。术后第 5 天拔除鼻胃管，第 5、6 天进行食管造影，如果观察到吻合口完整、胃排空良好，可给予患者流质饮食并在第 7 天过渡到软食，并安排出院。颈部引流的潘氏管也可以在造影后拔除。如果经口进食较少，可通过空肠营养管补充肠内营养。不过大多数情况下，患者若进食良好，术后 2 周可拔除空肠营养管。

并发症

术中并发症包括气胸，出血和气管撕裂。10 天内发生的早期并发症包括喉返神经损伤导致的声音嘶哑、吞咽困难、吻合口瘘、心律失常、乳糜胸和胸腔积液。迟发性并发症比较少见，包括膈疝和颈部吻合口狭窄。

出血

食管动脉是主动脉的小分支，在游离食管时食管动脉会被撕断，但自己可形成血栓止血。如果患者选择得当，术中平均出血量少于 300 mL。肿瘤侵犯主动脉或食管周围组织的患者需要行经胸食管切除术。如果出现术中出血，将撑开器放入食管裂孔，吸引器吸出血液，确认出血点后止血。如果不能确认出血点，纵隔内填塞止血并同时容量复苏，5～10 分钟后，如果出血继续需中转开胸。

气管撕裂

气管撕裂较为罕见，一般发生于气管膜部，很小、呈线样。在确定气管撕裂后，外科医生应该引导气管内插管至撕裂处远端。如有可能，在修复前应完成食管切除术，以便更好地暴露。必要时切开部分胸骨上段，可直视下修补上段气管。若撕裂范围较广累及隆突或主支气管，则先关闭腹部和颈部切口，重新摆体位行右开胸气管裂口修补术。修补完成后，再次将患者摆为仰卧位，继续完成 THE。

喉返神经损伤

喉返神经损伤可导致声嘶、吞咽困难和严重的吸入性肺炎。可通过避免在气管食管沟内放置撑开器和避免使用电刀来预防。在过去 17 年里笔者所在机构没有发生过喉返神经损伤。

吻合口瘘

如果患者在 THE 术后 48 时内出现发热超过 38.3℃（101℉），除非证实为其他原因，否则应考虑出现了吻合口瘘。可进行上消化道稀钡造影检查，明确吻合口远端有无梗阻。如果确认存在吻合口瘘，则让患者饮水并从颈部引流管排出，这样可以冲洗瘘口，给予患者肠内营养直至吻合口瘘愈合。大多数颈部吻合口瘘在 1 周内愈合，瘘愈合前均使用营养管管饲。

术后乳糜胸

如果怀疑存在乳糜胸，可通过检测胸腔引流液中的甘油三酯含量来确诊。对于乳糜胸，我们首选积极手术干预，通常在术前通过空肠造瘘管注入奶油，然后经胸入路探查胸导管，寻找漏口并进行缝合；而不是延长胸管引流和全静脉营养的时间。

吻合口狭窄

在所有接受 THE 手术的患者中，大约 50%的患者会出现吻合口狭窄导致的吞咽困难。如果早期在麻醉下行 Savary 或 Maloney 扩张器扩张，需要再扩张的可能性很小，甚至没有。如果吻合口能通过 46F Maloney 或 15 mm Savary 扩张器，患者将无吞咽不适感。

结果

Orringer 等人发表了 30 年来最大样本包含 2007 例患者的单中心报道。76%（1525 例）的 THE 患者为恶性肿瘤。在超过 98%的病例中 THE 技术上是可行的。22

例患者因出血或食管侵犯周围气管组织需要行开胸手术。97%的患者(1942 例)使用胃进行消化道重建。Orringer 先前对 1000 多个 THE 病例进行的研究中得出结论,胃是首选的食管替代器官,因为胃血供良好,有足够的长度到达颈部,保留肠道完整。胃也相对容易移动,只需要单一的吻合口。在 Orringer 早期的报道中,食管癌患者术中平均失血量为 652 mL。随着直视下进行食管游离的经验增多,在 1998～2006 年间,接受 THE 手术的食管癌患者术中失血量减少到 368 mL。8 例患者发生气管膜部损伤,2%患者因术中损伤进行了脾切除,不到 1%的患者(24 例)发生了永久的喉返神经损伤,1%患者(25 例)发生胸导管损伤。12%患者(232 例)发生颈部吻合口瘘,在经胸骨后途径、放疗和有食管胃连接处手术史的患者中更常见。颈部使用吻合器侧侧吻合明显减少了吻合口瘘发生率。Orringer 等报道 2007 例患者的院内死亡率为 3%(51 例死亡)。有 4 例患者因术中不可控制的出血导致死亡。

Katariya 及其同事回顾了 1981～1992 年间发表的 23 篇文献,总病例数为 1353(99%为食管癌)。并发症包括了吻合口瘘(15.1%),喉返神经损伤(11.3%),心脏并发症(11.9%),脾切除术(2.6%),乳糜胸(0.7%)和气管损伤(0.67%)。虽然 50%的患者有肺部并发症,但包括各种类型,如气胸,肺炎和胸腔积液。因出血导致中转开胸占 1. 3%,30 天死亡率为 7.1%。然而,该系列中有 69.5%的文献病例数少于 50 例,可能无法反映出经验丰富的外科医生的结果。

在我们的中心,从 1992 年 1 月到 2009 年 12 月进行了 319 例 THE 术。并发症包括了吻合口瘘(9.4%),喉返神经损伤(0%),心律失常(12.5%),脾切除术(0%),乳糜胸(0%)和气管支气管损伤(0%)。2 例患者(0.63%)因出血而中转开胸。平均手术时间为 158 分钟。我们的平均住院时间为 10.9 天(4 至 55 天)。30 天的死亡率为 1.9%。30 例接受术前新辅助放化疗的患者中,有 26 例(86.6%)发生了吻合口瘘。自从改为 2-0 vicryl线单层间断手工吻合后,我们最后 50 例患者没有发生吻合口瘘。

对于 THE 是否适用于癌症手术仍存在争议。批评者认为 THE 没有进行整块的纵隔淋巴结清扫,不能提供准确的分期,不能作为根治性术式。Orringer 等报道的 1525 名食管癌患者接受 THE 手术的 Kaplan-Meier 生存率与 TTE 术后类似;2 年总生存率为 51%,5 年生存率为 29%。此外,一些作者报道的 THE 术后的生存率与既往报道的 TTE 术后生存率相似,其中包括了根治性食管切除和纵隔淋巴结清扫的病例。最重要的生存决定因素似乎是肿瘤的生物学行为和切除时的分期,而不是手术入路,而食管癌可能需要全身治疗才能治愈。

结论

食管切除术的最佳技术仍然存在争议。也许比食管切除术式更重要的是医疗中心的病例数量和经验。手术死亡率在低手术量中心为 12.2%,而在高手术量中心为 3%。在我们的中心,30 天死亡率为 1.9%。

THE 是一种我们用来切除食管良性和下 1/3 恶性肿瘤的一种技术。由于避免了开胸和胸腔内吻合术,相比 TTE,它具有一定的优势,包括显著地降低了呼吸道并发症和纵隔炎。与 MIE 比较其优势还包括降低了成本和缩短了手术时间。综上所述,THE 安全性、耐受性良好,选择合适的病人开展,具有较低的并发症发生率和死亡率。

参考文献

[1] Denk W. Zur Radikaloperation des osophaguskarfzentralbl [Radical operation for esophageal reconstruction][J]. Chirurg, 1913,40: 1065-1068.

[2] Turner G C. Excision of thoracic esophagus for carcinoma with construction of extrathoracic gullet[J]. Lancet, 1933,2:1315.

[3] Orringer M B, Sloan H. Substernal gastric bypass of the excluded thoracic esophagus for palliation of esophageal carcinoma[J]. J Thorac Cardiovasc Surg, 1975,70:836-851.

[4] Orringer M B, Sloan H. Esophagectomy without thoracotomy[J].J Thorac Cardiovasc Surg, 1978,76:643-654.

[5] Orringer M B. Transhiatal esophagectomy [M]//Kaiser L R, Jamieson G G. Operative Thoracic Surgery. 5th ed. New York: Hodder Arnold, Oxford University Press, 2006: 397-412.

[6] Orringer M B, Marshall B, chang A C, et al. Two thousand transhiatal esophagectomies: changing trends, lessons learned[J]. Ann Surg, 2007,246:363-372.

[7] Bosset J F, Gignoux M, Triboulet J P, et al. Chemoradiotherapy followed by surgery compared with surgery alone in squamous-cell cancer of the esophagus[J]. N Engl J Med, 1997,337: 161-167.

[8] Walsh T N, Noonan N, Hollywood D, et al. A comparison of multimodal therapy and surgery for esophageal adenocarcinoma[J]. N Engl J Med, 1996,335:462-467.

[9] Tepper J, Krasna M J, Niedzwiecki D, et al. Phase Ⅲ trial of tri-modality therapy with cisplatin, fluorouracil, radiotherapy, and surgery compared with surgery alone for esophageal cancer: CALGB 9781[J]. J Clin Oncol, 2008,26(7):1086-1092.

[10] Gebski V, Burmeister B, Smithers B M, et al. Survival benefits from neoadjuvant chemoradiotherapy or chemotherapy in oesophageal carcinoma: A meta-analysis[J]. Lancet Oncol, 2007,8: 226-234.

[11] Orringer M B, Marshall B, Iannettoni M D. Transhiatal esophagectomy: clinical experience and refinements[J]. Ann Surg, 1999,230: 392-400.

[12] Orringer M B, Marshall B, Iannettoni M D. Eliminating the cervical esophagogastric anastomotic leak with a side-to-side-stapled anastomosis[J]. J Thorac Cardiovasc Surg, 2000, 119:277-288.

[13] Katariya K, Harvey J C, Pina E, et al. Complications of transhiatal esophagectomy[J]. J Surg Oncol, 1994,57:157-163.

[14] Altorki N K, Girardi L, Skinner D B. En bloc esophagectomy improves survival for stage Ⅲ esophageal cancer[J]. J Thorac Cardiovasc Surg, 1997,114:948-955.

[15] Akiyama H, Tsurumaru M, Udagawa H, et al. Radical lymph node dissection for cancer of the thoracic esophagus. Ann Surg. 1994;220:364-372

[16] Hagen J A, Peters J H, DeMeester T R. Superiority of extended en bloc esophagogastrectomy for carcinoma of the lower esophagus and cardia [J]. J Thorac Cardiovasc Surg, 1993,106:850-858.

[17] Bolton J S, Sardi A, Bowen J C, et al. Transhiatal and transthoracic esophagectomy: A comparative study[J]. J Surg Oncol, 1992,51: 249-253

[18] Gluch L, Smith R C, Bambach C P, et al. Comparison of outcomes following transhiatal or

Ivor Lewis esophagectomy for esophageal carcinoma[J]. World J Surg, 1999,23:271-275.

[19] Horstmann O, Verreet P R, Becker H, et al. Transhiatal oesophagectomy compared with transthoracic resection and systematic lymphadenectomy for the treatment of oesophageal cancer[J]. Eur J Surg, 1995,161:557-567.

[20] Skinner D B. En bloc resection for neoplasms of the esophagus and cardia[J]. J Thorac Cardiovasc Surg, 1983,85:59-71.

[21] Swisher S G, Deford L, Merriman K W, et al. Effect of operative volume on morbidity, mortality, and hospital use after esophagectomy for cancer[J]. J Thorac Cardiovasc Surg, 2000,119:1126-1132.

（徐 东 倪铮铮 译 袁立功 校）

21 Ivor Lewis食管切除术

Christopher J. Mutrie　Christopher R. Morse
Douglas J. Mathisen

引言

食管癌的治疗主要目标是治愈肿瘤，解决吞咽困难是重要的次要目标。手术切除完整肿瘤并保证足够的切缘，同时彻底清扫淋巴结，为食管癌治愈提供可能。研究表明，新辅助治疗可以改善食管鳞癌患者的生存，对食管腺癌可能也具有一定的作用。随着食管癌的术前新辅助治疗越来越流行，手术提供的大量肿瘤生物学和分期信息有助于更好地评估这种治疗模式。

肿瘤的位置、外科医生的偏好、患者体质、既往手术史、患者的病情、食管替代物的选择都是影响选择食管癌手术方式的因素。放疗后的患者要慎重选择手术。在手术1年以前做过放疗，且放疗剂量超过50 Gy，发生食管癌术后并发症的风险大大增加。这种情况下，吻合口位置应选择在放射野以外，以保证吻合口的断端未被照射。用网膜或带蒂的肌肉等组织包裹加固吻合口，有助于吻合口愈合并降低吻合口瘘的发生率。

切口的选择受吻合难易程度、胃和食管游离的需要所影响。位于食管中三分之一的肿瘤一般采用经腹部和右胸切口入路进行手术切除，即Ivor Lewis手术。

适应证

- Ivor Lewis 食管切除术最常见的适应证是中段食管鳞癌或腺癌；
- 需要切除大部分食管的食管疾病；
- 远端食管肿瘤向近端延伸超过 35 cm 以上的；
- Barrett 食管伴重度不典型增生向近端延伸超过 35 cm 以上的；
- 贲门失弛缓症行肌层切开术治疗失败需要行食管次全切除的。

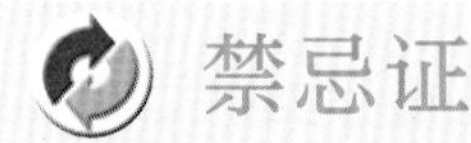

禁忌证

Ivor Lewis 食管切除术的禁忌证是相对的，如既往有开胸手术史和右胸感染性疾病。需要综合考虑的因素包括食管病变性质（良性与恶性）、充足的纵向和横向切缘、外科医生偏好、患者因素和新辅助治疗等。

术前规划

对每个患者进行仔细评估是至关重要的。患者必须身体状况良好，肺功能可耐受手术。1 秒用力肺活量小于 1 L 的患者不适合这种手术方式。患者术前应戒烟，对于阻塞性肺疾病应进行积极治疗。对高龄和高危患者应仔细评估有无潜在心脏疾病。

影像学评估

标准术前评估包括以下内容：

- 食管钡剂造影；
- 胸部和上腹部的计算机断层扫描（CT）；
- 对于食管恶性肿瘤，需行超声内镜检查评估肿瘤浸润深度及有无肿大淋巴结。

内镜评估

内镜检查可以明确组织学诊断和确定肿瘤实际近端和远端范围。内镜可以直视观察腺癌近段是否存在 Barrett 黏膜。肿瘤累及近端的范围和异常黏膜的存在对于确定手术方式至关重要。

外科医生应对所有患者进行内镜检查，这对确定肿瘤近端距离十分重要。应尽可能保证 5 cm 的手术切缘。从技术角度来说近端累及到 35 cm 水平以上的远端肿瘤从左侧切除有一定难度。肿瘤累及食管 30～35 cm 的病例，可以经左胸手术行主动脉弓上吻合，也可以选择更传统的 Ivor Lewis 术式。

对于继发于 Barrett 黏膜的食管腺癌患者，切除肿瘤时保证 5 cm 的近端边缘以及切除所有 Barrett 黏膜是很重要的。通过内镜将鼻胃管置于鳞柱状上皮交界处上方或在术中进行内镜检查有助于手术时确定切除范围。食管肿瘤位于 30 cm 以上水平时可能会累及左主支气管或气管，外科医生应行支气管镜检查评估。

应用胸腔镜－腹腔镜探查，可以评估腹膜或胸膜种植、淋巴结受累和肿瘤局部外侵程度，这些微创技术对于食管癌分期或有帮助，类似于行纵隔镜检查进行肺癌分期。治疗前分期对于更好地评估新辅助治疗疗效是必要的，还应该包括食管超声内镜、CT 扫描、PET-CT 扫描和脑部 MRI 等检查。

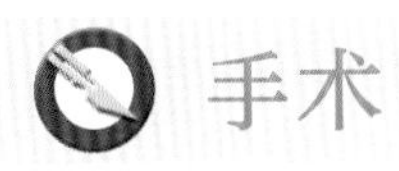

手术

腹部部分

体位

患者取仰卧位，取上腹部正中切口（图 21.1）。进腹后首先进行腹腔探查，如果发现肝脏转移或不可切除的腹膜后淋巴结，则应放弃手术切除，并且应通过其他方法缓解吞咽困难。内镜下放置食管支架或行放疗均有一定疗效。

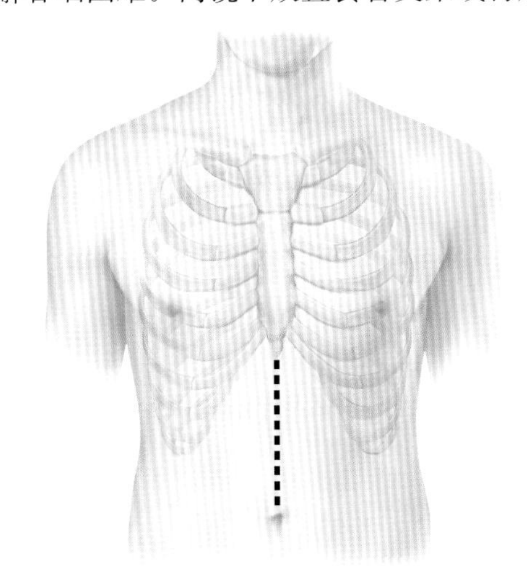

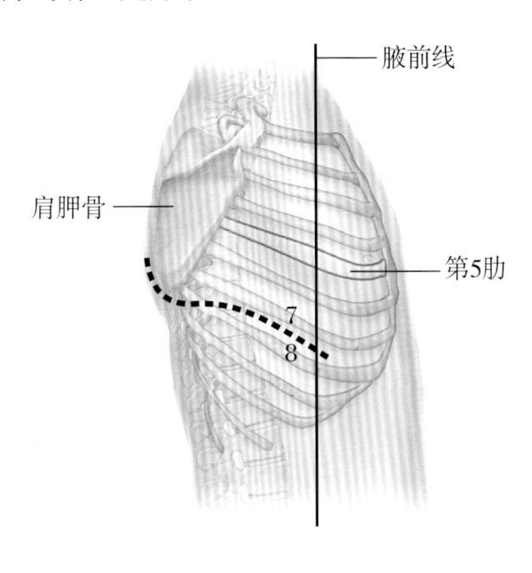

图 21.1 Ivor Lewis 食管切除术的标准切口
上腹部正中切口用于游离胃；右胸切口用于切除食管并进行食管胃部吻合。

技术要点

如果探查肿瘤可切除，先离断肝左三角韧带。

- 打开小网膜囊。
- 将大网膜与横结肠分开，注意保护胃网膜右动脉。适当保留胃大弯侧的网膜用于后续覆盖吻合口。多余的大网膜建议切除，以方便后续将胃上提到胸部。牵拉抬高胃大弯，暴露胃网膜左血管和胃短血管，予以结扎离断（图 21.2）。

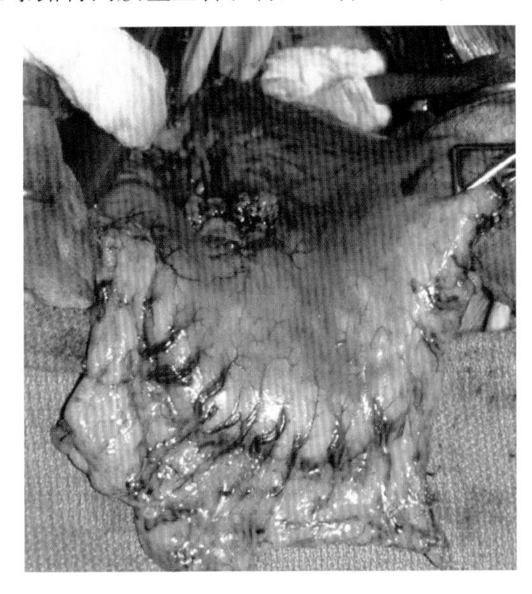

图 21.2 胃游离
将大网膜与横结肠分开，注意保护胃网膜右动脉。沿着大弯的网膜可以适当保留用于后续覆盖吻合口。多余的大网膜予以切除。

■ 游离肝胃韧带,注意保护胃右动脉。

■ 游离胃左动脉和静脉,清扫该区域淋巴结,在血管根部双重结扎。

■ 游离食管裂孔和远端食管,适当扩大裂孔;相对于右开胸操作,经腹处理裂孔相对容易。

■ 通过 Kocher 手法游离可以使胃达到最大活动度。

■ 是否进行幽门成形术或幽门肌层切开术常取决于外科医生个人。

■ 完成大小弯侧游离后,准备进行胃的裁剪,这时需要确认管胃的宽度,目前对于宽管胃和窄管胃尚存在争议,尚无客观数据明确理想宽度。倾向于选择窄管胃(直径 3～4 cm)的一个理由是它可能会减少术后反流。

■ 对于大多数患者特别是对于高危或营养不良患者,应行空肠造瘘管饲。

■ 经腹尽可能多地游离下段食管有助于胸腔内食管游离,当右胸切口位置较高时,游离下段食管是比较困难的。在关腹之前,应适当调整管胃和网膜的位置,以便于从胸部拉出。

胸部部分

体位

变换患者体位为左侧卧位。使用双腔气管插管,使右侧肺萎陷,暴露食管,进行游离和吻合。

技术要点

■ 取标准后外侧切口,经第四或第五肋间进胸,保留前锯肌。探查肺部无异常后改单肺通气使肺萎陷。

■ 离断奇静脉弓。

■ 自脊柱前向心包侧游离食管,一并切除所有食管旁淋巴结和隆突下淋巴结,游离食管至胸顶。

■ 完成胸部游离后,将胃拉入胸腔并离断,操作时要避免扭转。

■ 需注意牵拉时勿将过多的胃拉入胸腔,管胃冗余会在肋膈角形成“S”形迂曲并导致胃排空延迟。

■ 将胃拉得太紧可能会导致管胃在裂孔水平受压,从而导致排空延迟以及胃网膜血管受压。将胃拉向胸腔时应一并牵引胃附近的网膜,以免撕裂胃网膜血管。

吻合技术

Sweet 于 1947 年发表了他对 141 例食管癌患者进行手术治疗的初步经验。在那个没有精密的术后监测设备、机械通气或广谱抗生素的时代,他取得了相当卓越的成就,患者手术死亡率为 15%,吻合口瘘发生率 1.4%,5 年总体生存率为 11%。相关研究结果在后面很多年里也被作为行业标准执行。低吻合口瘘发生率和手术相关死亡率得益于对手术细节的把握和可靠的吻合技术。

■ Churchill 和 Sweet 认为食管好发吻合口瘘的解剖学因素为食管无浆膜层和节段性供血。

■ Churchill 和 Sweet 着重强调保护食管和胃部血供的重要性,操作要点包括:操作轻柔、间断缝合、避免钳夹、使用刀或其他器械锐性切割、轻柔地将结打紧避免切割组织。

传统的吻合技术如下：

- 在胃表面做直径为 2 cm 的环形切口(图 21.3A)，切口位置应距胃切缘 2 cm 以避免吻合口血液供应受损。
- 识别黏膜下血管并用细丝线分别结扎。
- 吻合口后缘肌层使用细线(4－0)间断褥式缝合胃浆肌层和食管肌层(图 21.3B)，首先缝合两角，然后缝合中间，注意针距均匀，缝合深度适宜。
- 沿先前缝针方向切开食管(图 21.3B)。
- 吻合口内层采用单纯缝合，将食管黏膜层和胃全层对齐(图 21.3C)。
- 将线结打在腔内，以使胃和食管的黏膜向内翻转，按该方法完成吻合圈的缝合(图 21.3D)。
- 完成吻合前在直视下将鼻胃管插入胃中，黏膜内翻愈合对预防吻合口瘘很重要，并且腔内打结可最大限度减少吻合口的排异反应。
- 吻合口前缘肌层采用水平褥式缝合，方法同后缘肌层缝合(图 21.3E)。
- 将游离的网膜覆盖在吻合口前方。为了减小吻合口张力，将胃和纵隔胸膜缝合数针进行悬吊。
- 胃与膈肌食管裂孔间缝合数针，以防止腹内容物疝入胸腔。

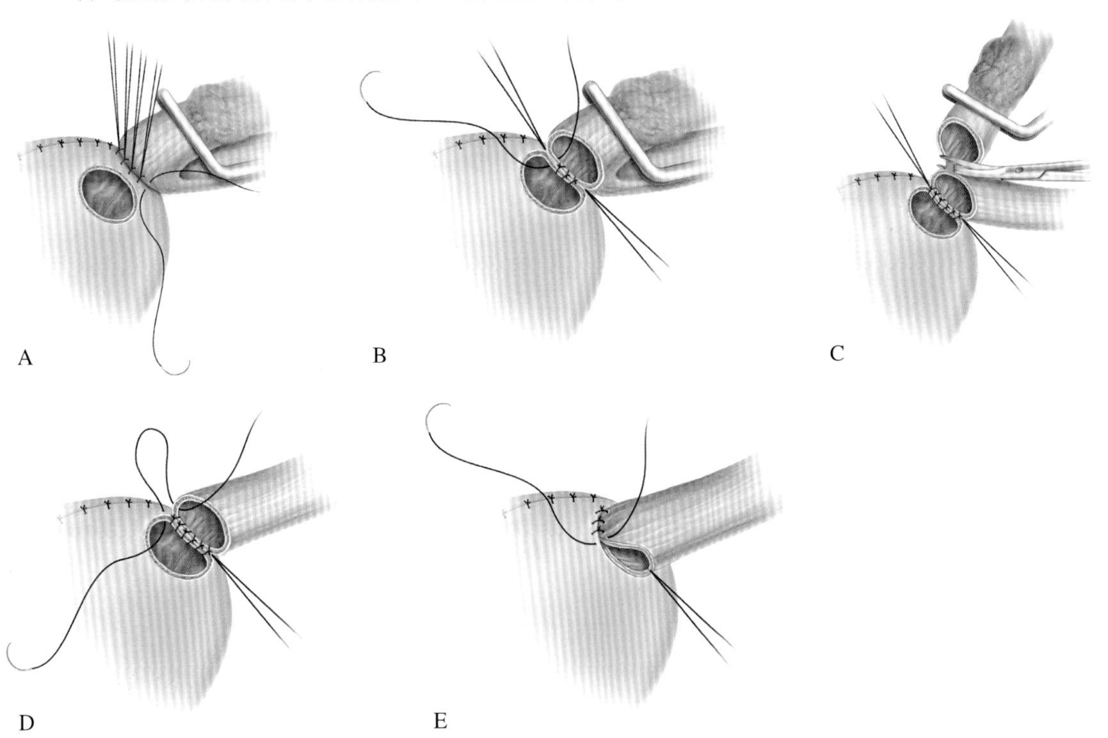

图 21.3　**手术技术要点**

A:打开胃浆膜层，结扎血管，完成后壁肌层缝合；B:切开食管；C:完成后壁内层缝合，完全切断食管；D:内部打结使黏膜内翻；E:水平褥式缝合前壁肌层。

Churchill 和 Sweet 强调要尽可能避免组织损伤，缝好第一针完成打结后，能起到牵引作用以便缝第二针，尽量避免器械钳夹抓持黏膜。因为食管相对固定并且组织较脆，打结时食指靠头侧推向吻合口，将胃上提靠近吻合口。

术后短期应用胃管减压可有效减低吻合口张力，定期冲洗保持通畅，吸出胃内容物可减少消化液和异物残渣对吻合口的刺激。

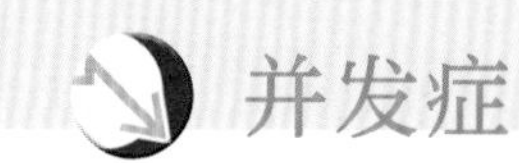

并发症

麻省总医院报道了使用该术式治疗 104 例患者的经验，术后死亡 3 例(2.9%)，死因均为肺部感染和呼吸衰竭。5 例患者出现吻合口狭窄需要扩张治疗 3～6 周，经过 1～3 次扩张后，患者吞咽困难缓解。无患者发生迟发性吻合口狭窄。所有患者术后均进行消化道钡剂造影检查，所有患者均未出现吻合口瘘，包括局限性吻合口瘘。其他研究也报道了这种精确的双层吻合技术的可靠性。

吻合口瘘

- 如果要避免围手术期死亡，则需要积极处理吻合口瘘。
- 如果瘘口很小但已形成包裹或引流很充分，患者应完全禁食，同时使用抗生素治疗和加强营养支持，1 周后复查造影。
- 行 CT 检查排除引流不通畅导致的积液。
- 少量未引流的积液可经皮超声引导下穿刺置管引流。
- 大的吻合口瘘需要紧急干预。如果吻合口瘘与胃坏死有关，则应将坏死胃充分切除，保留有活力的组织并还纳入腹腔，并进行颈部食管造口。胃肠道的重建可以在以后进行。大多数情况下，胸腔感染严重时行局部修复会失败。
- 如果尝试行局部修复，应彻底清创，清除失活组织，并在修补后使用健康组织加固。网膜、胸壁肌肉(前锯肌、胸大肌)或带蒂肋间肌都可以使用。
- 剥除肺表面纤维板和脓苔，充分引流胸膜腔。
- 如果对局部修复效果不满意，可考虑行颈部食管造口。颈部食管造口产生的断端可以用于后续再吻合。
- 如果管胃有保留价值且吻合口其他部位完整，则可以通过缺损处放置一根长 T 管，并使用带蒂肌瓣组织包裹在 T 管周围然后从胸壁引出。在靠近 T 管的位置放置引流管引流。

胃排空延迟

Ivor Lewis 食管切除术后胃排空延迟的两个主要原因如下：

- 膈肌裂孔处梗阻；
- 胸腔内管胃冗余堆积于肋膈角。

术中操作得当可以避免这些问题，如术者在术中扩大食管裂孔，避免将胃过多牵拉入胸腔或牵拉过紧。

幽门梗阻也可导致胃排空延迟。经胃肠减压引流一定时间幽门梗阻通常可以缓解。甲氧氯普胺可能有用。也可以尝试经内镜行幽门球囊扩张。如保守治疗失败，则需要再次手术和充分引流减压。食管裂孔过窄造成的梗阻通常需要再次手术扩大食管裂孔，再次手术通常比较困难，操作时要非常小心避免损伤管胃供血血管。

死亡率

随着麻醉、围手术期护理、监测以及肠内肠外营养各方面的不断发展，在过去 10

年里术后总体死亡率下降达 50%。并且行根治性切除的患者院内死亡率较姑息性手术显著降低(平均分别为 11% 和 19%)。如果手术涉及任何形式的开胸,不论吻合口是否在颈部,其院内死亡率都是相近的。多个中心均报道经胸和经食管裂孔入路手术死亡率相近,低于 5%。

生存率

尽管经胸手术在理论上具有肿瘤整块切除和淋巴结清扫彻底的优势,但研究表明与经食管裂孔入路相比,两种术式在总生存上没有差异。Shahian 等发现,无论是Ⅰ期还是Ⅲ期食管癌患者,经胸与不经胸食管癌切除术在生存方面无统计学差异(中位生存期,14.1 个月和 12.6 个月;$p = 0.48$)。Müller 通过综述指出仅肿瘤病理分期是长期生存的重要决定因素,而不同切除范围或手术入路在生存率方面没有显著差异。

结果

对于 Ivor Lewis 术最大的担忧是胸内吻合,毫无疑问也正是因为这种担忧使得吻合口位于颈部的经食管裂孔术式更受欢迎。我们认为吻合技术细节对降低吻合口瘘发生率和后续死亡率至关重要,所以应重点关注如何吻合,而不是一味强调在哪里吻合。

经食管裂孔食管切除术已成为 Ivor Lewis 食管切除术的重要替代方法。目前尚无随机对照研究比较这两种手术方法的治疗效果。Müller 等回顾了发表于 1980～1988 年间所有食管癌手术治疗的文章(共 59 篇),对这两种术式进行了对比。其他也有一些针对这两种术式比较的单中心回顾性研究发表。

在大多数研究中,颈部吻合发生吻合口瘘的风险高于胸腔内吻合。但在瘘的患者中,颈部吻合口瘘相关的并发症发生率和死亡率较低。Müller 得到的结果亦一致,胸内吻合的吻合口瘘发生率为 11%,而颈部吻合口瘘发生率为 19%。但胸腔内吻合口瘘患者死亡率是颈部吻合口瘘的 3 倍(分别为 69% 和 29%)。

据报道,对于胸段食管癌患者,不开胸经食管裂孔入路颈部吻合的吻合口瘘发生率为 6%～8%,胸内吻合口瘘发生率仅为 0%～2%。即使在同一机构由同一外科医生进行手术,颈部吻合口瘘发生率也较高。Lahey Clinic 的一份研究报告证实了这一点,颈部吻合口瘘发生率为 15.4%,而胸内吻合口瘘发生率为 1.8%。

经胸食管切除术后呼吸功能不全和肺不张更常见,但肺炎的发生率相似。经食管裂孔食管切除术喉返神经不全性麻痹或麻痹的发生率较高(6%～24%),但这在经胸食管切除术后非常罕见。乳糜胸、气管膜部撕裂和失血量增多在经食管裂孔食管切除术后更常见。大多研究并没有得出哪种术式更优的结论,认为这两种术式是可以替代互补的。

美国外科协会年会的最近一次报告对国家数据库中 15000 例食管切除术进行了研究,主要比较了胸内吻合与颈部吻合,结果发现胸内吻合患者在住院时间、死亡率和住院费用方面更有优势。每组患者吻合口瘘发生率约为 10%,但在总的并发症发生率和死亡率方面胸内吻合组更有优势。该结果可媲美 Luketich 等最近发表的研究。他们对比了连续 500 例颈部吻合与 500 例胸内吻合的患者,发现胸内吻合有更好的结果。所以,在过去十年左右的时间里,我们可以看到越来越多的外科医生选择 Ivor Lewis 术式,并报道在并发症方面与颈部吻合术相比具有显著优势。

晚期功能恢复

关于 Ivor Lewis 食管切除术晚期功能恢复的研究很少，梅奥诊所报道了 100 例患者早期和晚期功能恢复的结果，95 例患者中 39 例进行了幽门肌切开术，56 例患者进行了幽门成形术。患者早期功能恢复非常好，分别只有 3% 和 1% 的患者出现吞咽困难和胃食管反流。患者的平均随访时间为 2.3 年，40 例患者出现晚期吞咽困难，5 例与吻合口复发有关，35 例为良性吻合口狭窄，需要扩张。35 例良性狭窄患者经扩张（范围 1～22 次，平均 3.4 次）症状均缓解。14% 的患者有迟发性反流，5% 的患者出现倾倒综合征。所有反流或倾倒综合征的患者均通过内科治疗缓解。62% 的患者术后体重减轻（中位数为 15.7 kg），笔者认为体重减轻是多因素造成，不一定与手术直接相关。

结论

Ivor Lewis 术已成为一种极佳的术式，用于切除食管中 1/3 肿瘤，并且远期功能恢复结果很好。患者选择合理、术前准备充分、手术细节把握到位以及术后护理细致，保障了该手术的安全性，并获得满意的并发症和死亡率等结果。可靠吻合技术非常关键，可有效避免胸腔内吻合口瘘，而这是术后并发症发生和死亡的最主要原因。与经食管裂孔食管切除术相比，Ivor Lewis 食管切除术切除范围更广也更完整，这使得其在准确分期、降低局部复发以及改善预后生存方面可能更具优势。

微创食管切除术

近年来，为了减少开放食管切除术相关的生理应激和并发症，微创食管切除术得以发展。自 1991 年应用腹腔镜以来，腹腔镜技术显著进展。目前通过腹腔镜技术可成功治疗包括贲门失弛缓症和巨大食管裂孔疝等在内的复杂食管疾病。Watson 等于 1999 年报道了微创 Ivor Lewis 手术，他们先在腹腔镜下完成胃游离和管胃制作，然后经胸腔镜完成食管切除并在胸腔内进行食管胃吻合。

对于微创食管切除术，关注的重点包括清扫淋巴结的数目、操作的复杂性以及对预后改善的程度。微创食管切除术的早期数据不尽如人意。最近的研究表明，微创食管切除术的治疗效果与开放手术相当。本书将在第 24 章重点讨论微创 Ivor Lewis 食管切除术。

微创 Ivor Lewis 食管切除术

手术

腹部部分

体位

■ 患者取仰卧位，双腔气管插管以便行单肺通气。与开放手术一样，术中进行食管镜检查以确定肿瘤位置和受累程度，并评估胃是否适合制作管胃。

■ 腹部操作采用五孔法(图 21.4)。

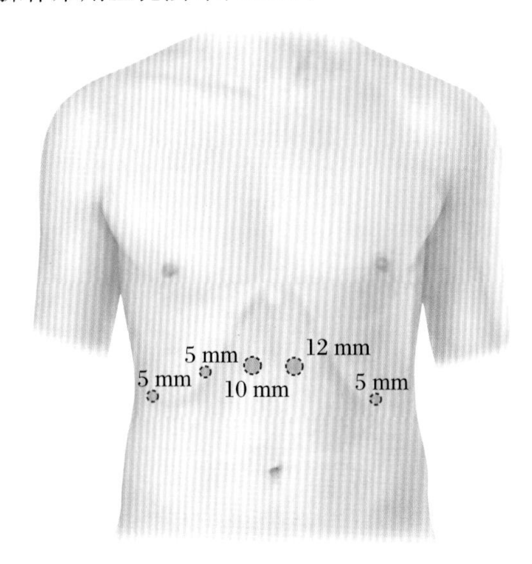

图 21.4 **腹部 5 孔法进行胃游离**

■ 探查肝脏和腹膜表面有无转移灶。

■ 识别腹腔干和胃左动、静脉旁淋巴结。任何可疑转移淋巴结都应切除并送术中冰冻病理检查。

技术要点

自右膈肌脚和食管外侧开始,沿食管前方和上方向左膈肌脚游离。保留膈食管韧带直至游离结束以维持气腹,游离右膈肌脚下方打开食管后间隙。将胃窦向头侧牵开,暴露并打开小网膜囊,操作中需注意保护胃网膜右动脉。

使用超声刀和 Ligasure 沿着胃大弯侧进行游离,直至胃网膜血管弓尽头,并离断胃短血管。完全游离胃大弯后,将胃底牵向患者右侧暴露胃后组织结构并游离。

■ 充分游离胃底,离断与肝后的粘连,暴露胃左动静脉。游离胃幽门区域时必须小心,以避免损伤胃网膜血管弓或胃十二指肠动脉。

■ 当幽门可被无张力牵至右膈肌脚处,说明游离充分。

■ 使用腔镜直线切割闭合器在胃小弯侧离断胃左动脉和静脉。

然后制作管胃。通过锁骨中线操作孔置入切割闭合器,第一枪从小弯侧开始使用血管钉仓裁剪网膜及小弯侧血管,助手可通过牵拉胃底和胃窦部辅助完成这一步骤。然后横跨胃窦裁剪,裁胃切割线平行于胃网膜血管弓,使用 4.8 mm 钉仓制作 5 cm 宽管胃(图 21.5)。

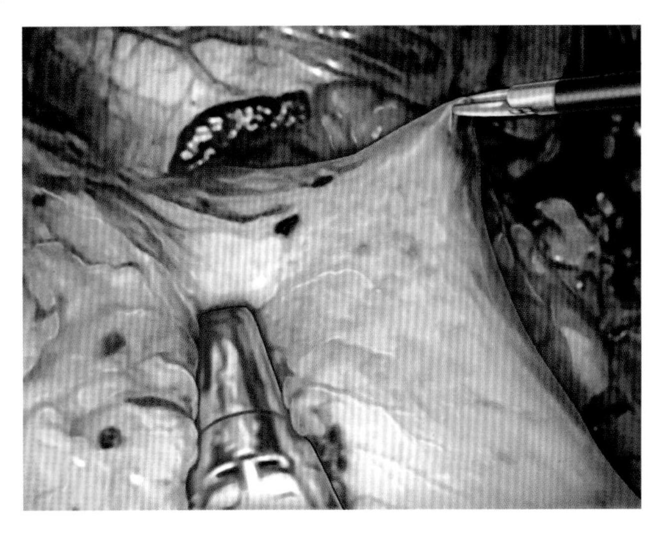

图 21.5 **制作管胃**
助手通过右下腹操作孔牵拉暴露,切割线平行于胃网膜血管弓。

- 在幽门上、下侧缝合牵引线，以牵拉幽门保持一定张力，然后超声刀打开幽门。
- 以 Heineke-Mikulicz 方式间断缝合行幽门成形，并用网膜覆盖。

在左下腹经皮穿刺行空肠造瘘置入营养管(图 21.6)。

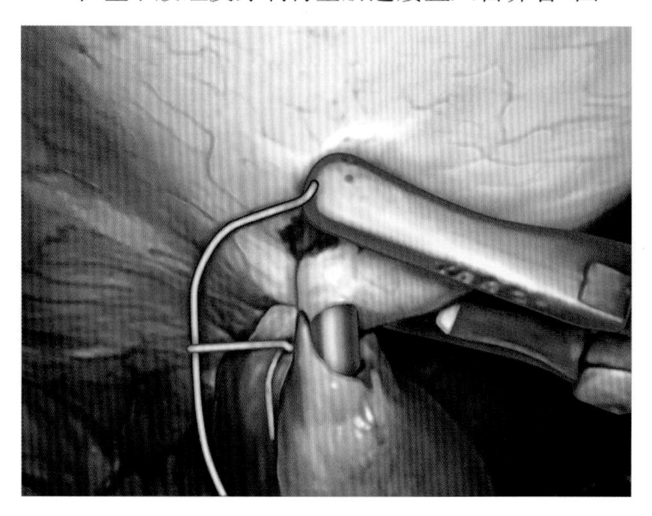

图 21.6 **置入空肠造瘘管**
将横结肠向头侧牵拉，显露识别 Treitz 韧带，在距 Treitz 韧带 30～40 cm 处使用内镜手术缝合器械将空肠袢缝到腹壁上。

- 将横结肠向头侧牵拉，显露识别 Treitz 韧带，在距 Treitz 韧带 30～40 cm 处使用内镜手术缝合器械将空肠袢缝到腹壁上。
- 在腹腔镜观察下将针头和导丝穿刺入空肠，通过充气和观察空肠扩张来确认位置。然后继续使用内镜手术缝合器械将空肠固定到腹壁。

最后，将管胃最靠上部分缝到切除标本上，以便将管胃牵拉入胸腔时保持正确的方向，避免扭转。

- 腹腔操作的最后一步是游离打开前面保留的膈食管筋膜。

胸部部分

体位

改变体位为左侧卧位，以进行食管游离和吻合。主刀医生站在患者腹侧。与腹部一样，使用五孔法(图 21.7)。

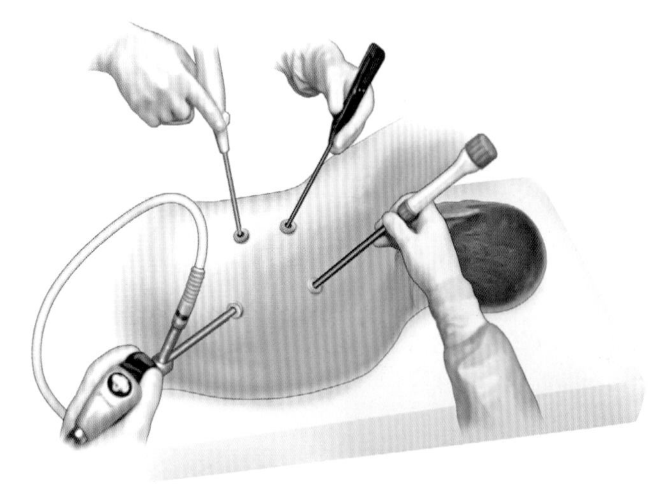

图 21.7 **胸腔操作布孔图**
取左侧卧位，主刀医生站于患者腹侧。与腹部一样，使用了五孔法。该图中未展示第五个操作孔。

- 在第 7 肋间腋中线前方做 10 mm 观察孔。
- 在第 8 肋间腋后线后方的做 10 mm 操作孔为主操作孔。

- 在第 4 肋间腋前线做 10 mm 孔置入扇形拉钩牵开肺以暴露食管。
- 在肩胛下角前方做 5 mm 辅助孔以牵拉暴露。
- 最后一个操作孔位于第 6 肋间腋前线处，用于吸引和进行吻合。

技术要点

缝合膈肌中心腱，将缝线穿过胸壁向外牵拉以暴露胃食管交界处。

游离下肺韧带，向前牵拉下肺静脉，沿心包进行游离，暴露隆突下淋巴结。在清扫隆突下淋巴结时必须小心避开右主支气管膜部。

- 应清楚辨认左、右主支气管，充分游离隆突下区域。
- 沿肺门打开纵隔胸膜至奇静脉水平，并延伸到奇静脉弓上方。
- 然后使用腔镜血管直线切割闭合器离断奇静脉。
- 小心打开覆盖食管的纵隔胸膜，避免损伤胸导管和下方的主动脉。任何胸导管发出的可疑分支都应在离断前先行结扎。
- 游离食管后壁，从奇静脉弓至胃食管交界处，深部界限为对侧纵隔胸膜。

完成食管游离后，将带有管胃的标本牵拉入胸腔。与传统 Ivor Lewis 术式一样，必须注意避免将过多管胃牵入胸腔。胸腔内管胃冗余打折是胃排空不良的原因之一。同样，牵拉时应避免管胃扭转。在奇静脉水平上方游离食管时需要贴着食管壁进行游离以避免损伤喉返神经。一旦胸腔内食管完全游离，扩大第 6 肋间操作孔至 3 cm，置入切口保护套，组织剪横断食管(图 21.8)，取出标本，进行吻合，步骤如下：

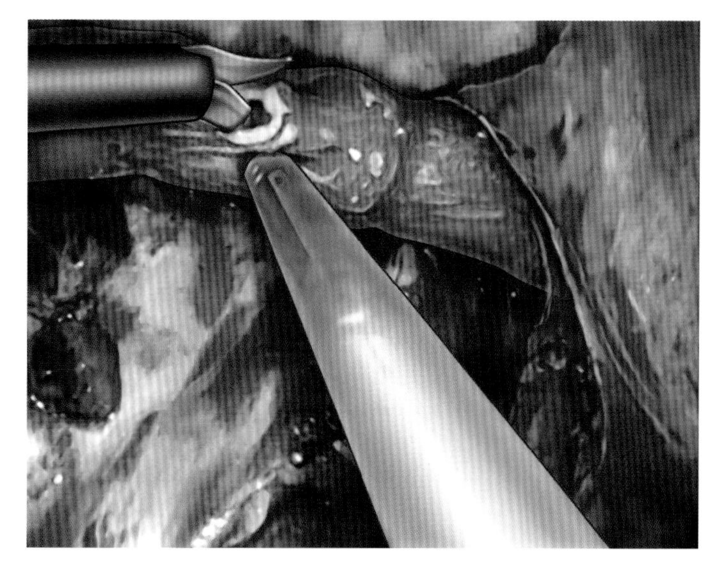

图 21.8 腔镜下离断食管

- 将 28 mm 端端吻合器钉砧底座置入近端食管，完成两道荷包缝合，打结固定钉砧，确保无黏膜缺损。
- 然后将管胃拉至胸顶，并使用组织剪沿闭合切缘打开管胃尖端。
- 经前下方操作孔置入吻合器主杆，插入管胃。
- 吻合器中心杆在管胃的大弯侧穿出，拟与钉砧底座对合。
- 在确定胸腔内没有多余的管胃并且管胃没有扭转后，对接底座和钉砧，大约在奇静脉弓水平完成击发吻合(图 21.9)。
- 管胃上的切口使用直线切割闭合器闭合。
- 吻合口附近放置 Jackson-Pratt 引流管，胸腔留置 28F 胸引管，单针缝合管胃和右膈肌脚。

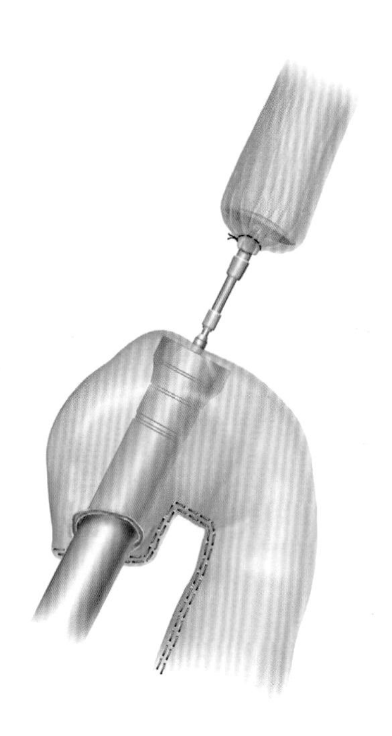

图 21.9 **完成吻合**
在确定胸腔内没有多余的管胃并且管胃没有扭转后，对接吻合器和钉砧，大约在奇静脉弓水平完成击发吻合。

结果

经检索有两个多病例研究和数个病例报告描述了这一新技术。第一个大样本研究来自匹兹堡大学，纳入 50 例患者，中位 ICU 治疗时间为 1 天，中位住院时间为 7 天，死亡率为 6%，吻合口瘘发生率为 6%。包括切缘阴性和淋巴结清扫数在内的主要肿瘤学结果与大多数开放手术相当。在匹兹堡大学的大样本更新研究中，Luketich 等报道了超过 1 000 例微创食管切除术，他们将 500 例颈部吻合(Mckeown 术式)与 500 例胸内吻合(Ivor Lewis 术式)的患者进行了比较。Ivor Lewis 组死亡率更低，吻合口瘘更少，喉返神经损伤的发生率为 1%。因此，Ivor Lewis 方法已成为他们治疗胃食管交界处癌的首选术式。Kunisaki 等在一个包含 15 例患者的小样本研究中观察到较高的吻合口瘘发生率(13.3%)，发生吻合口瘘的患者住院时间显著延长(30 天)。

结论

微创 Ivor Lewis 食管切除术避免了颈部切口，包括经食管裂孔食管切除术中出现的喉返神经损伤和误吸风险。微创食管切除术在技术上可行，并且安全性与传统开放食管切除术相当。不过该技术应在开放食管切除术及食管手术方面具有丰富经验的中心开展，并且由具有开放食管切除和腹腔镜、胸腔镜操作经验的外科医生来主刀。

参考文献

[1] Ajani J A, Walsh G, Komakir R, et al. Preoperative induction of CPT-11 and cisplatin chemotherapy followed by chemoradiotherapy in patients with locoregional carcinoma of the esophagus or gastroesophageal junction[J]. Cancer, 2004,100(11): 2347-2354.

[2] Bizekis C, Kent M S, Luketich J D, et al. Initial experience with minimally invasive Ivor Lewis esophagectomy[J]. Ann Thorac Surg, 2006,82(2):402-406; discussion 406-407.

[3] Boyle M J, Franceschi D, Livingstone A S. Transhiatal versus transthoracic esophagectomy: complication and survival rates[J]. Am Surg, 1999,65(12):1137-1141.

[4] Braghetto I, Csendes A, Cardemil G, et al. Open transthoracic or transhiatal esophagectomy versus minimally invasive esophagectomy in terms of morbidity, mortality, and survival[J]. Surg Endosc, 2006,20(11):1681-1686.

[5] Carey R W, Hilgenberg A D, Wilkins E W Jr, et al. Long-term follow-up of neoadjuvant chemotherapy with 5-fluorouracil and cisplatin with surgical resection and possible postoperative radiotherapy and/or chemotherapy in squamous cell carcinoma of the esophagus [J]. Cancer Invest, 1993,11(2):99-105.

[6] Churchill E D, Sweet R H. Transthoracic resection of tumors of the esophagus and stomach [J]. Ann Surg, 1942,115(6):897-920.

[7] Ellis F H Jr, Gibb S P, Watkins E Jr. Esophagogastrectomy. A safe, widely applicable, and expeditious form of palliation for patients with carcinoma of the esophagus and cardia[J]. Ann Surg, 1983,198(4):531-540.

[8] Gaspar L E, Nag S, Herskovic A, et al. American Brachytherapy Society (ABS) consensus guidelines for brachytherapy of esophageal cancer[C]//Clinical research committee. American Brachy-therapy Society. Philadelphia, Int J Radiat Oncol Biol Phys, 1997,38(1):127.

[9] Griffin S M, Shaw I H, Dresner S M. Early complications after Ivor Lewis subtotal esophagectomy with two-field lymphadenectomy: Risk factors and management[J]. J Am Coll Surg, 2002, 194(3):285-297.

[10] Fraser C D, Heitmiller R F. Cervical esophago-esophageal anastomosis[J]. Ann Thorac Surg, 1992,54(2):384-386.

[11] Jafari M D, Halabi W J, Vinh N Q, et al. Evaluating outcomes and trends of transthoracic and transhiatal esophagectomy: A decade analysis of high volume centers[C]//Presented at the American Surgical Association 133th Annual Meeting. Indianapolis, 2013, 4, 4.

[12] King R M, Pairolero P C, Trastek V F, et al. Ivor Lewis esophagogastrectomy for carcinoma of the esophagus: Early and late functional results[J]. Ann Thorac Surg, 1987,44 (2):119-122.

[13] Kunisaki C, Hatori S, Imada T, et al. Video-assisted thoracoscopic esophagectomy with a voice-controlled robot: The AESOP system[J]. Surg Laparosc Endosc Percutan Tech, 2004, 14(6):323-327.

[14] Krasna M J, Flowers J L, Attar S, et al. Combined thoracoscopic/ laparoscopic staging of esophageal cancer[J]. J Thorac Cardiovasc Surg, 1996,111(4):800-806.

[15] Krasna M J, Jiao X. Thoracoscopic and laparoscopic staging for esophageal cancer[J]. Semin Thorac Cardiovasc Surg, 2000, 12(3):186-194.

[16] Lewis I. The surgical treatment of carcinoma of the oesophagus; with special reference to a new operation for growths of the middle third[J]. Br J Surg, 1946,34:18-31.

[17] Lozac'h P, Topart P, Perramant M. Ivor Lewis procedure for epidermoid carcinoma of the esophagus: A series of 264 patients[J]. Semin Surg Oncol, 1997,13(4):238-244.

[18] Luketich J D, Pennathur A, Awais O, et al. Outcomes after minimally invasive esophagectomy: review of over 1000 patients[J]. Ann Surg, 2012,256(1):95-103.

[19] Luketich J D, Fernando H C, Christie N A, et al. Outcomes after minimally invasive esophagomyotomy[J]. Ann Thorac Surg. 2001,72(6):1909-1912; discussion 1912-1913.

[20] Luketich J D, Schauer P, Landreneau R, et al. Minimally invasive surgical staging is superior to endoscopic ultrasound in detecting lymph node metastases in esophageal cancer[J]. J Thorac Cardiovasc Surg, 1997,114(5):817-821; discussion 821-833.

[21] Luketich J D, Nguyen N T, Weigel T, et al. Minimally invasive approach to esophagectomy. JSLS, 1998,2(3):243-247.

[22] Mathisen D J, Grillo H C, Wilkins E W Jr, et al. Transthoracic esophagectomy: A safe approach to carcinoma of the esophagus[J]. Ann Thorac Surg, 1988,45(2):137-143.

[23] Mckeown K C. Total three-stage oesophagectomy for cancer of the oesophagus[J]. Br J Surg, 1976,63(4):259-262.

[24] Müller J M, Erasmi H, Stelzner M, et al. Surgical therapy of oesophageal carcinoma[J]. Br J Surg, 1990,77(8):845-857.

[25] Naunheim K S, Petruska P J, Roy T S, et al. Multimodality therapy for adenocarcinoma of the esophagus[J]. Ann Thorac Surg, 1995, 59(5):1085-1090.

[26] Nguyen N T, Follette D M, Lemoine P H, et al. Minimally invasive Ivor Lewis esophagectomy[J]. Ann Thorac Surg, 2001,72(2):593-596.

[27] Nguyen N T, Roberts P, Follette D M, et al. Thoracoscopic and laparoscopic esophagectomy for benign and malignant disease: Lessons learned from 46 consecutive procedures[J]. J Am Coll Surg, 2003,197(6):902-913.

[28] Orringer M B, Orringer J S. Esophagectomy without thoracotomy: A dangerous operation? [J]. J Thorac Cardiovasc Surg, 1983,85(1):72-80.

[29] Rao Y G, Pal S, Pande G K, et al. Transhiatal esophagectomy for benign and malignant conditions[J]. Am J Surg, 2002,184(2):136-142.

[30] Rice T W, Boyce G A, Sivak M V. Esophageal ultrasound and the preoperative staging of carcinoma of the esophagus[J]. J Thorac Cardiovasc Surg, 1991,101(3):536-543.

[31] Shahian D M, Neptune W B, Ellis F H Jr, et al. Transthoracic versus extrathoracic esophagectomy: Mortality, morbidity, and long-term survival[J]. Ann Thorac Surg, 1986, 41(3):237-246.

[32] Siersema P D, Schrauwen S L, van Blankenstein M, et al. Self-expanding metal stents for complicated and recurrent esophagogastric cancer[J]. Gastrointest Endosc, 2001,54(5):579-586.

[33] Smithers B M, Gotley D C, Martin I, et al. Comparison of the outcomes between open and minimally invasive esophagectomy[J]. Ann Surg, 2007,245(2):232-240.

[34] Stahl M, Walz M K, Stuschke M, et al. Phase Ⅲ comparison of preoperative chemotherapy compared with chemoradiotherapy in patients with locally advanced adenocarcinoma of the esophagogastric junction[J]. J Clin Oncol, 2009,27(6):851-856.

[35] Sweet R H. Carcinoma of the esophagus and the cardiac end of the stomach immediate and late results of treatment by resection of primary esophagogastric anastomosis[J]. JAMA, 1947,135(8):485-490.

[36] Tepper J, Krasna M J, Niedzwiecki D, et al. Phase Ⅲ trial of tri-modality therapy with cisplatin, fluorouracil, radiotherapy, and surgery compared with surgery alone for esophageal cancer: cALGB 9781[J]. J Clin Oncol, 2008,26(7):1086-1092.

[37] van Sandick J W, van Lanschot J J, Ten Kate F J, et al. Indicators of prognosis after transhiatal esophageal resection without thoracotomy for cancer[J]. J Am Coll Surg, 2002, 194(1):28-36.

[38] Visbal A L, Allen M S, Miller D L, et al. Ivor Lewis esophagogastrectomy for esophageal cancer[J]. Ann Thorac Surg, 2001, 71(6):1803-1808.

[39] Walsh T N, Noonan N, Hollywood D, et al. A comparison of multimodality therapy and surgery for esophageal adenocarcinoma[J]. N Engl J Med, 1999,341:384.

[40] Watson D L, Davies N, Jamieson G G. Totally endoscopic Ivor Lewis esophagectomy[J]. Surg Endosc, 1999,13(3):293-297.

[41] Wright C D, Wain J C, Lynch T J, et al. Induction therapy for esophageal cancer with paclitaxel and hyperfractionated radiotherapy: A phase I and phase Ⅱ study[J]. J Thorac Cardiovasc Surg, 1997,114(5):811-815.

（徐　东　倪铮铮　译　袁立功　校）

22 en bloc食管切除术

Simon Law

引言

“en bloc”切除即整块切除，是指切除食管时连同食管周围组织一并切除，以确保环周切缘阴性以及足够的近端和远端切缘。食管周围组织中包含的可能转移的淋巴结也要一并切除。食管癌转移的特点为经黏膜下淋巴管沿食管长轴扩散，所以手术时需要切除长段食管；对于鳞状细胞癌，应保证 10 cm 的近端边缘。食管癌跨食管胃结合部扩散不太常见。食管在纵隔中被其他重要的、不可或缺的结构所包围，由于该解剖特点要想达到环周切缘阴性具有一定难度。对于食管鳞状细胞癌，常位于气管支气管树附近，横向切除范围受到气管和支气管的限制。对于腺癌，主要位于食管下段和胃食管交界处，可以通过切除双侧胸膜、奇静脉、心包和围绕食管的膈肌脚来扩大横向切除范围。必须说明的是，由 Skinner 和 DeMeester 创造的术语“en bloc”切除最初是特指下段食管癌的这种手术，对于下段食管癌这种方法也是最适合的。逐渐该术语也扩大应用到其他肿瘤切除中，指将肿瘤及其相邻组织“完整地”切除。关于整块切除的另一个考虑因素是淋巴结清扫的范围。如应用于下段食管癌，淋巴结清扫范围包括下纵隔和上腹部腹腔干旁淋巴结。然而，更“远”的淋巴结，例如上纵隔甚至颈部的淋巴结，则不必切除。但也有一些外科医生认为“en bloc”食管切除术应包括广泛的纵隔甚至颈部淋巴结清扫。因此，“en bloc”有时与扩大淋巴结清扫互换使用。

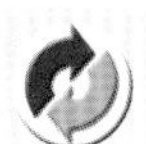

适应证/禁忌证

食管癌手术切除的主要适应证为肿瘤局限于食管壁和仅为局限的区域性疾病，有治愈可能的食管癌患者。我们的目标应该是最大限度地提高 R0 切除的机会（近端、远端和侧边缘肉眼及镜下均阴性），这一指标一直被证明具有重要的预后意义。

越来越多的新辅助治疗包括化疗或放化疗被用于治疗食管癌。这些策略已被证明能提高 R0 切除率，单用化疗可达到约 10% 的病理完全缓解（在切除的手术标本中），而放化疗则高达 30%。尽管新辅助治疗对比单纯手术切除的获益没有在随机对照试验中得到证实并且仍存在争议，但这些策略已在许多中心常规使用。对于晚期疾病，如 c-T3/T4 疾病或有多个局部区域淋巴结转移的患者，这些治疗方法将使许多食管癌患者实现了降期，使随后的 R0 切除成为可能。手术，特别是放疗后的整块食管切除术可能是困难的；放疗后纤维化使组织间隙平面不清。有时也分不清与毗邻结构的粘连是与残留肿瘤浸润有关，还仅仅是结缔组织增生反应所致。当采用微创术式时，手术难度更大。如何将手术切除纳入多模式治疗方案仍有争议，且各机构之间存在差异。

术前规划

术前应进行准确的肿瘤分期，以确保最大可能实现 R0 切除。具体检查应包括计算机断层扫描（CT）、超声内镜（EUS）± 可疑转移淋巴结的细针抽吸细胞学检查。在许多中心，正电子发射断层扫描（PET）扫描逐渐成为标准检查，可以进一步明确 EUS 和 CT 扫描发现的可疑病灶，尤其是远处转移灶。众所周知，新辅助治疗后的分期是不准确的。肿瘤和相邻结构之间的组织平面最好通过 EUS 进行评估，尽管在放疗后准确度会大大降低。

生理功能评估对于评估患者是否适合手术非常重要，心肺功能评估尤其重要。常用于判断食管切除术后并发症发生率和死亡率的因素包括高龄、体能状态差、营养不良和体重减轻、上段食管癌、肺功能差、肝硬化和心脏评估异常。鳞状细胞癌患者更有可能存在营养不良，因为他们酒精摄入量大并且吸烟，造成肺和肝功能受损更严重。另一方面，腺癌患者更有可能存在体重超重，是心血管疾病高风险人群。

术前评估包括详细的病史采集和体格检查、血液检查、胸片、心电图和肺功能检查。更详细的心脏检查，包括超声心动图、心肌灌注扫描或血管造影，在有特殊指征时有选择地应用。肝硬化不是食管切除术的绝对禁忌证，但食管静脉曲张通常是手术的禁忌证。

一般来说，术前患者的生理状态仅能得到有限的改善。通常应采取以下措施：

- 戒烟和戒酒；
- 肺功能锻炼和肺部物理治疗；
- 对有哮喘或明显的慢性阻塞性肺疾病的患者使用支气管扩张剂治疗；
- 如近期因明显冠脉缺血行血管成形和冠状动脉支架置入的患者，术后一段时间内会常规应用抗血栓药物，如阿司匹林和氯吡格雷。对于这部分患者，建议采用新辅助治疗，避免因抗凝需要在等待手术时机过程中延误治疗；
- 对于食管肿瘤合并严重狭窄的患者，在术前准备过程可放置鼻胃管进行营养支持，该方法优于肠外营养、胃造口或空肠造口管饲；
- 糖尿病患者要优化血糖控制方案；
- 术前即刻的准备工作包括在麻醉诱导时给予预防性抗生素和预防深静脉血栓等措施。肠道准备不是必须的，除非拟行结肠代食管。

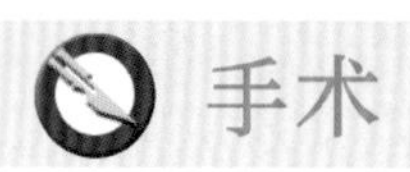

手术

制定手术方案时需要综合考虑多种因素，具体包括以下几点：

■ 吻合口位置:考虑在胸腔还是颈部更优。

■ 重建的途径:代食管管道是置于胸腔内,还是经后纵隔、胸骨后或皮下途径牵至颈部。

■ 食管替代物:胃、空肠或结肠。

以下为标准的经腹部联合右胸入路进行下纵隔和上腹部淋巴结“en bloc”切除,使用管胃代食管在胸腔内进行吻合,具体手术流程如下。

体位和麻醉

首先取仰卧位以完成腹部操作,因随后要行右胸部手术,常选用双腔气管插管,当然也可以在腹部手术完成后更换,以减少粗气管插管损伤气道的持续时间。笔者所在中心的常规做法是放置单腔气管插管,在开胸手术时放置右主支气管封堵器。这样做可以减少气道创伤,同时更加柔软的气管插管有助于更好地暴露气管后及左主支气管旁区域。在胸部手术时,患者取左侧卧位,右臂在肩部呈近似直角摆放。

技术要点

腹部部分

取正中或双侧肋下切口,笔者更倾向于后者,因为可以更好地暴露上腹部,尤其是对肥胖患者。通过以下步骤将胃和腹腔干三分叉处淋巴结一并游离:

■ 将大网膜与胃大弯分开,保留胃网膜右血管和血管弓,不需要完全切除网膜。在胃网膜右血管外侧离断大网膜。离断胃短血管后,继续向内侧游离胃底,暴露左膈肌脚(图 22.1)。离断膈食管筋膜,从左侧游离腹段食管和贲门。

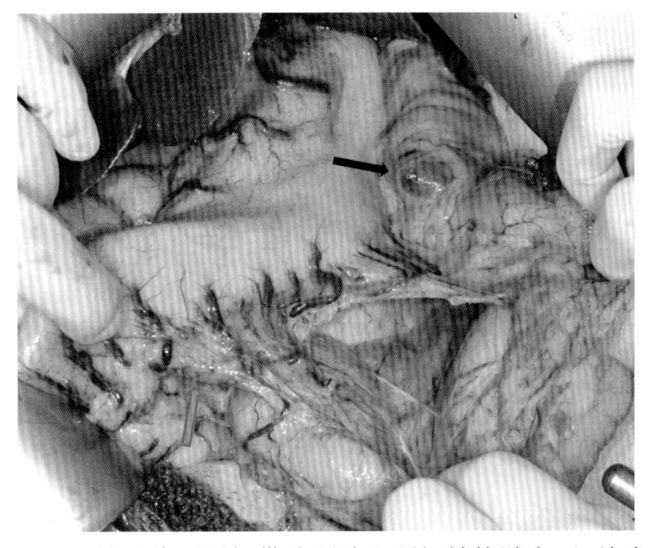

图 22.1 **胃大弯侧游离**
将大网膜从大弯侧分开,无需切除全部网膜,在距胃网膜右血管弓不远处离断胃结肠韧带,该血管为管胃最重要的血供来源。胃网膜左血管在脾脏下极处结扎离断。蓝色箭头:胃网膜右血管弓;黑色箭头:胃网膜左血管和脾脏下极。

■ 然后将肝胃韧带从肝脏和肝门结构游离开,从右侧向食管裂孔逐步游离右侧膈肌脚,在食管前方与左侧游离平面汇合。在这一过程中可以离断迷走神经,以便食管可以向两侧和前面牵拉暴露。在食管下端留置吊带用于后续牵拉暴露,如潘氏管或乳胶引流管。

■ 对于位于裂孔处的食管远端肿瘤,尤其是有外侵的 T3/T4 肿瘤,可将横膈脚与肿瘤一并切除。当切除食管裂孔处膈脚后,很可能会进入双侧胸腔,但无需紧张。

■ 然后将胃向上翻,在腹腔干三分叉处开始游离(图 22.2)。使用细电钩,沿着肝总动脉的前侧进行游离，然后向肝十二指肠韧带侧方清扫淋巴结，切除肝总动脉前面的淋巴结即可。然后向内游离至胃左动脉起始部，胃左动脉和冠状静脉需要结扎(图22.3)。仔细辨别胃左动脉后，双重结扎离断(图22.4)。进一步向左游离并清扫脾动脉旁淋巴结，然后向裂孔游离，这样肝总动脉和脾动脉上方的结缔组织就与腹段食管一起被整块切除。

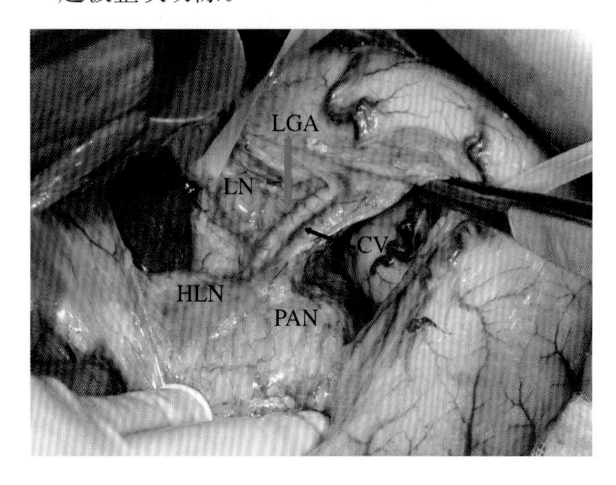

图 22.2 游离前的腹腔干
CV：冠状静脉；LGA：胃左动脉；LN：胃左动脉旁的肿大淋巴结；HLN：肝动脉旁肿大淋巴结；PAN：胰腺。

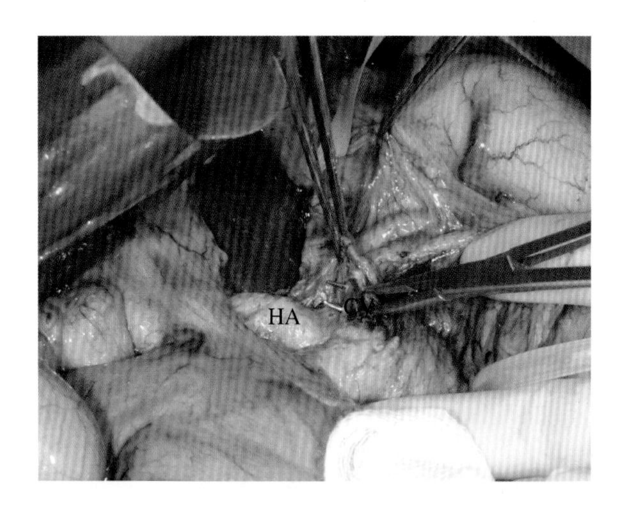

图 22.3 游离结扎冠状静脉
肝动脉已暴露。CV：冠状静脉；HA：肝动脉。

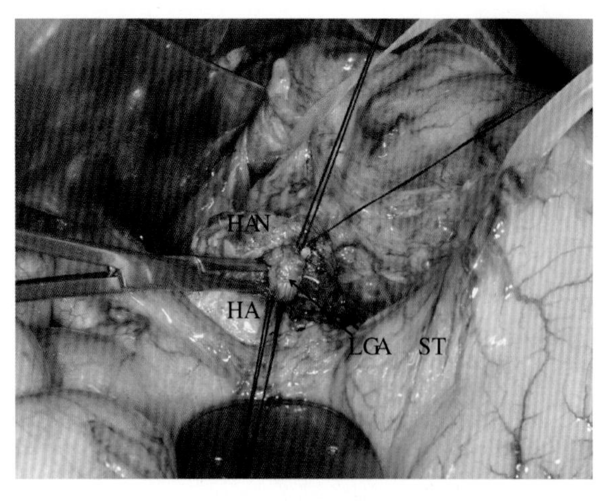

图 22.4 游离结扎胃左动脉
在起始部结扎胃左动脉；肝动脉旁淋巴结已经从肝动脉的前表面游离开。LGA：胃左动脉；HA：肝动脉；HAN：肝动脉旁淋巴结；ST：胃。

- 可以沿着主动脉的前方通过食管裂孔继续向上游离。游离结缔组织与主动脉分开，并与要切除的标本保持整块相连。至此贲门和腹段食管游离完成。
- 在胃小弯侧角切迹处离断胃右血管。使用一个直线切割闭合器从该点向胃底方向做裁剪，这是切割闭合器制作管状胃的起始处。经腹部裁剪一次可以使胸腔部分的切割闭合操作更加容易(图 22.5)。

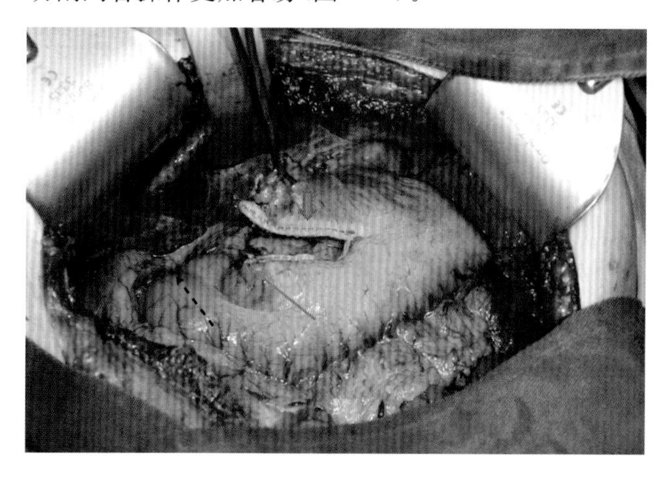

图 22.5 **离断胃右动脉并裁剪胃** 在角切迹处游离和结扎胃右动脉。使用直线切割闭合器从该点向胃底裁剪胃。可以使胸腔部分的切割闭合操作更加容易。虚线箭头，幽门成形术处；蓝色小箭头，胃右动脉离断处；蓝色大箭头，闭合器切缘。后续管胃制作在胸内完成。

然后进行 Heineke-Mikulicz 幽门成形术，一些外科医生会不做这一步。如果胃足够长，则无需进行 Kocher 手法游离。该操作容易进行，并且当胃牵入胸腔时确实可以拉直幽门十二指肠处。仔细止血后关腹，无需留置腹部引流管。

胸部部分

- 取第五肋间后外侧切口保留前锯肌开胸；或者取前外侧切口保留背阔肌开胸，笔者更喜欢后者。离断第六后肋有助于撑开肋间隙，使用两个撑开器相互垂直放置暴露术野。
- 离断奇静脉弓，常有粗大的右侧支气管动脉走行于奇静脉下方，必要时可保留。
- 对于食管下段腺癌，传统的“en bloc”食管切除术通常不进行上纵隔淋巴结清扫。上段食管紧贴食管壁进行游离，打开气管后纵隔胸膜，将食管从气管后和脊柱前游离开，环周游离后套带牵拉便于后续游离。应避免在食管前方电凝，以免损伤气管。食管游离到胸顶水平。
- 电凝打开下肺韧带至下肺静脉的根部。沿心包的后表面继续游离至右主支气管，并将其下方的淋巴结和结缔组织与食管一并游离，然后游离隆突下淋巴结并向左侧推进，暴露左主支气管，并清扫下方淋巴结和脂肪组织。采用锐性分离并仔细止血，必须注意避免支气管膜部热损伤。
- 沿奇静脉纵向走形，在血管前方打开纵隔胸膜。一些外科医生会连同奇静脉及其分支一并切除。该静脉可以作为食管后方游离分界标志，当游离到食管裂孔上方时，解剖平面向深部延伸到主动脉表面。胸导管走形于奇静脉和主动脉之间的结缔组织中，需要仔细识别、分离和结扎(图 22.6)。当向前游离至食管时，胸导管、结缔组织和主动脉上的结缔组织可与食管一起被整块切除。继续向深部游离，与前述从前往后游离的左主支气管平面会师，淋巴结清扫下方界限为膈肌脚，前方为心包、右主支气管，顶部为气管分叉处，后界从左主支气管沿降主动脉向下延伸。进一步向上游离与先前的吊带处汇合，以完成全胸段食管的游离。在经典的“en bloc”食管切除术中，左侧胸膜可与食管一起切除，从而暴露左肺；也可以切除原发肿瘤处的心包，以彻底切除。笔者认为，除非心包或奇静脉明显受累，否则这些结构是可以保留的。主动脉弓下与左主支气管上方区域的淋巴结应予以清扫，清扫时避免损伤左侧喉返神经，向深部清扫至左肺动脉(图 22.7)。

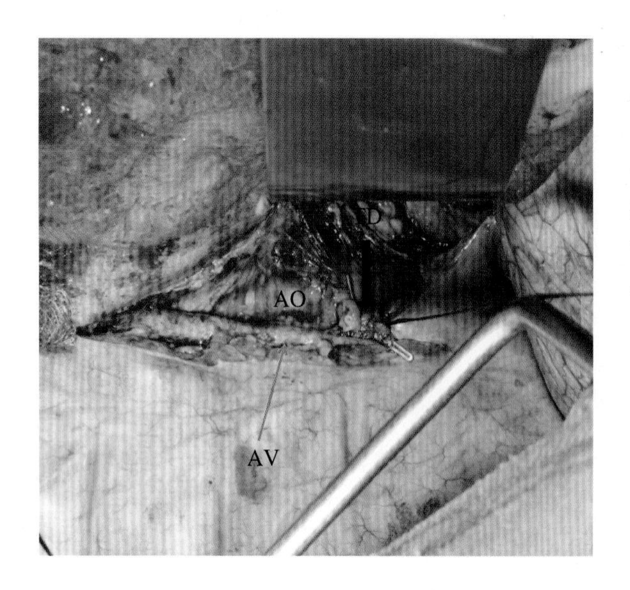

图 22.6　**胸导管处理**

胸导管位于奇静脉和主动脉之间的组织内，结扎时连同周围组织一并结扎。胸导管结扎可减少乳糜胸的发生。该图显示了游离起始部主动脉周围结构，其中包含 TD，已结扎的胸导管；AO，主动脉；AV，奇静脉。

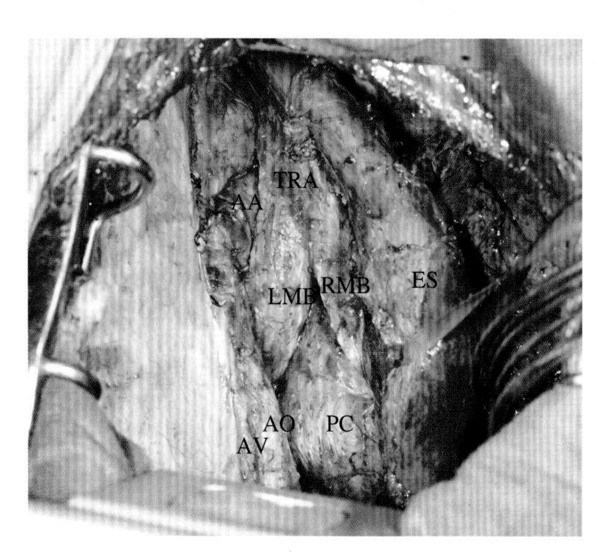

图 22.7　**完成游离后术野**

食管已被游离和牵开，气管分叉和主支气管淋巴结全部切除，心包和主动脉表面裸露，主动脉弓下淋巴结已清扫。所有淋巴组织与食管一起整块切除。ES：食管；TRA：气管；RMB：右主支气管；LMB：左主支气管；PC：心包；AO：主动脉；AV：奇静脉；AA：主动脉弓。

■ 在完成食管游离和纵隔淋巴结清扫后，将管胃通过膈肌食管裂孔向上牵拉至右侧胸腔。可以在胃底选取合适位置向下方裁剪制作管胃，与腹部首次裁剪处汇合，一般还需要 2～3 个直线切割闭合器(图 22.8)。

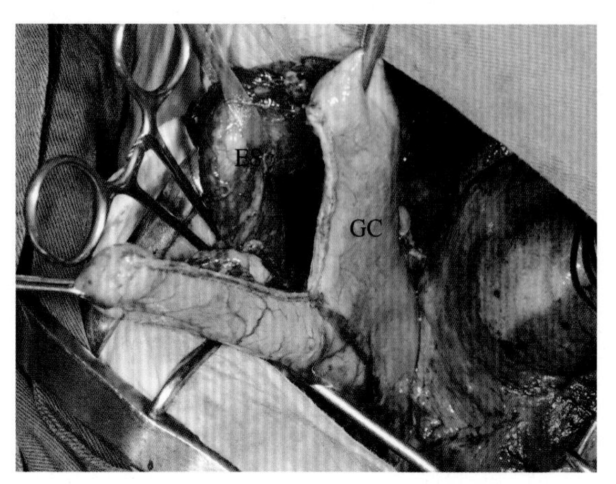

图 22.8　**制作管胃**

经裂孔将胃牵入胸腔，胃已使用直线切割闭合器切开，蓝线为预计的管胃切割线，以完成窄管胃制作。GC：管胃；ES：食管。

■ 然后使用 Satinsky 钳在胸顶附近夹闭食管，在钳子远端离断食管，移除带有肿瘤的食管标本，将管状胃置于纵隔内，准备吻合。

■ 可以使用手工缝合或吻合器的方法来进行吻合。笔者倾向使用前者，与使用圆形吻合器相比，手工吻合吻合口瘘发生率相近，但狭窄率较低。切除管胃顶端，使用单股可吸收缝线(4－0 Polyglyconate)以单层连续缝合法完成吻合。管胃闭合器切缘顶点可缝至吻合口呈"T"形(图 22.9、图 22.10)。

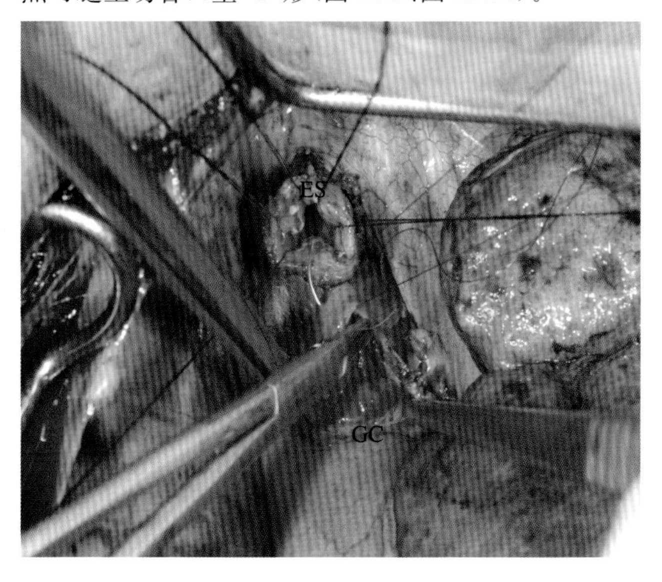

图 22.9 **胃食管吻合**
将食管和管胃在胸顶完成手工吻合，图示为缝针起始处。ES：食管；GC：管胃。

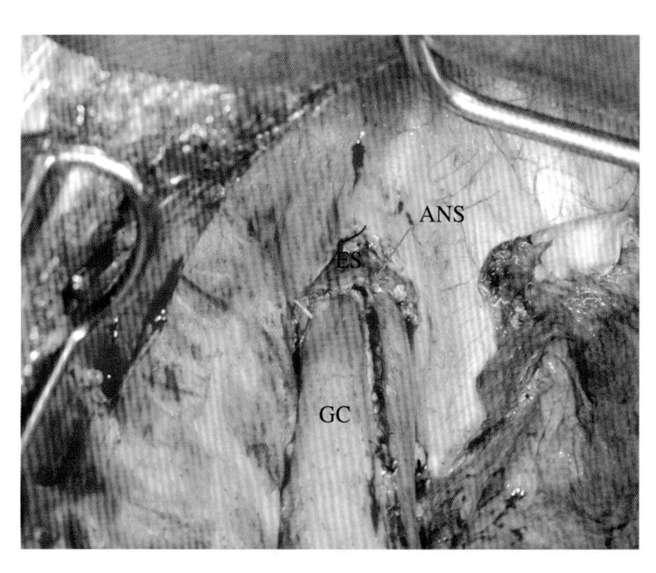

图 22.10 **术毕术野展示**
吻合已完成，管胃闭合器切缘已缝合到吻合口处，呈"T"形。ANS：吻合口；ES：食管；GC：管胃。

■ 如果使用圆形缝合器，在放置钉砧底座之前在食管断端缝荷包，也可经口放置 Orvil EEA 吻合器底座，然后完成吻合。

■ 在小弯侧切开管胃，置入吻合器主杆，在胃底选择适当的位置进行吻合，完成吻合后以直线切割闭合器闭合胃残端，闭合线与原管胃切缘延续。

■ 仔细止血关胸，留置 24 号胸腔引流管。

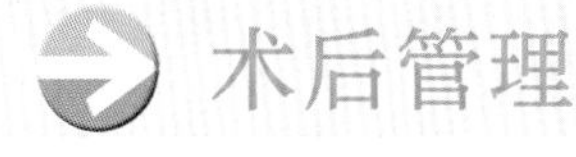

术后管理

手术流程合理以及细致的操作和围术期管理对降低并发症发生率和死亡率非常重要。对于大多数患者来说，标准化的临床路径是有帮助的。

■ 大多数患者在恢复室拔除气管插管，手术时间长、复杂或高危患者视情况而定。

■ 硬膜外镇痛发挥重要的术后镇痛作用,持续应用至术后4～5天,然后更换为自控式镇痛或口服止痛药。充分的疼痛控制对减少肺部并发症至关重要。

■ 术后3～4天拔除鼻胃管。鼻胃管主要用于避免术后早期胃胀,引流量通常很少,早期拔管可减轻患者不适感并促进咳嗽。

■ 所有患者在术后第一天进行支气管镜检查以明确是否存在喉返神经损伤,如果没有清扫上纵隔或颈部淋巴结,该情况罕见。纤维支气管镜吸痰被广泛用于痰液潴留的患者。需要频繁进行支气管镜吸痰是气管切开术的指征。静脉输液要适量,避免发生容量过负荷和肺水肿。

■ 建议积极胸部理疗,鼓励早期活动,预防深静脉血栓形成。

■ 除非引流量过多,常规于术后第4～5天拔除胸腔引流管。

■ 术后第4～5天开始经口进食流质,维持到第7天。在上消化道造影确认没有吻合口瘘后,开始吃粥等软食,并逐渐加量。笔者不常规做空肠造瘘进行管饲,大多数患者都可以成功恢复早期经口进食,并且大多数不需要额外的营养支持。如果经口进食推迟,例如发生吻合口瘘,可经内镜下放置鼻十二指肠营养管解决该问题。

并发症

食管切除术后的并发症大多为心肺方面的。高达25%的患者可能发生心律失常,通常表现为心房颤动和室上性心动过速。虽然均为良性心律失常,但我们应重视并寻找诱因,最常见诱因是外科败血症和肺部并发症。痰潴留和肺不张也很常见,应积极干预以防止进展为肺炎。

还有许多手术相关并发症可能发生,具体以下:

■ 管胃缺血:管胃严重缺血一般发生于早期,术后2～3天内出现。脓毒症很明显,但在早期症状可能很轻微,可能仅表现为无法解释的心动过速、房性心律失常或动脉氧合不良。对该并发症要立即干预,以免进一步恶化。有症状时要高度怀疑是否发生管胃缺血,当症状有恶化迹象时,应进行内镜检查以明确管胃和吻合口情况。一旦脓毒症得到控制,对于严重缺血的患者需要切除管胃、充分引流和后期再行消化道重建。对于缺血仅局限于一小部分管胃的特殊病例,如患者血流动力学稳定且脓毒症较轻,并且在切除缺血部分后仍有足够长度的管胃,可以选择立即行再吻合。

■ 吻合口瘘:临床上明显的胸部吻合口瘘通常发生在术后一周内。当出现脓毒症的迹象或胸腔引流管引流过多,颜色混浊时,即可以诊断。吻合口瘘的位置和大小可以通过水溶性造影剂检查来明确。仔细的内镜检查也很有帮助。对于小的包裹性瘘,CT引导穿刺引流积液就足够了。对于瘘口大合并脓毒症的患者,需进行探查。直接修复几乎不可能或者无效,充分引流是关键。注射纤维蛋白胶或腔内支架置入越来越多地用于吻合口瘘治疗;封堵瘘口有助于早期控制败血症和恢复经口进食。后期可以移除支架,具体取决于瘘的严重程度。通常4～6周可以愈合。

■ 乳糜胸:胸管引流量持续较多,通常每天超过1 L,应考虑是否发生乳糜漏。通过鼻胃管或经口进食牛奶验证,如观察到胸管内引流液变成乳糜状即可诊断。也可根据生化指标诊断,如胸液中甘油三酯水平和牛奶试验后引流液中出现乳糜微粒。确诊后,引流量少(小于1 L/天)的乳糜胸患者,进行禁食并全胃肠外营养支持,或选择中链甘油三酯饮食。早期手术探查干预成功率高,可有效防止引流液中淋巴细胞和蛋白质大量丢失导致病情恶化。术前淋巴管造影可能有助于定位乳糜漏的部位。如果不确定，通过胸腔探查对膈肌裂孔处淋巴管大块结扎可能有效。

- 管胃扭转：可能会导致管胃缺血或梗阻，早期手术探查是关键。
- 膈疝：膈肌食管裂孔过大，特别是膈肌脚切除后，可能导致肠管疝入胸腔。最常见的疝入物是横结肠。胸片上的异常阴影提示应进一步检查。确诊后应考虑行手术探查、还纳疝内容物，并关闭管状胃周围的裂孔。
- 喉返神经损伤：单侧喉返神经损伤会导致声音嘶哑、咳嗽困难和误吸概率增加。当发生双侧喉返神经损伤时，会发生呼吸困难，必须行气管切开和延迟经口进食。患者的远期生活质量也会受到影响。
- 气管支气管损伤：比较罕见，术中应及时发现，并进行一期修复，可使用组织（如带蒂肌肉皮瓣）包裹加固。

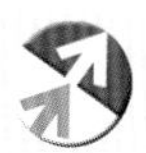

结果

在手术量较多的中心进行 en bloc 食管切除术，患者术后死亡率应该很低（<5%）。对于高危人群和广泛切除手术存在缺陷时，围手术期并发症发生率仍然很高，en bloc 食管切除术后的总并发症发生率接近 40%。其中最常见的是痰液潴留、肺不张、肺炎和房性心律失常。吻合口瘘时有发生，通过正确和积极的治疗，因瘘致死的情况很少见。与局限性切除或放化疗等非手术治疗相比，扩大淋巴结清扫对于疾病的局部控制更佳，据报道术后局部复发率可低至 1%。获得长期生存仍然是一个比较难的目标，目前对于 en bloc 切除患者所报道的 5 年生存率为 37%～52%。在比较切除范围大的经胸食管切除术和淋巴清扫有限的经食管裂孔食管切除术的随机对照研究中，扩大切除范围的Ⅰ型食管下段腺癌患者 5 年生存率更高（51%和 37%），尤其是对淋巴结阳性数较少的患者（1～8 枚阳性淋巴结）（64%和 23%）。选择合适的患者开展多模式治疗和扩大淋巴结清扫的 en bloc 切除可能会带来更长的生存获益。

结论

- en bloc 食管切除术旨在完全切除食管周围组织，最适用于下段食管癌，可扩大环周切缘，并行下纵隔及上腹部淋巴结清扫。
- 通常选择经腹部和右胸入路，采用手工缝合或吻合器吻合的方法完成胸内食管胃吻合。
- 术前准确评估疾病分期（尽可能提高 R0 切除的机会）和患者生理状态对于获得良好结果至关重要。
- 手术操作精细可最大限度减少手术并发症的发生。
- 围手术期管理应仔细且积极，做到并发症的早诊断、早干预。
- 在有经验的中心该术式围手术期死亡率低于 2%。

参考文献

[1] Altorki N, Kent M, Ferrara C, et al. Three-field lymph node dissection for squamous cell and adenocarcinoma of the esophagus[J]. Ann Surg, 2002, 236(2): 177-183.

[2] Hagen J A, DeMeester S R, Peters J H, et al. Curative resection for esophageal

adenocarcinoma：Analysis of 100 en bloc esophagectomies[J]. Ann Surg，2001，234(4)：520-530.

[3] Law S. Esophagectomy without mortality：What can surgeons do?[J]. J Gastrointest Surg，2010；14(Suppl 1)，S101-S107.

[4] Law S，Fok M，Chu K M，et al. Comparison of hand-sewn and stapled esophagogastric anastomosis after esophageal resection for cancer：A prospective randomized controlled trial [J]. Ann Surg，1997，226(2)：169-173.

[5] Law S，Wong K H，Kwok K F，et al. Predictive factors for postoperative pulmonary complications and mortality after esophagectomy for cancer[J]. Ann Surg，2004，240(5)：791-800.

[6] Murthy S C，Law S，Whooley B P，et al. Atrial fibrillation after esophagectomy is a marker for postoperative morbidity and mortality[J]. J Thorac Cardiovasc Surg. 2003；126(4)：1162-1167.

[7] Omloo J M，Lagarde S M，Hulscher J B，et al. Extended transthoracic resection compared with limited transhiatal resection for adenocarcinoma of the mid/distal esophagus：Five-year sur-vival of a randomized clinical trial[J]. Ann Surg，2007，246(6)：992-1000.

[8] Peyrecg，Hagen J A，DeMeester S R，et al. The number of lymph nodes removed predicts survival in esophageal cancer：An international study on the impact of extent of surgical resection[J]. Ann Surg，2008，248(4)：549-556.

[9] Rizk N P，Ishwaran H，Rice T W，et al. Optimum lymphadenectomy for esophageal cancer [J]. Ann Surg，2010，251(1)：46-50.

[10] Rizzetto C，DeMeester S R，Hagen J A，et al. En bloc esophagectomy reduces local recurrence and improves survival compared with transhiatal resection after neoadjuvant therapy for esophageal adenocarcinoma[J]. J Thorac Cardiovasc Surg，2008，135(6)：1228-1236.

[11] Tachibana M，Kinugasa S，Yoshimura H，et al. En bloc esophagectomy for esophageal cancer[J]. Am J Surg，2004，188(3)：254-260.

（徐 东 陶 正 译 袁立功 校）

23 左胸腹联合切口食管切除术

Sudish C. Murthy

引言

左胸入路食管切除术早在(本书写作的)60 年前就已经被报道。该手术开创性的将胃放置于食管纵隔床行食管胃胸内吻合,并证明了这种术式的安全性。在此之前,经胸廓外(皮下)通道将胃牵引至颈部和颈段食管吻合是常用的方法,这种非原位消化道重建的方式在左胸腹入路食管切除手术方式广泛流行后成为了备选手术方式。

左胸入路食管切除术在随后的 30 年中一直是食管癌标准手术方式,到了 20 世纪 70 年代后期,Ivor Lewis 和 McKeown 两种术式被证明更适用于切除食管中段鳞状细胞癌,而非开胸经食管裂孔(钝性)食管切除术是当时发病率较低的食管下段腺癌治疗的最常用手术方式。

目前,食管癌的发病率呈现显著增长的趋势。在美国,食管癌的组织病理学亚型有了明显的变化。食管下段和胃食管交界处(GEJ)腺癌成为目前主要的食管恶性疾病。鉴于食管下段贲门部肿瘤发生率高,在考虑手术治疗时,食管下段和贲门的充分显露是至关重要的。此外,由于食管腺癌早期可能出现 N1 淋巴结转移,所以充分暴露食管裂孔和后下纵隔进行淋巴结清扫应被视为手术的重要步骤。左胸腹联合切口食管腺癌根治术是暴露食管裂孔和后下纵隔的最佳方案。

迄今为止,没有随机研究表明何种食管切除技术能够达到最完全的肿瘤切除效果,也尚无证据证明何种术式治疗肿瘤预后最佳,部分问题持续存在。创伤小的开放手术(经裂孔食管切除术)比开胸食管切除术的术后并发症发生率更低。但经裂孔食管切除术后的肿瘤局部复发率可能会升高。最近微创食管切除技术得到很好的发展,如微创经裂孔、McKeown 和 Ivor Lewis 术式。尽管与开放性手术相比,微创手术对于肿瘤治疗的疗效仍需要进一步明确,但是疼痛减轻和恢复加快的优势是显而易见的。最近一系列关于微创术式的研究以及一项 16 个中心进行的前瞻性多中心研究(ECOG E2202)摘要均报道微创术式的术后并发症发生率和死亡率是可以接受的,且淋巴结清扫数目的中位数≥20。

适应证/禁忌证

如果仅考虑肿瘤手术的基本原则：

- 最佳术野暴露；
- 完全切除，切缘足够；
- 扩大的局部淋巴结清扫能满足分期和潜在获益要求；
- 易于重建，则左胸腹联合切口食管切除颈部食管胃吻合术在当今仍有现实意义。

术后并发症的问题可通过仔细的术前评估选择，精细的手术操作以及积极的术后管理来解决。

左胸腹联合切口入路最大的优势可能体现在良性疾病再手术和处理难以修复的穿孔上，该入路为这些复杂手术提供了开阔的术野。最近有报道通过使用合成或生物合成补片修补大的食管裂孔疝，补片侵蚀食管本身时如果再次手术想保留食管是非常困难的，这种情况下选择左胸腹联合切口入路是最安全的暴露方案。此外，当下段食管穿孔行挽救性手术尝试保留食管时，如果穿孔部位跨裂孔，可延长左胸切口为胸腹联合切口，进行更好的修复。

左胸腹联合切口入路的禁忌证很少，但既往有左侧开胸手术史（如肺切除或脓胸）肯定会大大增加手术难度。膈肌切口修复受膈肌本身影响，如膈肌柔韧性好操作简单，但既往有左胸手术史会影响到这一点，使关闭膈肌变得困难。行该术式的患者应能耐受单肺通气，术中萎陷左肺有利于充分暴露术野。

虽然左胸腹/左颈入路食管切除原本主要应用于肿瘤手术，但考虑到目前大量的食管裂孔疝修补手术和其治疗失败率，所以该入路应作为胃食管交界处疾病再手术的重要选择(图 23.1)。此外，对于病态肥胖的可手术食管癌患者，选择左胸腹/左颈入路可能比经腹手术更容易。由于主动脉弓的影响，高位左侧胸内吻合术难以实现。因此，颈部吻合术更适用于该方案。当然食管穿孔修复手术并不需要做吻合，但经此手术入路有利于术中辅助放置胃肠营养管。

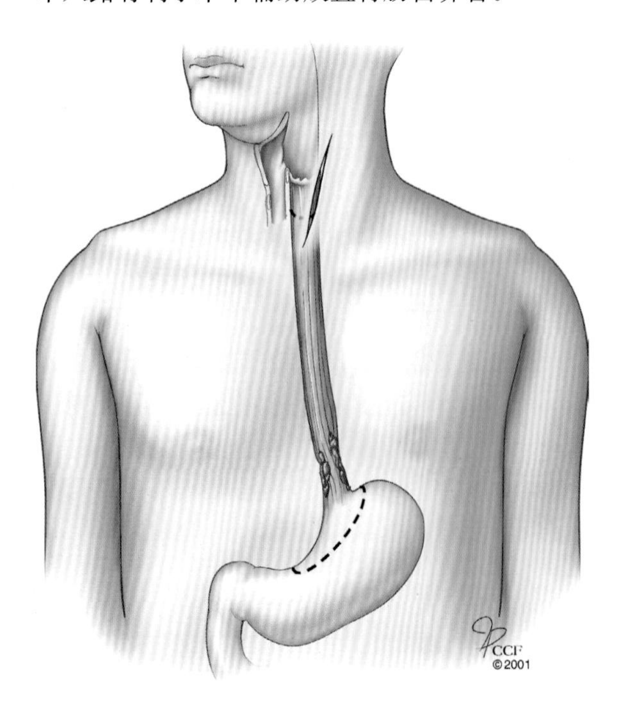

图 23.1 **食管下段和胃食管交界处腺癌切除行颈部吻合的手术规划**

左胸腹/左颈入路治疗食管下段和胃食管交界处的腺癌，可充分暴露瘤床，实现区域淋巴结(N1)和腹腔干淋巴结(M1a)的 en bloc 切除；并且无需变换体位和再次消毒铺单。此外该入路在延长切口前，外科医生就有机会探查腹腔，明确是否能够切除。最后经该入路脾脏损伤很罕见，因为胃短血管是最先处理的，并且暴露充分。

术前规划

因左胸腹/左颈入路手术做得不多，所以很多外科医生对左侧入路下的腹部、胸部和颈部解剖结构不熟悉，这是术前必须搞清和掌握的。靠近中线或偏右侧结构(如十二指肠和胸导管)更难暴露识别。当肿瘤手术需打开纵隔时需要长时间萎陷术侧肺。离断肋弓和游离周围膈肌也会引起相关并发症，有时还很严重，操作时要注意，手术结束关闭前要仔细检查。

完成手术评估后，所有患者都应在手术前 1 天进行标准肠道准备。推荐置入硬膜外导管镇痛，其他标准置管包括：左侧双腔气管插管，鼻胃管，右颈内静脉中心静脉导管，右桡动脉穿刺和导尿管。取右侧卧位，腹盆部向后倾斜(图 23.2)。消毒范围前侧为中线，后侧到脊柱，从颈部到腹股沟。无论何种手术(包括良性或恶性)，整个左臂与左颈一样都应处在术野中，以便进行可能的左颈吻合术。在需要暴露颈部之前，左臂跨身体向前置于托手架上。可参考的重要体表标志包括左侧胸锁乳突肌、肩胛下角、肋缘、脐和髂前棘。

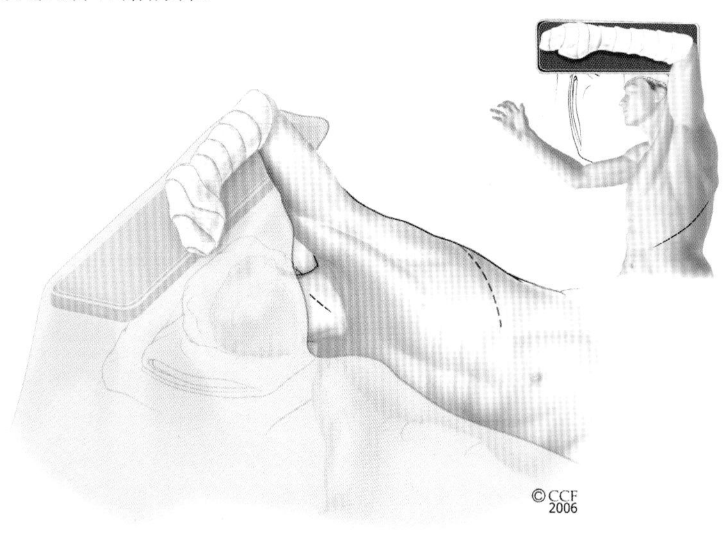

图 23.2　**左胸腹/左颈入路手术患者体位**
骨盆稍向后旋以暴露腹部。左臂位于无菌术野中以利术中调整。

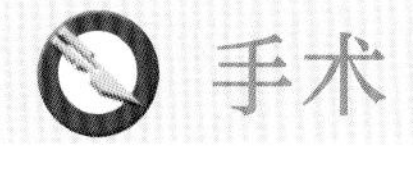

手术

胸腹联合切口

胸腹联合切口通常起自肩胛下角下方两指，沿第七肋间跨肋缘，向脐斜向延伸(图 23.3)。首先自肋弓起做腹部斜行切口，离断腹外斜肌和内斜肌，并在侧面切开腹直肌和腹直肌鞘。腹壁下血管束位于靠中间的位置，比较少碰到。打开切口后进行腹部触诊探查，明确是否能切除。如发现腹腔肿瘤种植，或肝脏、肝门、十二指肠、胰腺和腹腔干受累，则在放置空肠营养管(J 管)后终止手术。如无手术禁忌，则将切口向后向上，跨肋缘沿第七肋间向肩胛骨下角延长。沿肌纤维方向打开前锯肌，是否切开背阔肌前缘取决于切口延伸范围。

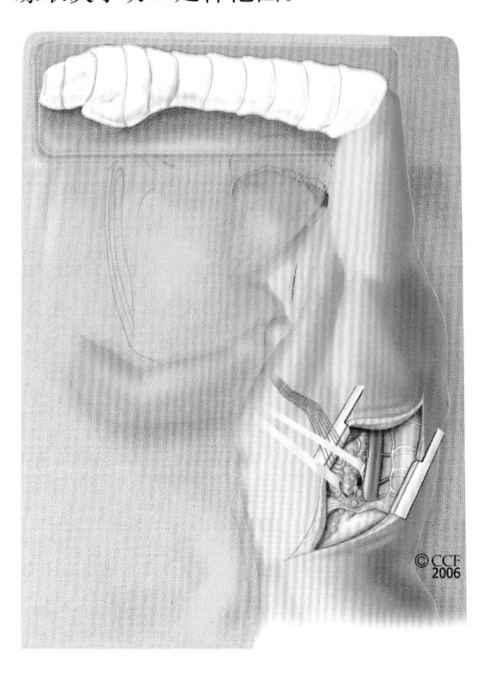

图 23.3 **胸腹联合切口侧面观**
首先打开切口下部，进行腹腔探查。如无手术禁忌，则将切口向后向上延伸，离断肋弓。

在第七和第八肋骨之间锐性离断肋弓，自肋弓离断处向后环形切开膈肌 8～10 cm。靠胸壁侧膈肌预留 2 cm，以便术毕关闭膈肌。撑开器撑开胸腹部切口，胃食管交界处位于术野中央。

近端胃游离比较简单，胃短血管弓位于表浅位置，从侧面易于暴露。肿瘤手术时清扫腹部淋巴结也更有优势(图 23.4)。由于初期在该入路下对于解剖结构不熟悉，做十二指肠松解(Kocher 手法)和管胃引流(幽门肌切开术或幽门成形术)比较困难，但可以做，并且是完全能够完成的。

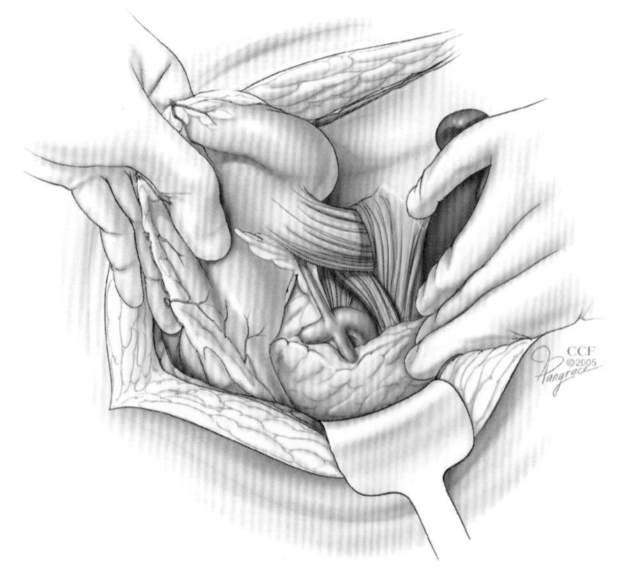

图 23.4 **左胸腹联合切口暴露腹腔干**

尽管对局部晚期病例采用了术前放化疗，但裂孔处的致密纤维化很少发生，即使在肥胖患者中也是如此，可以实现环周组织的整块切除。对于胃底或贲门处肿瘤，或其他任何原因导致胃不能用于重建，则行下段食道切除和全胃切除。制作 Rou-en-Y 空肠袢，从结肠后跨食管裂孔牵至胸腔，与远段食管在下肺静脉水平完成吻合。

对于肿瘤 en bloc 切除术，纵隔游离时需充分打开纵隔胸膜，完全游离下肺韧带。后方游离跨主动脉外膜向右侧游离至脊柱和奇静脉。常会打开右侧纵隔胸膜（特别是在肿瘤手术中）。前方紧贴心包游离纵隔组织，完成前后侧游离后，继续向头侧游离到隆突下（图 23.5），使用潘氏管环绕食管牵拉暴露。由于胸导管位于右侧，辨认较为困难，手术操作偶尔会损伤胸导管，所以在钳夹或结扎主动脉临近组织时要特别注意，以防止术后乳糜胸的发生。应尽量避免损伤奇静脉，因为从左侧修补很困难。

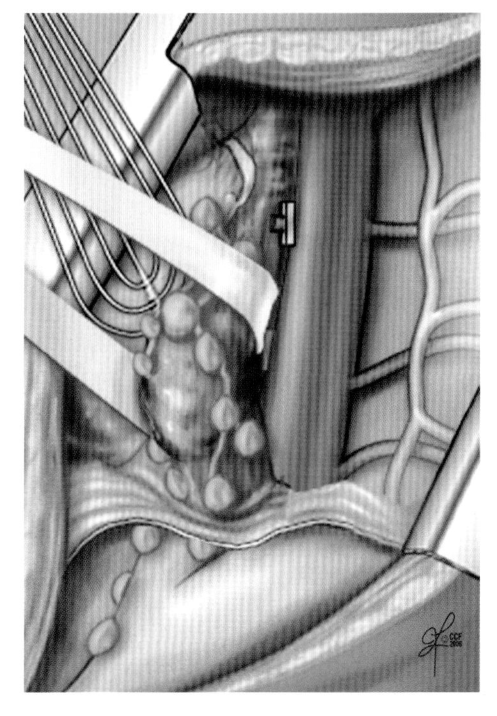

图 23.5　**左胸腹联合切口胸段食管的 en bloc 切除**

对于良性病例，纵隔游离较为简单，首先牵住食管，然后向食管后游离并延伸至裂孔。对于自发食管穿孔（Boerhaave 综合征），穿孔位置通常在食管左侧胃食管交界处上方。如食管破口向下延伸，则需要将左胸的切口跨肋弓并延长到腹部以充分暴露。

对于食管裂孔疝的再次手术，食管切除应当作为食管下段或者近端胃无法保留时的备选方案。这通常发生于多次再手术或首次修复时使用了替代材料修补裂孔的患者。这些情形常会导致无法修复的食管损伤，术前应告知患者并讨论行挽救性食管切除的可能。

对于肿瘤患者拟行食管切除时，游离纵隔时要避免电凝损伤左主支气管和左肺动脉。通常有几支主动脉食管侧支需要处理。在隆突水平以上，采取钝性分离的方法将食管与气道和脊柱分离。

与平卧位手术相比，侧卧位颈部食管暴露比较困难，无法使用固定式撑开器，所以需要助手手动牵拉暴露该区域。沿着胸锁乳突肌的前缘做标准斜切口（图 23.6）。切开颈阔肌，游离胸锁乳突肌，向后牵拉。然后离断肩胛舌骨肌，并小心地向侧方游离颈动脉鞘。甲状腺中静脉常呈弓形横跨术区，可作为解剖标记，术中予以离断。为方便游离气管食管沟，首先辨认脊柱位置，然后从后方游离颈段食管，最后将颈段食管与气管分开。游离时紧贴食管环周分离，可以减少左右喉返神经损伤的概率。

颈部食管套带后，继续采用钝性方法彻底游离主动脉弓上食管。其余部分的食管游离按标准方式进行。

使用改良 Collard 吻合(图 23.7、图 23.8)重建消化道。侧卧位下吻合会给辨别方向带来困难,但吻合方式应与平卧位保持一致。完成吻合后,把吻合口送至原位,将管胃还纳于上纵隔。在食管裂孔处轻轻牵拉管胃将胃拉直,将吻合口牵入上纵隔(图 23.9)。

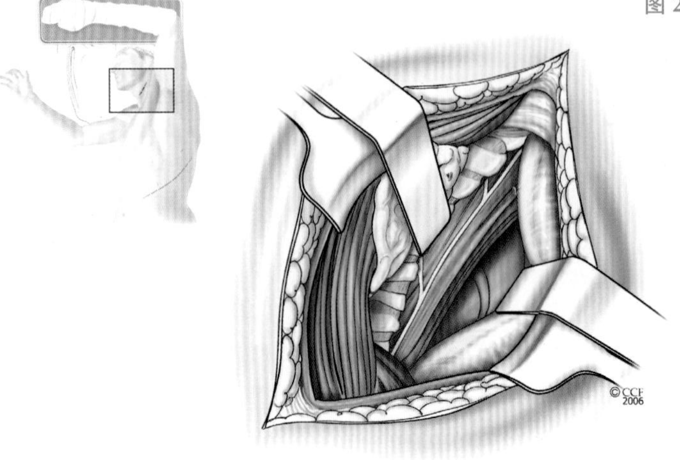

图 23.6 左颈部术野暴露食管

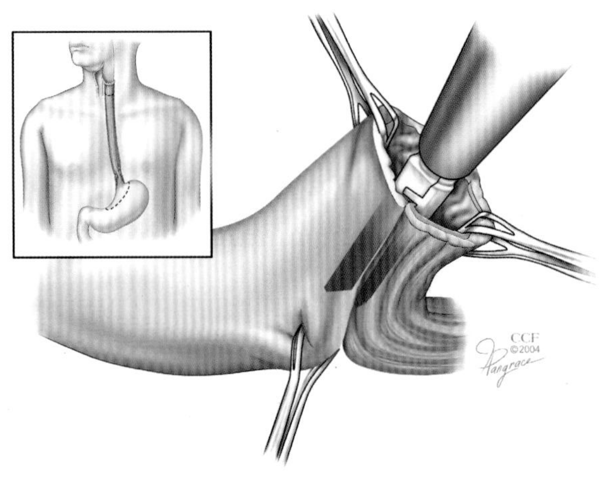

图 23.7 器械联合手工完成颈部吻合

后壁使用 45 mm 的直线切割闭合器。

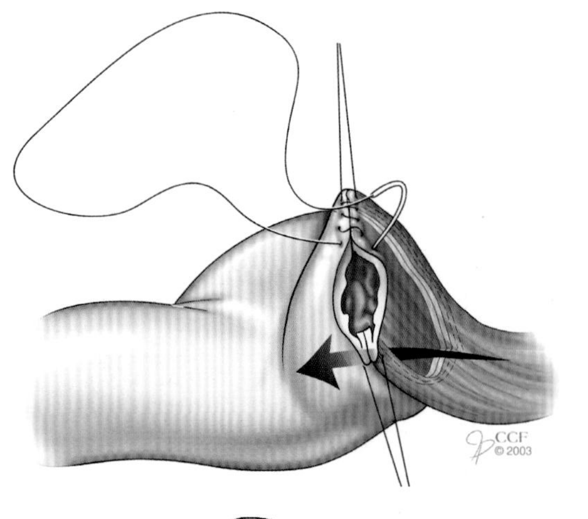

图 23.8 吻合口前壁使用连续或者间断缝合技术进行

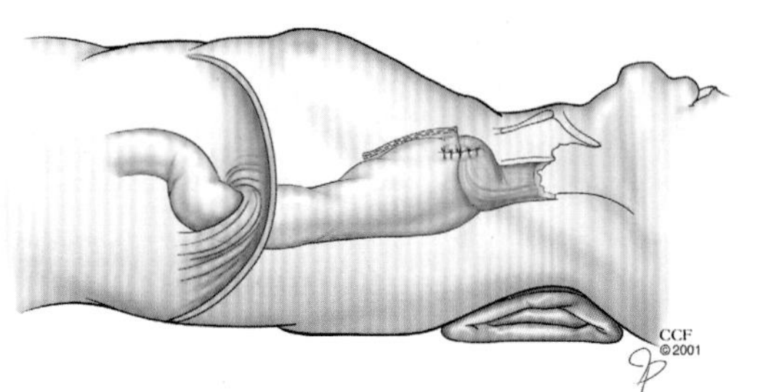

图 23.9 将重建的管道轻拉牵直使吻合口位于上纵隔

关闭切口

颈部切口使用大量温盐水冲洗，然后分两层间断缝合。颈阔肌和真皮层使用可吸收缝线分别缝合。间断缝合的切口在发生瘘和感染时可打开引流（5%～10%），可经颈部切口向上纵隔置入硅胶引流管。

关闭胸腹腔联合切口前，先缝合膈肌，通常使用大号粗线间断缝合。术中在胸壁侧预留的 2 cm 膈肌使缝合难度大大降低。

使用粗线间断关闭胸部切口，离断肋弓处使用 8 字缝合肋软骨合拢，偶尔需要切除一小段软骨使肋弓对合良好，然后将膈肌与肋弓修复处缝合加固，使用可吸收缝线分层连续缝合关闭胸部和腹壁肌肉以及腹膜。皮肤和皮下组织使用常规方法缝合。

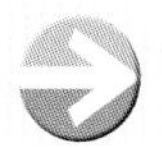

术后管理

由于手术范围大，术后管理重要且复杂，并且该术式作为局部治疗的一种选择，常与诱导放化疗联合用于局部晚期肿瘤的治疗。对于食管穿孔或胃食管交界处补片侵蚀以及食管裂孔疝修复失败的患者，术后抗感染应重点关注。绝大多数病人在术后早期都需要重症监护，除此之外，充分控制术后疼痛也非常重要。

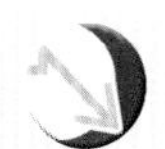

并发症

食管切除术患者中 5%～10%会发生伴或不伴吻合口瘘的颈部感染，早期发现可降低颈部切口感染的影响。治疗通常只需重新打开颈部切口并对此区域进行充分引流，大多数吻合口瘘可在 2 周内愈合。广谱抗生素的短程使用可用于治疗并发的蜂窝织炎。

大约 5%的患者发生乳糜胸并需再次干预。干预指征为早期大量引流（超过 1000 mL/天），或经禁食全肠外营养治疗两周仍未缓解。笔者所在中心的标准治疗方法是经皮穿刺并栓塞乳糜漏。如治疗失败，则选择再手术经右胸行胸导管结扎。

肋弓裂开通常发生于深层组织感染时，尽管极少发生，但需要手术彻底清创、充分引流和术后负压吸引。无特殊并发症的肋缘“咔嚓”声可不做特殊处理。

术后维持管饲 4 周以降低早期胃胀和管胃疝入左胸的发生率，此后逐渐恢复经口进食，并过渡到正常饮食，在术后 6～8 周去除营养管。

结论

经左胸腹/左颈入路为以食管裂孔部位为中心的手术提供了优良的手术视野。对于肿瘤患者，可以轻松彻底地完成两野淋巴结清扫；无需变换体位即可实现 en bloc 食管切除。对于日益增长的食管裂孔疝修复失败或复杂的食管穿孔患者，无论最终是否行食管切除，也可从这种手术入路中获益。一开始从侧入路可能有些不习惯，但一般会很快适应并热衷于该入路。

参考文献

[1] Sweet R. Surgical management of carcinoma of the midthoracic esophagus：Preliminary report [J].N Engl J Med，1945，233：1.

[2] Kirschner M. Eines neues verfahren der Osophagoplastik[J]. Arch Klin Chir，1920，114：606.

[3] Lewis I. The surgical treatment of carcinoma of the oesophagus with special reference to a new operation for growths of the middle third[J]. Br J Surg，1946，34：18.

[4] McKeown K. Total three-stage oesophagectomy for cancer of the oesophagus[J]. Br J Surg，1976，63：259-262.

[5] Orringer M，Sloan H. Esophagectomy without thoracotomy[J]. J Thorac Cardiovasc Surg，1978，76：643-654.

[6] Pohl H，Welch H G. The role of overdiagnosis and reclassification in the marked increase of esophageal adenocarcinoma incidence[J]. J Natl Cancer Inst，2005，97(2)：142-146.

[7] Murthy S C. Left thoracoabdominal esophagectomy[M]//Pearson F G，Patterson G A，Cooper J D，et al. Thoracic & Esophageal Surgery. New York：Churchill Livingston Inc.，Elsevier Health Sciences，2008：53.

[8] Ginsberg R. Left thoracoabdominal cervical approach[M]//Pearson F G. Esophageal Surgery，2nd ed. Philadelphia：Churchill Livingstone；2002，809-817.

[9] Hagen J，Peters J，De Meester T. Superiority of extended en bloc esophagogastrectomy for carcinoma of the lower esophagus and cardia[J]. J Thorac Cardiovasc Surg，1993，106：850-858.

[10] Goldfaden D，Orringer M B，Appelman H D，et al. Adenocarcinoma of the distal esophagus and gastric cardia：Comparison of results of transhiatal esophagectomy and thoracoabdominal esophagogastrectomy[J]. J Thorac Cardiovasc Surg，1983，91：242-247.

[11] Hulscher J B，van Sandick J W，Tijssen J G，et al. The recurrence pattern of esophageal carcinoma after transhiatal resection[J]. J Am Coll Surg，2000，191：143-148.

[12] Mamidanna R，Bottle A，Aylin P，et al. Short-term outcomes following open versus minimally invasive esophagectomy for cancer in England：A population-based national study [J]. Ann Surg，2012，255(2)：197-203.

[13] Luketich J D，Pennathur A，Awais O，et al. Outcomes after minimally invasive esophagectomy：review of over 1000 patients[J]. Ann Surg，2012，256(1)：95-103.

[14] Luketich J，Pennathur A，Catalano P J，et al. Results of a phase Ⅱ multicenter study of minimally invasive esophagectomy (Eastern cooperative oncology group study E2202)[J]. J Clin Oncol，(Meeting Abstracts) 2009，27：4516.

[15] Berger A C，Bloomenthal A，Weksler B，et al. Oncologic efficacy is not compromised，and may be improved with minimally invasive esophagectomy[J]. J Am Coll Surg，2011，212：560-566；discussion 566-568.

[16] Ercan S，Rice T W，Murthy S C，et al. Does esophagogastric anastomotic technique influence the outcome of patients with esophageal cancer? [J]. J Thorac Cardiovasc Surg，2005，129：623-631.

[17] Boffa D J，Sands M J，rice T W，et al. A critical evaluation of a percutaneous diagnostic and treatment strategy for chylothorax after thoracic surgery[J]. Eur J Cardiothorac Surg，2008，33(3)：435-439.

[18] Cope C，Kaiser L R. Management of unremitting chylothorax by percutaneous embolization and blockage of retroperitoneal lymphatic vessels in 42 patients[J]. J Vasc Interv Radiol，2002，13(11)：1139-1148.

（潘华光 方汉林 译 袁立功 校）

24 微创Ivor Lewis食管切除术

Rachit D. Shah　Ryan M. Levy　James D. Luketich

引言

在过去三十年间，北美食管腺癌发病率增速超过其他任何类型的实体器官肿瘤。外科手术是浸润性可切除食管癌的最佳治疗方案。近些年来内镜下黏膜切除（EMR）在 Barrett 食管（BE）、高级别上皮内瘤变（HGD）和部分 T1a 肿瘤患者中取得了令人满意的结果。直到最近，可切除食管癌的手术方式变得多样化，可开放经食管裂孔入路或经胸入路完成，Ivor Lewis 术式应用越来越广泛。前瞻性随机研究表明两种手术方式预后相似。从 Medicare 数据库来看，开放手术并发症发生率较高，在不同级别医疗中心有着 8%～23%的手术死亡率。

为了降低开放食管切除术的死亡率，我们采用了微创的手术方法并不断优化。2000 年，我们报道了 77 例微创食管切除术（minimally invasive esophagectomies，MIEs）的初步经验，紧接着在 2003 年我们报道了 222 例 MIEs 的进一步经验。2011 年，我们报道了超过 1000 例 MIEs 的数据，目前接近 2000 例，而手术死亡率仅为 1%左右。最近一项由 17 家富有 MIEs 手术经验的医疗机构参与的研究中，MIE 相关死亡率为 2%，安全性及肿瘤学疗效与开放手术相当。

适应证/禁忌证

在寻求食管切除最佳微创术式的过程中，有许多杂交术式被报道，包括腹腔镜经食管裂孔食管切除术，胸腹腔镜联合三切口（McKeown）食管切除术和胸腹腔镜联合两切口（Ivor Lewis）食管切除术。采用何种术式通常与外科医生偏好有关，但有时取决于肿瘤位置。对于大多数下段食管肿瘤或胃食管交界处（GEJ）肿瘤，Ivor Lewis 术式暴露充分和手术切缘足够。目前，对于大多数食管腺癌患者我们首选 Ivor Lewis 术式,因为它们主要好发于下段食管和胃食管交界处。Ivor Lewis MIE 同样适用于大多数食管胃交界处和食管中下段的鳞状细胞癌。由于切缘难以保证,上段食管癌或中段癌侵犯近端食管的患者不适合行 Ivor Lewis MIE。在这种情况下,McKeown(三切口)手术可能是更好的选择。BE 和 HGD 患者也可能行食管切除术。对于 HGD 或局限于黏膜(T1a 期)的早期肿瘤患者,在情况较好时(如边界清、高分化且无淋巴血管浸润的肿瘤)仅行 EMR 治疗,或联合消融治疗(例如光动力疗法,射频消融)可获得满意结果。但值得注意的是,目前仅有早中期的结果被报道。在一项著名的研究中,Ell 等报道了 100 例经高度选择的 T1 期黏膜内癌患者(来源于 667 名诊断为早期腺癌或 HGD 的患者)经 EMR 治疗的结果,49%的患者行光动力治疗。纳入标准包括无血管淋巴管侵犯和组织学分级为 G1 和 G2(分别为高分化和中分化),继发于 BE。34%的患者侧切缘呈阳性,33%的患者无法对切缘进行评估。在中位时间为 33 个月的随访中,11%的患者出现复发或异时性病变。虽然 EMR 治疗联合消融可能使患者直接获益,但仍有一些争议:

- 在 Ell 研究中,大量患者被筛选排除出组,仅纳入了符合标准的理想患者。
- 即使术者经验丰富,也有高达 34% 的患者切缘阳性,另外还有 33% 的患者切缘因电凝影响不能确定,仅有 33%患者为确切的切缘阴性。
- BE 残留仍有进展为腺癌的风险,需要继续内镜检查随访。
- 当 EMR 治疗对象为早期肿瘤时,未行淋巴结清扫是否影响预后。

T1a 和 T1b 病变淋巴结转移率分别高达 7%和 27%,因此即使在 T1a 肿瘤中切缘为阴性,也有部分患者会治疗失败。此外,HGD 通常是多灶性的,并且术前诊断为 HGD 而接受切除术的患者有较高的隐匿性癌概率。所以,对多灶性 HGD 和早期腺癌我们也会行微创食管切除术。

局限性食管癌且心肺功能储备充足的患者可以行 MIE。局部晚期肿瘤通过正电子发射断层扫描 (PET) 证实无远处转移,且对新辅助化疗(有或没有同步放疗)有良好反应的患者也是 MIE 的适应证。

术前规划

在规划阶段,应获取详细的临床和病理资料,并由经验丰富的中心审查评估。在我们中心,所有患者都接受上消化道内镜检查和病理活检,以进行食管癌确诊、明确近端和远端累及范围,以及评估胃作为替代管道的适用性。其他术前检查包括超声内镜 (EUS) 和计算机正电子发射断层扫描 (PET-CT) 可用于临床分期。许多患者还需要进行运动负荷试验以评估潜在的冠状动脉疾病。对有大量吸烟史或已知慢性阻塞性肺病的患者需进行肺功能检查,以进行呼吸道并发症的风险分层。所有患者术前一天行肠道准备,麻醉诱导时给予皮下应用肝素和静脉注射抗生素。

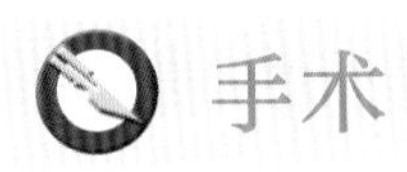

手术

患者体位

■ 行双腔气管插管，并用小儿支气管镜确认位置。支气管套囊（蓝色）在腹部手术的过程中萎陷，以最大限度减少左主支气管受压缺血的风险。若肿瘤位于中上段食管，我们常规经单腔气管插管行支气管镜检查评估。

■ 手术开始即行术中床旁内镜检查以核实术前检查情况，并确保胃适合做管胃重建消化道，同时明确肿瘤的确切位置和 BE 近端的范围。

■ 患者取仰卧位，稍靠床右侧。放置脚踏板以防止头高脚低位时滑落。

腹腔镜部分

手术布孔/步骤

■ 术者位于手术床右侧，助手位于左侧。腹部采取六孔法，其中 5 个孔如图 24.1 所示，另在右肋缘下做一肝脏拉钩孔。进腹后需仔细全面探查腹腔、大网膜和肝脏，以排除任何隐匿性转移灶。如果术前影像提示肝转移可能，应进一步行术中超声检查。腹腔镜下也可以对胃进行评估，明确是否可以作为管胃重建消化道。

■ 患者取头高脚低位，以二氧化碳建立气腹，压力为 10～15 mmHg（1.33～20 kPa）。

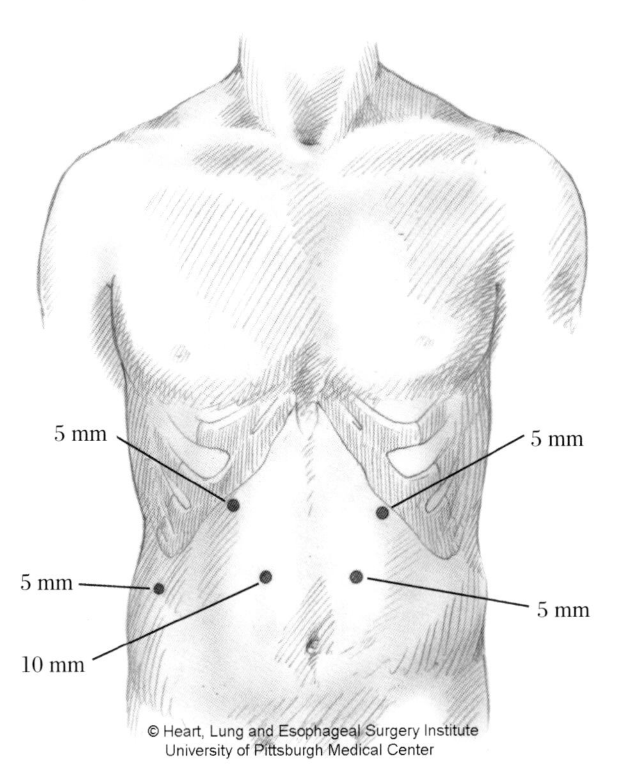

图 24.1 **腹腔镜布孔**
采用 Hasson 法置入首个 10 mm 穿刺器。此外在做管胃和幽门成形时还可以在右下腹做 5 mm 或 11 mm 孔用于牵拉暴露（图中未标出）。

■ 接下来，超声刀打开肝胃韧带，沿胃左血管进行游离，进行规范的胃左动脉和腹腔干淋巴结清扫，对于任何可疑的淋巴结均应清扫并送术中冰冻(图 24.2)。

■ 确认无明显淋巴结转移且肿瘤可完整切除后即开始游离膈肌脚，并充分游离下段食管。

■ 首先游离膈肌脚水平食管，先将右侧膈肌脚与食管分离，再向前方和头侧推进，游离松解左膈肌脚和胃底(图 24.3、图 24.4)。环周游离食管裂孔处食管，后方贴主动脉外膜，前方靠心包，左右侧以胸膜为界。

图 24.2 **腹腔镜操作Ⅰ** 打开肝胃韧带，评估胃左动脉和腹腔干旁淋巴结。

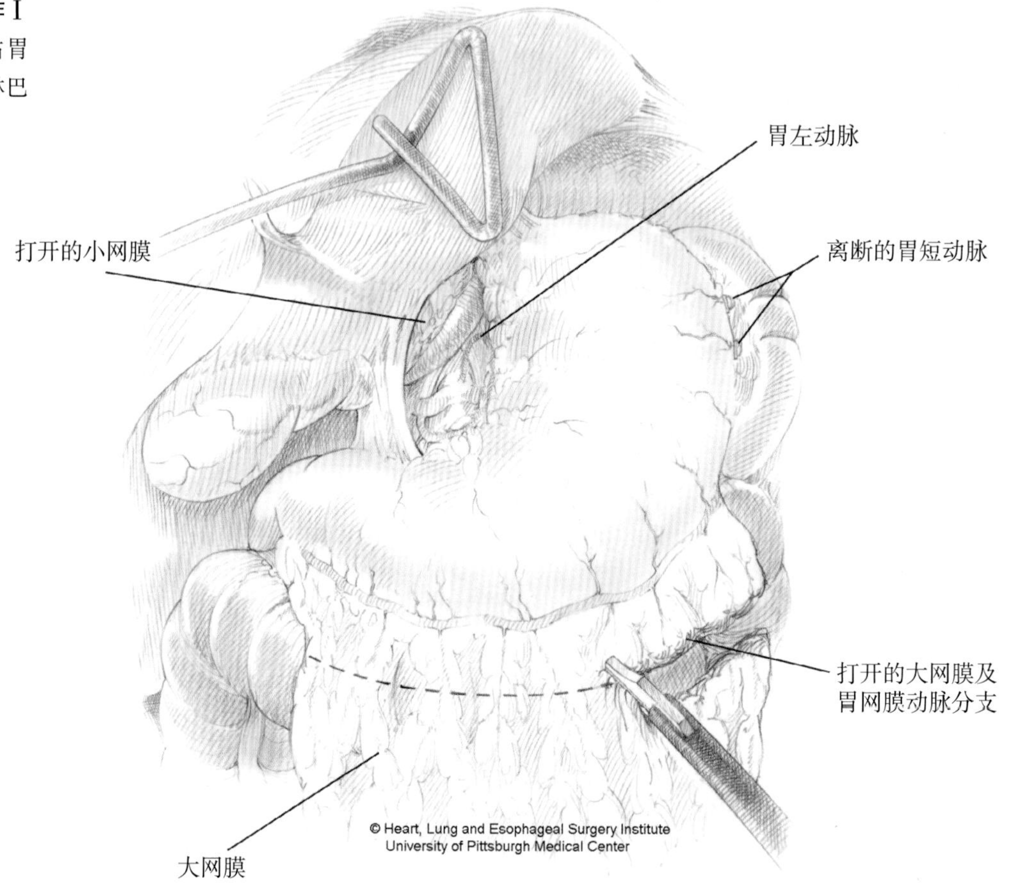

图 24.3 **腹腔镜操作Ⅱ** 将右侧膈肌脚与食管壁/脂肪垫分离，辨认膈肌脚交叉处，并沿组织平面游离左膈肌脚，然后在根部结扎离断胃左血管

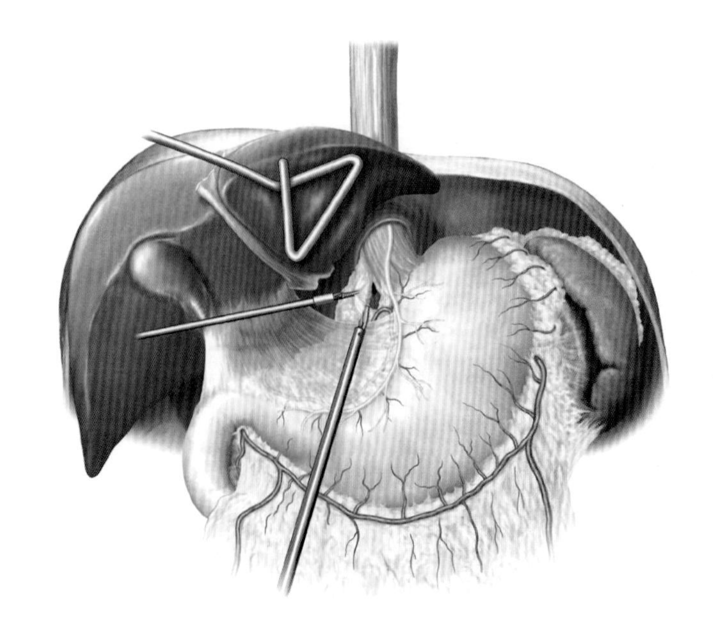

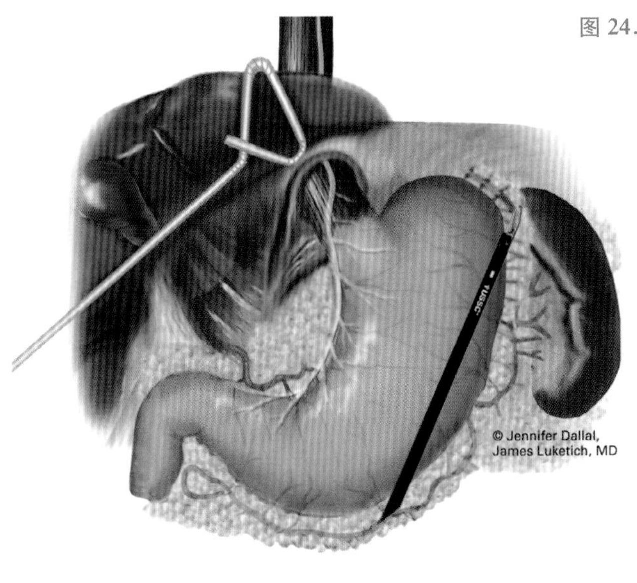

图 24.4 离断胃短血管及游离胃大弯

- 如未发现确切的肿瘤转移、淋巴结肿大或 T4 期肿瘤证据，即可进行食管切除术。
- 如果此时决定推迟再行 MIE 并给予新辅助治疗，可以考虑先离断一些血管，如胃左动静脉和胃短动脉。但如果选择做食管和胃周的游离，我们发现在最终手术时这些部位会形成致密的瘢痕组织和粘连。

胃游离

- 沿右膈肌脚内侧向下游离至膈肌脚交叉处，打开食管后间隙，再沿胃左血管根部游离小弯侧。
- 使用超声刀或 LigaSure 设备(柯惠外科，Mansfield，MA)游离胃大弯，从最后一根进入胃壁的胃网膜血管平面开始，向头侧分离，避免直接夹持管状胃部分。可以适当夹持将要被切除的胃组织，分离胃短血管至左侧膈肌脚。
- 在胃窦下缘进入小网膜囊，保留胃网膜右血管弓。松解网膜与横结肠附着部，完成了胃大弯的逆向游离。
- 向患者右侧翻转胃底部，游离小网膜中胃小弯附着处，直到看到胃左血管。在胃的后方解剖至幽门部。Kocher 方法游离程度由外科医生判断。一般来说，松解了胃窦和幽门，且将十二指肠的第一部分与胆囊分离即可。一旦幽门可以没有张力的上拉至右侧膈肌脚处，游离范围通常就足够了。
- 将胃左血管骨骼化，使用 Endo GIA 血管吻合器离断，仔细将周围所有淋巴结及脂肪组织予以清扫。

制作管状胃

- 第一助手将胃底沿胃短血管方向牵拉，轻轻将其拉至脾上极上方。经 5/11 mm 辅助孔将胃窦拉向右下方(图 24.5)。这在一定程度上拉伸了胃，可以制成更长的管状胃，并最大限度地减少管状胃扭转的风险。
- 在胃右动脉上方水平使用 Endo GIA(棕褐色钉仓，三排钉，钉高 2 mm，2.5 mm 和 3 mm)离断血管组织。接下来，从胃窦到胃底方向使用 Endo GIA 紫色钉仓(三排钉，钉高 3 mm，3.5 mm 和 4 mm)平行于胃大弯制作管状胃，管状胃宽度 2.5～3 cm。

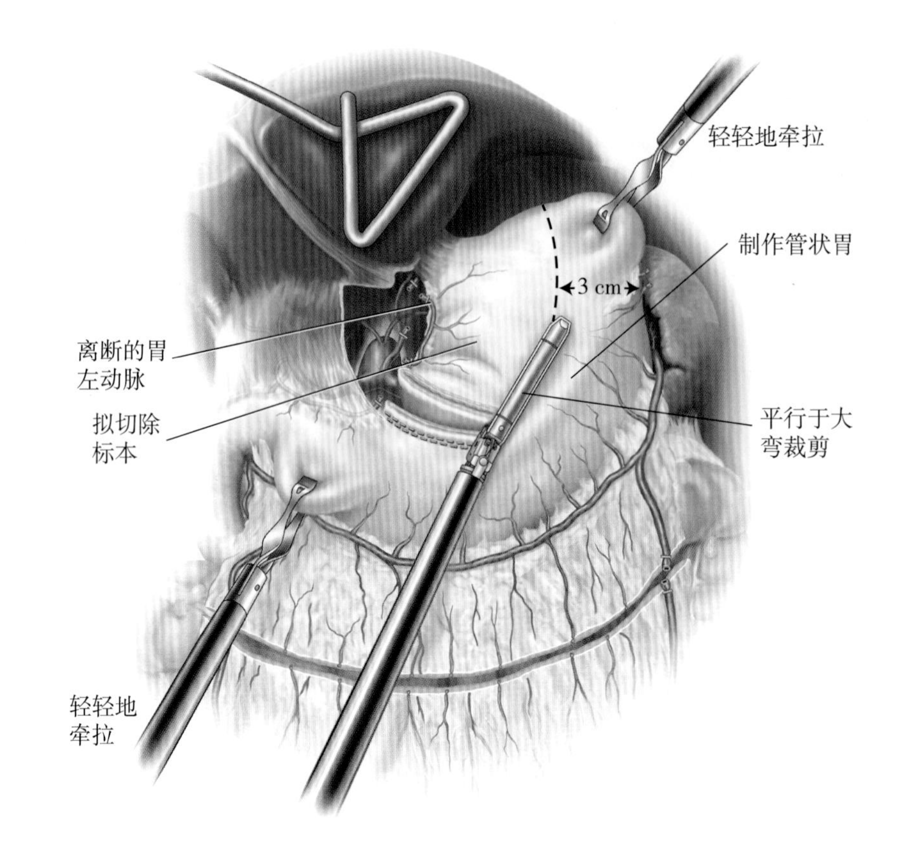

图 24.5 制作管状胃
沿胃小弯的第一个钉仓使用 Endo GIA 血管钉，之后厚的胃窦部如文中所述。胃窦和胃底朝相反的方向牵拉以保证制作管状胃时充分的张力。

■ 较厚的胃窦部可能需要选择更大的钉仓高度(例如，黑色 Endo GIA 钉仓，钉高度 4 mm，4.5 mm 和 5 mm)，通常即便胃窦部较厚，最后在较薄胃底处也应选择使用紫色 3 mm，3.5 mm 和 4 mm 的钉仓高度(图 24.6)。

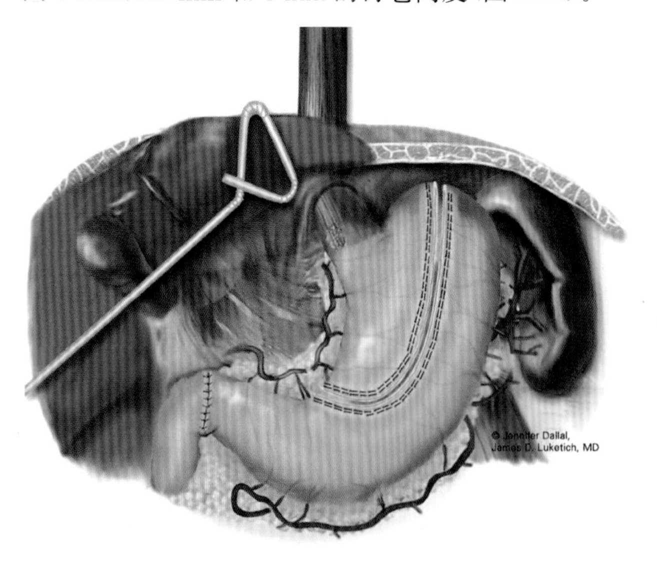

图 24.6 完成管状胃制作
具有完整的胃网膜右血管弓和胃右动脉。

■ 制作管状胃通常在其他剩余腹部步骤完成前进行，以提供充足的时间评估管状胃拖入胸腔的可行性和可靠性。

■ 最近，我们在所有术前放疗的病例中都制作了网膜瓣。通过保留两个或三个以垂直方式离开胃网膜弓的血管弓来施行。然后我们小心翼翼地沿着血管弓向远端网膜延伸 10 cm 或更远，从而形成 2～3 cm 宽、10 cm 或更长的带血管网膜瓣(图 24.7)。

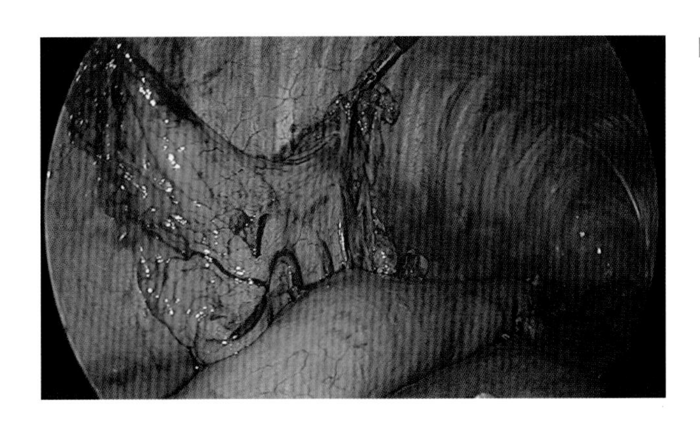

图 24.7　**制作带蒂网膜瓣**

幽门成形术

在幽门上下缝线牵拉。根据经验，通过抓钳滑动触诊可以很容易识别幽门，并且可以感觉到接触增厚肌肉的"咘咘"声。通常，也能在幽门位置看到来自胃边缘的 Mayo 小静脉。通过纵向缝合线牵引并固定幽门，上针位于 12 点钟位置，下针位于 6 点钟位置。确认幽门肌层完全打开。

- 使用 2-0 缝线间断缝合完成纵切横缝式幽门成形术，通常，需要缝合 4～6 针（图 24.8）。

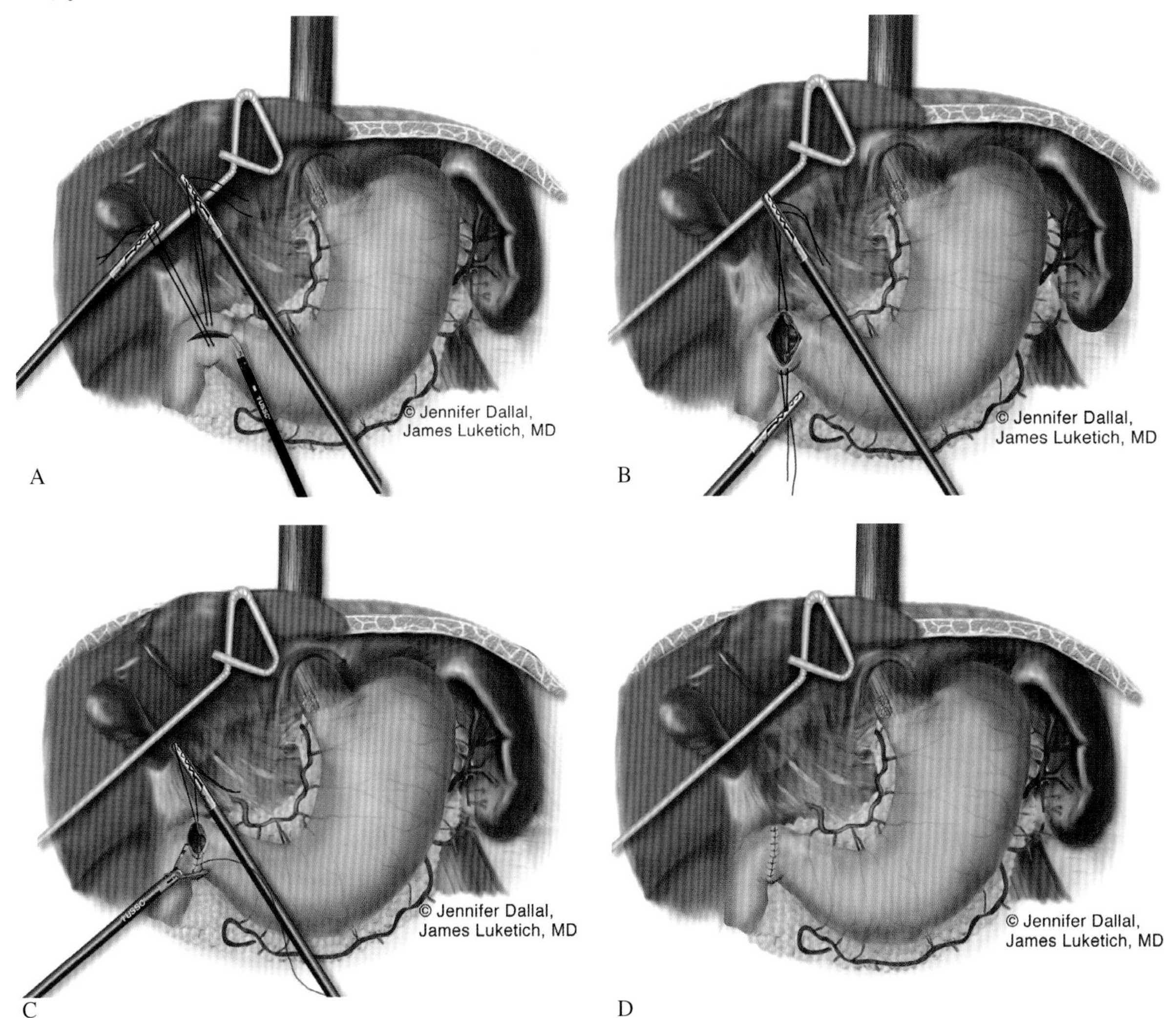

图 24.8　**Heineke-Mikulicz 方式的幽门成形（A 和 B）和垂直缝合（C 和 D）**

■ 在腹部步骤最后，需要游离出一块网膜瓣覆盖在成形后的幽门上。使用Endostitch 2-0 Surgidac 将网膜瓣间断缝合一到两针固定。

放置空肠造瘘管

使用 Seldinger 技术将 10-F 空肠造瘘导管放置在左下腹。

■ 将镜头换到右上腹 5/12 mm 孔进入。将网膜和横向结肠牵至上腹部，确定Treitz 韧带的位置。在 Treitz 韧带远端 30～40 cm 处选择可移动的空肠袢，并确定左腹壁上的造口位置。右下腹 5/11 mm 孔作为外科医生空肠造瘘术的右侧操作孔。将空肠肠系膜对侧缘缝合到腹壁上(图 24.9)。

■ 以 Witzel 方式远离缝合线将造口管(J 形管)套件针插入空肠肠腔中，注入空气以确保位于肠腔中。导丝通过针头进入肠腔中并在腹腔镜视野下小心地向下引导，通过导丝置入扩张器套件。移除导丝和扩张器，引入 J 形管并移除剥离式外壳。

■ 在直视下将导管插入空肠并使用 2-0 线缝 1～2 针将空肠缝合固定至腹壁，2-0 缝线三角式缝合将 J 形管埋于空肠与腹膜之间。在远端约 3 cm 处将空肠固定到前腹壁以防止肠扭转(图 24.9)。

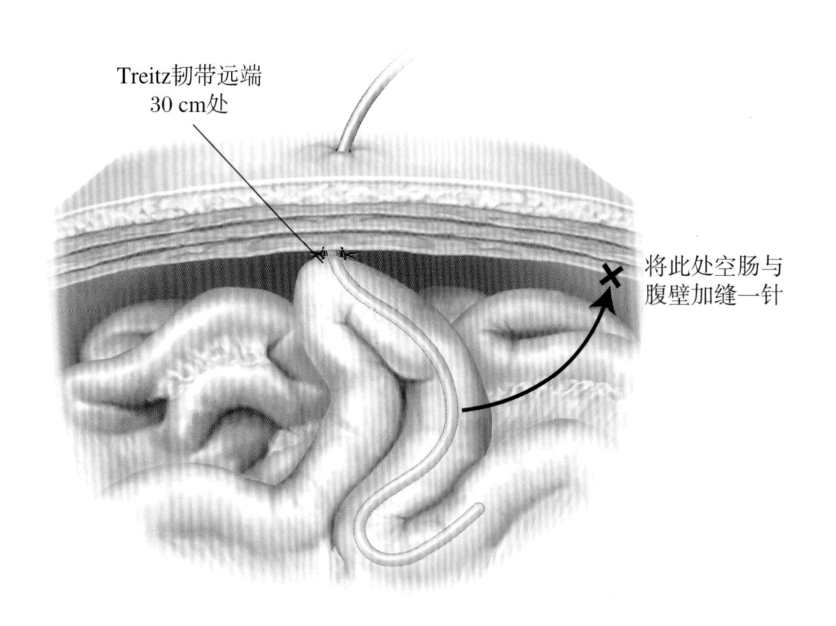

图 24.9 **空肠造瘘**
放置 10F 空肠造瘘管并在远端 3～4 cm 处将空肠与腹壁加缝一针以防止扭转

最后的腹部步骤

■ 水平褥式缝合法将管状胃最上端胃大弯处与标本残胃钉合线处缝合固定，有利于将管状胃拖入胸腔时确定管状胃方向(图 24.10)。

■ 如果食管裂孔较大，则使用 0 号内镜缝合线将膈肌脚缝合以防止管状胃及其他腹腔脏器疝入胸腔内。

■ 如上所述，幽门成形部位覆盖网膜瓣保护。

■ 制作好管蒂网膜后，就将其游离端缝合固定于胃底尖端，以防止拖入胸腔过程中损伤血管蒂。

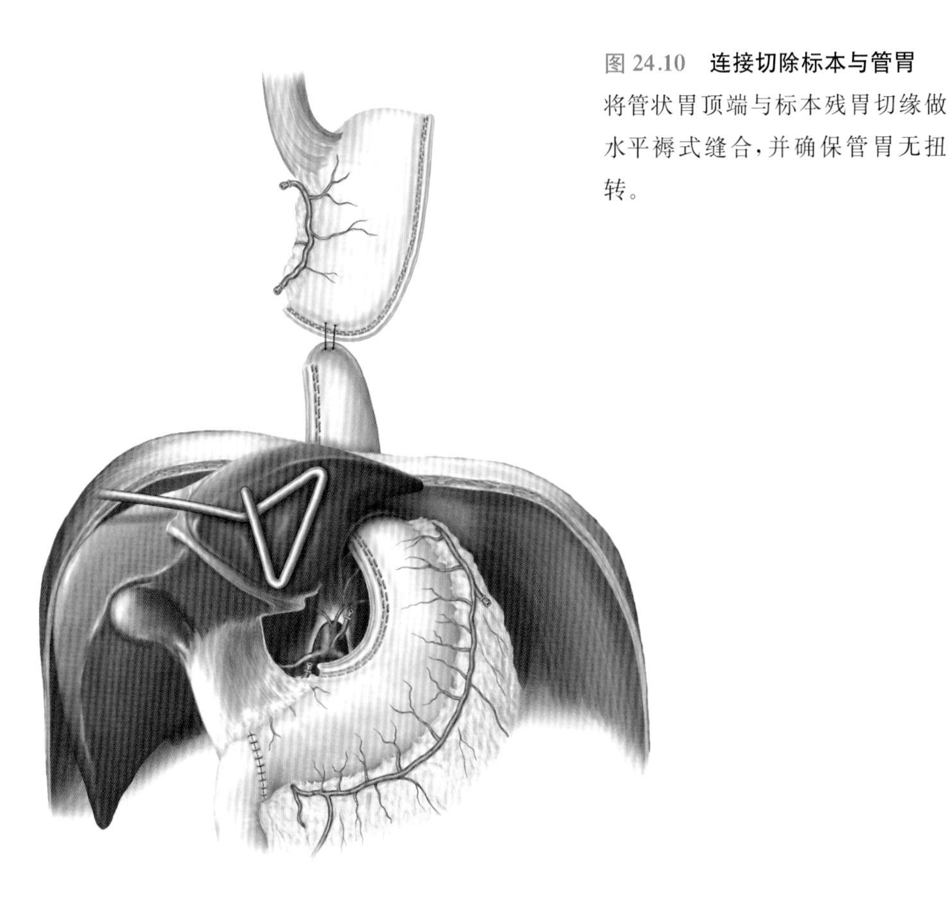

图 24.10　**连接切除标本与管胃**
将管状胃顶端与标本残胃切缘做水平褥式缝合，并确保管胃无扭转。

胸腔镜阶段

胸腔镜切口布置

■ 在将患者置于左侧卧位之前，将胃管插至食管中段。在翻转体位之后，手术开始前确定双腔气管插管的位置。“五孔法”行胸腔镜食管游离和吻合（图 24.11）。术者位于手术床右侧，而第一助手站在左下侧。第一助手辅助操作胸腔镜镜头及吸引器。第二助手站在左上侧，负责牵拉肺组织。

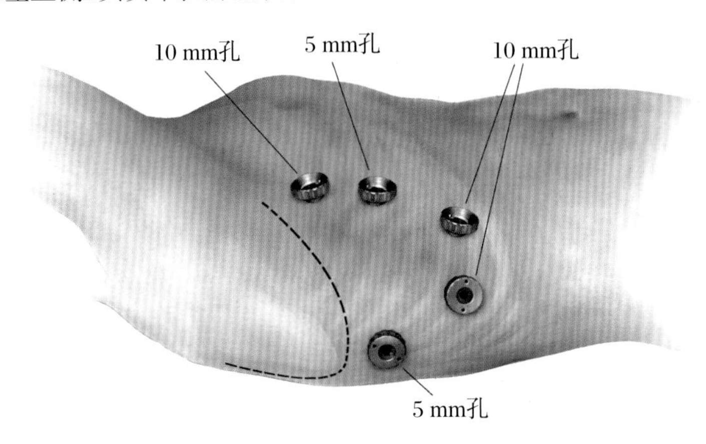

图 24.11　**胸腔镜布孔**
转自：Tsai W S，Levy R M，Luketich J D. Technique of minimally invasive Ivor Lewis esophagectomy. Operative Techniques in Thoracicand Cardiovascular Surgery，2009，14：176-192.，版权所有，Elesvier 许可。

■ 10 mm 的观察孔放置在肋膈角上方，通常位于腋前线第八或第九肋间。确保该孔恰好位于膈肌上方。

■ 外科医生操作孔取 10 mm 的切口，通常在观察孔下方一个肋间，一般在肩胛线第八或第九肋间，距离孔察孔至少一掌宽。

■ 另外一个 10 mm 孔位于第四肋间的前方，经该孔置入肺拉钩。

■ 在肩胛下角的后下方做 5 mm 孔，这是外科医生的左手操作孔，用于牵拉操作。

■ 另一个 5 mm 孔位于腋前线第六肋间，供第一助手吸引器操作。

胸腔镜食管游离

■ 在横膈膜中央腱的圆顶处缝合一针，将横膈膜向前、向下牵拉至肋膈角处，以暴露术野。

■ 从下肺韧带处开始游离，沿着肺边缘打开纵隔胸膜，直到奇静脉水平（图 24.12），游离出奇静脉并使用 Endo GIA 血管吻合器切断。

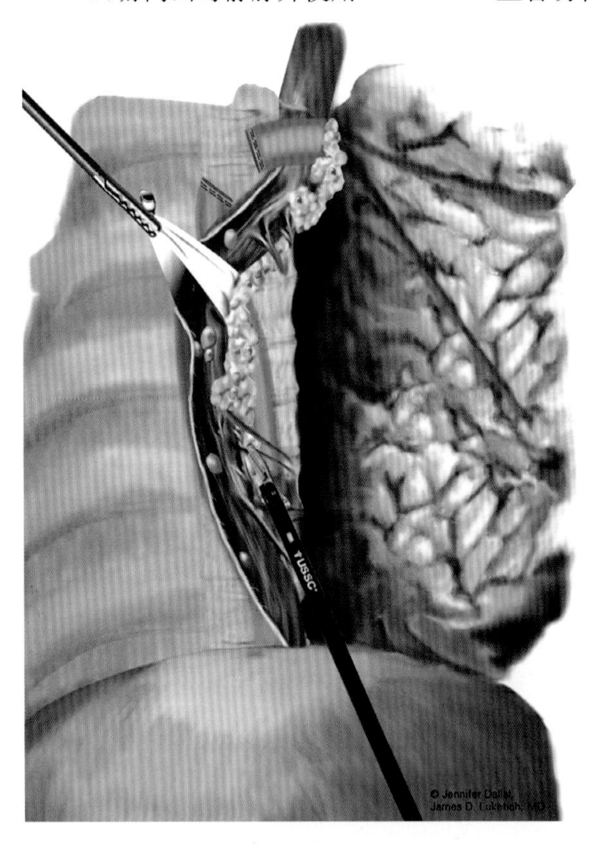

图 24.12 **胸腔镜下食管游离**

将肺向前方牵拉，沿食管打开纵隔胸膜。淋巴结与食管标本一并切除。

■ 从心包下方开始，将食管向后牵拉，游离食管前部。游离平面向头侧推进，起自下肺静脉，然后是中间支气管的下段，直到右主支气管和隆突。尽量切除所有的淋巴结，并注意不要热损伤到这些组织结构，尤其是气管的膜部。

■ 当接近隆突时，总有一或两条较粗的支气管动脉及分支通往隆突下淋巴结，使用能量器械谨慎离断。同时，我们也将淋巴结从中间支气管和左主支气管形成的 V 形间隙的心包上剔除。解剖平面再顺着左主支气管推进。隆突下淋巴结与标本一起被完全切除。在奇静脉上方，贴近食管游离。

■ 迷走神经在奇静脉上方被切断并向前牵拉，避免向上游离时过度牵拉迷走神经而损伤喉返神经。

■ 将远端食管往前牵拉，打开食管后方及胸导管前方的纵隔胸膜。在处理主动脉食管滋养分支和淋巴管分支时应充分利用血管夹。解剖游离向头侧推进至奇静脉水平。必须注意勿损伤主动脉和胸导管。一般不需要切除胸导管或奇静脉。

■ 将连接有管状胃的标本拉入胸腔，注意保持管状胃方向正确。

■ 在术者的操作孔上方一到两个肋间做 5 cm 的切口，放置切口保护套。

■ 使用内镜剪刀在奇静脉上方横断食管。离断位置根据肿瘤的近端范围和 BE 的存在而决定。另外在离断食管之前也应考虑管状胃的长度。通过切口取出标本，由外科医生打开并进行大体检查，然后送去进行食管切缘的冰冻切片分析。

食管胃吻合

■ 将 28 mm 端对端吻合器（EEA）的钉砧头缝合到近端食管。我们倾向于使用两根 2-0 内镜荷包缝合线缝合来固定，第一根缝线用于固定钉砧头；第二根缝线确保食管切缘全周完整固定至钉砧头。

■ 管状胃拉至胸腔，并保持其方向。胃小弯处钉合线应该面向摄像镜头，在管状胃顶端做一个小的切口，开口于钉合线的右侧。润滑后的 EEA 吻合器通过胸部小切口放入管状胃内，置入管状胃的操作类似于穿袜子的方法。

■ EEA 吻合器尖端在管状胃大弯侧刺出，并小心地对接到到食管钉砧头上（图 24. 13）。在管状胃何处进行吻合通常基于以下几个考虑：

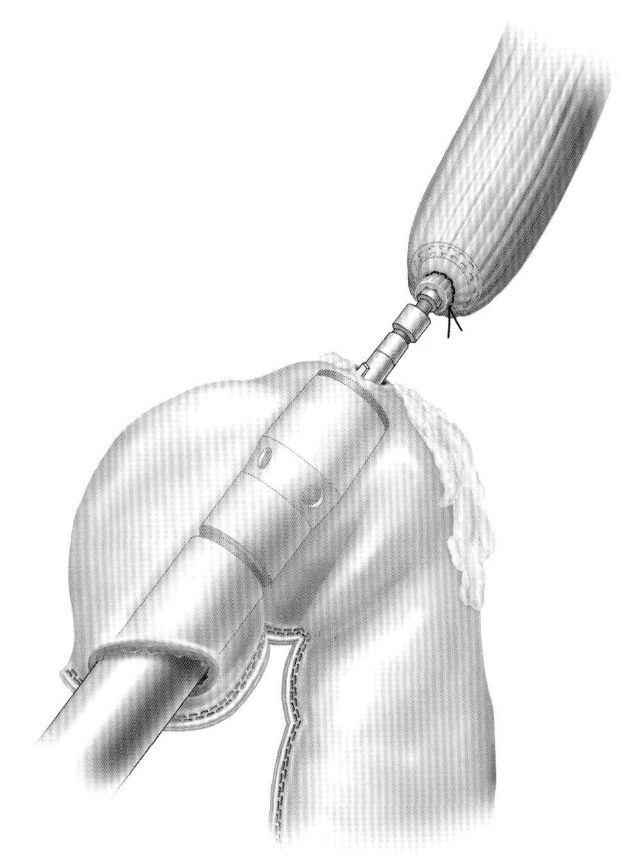

图 24.13　**食管胃吻合术**
钉砧头使用两根缝合线缝合荷包固定。EEA 吻合器置入管状胃中并与钉砧头对接，保持管状胃小弯钉合线面向镜头。

① 患者是否有一个很好的、健康的管状胃，可以很轻松地到达横断后的食管处？如果没有，则可能需要给管状胃多留一些长度以便能对接至近端食管处。

② 是否对实际的胃部切缘有任何顾虑，是否需要切除额外的管状胃残端以达到足够安全的切缘？虽然并不常见，但在贲门受累时，这可能是一个问题。

③ 管状胃尖端的血供如何？是否有任何青紫现象？如果有，可以让 EEA 穿刺头在管状胃上的出口低几厘米，让更多的近端管状胃被切除。

■ 一旦确定了 EEA 的穿刺点，在直视下将 EEA 穿刺钉头从管状胃穿出并与钉砧底座对接。慢慢拧紧 EEA 吻合器，将钉砧头与近端食管慢慢拉向吻合器，使管状胃与食管接近并消除近端食管的松弛，在拧紧 EEA 时，注意不要过度牵拉吻合器底座，以免将钉砧头从荷包缝线中拉出，如果没有仔细观察的话可能发现不了这一情况。

■ 继续缓慢收紧，使 EEA 向上拖动管状胃，当你看到 EEA 设备上的“绿色”标记时，对接就完成了。在这个对接过程中，必须注意，避免不对称张力，或其他组织夹入吻合器造成吻合圈不完整。

■ 最后，击发 EEA 吻合器，形成近端食管与管状胃的端侧吻合。外科医生对 EEA 吻合口圈进行粗略检查，以确保它们的完整性，然后送去做最终的病理检查。

■ 用 Endo GIA 钉切除放置 EEA 吻合器的胃残端；通常我们使用紫色钉仓（图 24.14）。重要的是，注意不要离环形的 EEA 吻合口太近。这将作为最终的胃残端送病理分析。

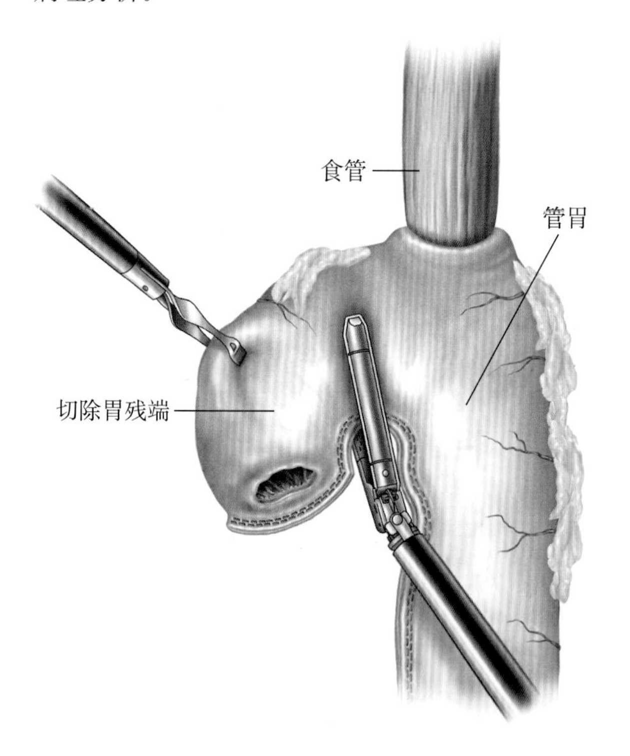

图 24.14　闭合胃残端

注意不要离环形的 EEA 吻合口太近。在吻合口后方的食管床留置 JP 引流管。

胸腔镜的最后步骤

■ 如果在腹部操作时制作了网膜瓣，则将其包裹在吻合口周围，并用间断缝合的方式固定。

■ 用几升温热的抗生素冲洗液冲洗胸腔，以清除在吻合步骤中溢出的消化液或胃内容物。

■ 使用一根 2-0 Surgidac 缝线将管状胃固定在横膈膜的膈肌脚处，以防止食管裂孔疝，图 24.15 为重建的最终示意图。

■ 在直视下，插入胃管通过吻合口向下，放置在幽门上方的管状胃中。

■ 将 JP 引流管放置在食管床，管状胃后方及吻合口旁，并从侧胸壁靠近肋膈角处引出。

■ 通过观察孔放置 28F 胸管，从后方向上伸至胸顶。

图 24.15　**完成重建**

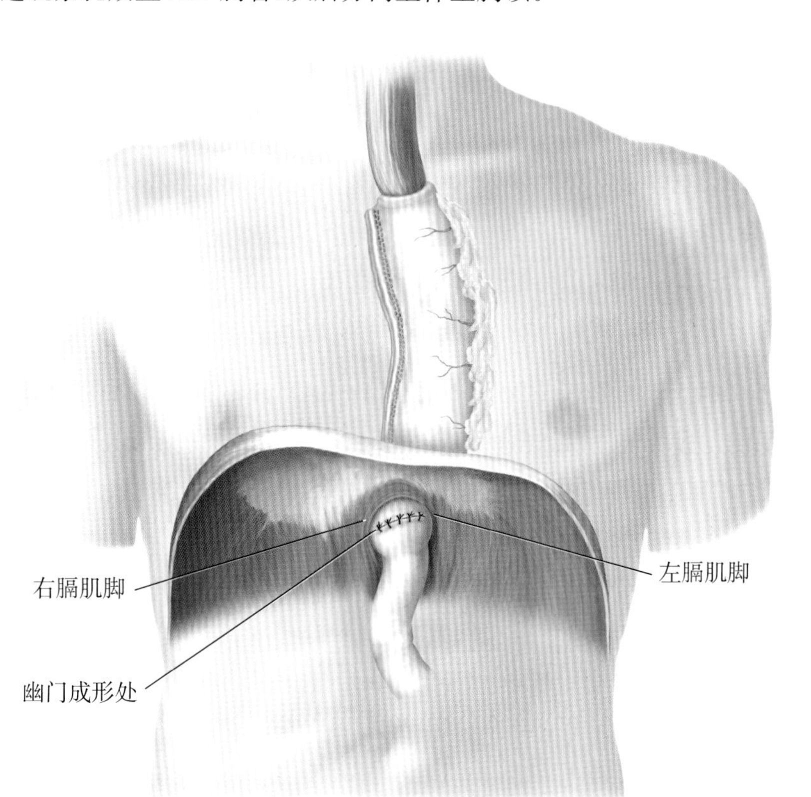

■ 手术结束后，患者取仰卧位，并清除口腔和鼻咽部的所有唾液和分泌物。这些步骤必须在双腔管的球囊放气之前进行，以避免误吸。更换单腔气管插管，并进行彻底的支气管镜检查，清除分泌物并检查是否有气道损伤。

术后管理

患者转移到重症监护室（ICU）进行过夜观察。胃管保持轻度间歇性的抽吸状态。给予患者静脉麻醉剂以控制疼痛，并鼓励积极咳痰。必要时可行支气管镜灌洗。胃管通常在术后第二天移除，并开始通过空肠造口管进行缓慢的管饲（20 mL/h）。Foley 导尿管也在术后第 2 天移除。如果病人能良好地咳嗽并能清除分泌物，则在术后第三或第四天进行造影检查。如果造影剂检查结果为阴性无渗漏，则允许少量经口进食。我们允许每小时摄入 1～2 oz（28.4～56.8 mL）的流质，在 2 天内提高到每小时 3～4 oz（85.2～118.3 mL）。当胸腔引流量低时（200 mL/d），胸管将被移除，出院前将 JP 引流管稍微退出。当患者出院时，经口进食为每小时最多 4 oz（118.3 mL）的全流质饮食。空肠造瘘管通常在夜间使用，从下午 3 点至次日上午 9 点，每小时约 100 mL 进行，喂食量可能根据喂食的类型和病人的热量需求和体重而有所不同。患者在出院后 10～14 天回到医院复查，如果胸部 X 射线检查无异常，且 JP 引流管无引流物，则将其拨除。如果此时患者每小时摄入 4～6 oz（118.3～177.4 mL）的全流质饮食，可以移除空肠造口管，并提高经口进食量。

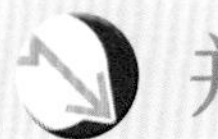

并发症

最近，我们发表了超过 1000 例 MIE 的研究结果。根据手术方式对患者进行分组，并对围手术期的结果进行分析。研究的主要终点是 30 天死亡率。481 名患者（48%）接受了 McKeown MIE，530 名患者（52%）接受了 Ivor Lewis MIE。在这个迄今为止最大的 Ivor Lewis 微创食管切除术系列中，中位 ICU 停留时间为 1 天，中位住院时间为 8 天。Ivor Lewis MIE 死亡率为 0.9%，需要手术的吻合口瘘发生率为 4%。清扫淋巴结的中位数为 21 个。在这一系列的 1011 名患者中，总体手术死亡率为 1.68%。与我们以前的研究相比，采用 Ivor Lewis MIE 的死亡率从以前的 1.4%下降到 0.9%。围手术期主要并发症的发生率也减少（表 24.1）。值得注意的是，Ivor Lewis 方法的声带麻痹发生率（1%）明显低于 McKeown 三切口技术（8%）的。Ivor Lewis 瘘发生率也值得注意，其中不到一半的瘘需要手术干预。一般来说，如果瘘口小，没有败血症，并且引流良好，我们除了短期的抗生素治疗、必要的内窥镜检查和监测之外，不会进行其他干预。如果病人情况稳定，也可以出院观察。对于可以直接与引流管相通的小瘘，我们甚至允许病人喝少量清亮液体。

表24.1 颈部(MIE-颈部)或胸内(MIE-胸腔)吻合术后不良后果的比较

主要并发症	MIE-颈部 n =481 (48%)	MIE-胸内 n =530 (52%)	总数 n =1011	P值
声带麻痹/瘫痪	37 (8)	5 (1)	42 (4)	0.001
肺水肿	31 (6)	28 (5)	59 (6)	0.431
急性呼吸窘迫综合征	18 (4)	8 (2)	26 (3)	0.026
心肌梗塞	9 (2)	11 (2)	20 (2)	0.809
充血性心力衰竭	20 (4)	10 (2)	30 (3)	0.033
需要手术的吻合口瘘	26 (5)	23 (4)	49 (5)	0.439
管状胃坏死	15 (3)	9 (2)	24 (2)	0.140
30天死亡率	12 (2.5)	5 (0.9)	17(1.7)	0.083

引自Luketich J D, Pennathur A, Awais O, et al. Outcomes after minimally invasive esophagectomy: Review of over 1000 patients[J]. Ann Surg, 2012,256(1):95-103.

结果

在我们的 1000 多例 MIE 患者中，肿瘤切除（手术切缘阴性和淋巴结清扫）与大多数开放系列相当，并与我们以前发表的三孔微创食管切除术系列相比更有优势。在 20 个月的中位随访中，接受 MIE 的患者疾病相关生存时间与之前发表的开放手术系列相当。此外,我们最近进行了一项多中心研究,由美国的 17 个中心以前瞻性对照研究的方式进行 MIE。该研究通过东部合作肿瘤学组(ECOG 2202)进行协调配合,并有癌症及白血病 B 组(CALGB)和美国外科学院肿瘤学组(ACOSOG)参与。初步结果在 ASCO 年会上以摘要形式呈现。值得注意的是,即使在这个 17 个中心的研究中,早期手术结果也是良好的,每个病例切除的淋巴结中位数为 19 个,96%的患者为阴性切缘(R0 切除),中位住院时间为 9 天,吻合口瘘发生率为 8.6%,死亡率为 2%。

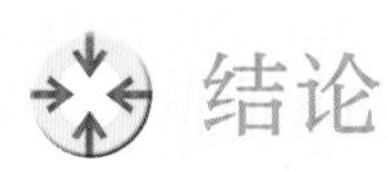

结论

微创食管切除术在技术上是可行的,并且由在开放和微创食管手术方面都有经验的外科医生进行,可以和开放食管切除术一样安全。MIE 应在具有丰富的开放食管切除术经验的中心进行,并由在先进的腹腔镜和胸腔镜手术方面受过良好培训的外科医生进行。

参考文献

[1] Blot W J, McLaughlin J K. The changing epidemiology of esophageal cancer[J]. Semin Oncol, 1999,26(15):2-8.

[2] Hulscher J B, van Sandick J W, De Boer A G, et al. Extended transthoracic resection compared with limited transhiatal resection for adenocarcinoma of the esophagus[J]. N Engl J Med, 2002,347 (21):1662-1669.

[3] Omloo J M, Lagarde S M, Hulscher J B, et al. Extended transthoracic resection compared with limited transhiatal resection for adenocarcinoma of the mid/distal esophagus: Five-year survival of a randomized clinical trial[J]. Ann Surg, 2007,246(6):992-1001.

[4] Birkmeyer J D, Siewers A E, Finlayson E V, et al. Hospital volume and surgical mortality in the United States[J]. N Engl J Med, 2002, 346:1128-1137.

[5] Luketich J D, Schauer P R, Christie N A, et al. Minimally invasive esophagectomy[J]. Ann Thorac Surg, 2000,70(3):906-911; discussion 911-912.

[6] Luketich J D, Alvelo-Rivera M, Buenaventura P O, et al. Minimally invasive esophagectomy: Outcomes in 222 patients[J]. Ann Surg, 2003:486-495.

[7] Bizekis G, Kent M S, Luketich J D, et al. Initial experience with minimally invasive Ivor Lewis esophagectomy[J]. Ann Thorac Surg, 2006:402-407.

[8] Luketich J D, Pennathur A, Awais O, et al. Outcomes after minimally invasive esophagectomy: Review of over 1000 patients[J]. Ann Surg, 2012,256:95-103.

[9] Luketich J D, Pennathur A, Catalano P J, et al. Results of a phase Ⅱ multicenter study of minimally invasive esophagectomy[C]//Eastern Cooperative Oncology Group Study E2202. J Clin Oncol, 2009,27:S15 (suppl; abstr 4516).

[10] Ell C, May A, Pech O, et al. Curative endoscopic resection of early esophageal

adenocarcinomas (Barrett's cancer)[J]. Gastrointest Endosc, 2007,65:3-10.

[11] Pennathur A, Farkas A, Krasinskas A M, et al. Esophagectomy for T1 esophageal cancer: Outcomes in 100 patients and implications for endoscopic therapy[J]. Ann Thorac Surg, 2009,87(4):1048-1054; discussion 1054-1055.

[12] Pennathur A, Landreneau R J, Luketich J D. Surgical aspects of the patient with high-grade dysplasia[J]. Semin Thorac Cardiovasc Surg, 2005,17(4):326-332.

[13] Pennathur A, Gibson M K, Jobe B A, et al. Oesophageal carcinoma[J]. Lancet, 2013,381(9864):400-412.

[14] Pennathur A, Awais O, Luketich J D. Technique of minimally invasive Ivor Lewis esophagectomy[J]. Ann Thorac Surg, 2010, 89(6):S2159-S2162.

(潘华光 陈 宇 译 夏迎晨 校)

25 胃代食管胸骨后重建

张　杰　胡海川　陈海泉

引言

管状胃是食管术中最常见的消化道替代物，管状胃的路径可以分为椎前路径（也称为后正中食管路径或食管床路径）和胸骨下路径（也称为胸骨后路径）。但由于缺乏相关临床依据，手术路径的选择往往取决于外科医生的经验和偏好。自从 1975 年 Orringer 和 Sloan 介绍了胃旁路手术治疗食管癌后，经胸骨后路径重建消化道的手术方式已被广泛应用于颈部吻合和因任何原因无法进行或推迟行食管部分切除术时。这种方法也强烈推荐用于 R0 切除存疑的患者，因为胸骨后路径可以避免肿瘤局部复发侵犯新的替代管道，并且术后对食管床进行放疗不会对重建的消化道造成损伤。此外，胸骨后路径还可用于消化道重建延迟的情况，并且无论既往是否行过开胸手术均可采用。

适应证/禁忌证

适应证

- 局部晚期肿瘤 R0 切除存疑，术后需追加治疗；
- 食管旷置和颈部造口术后延迟行重建的患者；
- 既往有后纵隔手术史（例如食管瘘修补）。

相对禁忌证

- 年轻患者或食管为良性病变者，将来可能行心脏手术；

- 既往有前纵隔手术史。

术前规划

术前检查首先要全面了解患者的既往病史和手术史，并做详细的体格检查。既往有前纵隔手术史的患者将不考虑行胸骨后路径重建，如果患者既往做过胃部分切除或其他原因导致无法使用管状胃进行重建，则需考虑其他代食管重建方案（一般为结肠），并做好术前准备。

在围手术期的治疗中，全身营养状况评估和肝、肾和心肺功能的评估都至关重要。影像学检查包括钡餐和计算机断层扫描（CT），以明确局部病变的位置、长度和浸润范围。为了更加准确的分期，可以通过超声内镜（EUS）和正电子发射断层扫描（PET）来确定 T、N 和 M 分期情况。在某些情况下，我们还可以行腹腔镜探查以进一步评估患者是需立刻行手术切除还是先行新辅助治疗。食管胃镜检查是必须要做的，进行活检明确病理，并评估胃是否适合做管状胃代食管进行重建。

手术

解剖

胸骨后路径通过的是胸骨和心包、大血管间的前纵隔间隙，胃、结肠、空肠的重建均可采用该路径。目前管状胃经胸骨后路径重建存在一定争议，认为该路径更长。有限的尸体解剖结果发现椎前路径比胸骨后路径短 2～3 cm，这也是某些情况下用于质疑胸骨后路径的理由。但这些研究中所选择的参考对象是否能反应临床真实情况存疑，因此，我们对在本中心接受手术的患者进行了研究，发现竟然是胸骨后路径比椎前路径短 2.8 cm。

体位和切口

患者取仰卧位，切口位置取决于手术目的。一般经胸骨后路径颈部吻合手术取腹部正中切口和颈部斜形切口。对于经验丰富的术者，腹腔镜微创是可行的。

技术要点

这里我们主要介绍管状胃代食管的关键步骤：

- 胃游离和管状胃制作在其他章节已详述，为满足颈部吻合需要，腹部操作需完成管状胃制作（图 25.1）。不同的外科医生所选择的管状胃直径有所相同，小到 2.5～3 cm，大到 6～8 cm 不等。在胸骨后路径中我们更喜欢管状胃直径在 4～6 cm 之间，我们认为管状胃过窄可能会增加颈部吻合口瘘的发生率（图 25.2）。尽管必要时我们可以做很长的管状胃，但通常经胸骨后路径，管状胃长度在 30～35 cm 就能上提到下咽水平。

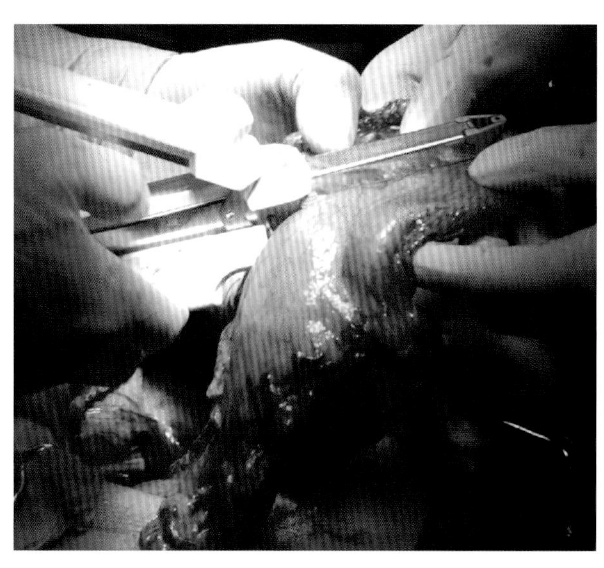

图 25.1　使用切割闭合器制作管状胃

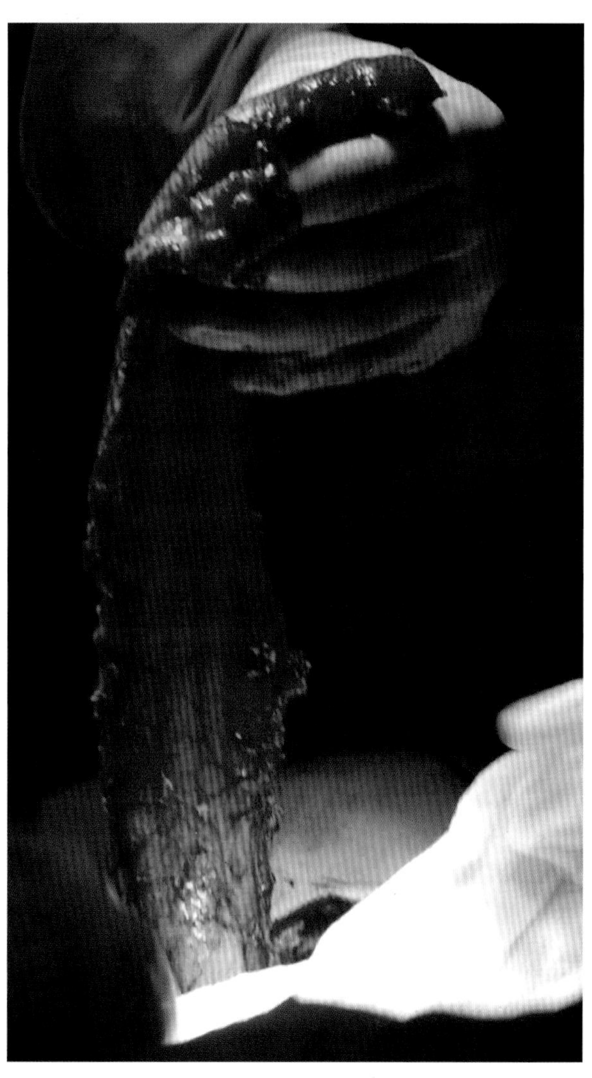

图 25.2　推荐管状胃直径为 4～6 cm

■ 使用 Kocher 手法游离幽门部，可使胃上提到更高水平。根据笔者经验，该操作不是常规，通常也无必要行完全的 Kocher 手法游离。

■ 常规行空肠造瘘置管用于管饲，我们认为空肠造瘘管比鼻饲管更舒适，并且鼻饲管可能会增加误吸的风险。

■ 在左侧胸锁乳突肌前缘做颈部斜形切口，打开颈动脉鞘和气管间的间隙，把颈段食管从颈动脉、颈内静脉和甲状腺左缘游离出来。左侧喉返神经位于气管食管沟，术中应仔细辨认和保护(图 25.3)。

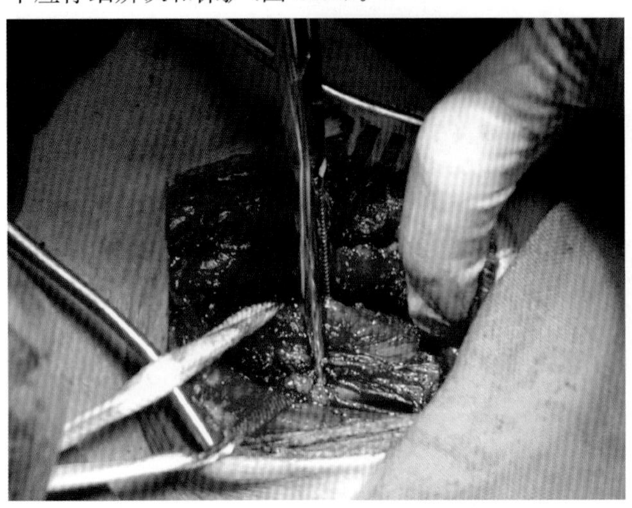

图 25.3 **游离颈段食管**
注意辨认和保护左侧喉返神经。

在临床中，如果需要扩大胸廓入口，我们的选择是切除部分胸骨内的胸骨甲状肌，而不做左侧胸锁关节切除，这样可以减少肌肉收缩引起的压力，从而降低胸廓入口处胃壁微血管网的受压。

■ 胸骨后纵隔隧道被打通后，在直视下使用钝性和锐性相结合的方法扩大，通常隧道的宽度要尽可能宽一点(图 25.4)。

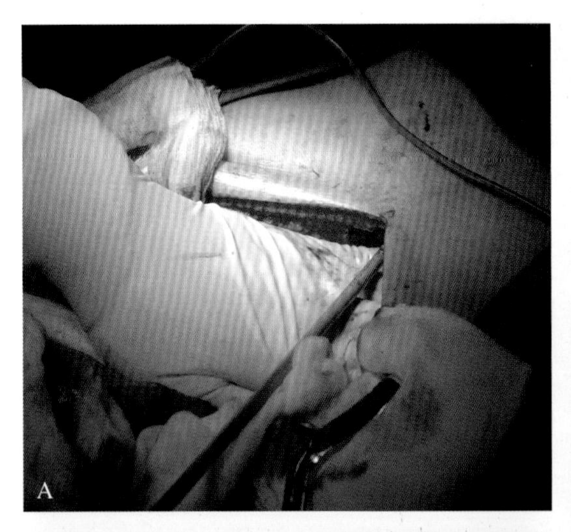

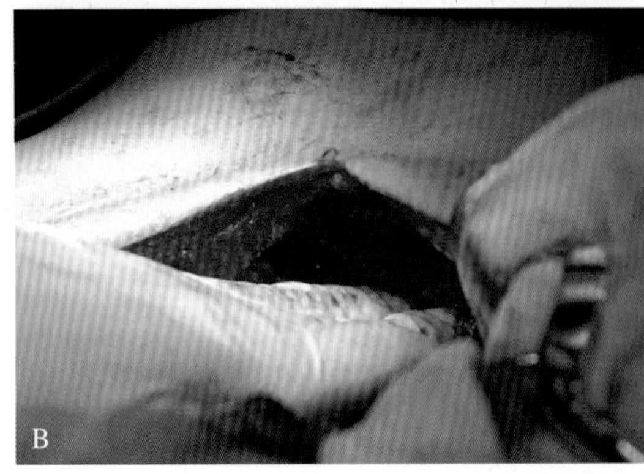

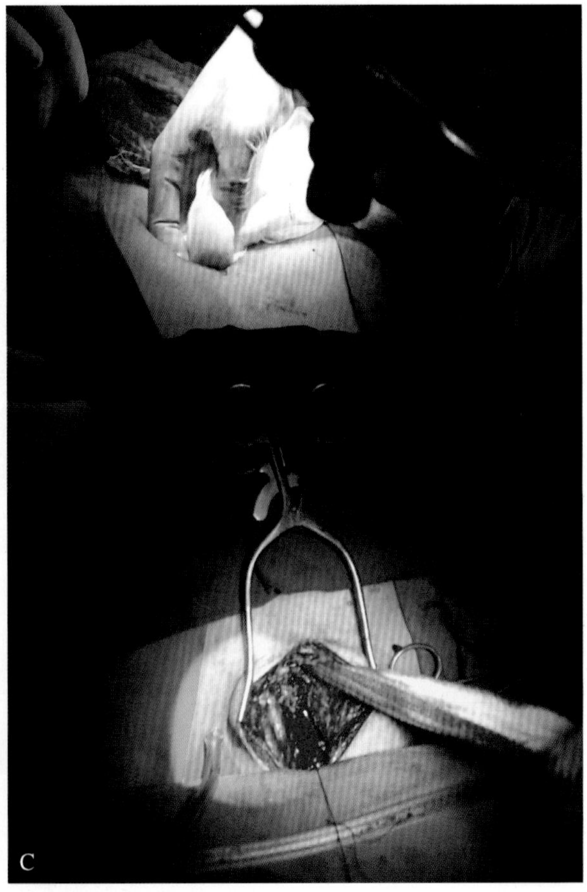

图 25.4 **在直视下使用钝性和锐性分离结合的方法贯通胸骨后隧道，并尽量拓宽**

■ 边送边牵拉，将管状胃经胸骨后隧道拉至颈部，操作要谨慎小心（图 25.5），也可以将管状胃置于塑料袋中，如腔镜保护套，在头端打结牵拉。

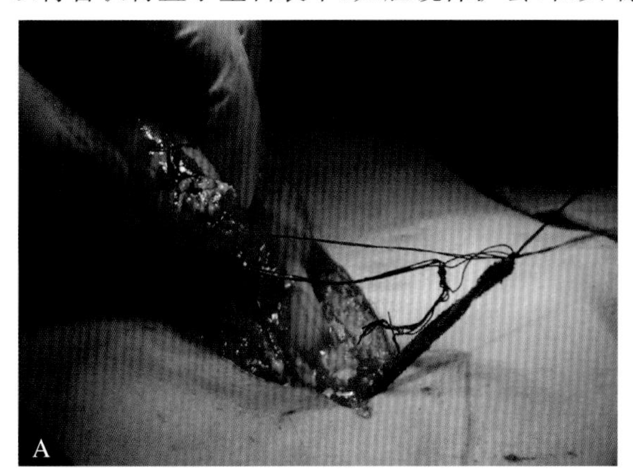

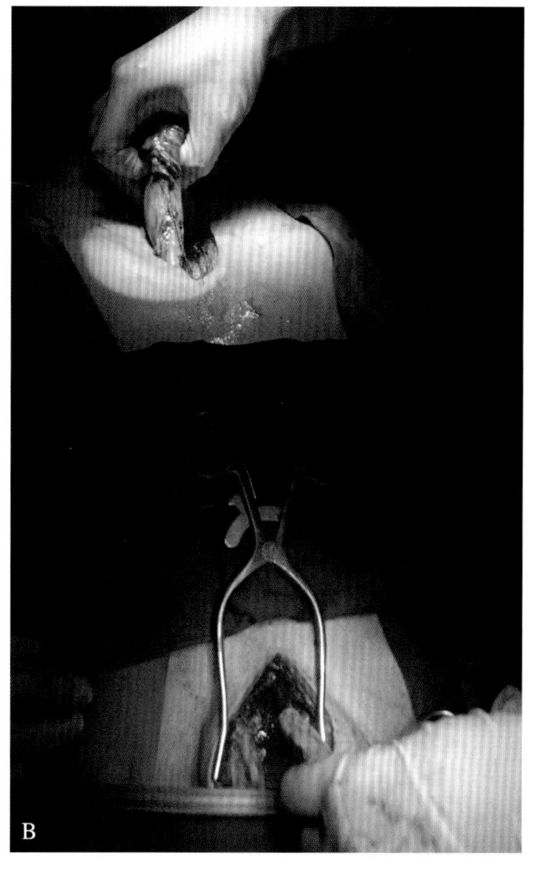

图 25.5 **将管胃上提至颈部(A 和 B)**
边送边牵引，将管状胃经胸骨后隧道牵拉至颈部。

■ 将管状胃近端与颈部周围组织固定，远端与膈下腹膜固定（图 25.6）。该操作非常重要，可避免管状胃扭转和术后疝发生。

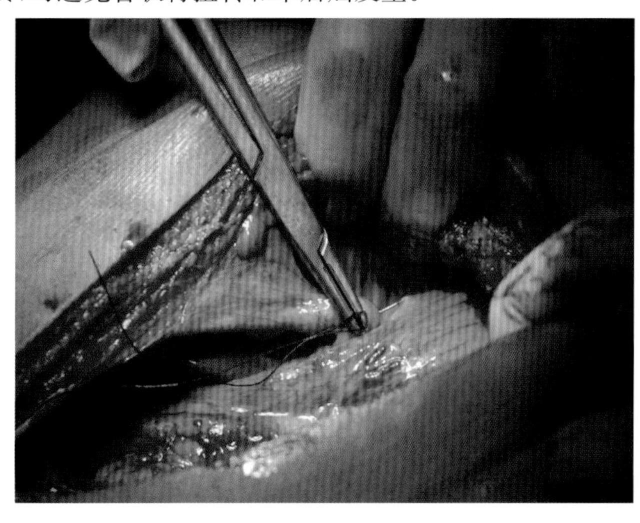

图 25.6 **管状胃两端应与周围组织固定**
图中所示为管胃远端与膈下腹膜固定。

■ 颈部吻合可采用手工端端双层缝合的方法，然后放置颈部引流管。使用吻合器进行吻合的方法也可采用。

■ 关闭腹部和颈部切口。如果需要继续行右胸手术，可变换体位为左侧卧位。

■ 游离并且切除膈肌到胸腔入口间的食管，清扫所有淋巴结。需要注意的是该步骤是选择性的，对于大多数姑息性病例，不作为常规。

术后管理

大多数患者在手术室拔除气管插管，然后转 ICU。术后管理包括充分镇痛、静脉输液支持、预防性使用抗生素、抗凝、抑酸和肠内营养支持。术后 24 小时开始经空肠造瘘管给予肠内营养。术后 5～7 天，结合患者的状况，如果确定无吻合口瘘以及胃排空良好，可拔除营养管，尝试经口进食流质。经口进食量可缓慢增加。术后 7 天左右，如没有颈部吻合口瘘的征象，颈部引流量少，则可以拔除颈部引流管。通常在术后 7 天出院时，患者应能少食多餐进食软食。空肠造瘘管继续保留，提供额外的营养支持至术后第一次复诊随访。

一旦发现吻合口瘘应立即进行开放引流。引流情况必须每日评估，如有必要应考虑使用抗生素。颈部吻合口瘘患者应仔细评估上纵隔情况，因为实际吻合口位于胸廓入口水平以下的情况并不少见，而打开颈部切口可能无法充分引流。吻合口狭窄可通过吞钡排空延迟来确定，通常良性狭窄可通过反复内镜扩张处理，但偶尔碰到胸骨后隧道内管状胃弯曲打折的患者，处理起来比较困难。通常来说，胸骨后路径在吻合口瘘引流和吻合口狭窄再手术方面是有优势的。

并发症和结果

吻合口瘘是食管切除术后主要并发症之一，经胸骨后路径重建所报道的吻合口瘘发生率差异较大。在大多数回顾性研究中，对于姑息性治疗行食管切除胸骨后路径重建的患者，吻合口瘘的发生率为 19%～27%。在三项随机对照研究中，对比了经裂孔食管切除行胸骨后路径和椎前路径重建术式的吻合口瘘发生率，胸骨后路径吻合口瘘发生率为 10%～20%，均与椎前路径无显著差异，二者发生率在 Bartels 等研究中分别为 10%和 11%（$P>0.05$），在 van Lanschot 等研究中为 20%和 27%（$P>0.05$），在 Khiria 等研究中为 16.7%和 16%（$P>0.05$）。在 2006—2009 年期间，有 208 例患者在我们中心行食管切除及三野淋巴结清扫术。通过回顾发现，胸骨后路径重建吻合口瘘发生率更高(29/109，27%)，经椎前路径重建吻合口瘘发生率为 18%(18/99)。然后我们改良了手术方法，具体包括：① 尽可能拓宽胸骨后隧道；② 管状胃宽度控制在 4～6 cm；③ 切除部分胸骨甲状肌，扩大胸腔入口，降低肌肉收缩引起的压力；④ 固定管状胃，避免扭转。我们进一步对比了 2007 年 5 月到 2008 年 2 月间 40 例胸骨后路径重建患者与 2008 年 3 月到 2009 年 3 月间的 62 例胸骨后路径重建患者的结果，发现吻合口瘘的发生率显著降低，从 20%(8/40)降到 5%(3/62)。

一项综合分析研究对比了胸骨后路径与椎前路径两种术式的术后相关结果，发现在吻合口狭窄、心肺并发症、围手术期死亡方面两组患者无显著差异。在术后生活质量对比上，包括反流、吞咽困难、胃排空延迟和倾倒综合征，也无显著差异。

以往胸骨后路径往往作为姑息性食管切除术不得已的选择，但随着对手术技术和围手术期管理的改进，胸骨后路径重建取得满意的结果。还有一些结果尚未公布，如总体生存情况。尽管在胸骨后路径和椎前路径的选择上存在一定争议，但对于不能通过椎前路径重建的患者，胸骨后路径则是不错的选择。

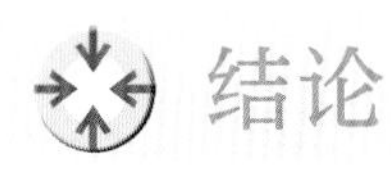

结论

■ 胸骨后路径对于无法经椎前路径重建的患者是一种可供选择的手术方式。

■ 对于那些术后需行辅助化疗、需延迟行重建或者既往曾行后纵隔手术的患者，推荐使用胸骨后路径。

■ 对于以后需行心脏手术或者前纵隔手术的患者，胸骨后路径属于相对禁忌证。

■ 术前规划应基于手术目的和可选术式综合考虑。

■ 手术技术要点的关键在于尽可能扩大胸腔入口和改善食管胃吻合的局部“微环境”，这可以显著改善血供。

■ 吻合口并发症主要有吻合口瘘和吻合口狭窄。随着手术技术和围手术期管理的改进，在降低并发症发生率和死亡率方面，胸骨后路径相当于甚至优于椎前路径。

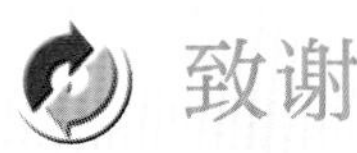

致谢

感谢胡鸿、孙艺华、罗晓阳和叶挺医生在外科手术图片方面的贡献，同时感谢胡鸿、叶挺、李斌医生分享他们的研究数据。

参考文献

[1] Orringer M B, Sloan H. Substernal gastric bypass of excluded thoracic esophagus for palliation of esophageal carcinoma[J]. J Thorac Cardiovasc Surg, 1975,70:836-851.

[2] Siewert J R. Eingriffe am Oesophagus [M]//Breitner B. Chirurgische Operationslehre. Munich: Urban und Schwarzenberg, 1989:9-67.

[3] Coral R P, Constant-Neto M, Silva I S, et al. Comparative anatomical study of the anterior and posterior mediastinum as access routes after esophagectomy[J]. Dis Esophagus, 2003,16: 236-238.

[4] Ngan S Y K, Wong J. Lengths of different routes for esophageal replacement[J]. J Thorac Cardiovasc Surg, 1986,91:790-792.

[5] Chen H Q, Lu J J, Zhou J H, et al. Anterior versus posterior routes of reconstruction after esophagectomy: A comparative anatomic study[J]. Ann Thorac Surg, 2009,87:400-404.

[6] Ferguson M K. Thoracic surgery atlas[M]. Philadelphia: Saunders Press, 2007.

[7] Hölscher A H. Surgery techniques: Conduit preparation and route of reconstruction[M]// Jobe B A, Thomas C R, Hunter J G. Esophageal cancer principles and practice. New York: Demos Medical Publishing, 2009: 535-548.

[8] Postlethwait R W. Surgery of the esophagus[M]. East Norwalk:Appleton-Century-Crofts, 1986.

[9] Yekebas E F, Chernousov A F, Broering D C, et al. Blunt transhiatal subtotal esophagectomy with gastroplasty and cervical anastomosis[M]//Izbicki J R, Broering D C, Yekebas E F, et al. eds. Surgery of the Esophagus : Textbook and Atlas of Surgical Practice.Berlin: Springer Press, 2009: 109-155.

[10] van Lanschot J J B, van Blankenstein M, Oei H Y, et al. Randomized comparison of prevertebral and retrosternal gastric tube reconstruction after resection of oesophageal carcinoma[J]. Br J Surg, 1999,86:102-108.

[11] Urschel J D. Does the interponat affect outcome after esophagectomy for cancer? [J]. Dis Esophagus, 2001,14:124-130.

[12] Horvath O P, Lukacs L, Cseke L. Complications following esophageal surgery[J]. Recent Results Cancer Res, 2000,155:161-173.

[13] Orringer M B. Substernal gastric bypass of the excluded esophagus: Results of an ill-advised operation[J]. Surgery, 1984,96:467-470.

[14] Kunisaki C, Makino H, Otsuka Y, et al. Appropriate routes of reconstruction following transthoracic esophagectomy[J]. Hepatogastroenterology,2007,54:1997-2002.

[15] Lee Y, Fujita H, Yamana H, et al. Factors affecting leakage following esophageal anastomosis[J]. Surg Today, 1994,24:24-29.

[16] Orringer M B, Marshall B, Chang A C, et al. Two thousand transhiatal esophagectomies changing trends, lessons learned[J]. Ann Surg,2007,246:363-374.

[17] Bartels H, Thorban S, Siewert J R. Anterior versus posterior reconstruction after transhiatal esophagectomy—a randomized controlled trial[J]. Br J Surg,1993,80:1141-1144.

[18] Khiria L S, Pal S, Peush S, et al. Impact on outcome of the route of conduit transposition after transhiatal oesophagectomy: A randomized controlled trial[J]. Dig Liver Dis, 2009, 41:711-716.

[19] Hu H, Ye T, Zhang Y, et al. Modifications in retrosternal reconstruction after oesophagogastrectomy may reduce the incidence of anastomotic leakage[J]. Eur J Cardiothorac Surg, 2012,42(2):359-363.

[20] Urschel J D, Urschel D M, Miller J D, et al. A meta-analysis of randomized controlled trials of route of reconstruction after esophagectomy for cancer[J]. Am J Surg, 2001,182:470-475.

（潘华光 崔 凯 译 夏迎晨 校）

26 Merendino空肠间置术

Attila Dubecz　Hubert J. Stein

引言

改良 Merendino 术式是指对远端食管及胃食管交界处(gastroesophageal junction,GEJ)进行部分切除,包括区域淋巴结清扫,然后用一段顺蠕动带蒂空肠重建消化道。Merendino 和 Dillard 在 1955 年首次将该方法应用于抗反流手术。他们的研究表明,插入长约 15 cm 的带蒂空肠取代食管下括约肌,可以防止食管胃交界处切除术后的胃食管反流。器械吻合使这种术式更加简单、安全,并将其适应证扩展到治疗涉及远端食管及胃贲门的各种良恶性疾病。

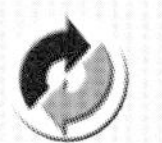

适应证

当需要行远端食管和 GEJ 局部切除时,可以采用 Merendino 术式。包括以下情况:

- 食管远端腐蚀性不可扩张的狭窄;
- 多次抗反流手术失败后的再次手术治疗;
- 食管胃交界处的良性和交界性肿瘤;
- 食管远端或 GEJ 的早期腺癌。

在本章中,我们将详细介绍 Merendino 术式治疗食管远端和 GEJ 早期腺癌的患者选择和手术步骤,但大部分手术要点可通用于其他适应证。

术前规划

在治疗食管远端和胃贲门早期腺癌方面,与其他术式,如全食管切除术、内镜下黏膜切除术(endoscopic mucosal resection, EMR)相比,Merendino 术式有几个特有的优点。

潜在的优势有以下几点：

- 与全食管切除术相比，Merendino 术式切除肿瘤同时保留了正常器官，术后并发症发生率和死亡率低，远期生活质量更高。
- 与内镜下碎片化切除治疗相比，Merendino 术式能够全层切除病灶并确保足够的切缘。
- 与 EMR 相比，Merendino 术式切除了肠化生的整段食管，可避免术后肿瘤复发和终生内镜随访监测的必要。
- 对于累及黏膜下的腺癌（T1b 期）患者，Merendino 术式能够完成区域淋巴结整块切除，该部分患者淋巴结转移率超过 20%。
- 将食管重建与抗反流手术相结合能够控制解决术后可能的严重反流。

对疑似早期食管腺癌的患者应进行全面评估，使用高分辨内镜进行系统活检，超声内镜检查评估肿瘤侵犯的深度和可能存在的多灶性病变。对于局限于黏膜、非多灶性的早期病变，可以行内镜下黏膜切除术，以确认肿瘤侵犯的深度。如果能够实现肿瘤的完全切除（R0），术后病理提示肿瘤确实局限于黏膜（T1a），且超声内镜和 PET/CT 没有提示可疑淋巴结或远处转移，只要患者有条件并愿意接受终生随访监测，并且没有其他不良肿瘤特征（例如血管淋巴浸润、分化差、溃疡型、大小＞2 cm 等），我们认为内镜下切除是安全可行的。而其他患者，包括具有不良肿瘤特征（如上所述）、多灶性病变、黏膜下肿瘤侵犯、R1 切除或内镜切除术后复发的黏膜内癌患者，均建议行外科手术治疗。同时应进行胸部和腹部的计算机断层扫描（CT），以评估是否存在超手术范围的远处转移或受累淋巴结。

手术

手术目的

手术目的是全层切除含有 Barrett 黏膜病变的整段食管，并行区域淋巴结的整块清扫，加做抗反流手术预防可能的胃食管反流疾病（图 26.1）。

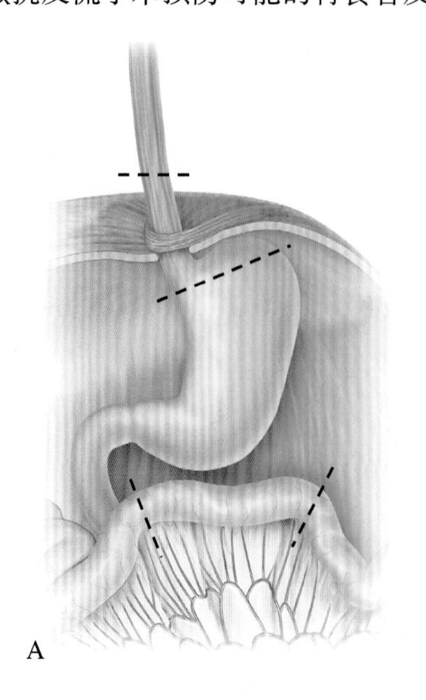

A

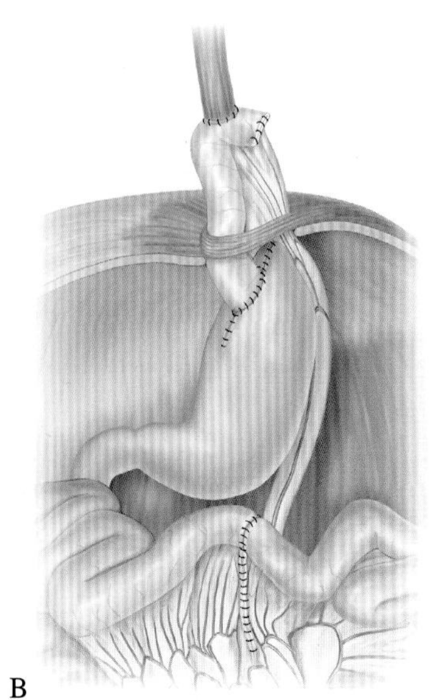

B

图 26.1　**空肠间置术示意图**
A：食管远端、食管胃交界处和近端胃的局部切除范围；B：带蒂空肠段间置行消化道重建。

技术要点/手术步骤

体位

患者取平卧位，稍头高脚低，在麻醉诱导时给予单次剂量的广谱抗生素。消毒范围包括患者胸部和腹部。

探查

通过双侧肋下大切口进腹。尽管正中切口也能很好地暴露上腹部，但我们更喜欢横切口，这样可以更充分暴露食管裂孔部分。打开镰状韧带，置入撑开器。然后仔细探查腹部，以评估肿瘤局部侵犯的程度，以及是否存在腹膜或肝脏转移。此外，探查时应评估患者空肠系膜长度是否满足向胸内牵拉的要求。

游离膈肌裂孔和 GEJ

首先，自无血管区打开大网膜，游离胃大弯，进入网膜囊。然后，游离小网膜及肝胃韧带。需注意有 5%患者存在胃左动脉发出的粗大肝支沿迷走神经肝支走行，该血管是肝左外侧段的主要供血动脉，需要保留，所以在处理胃左动脉时，我们沿小弯结扎胃分支，保留该主要分支。接着沿右侧继续向食管裂孔游离，打开胃膈肌韧带，暴露右侧膈肌脚。然后离断左侧胃短血管，识别并游离左侧膈肌脚(图 26.2)。

图 26.2 充分游离食管远端和膈肌脚

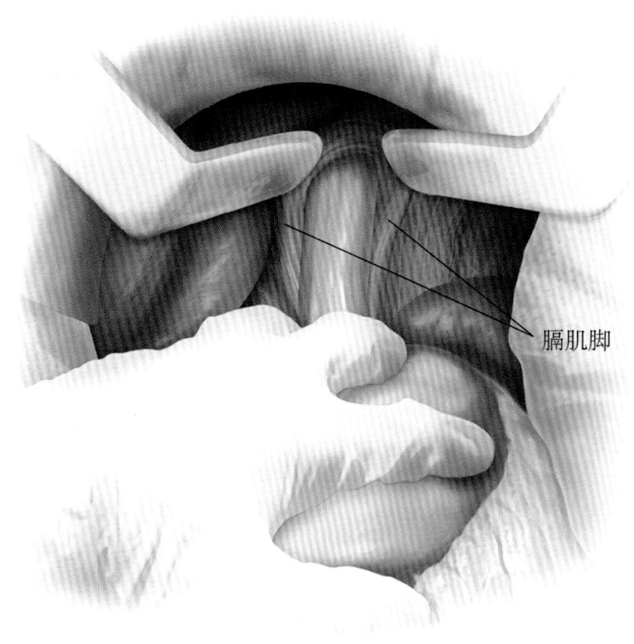

环周游离腹段食管后，套潘氏管牵引，便于后续游离。此时保留迷走神经可能会影响淋巴结清扫，我们建议离断迷走神经。但对于早期黏膜癌或高级别瘤变的患者可以尝试保留迷走神经。游离左侧膈肌脚打开并拓宽膈肌裂孔，便于进行后下纵隔的游离。

离断远端食管

远端食管离断水平应超过 Barrett 黏膜最近端的边缘，避免肠化生上皮的残留，术中可借助内镜检查明确。在近端放置荷包钳后(图 26.3)，直针缝单股不可吸收荷包线，然后用剪刀离断食管。如果担心 R1 切除，可以将近端边缘送冰冻切片分析。移除荷包钳，使用两把镊子轻轻扩张近端食管，方便置入吻合器钉砧。

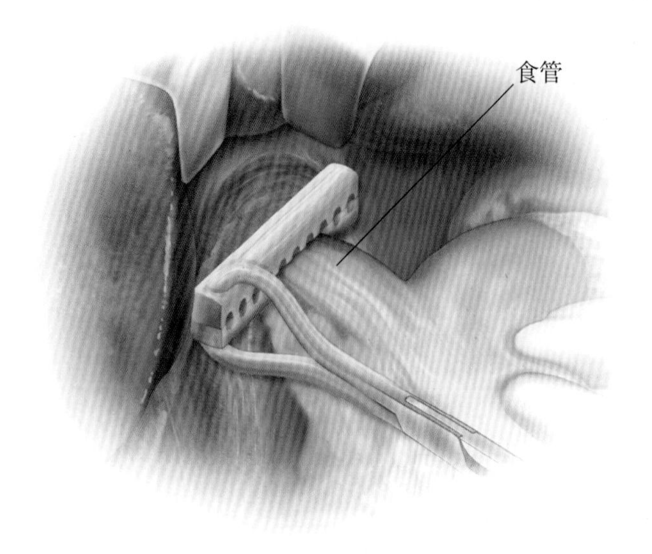

图 26.3　**在食管远端放置荷包钳**

应选择可安全插入食管近端的最大号吻合器，以避免较小吻合器导致的吻合口狭窄。尽可能避免使用 21 mm 吻合器，因为术后的狭窄很难处理。放置好钉砧后，将荷包线收紧并打结将其固定牢(图 26.4)。

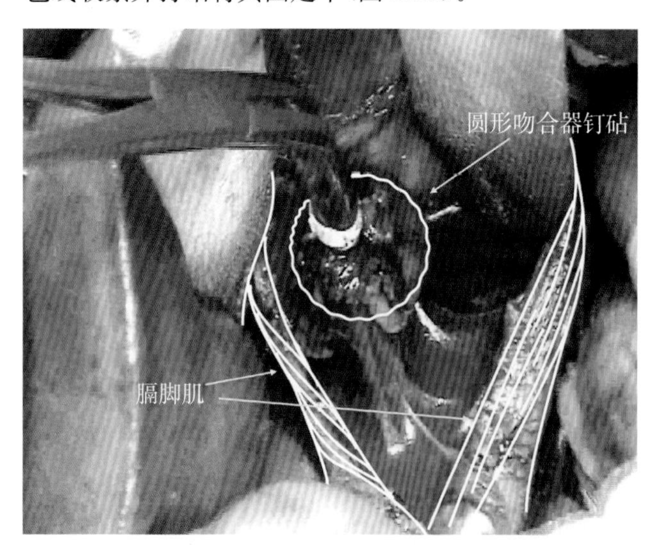

图 26.4　**将圆形吻合器钉砧置入食管腔，荷包线打结**

远端食管、胃贲门以及纵隔腹腔淋巴结的整块游离

用窄且深的拉钩暴露膈肌裂孔，将远端食管、GEJ 及其周围脂肪组织和后下纵隔到气管分叉水平的淋巴结整块进行游离。腹部淋巴结清扫需整块切除沿贲门、胃小弯近端三分之二、胃底，并沿肝总动脉和脾动脉至腹腔干区域内的所有淋巴组织。在起始部离断胃左动脉，包绕动脉的全部淋巴组织与标本一起切除。

离断近端胃

使用直线切割闭合器裁胃。以胃小弯近端三分之一处为起点，向胃底最高处使用直线切割闭合器进行切割，从而保留胃窦和大部分胃体。通常需要 2～3 个直线切割闭合器钉仓(图 26.5)。然后用 3-0 可吸收缝线间断缝合加固(图 26.6)。

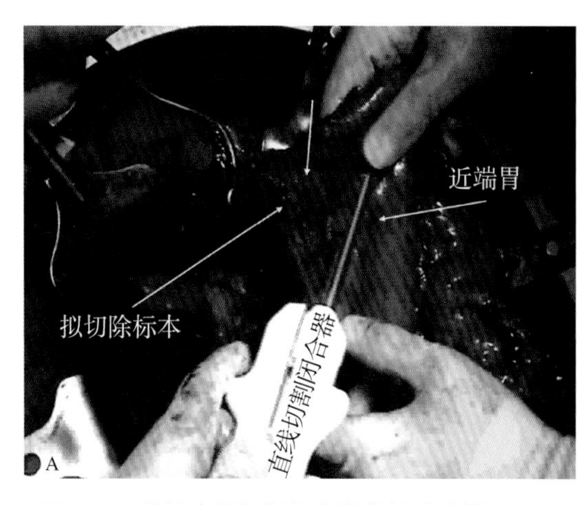

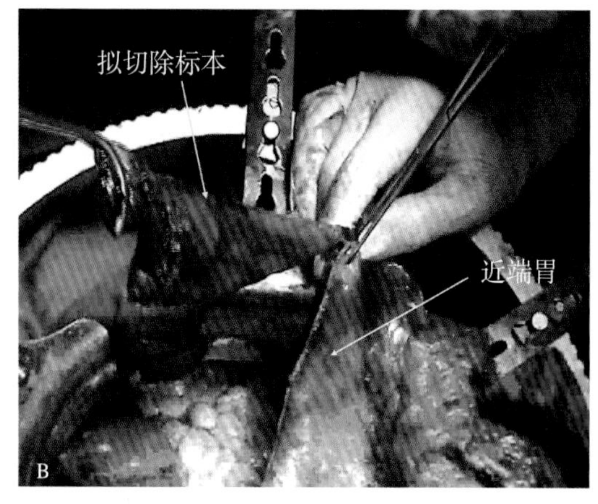

图 26.5　**使用直线切割闭合器离断近端胃**

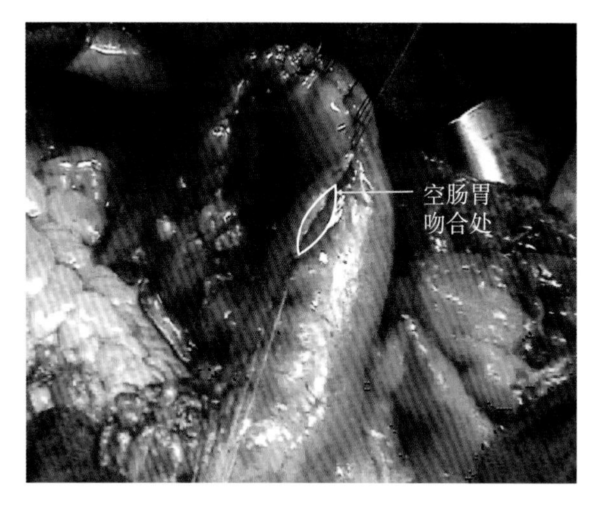

图 26.6　**用 3-0 可吸收缝线间断加固闭合器切缘**

准备带蒂空肠段

消化道重建是使用带蒂空肠段经结肠后和胃后进行顺蠕动方向间置完成。从后方强光照射，透光观察检查空肠系膜血管弓的完整性(图 26.7)。选择一个具有良好单血管供血的节段至关重要。确认后切开肠系膜，游离好的空肠段在结肠后跨横结肠系膜无张力地牵拉至需重建的位置(图 26.8)。使用 3-0 单股缝线作连续缝合完成空肠端端吻合。带蒂空肠段的长度应根据食管和胃之间缺损长度来决定。为了防止术后反流，一般至少需要 10～12 cm 的长度，但同时也要注意避免过长而引起扭转和吞咽困难。

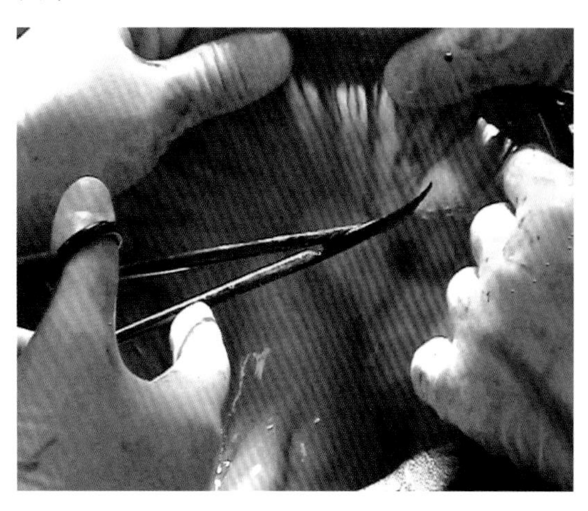

图 26.7　**选取带蒂顺蠕动空肠段，透光法检查空肠系膜血管弓**

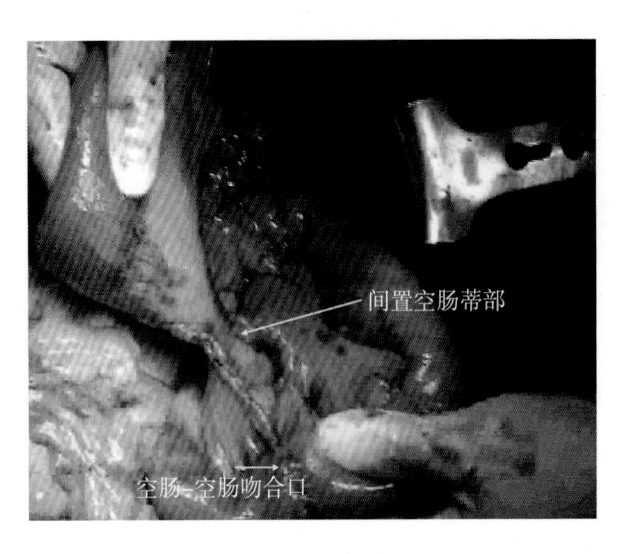

图 26.8 **展示间置带蒂空肠段**
空肠-空肠吻合已完成。

食管空肠吻合和空肠胃吻合

食管空肠吻合是使用圆形吻合器以端侧(功能性端对端)方式来完成的,吻合器通过带蒂空肠段近端断端插入(图 26.9)。空肠近端断端及多余部分使用直线切割闭合器切除闭合。在靠大弯侧拆除 4～5 cm 长的胃切缘,以便随后行空肠胃吻合。可行幽门机械扩张或成形避免术后出现胃排空延迟(图 26.10)。使用 3-0 可吸收缝线做单层间断缝合,以端对端方式完成空肠胃吻合。另外使用 3-0 可吸收缝线间断加缝 3 针将胃底固定在膈肌上,以重建 His 角(图 26.11、图 26.12)。术毕左侧胸腔放置 24 号胸引管接水封瓶。

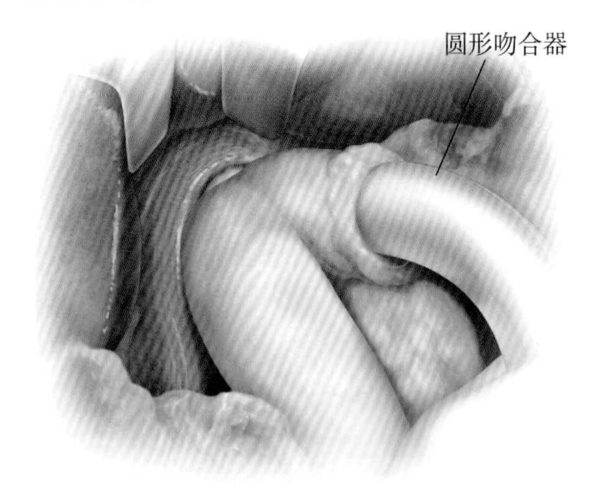

图 26.9 **使用端端吻合器进行重建**

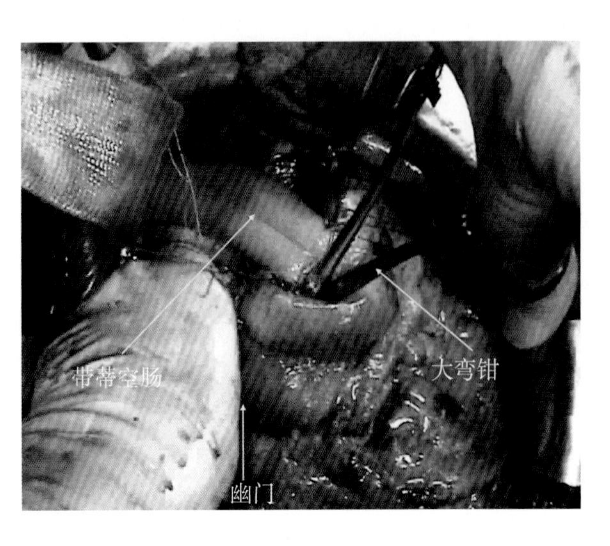

图 26.10 **使用大弯钳扩张幽门**

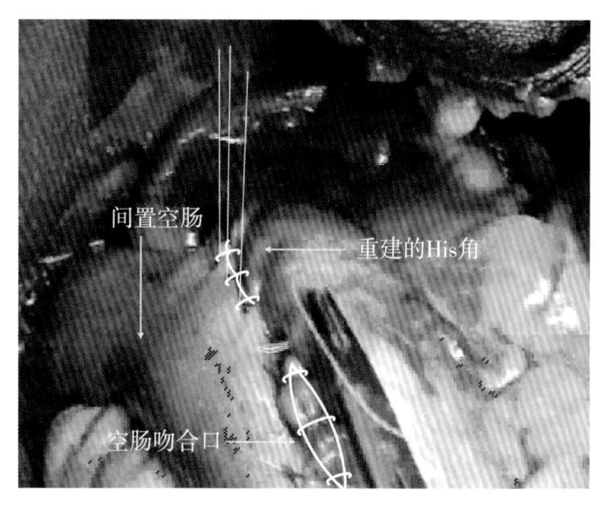

图 26.11 **使用 3-0 可吸收缝合线将胃底固定到膈肌重建 His 角**

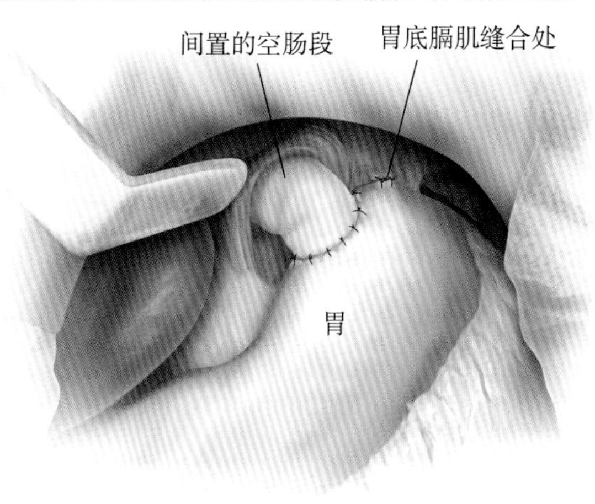

图 26.12 **顺蠕动带蒂空肠段完成重建后的示意图**

手术要点

- 膈肌裂孔暴露充分；
- 淋巴结清扫彻底；
- 间置空肠段长度为 10～15 cm，血供好；
- 重建后空肠段保持舒展伸直状态，无扭转，无张力；
- 间置空肠经结肠后和胃后路径上提；
- 顺蠕动重建；
- 将胃底固定于膈肌重建 His 角；
- 术中行幽门扩张或幽门成形。

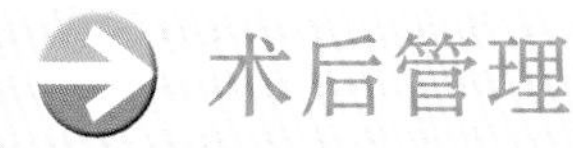

术后管理

笔者所在中心患者在复苏室拔除气管插管，术中留置的鼻胃管也在复苏室拔除。术后常规禁食 2～3 天，给予静脉输液，注射镇痛剂。泛影葡胺造影不作为常规检查。术后 3～4 天开始进食清亮流质饮食，并指导患者直立位完成。如无异常，患者逐渐过渡到常规饮食。

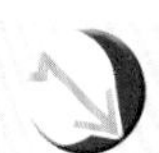

并发症

术后最初 24 小时内出现的并发症通常与止血不充分或术中损伤脾脏有关，由此导致的贫血或低血压可能会影响间置空肠段的活力。临床上如怀疑大出血(心动过速和动脉血气中的血红蛋白明显下降),即使腹腔引流管中没有大量的血液,也应立即手术探查。由于咳嗽不力或误吸导致的呼吸系统并发症(肺不张、肺炎)是术后最常见的并发症。围手术期的物理治疗、术后早期活动和充分镇痛以及当患者能保持直立位时才恢复经口进食都非常重要。

吻合口瘘

在怀疑有吻合口瘘时,则利用水溶性造影剂做 CT 扫描和行详细的内镜检查。如果确诊吻合口瘘,则停止经口进食。早期吻合口瘘伴有暴发性败血症,通常是带蒂空肠段的坏死所致,此时必须手术干预并切除间置空肠。对于较小的、包裹性吻合口瘘,通常可以通过禁食、全肠外营养、广谱抗生素、CT 引导下穿刺引流以及在合适病例中置入自膨式食管支架进行保守治疗。

结果

在笔者现在和以前工作的中心,所开展的 Merendino 手术超过 100 例,其中约 80%是恶性肿瘤,20%是良性疾病。中位淋巴结清扫个数为 20,围手术期的死亡率为 0,术后并发症发生率约 16%。所有癌症患者都达到了 R0 切除,无肿瘤复发。在术后 1 年的随访中,不到 5%的患者持续存在 Barrett 化生,不到 10%的患者存在术后反流。与其他开展该术式的医生(J.D.Luketich,个人通信)交流发现,部分患者会有严重的食管空肠和空肠胃吻合口狭窄。此外,还有其他术者报道间置空肠段淤滞,患者出现明显的吞咽困难症状。在某些情况下,冗余的间置空肠形成疝也会导致吞咽困难。

参考文献

[1] Merendino K A, Dillard D H. The concept of sphincter substitution by an interposed jejunal segment of anatomic and physiologic abnormalities at the esophagogastric junction; with special reference to reflux esophagitis, cardiospasm and esophageal varices[J]. Ann Surg, 1955,142(3):486-506.

[2] Gerzic Z B. Modification of the Merendino procedure[J]. Dis Esophagus, 1997, 10(4): 270-275.

[3] Stein H J, Feith M. Surgical strategies for early esophageal adenocarcinoma[J]. Best Pract Res Clin Gastroenterol, 2005,19(6):927-940.

[4] Stein H J, Feith M, Mueller J, et al. Limited resection for early adenocarcinoma in Barrett's esophagus[J]. Ann Surg, 2000,232(6): 733-742.

[5] Stein H J, Hutter J, Feith M, et al. Limited surgical resection and jejunal interposition for early adenocarcinoma of the distal esophagus[J]. Semin Thorac Cardiovasc Surg, 2007,19(1): 72-78.

[6] Takeshita K, Saito N, Saeki L et al. Proximal gastrectomy and jejunal pouch interposition for the treatment of early cancer in the upper third of the stomach: Surgical techniques and evaluation of postoperative function[J]. Surgery, 1997,121(3): 278-286.

(潘华光 郑 浩 译 夏迎晨 校)

27 长段空肠代食管重建

Shanda H. Blackmon　Wayne L. Hofstetter

引言

使用带蒂空肠辅以颈部小血管吻合，即增强灌注带蒂空肠（supercharged pedicled jejunum，SPJ）进行全长食管重建，是外科技术发展的结晶，具有划时代意义。Roux 第一个报道了将空肠作为食管替代物，但首次成功进行胸内食管空肠吻合是由 Reinhoff 在 1942 年完成的。在此之前，麻醉技术限制了该方法在胸外科中的应用，仅能够经皮下完成食管重建。Longmire 和 Ravitch 首次报道了在 3 名患者中成功利用以皮肤管道包裹的空肠段作为游离移植物来替代食管。Reinhoff 成功完成的一期手术实现了 Longmire 和 Ravitch 先前在实验室和临床所想达到的目标。1949 年，基于 Roux、Herzen、Yudin 和 Reinhoff 的经验，Harrison 首次报道利用空肠经胸腔途径进行全食管重建。1950 年，Robertson 和 Sarjeant 首次报道经胸骨后途径重建。1955 年，Merendino 和 Dillard 扩大了空肠间置的使用范围，使用顺蠕动空肠段替代食管下括约肌，从而避免食管因反酸导致消化性损伤。1956 年，Androsov 和莫斯科的一个工程师团队成功地在 11 名患者中使用金属夹进行乳内血管和置入肠段之间的小血管吻合。Seidenberg 首次使用游离空肠段联合小血管吻合间置替代颈段食管。Kasai 提出了颈部食管重建的替代方案，即使用以长蒂保证供血的短段空肠间置。Allison、Wooler 和 Gunning 发表的文章证实了小肠在食管重建中的作用，在 3 年的随访中，大多数患者可以正常饮食和重返工作岗位。Ascioti 报告了首个大样本肿瘤患者采用增强灌注带蒂空肠代全段食管进行消化道重建的研究。

适应证

长段食管切除且胃不能作为可用替代管道的患者主要有两种重建选择：空肠和结肠。空肠特别适合作为食管重建的替代器官，因为其长度充足，不需要特殊术前准备，与食管管径相近，并且不会像结肠那样老化变长。

禁忌证

常见的禁忌证包括克罗恩病、放射性肠炎、门静脉高压、短肠综合征、广泛的纤维性粘连和肠系膜上动脉(superior mesenteric artery,SMA)综合征。空肠解剖结构异常的患者可能需要调整方案或使用替代管道重建。

术前规划

手术最重要的部分是规划和准备。当明确患者不能利用管状胃进行重建时,我们需要从手术室、医务人员和患者及其家属各个方面做准备工作。规划手术的第一步是决定选择那种途径完成空肠代食管重建,有两条主要路径:经后纵隔和经胸骨后。后纵隔路径适用于各种一期重建的患者,而胸骨后路径主要用于延期重建,因为首次手术导致组织瘢痕化,使后纵隔路径不可用。下面列出了每种路径特点(图 27.1)。

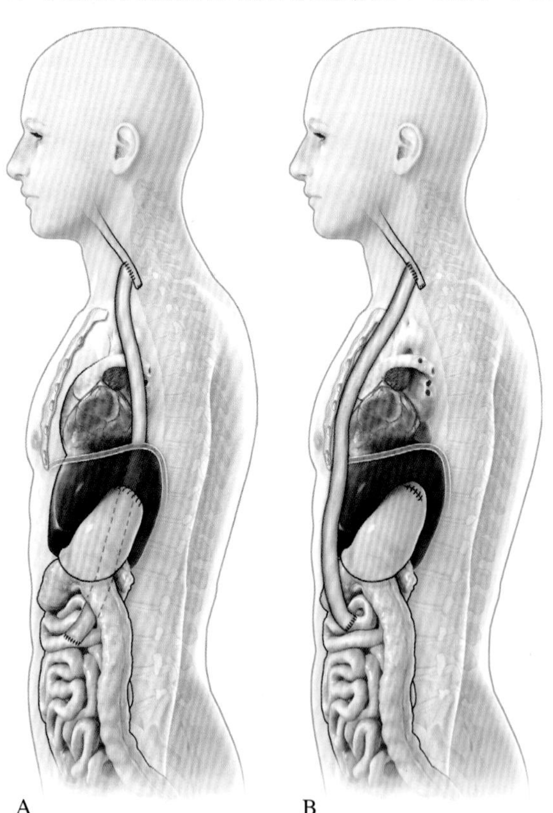

图 27.1 **空肠代食管路径示意图** 后纵隔路径空肠走行(A)与胸骨后路径空肠走行(B)。

后纵隔路径

- 一期重建;
- 更符合解剖学结构;
- 路径可能更短。

胸骨后路径

- 延期重建的最佳选择；
- 更容易获得增强灌注的胸部血管；
- 路径在放疗或者食管癌复发野以外；
- 既往行冠状动脉搭桥(CABG)患者可能无法使用；
- 可能排空更好。

解剖

空肠是人体内长且中空的脏器，起自 Treitz 韧带和横结肠系膜(十二指肠上、下隐窝)延伸至回肠，空肠和回肠没有明确界限。由肠系膜将空肠连于后腹壁。空肠壁包括浆膜、固有肌层和黏膜三个层次。固有肌层，像食管一样，有一个外纵行肌层和一个内环行肌层。管腔内排列着与纵轴垂直的褶皱，称为环状襞。

空肠血供来自 SMA，空肠分支血管由该动脉向左侧发出，右侧分支为回肠和结肠提供血供。空肠动脉有 1～5 个分支。

体位

患者取仰卧位，如果需要取大隐静脉作为桥血管，腿部需要包含在消毒野内。头部略向右偏，肩部垫高。颈部同样要在消毒野内。如患者有气管造口或需要行食管转流矫治，需要做相应的调整。

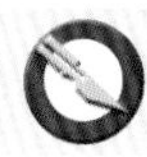

手术

空肠游离

- 腹部正中切口；
- 如果存在粘连需分离粘连；
- 辨别 Treitz 韧带；
- 透光观察肠系膜血管、游离肠系膜；
- 辨认识别目标空肠段的供血血管；
- 拆除既往空肠造瘘点；
- 在颈部和隧道准备好之前，不要离断任何分支血管，以减少缺血时间。

颈部准备

颈部游离和供血血管准备/部分胸骨柄和第一肋切除(图 27.2)：

- 切口自颈部下方胸锁乳突肌前缘向胸部延伸到正中或中线偏左。
- 在锁骨头处离断胸锁乳突肌。

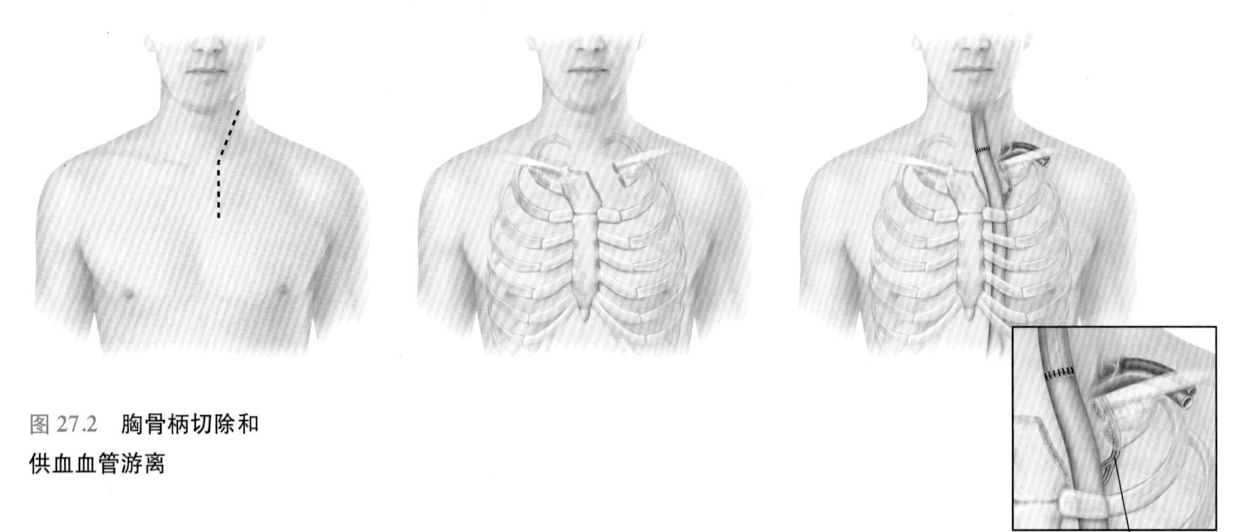

图 27.2 **胸骨柄切除和供血血管游离**

■ 自胸骨旁围绕左侧第一肋骨向外侧游离 3 cm。

■ 切除部分锁骨,外侧在贴近锁骨头处离断,内侧在锁骨与第一肋骨连接处离断;在距胸骨旁外侧 3 cm 处离断第一肋骨。为游离左乳内动脉(left internal mammary artery,LIMA)用于肠管增强灌注创造空间。

■ 斜行切开左半胸骨柄至第二肋上缘,将胸骨柄、锁骨头和近端第一肋骨整块移除。该处要谨慎操作,因为乳内动脉位于肋软骨下方,距离胸骨旁约 1 cm。

■ 如果需要的话,可以用咬骨钳去除多余的骨组织,使骨切缘平滑,避免损伤肠管或肠系膜。

■ 拟进行小血管吻合的血管准备。LIMA 供血足够,是常规选用的动脉。左乳内静脉(left internal mammary vein,LIMV)有时可作为回流血管,但有时可能不够粗,此时可考虑做颈静脉与肠系膜静脉的吻合。根据重建管道和肠系膜小血管的位置,可以使用大隐静脉桥接来延长动脉或静脉。

隧道准备

胸骨后隧道

■ 自腹部于前正中线处做膈肌切口。

■ 沿正中线创建胸骨后胸膜外隧道。在某些情况下,可能需要采用胸膜内途径。确保隧道空间足够,以利于肠管和系膜顺畅无阻碍通过,通常直径 5 cm 左右比较合适。

后纵隔路径是空肠重建的可选路径,具体还取决于患者的解剖差异和食管病变情况。

选择和离断空肠血管分支

■ 必须结合透光观察肠系膜血管解剖特点并根据需要间置肠管的长度来选择血管弓。

■ 选择时会碰到解剖变异和因疤痕组织导致肠系膜缩短,理想的空肠动脉选择参照图 27.3。

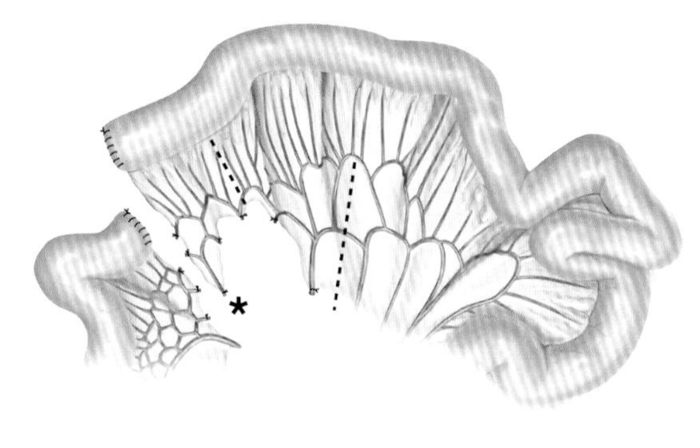

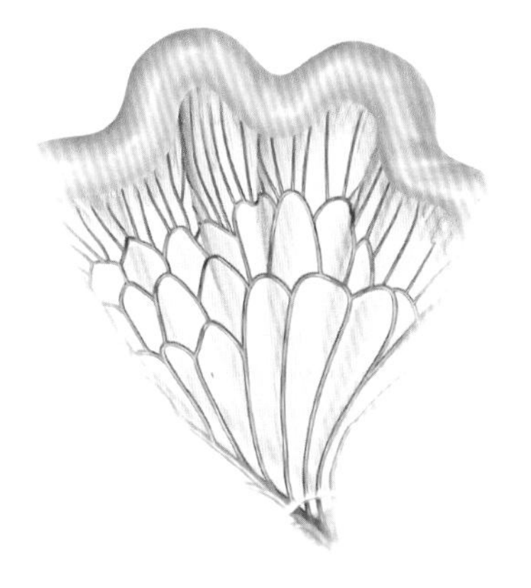

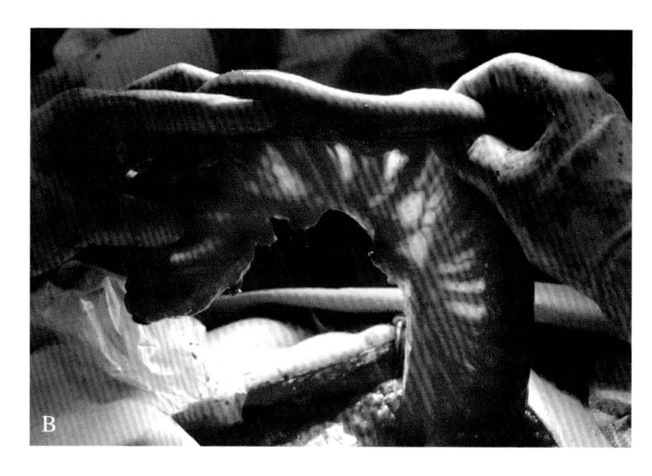

图 27.3 **空肠血管分支的选择和离断**

A：空肠血管分支的选择和离断，图示为近端空肠典型的血管分支模式，图中标明了肠系膜和空肠的切开位置；B：空肠血管分支已离断，预留血管做颈部小血管吻合增强灌注。

- 空肠血供的第一个分支为 Treitz 韧带后近端起始部空肠供血，该段空肠和血管予以原位保留作为 Roux 袢行空肠吻合。
- 离断空肠任何血管前需彻底完成游离操作，尽可能减少缺血时间。探查辨别第二个血管弓，这时需要保留的空肠段已足够，在第二个血管弓靠近端打开肠系膜，以预留额外长度的近端肠管，后续该部分肠管可作为指示瓣观察是否缺血。
- 第二个血管弓最终将通过小血管吻合与 LIMA 和 LIMV 或颈静脉相连。
- 松解系膜以延长肠袢(图 27.3B)。
- 第三和第四血管弓之间的系膜只能打开到桥动脉的水平。如果继续打开肠系膜至肠壁水平，第三血管弓节段的肠管会坏死。
- 第二和第三血管弓到 SMA 的分支予以结扎。尽可能在靠近 SMA 的位置结扎离断血管尤为关键，以便最大限度地增加侧支血流。
- 第四血管弓左侧支保留与肠系膜上动脉的连接(即血管蒂)。
- 第二和第三血管弓之间的系膜可以打开到肠管的水平，以方便近端空肠展开(图 27.3A)；这是使空肠管道舒展的关键步骤。此时，最近端肠管是处于缺血状态。
- 血管离断后即开始计时缺血时间（在隧道建立和供血血管准备好之前，不要离断这一段）。
- 小肠的血液供应是相当丰富的，甚至在近端分支结扎后，也不会出现缺血，因此对于是否真的有必要进行增强灌注尚不清楚。虽然肠子看起来是粉红色的，但在手术后的几天里，肠壁和肠系膜会明显水肿，所以在这个时期通畅的静脉引流是很关键的。

空肠的腹腔内路径规划

方案 A (空肠段的结肠前路径) (图 27.4A)

- 结肠前路径几乎不需要准备,但是要测量所需的长度。
- 预留好结肠前路径的额外长度。

方案 B(空肠段的结肠后路径)(图 27.4B)

- 透光观察横结肠系膜。
- 选择横结肠系膜中远离 Drummond 边缘动脉和结肠中动脉的区域开窗,大小至少为小肠直径的 2 倍,使肠袢可以无阻力穿过。
- 空肠袢通过该窗口后连接到新的供血血管,并且完成小肠的吻合,这时需要将窗口边缘系膜与空肠固定,以防止腹内容物经横结肠系膜窗口形成疝。

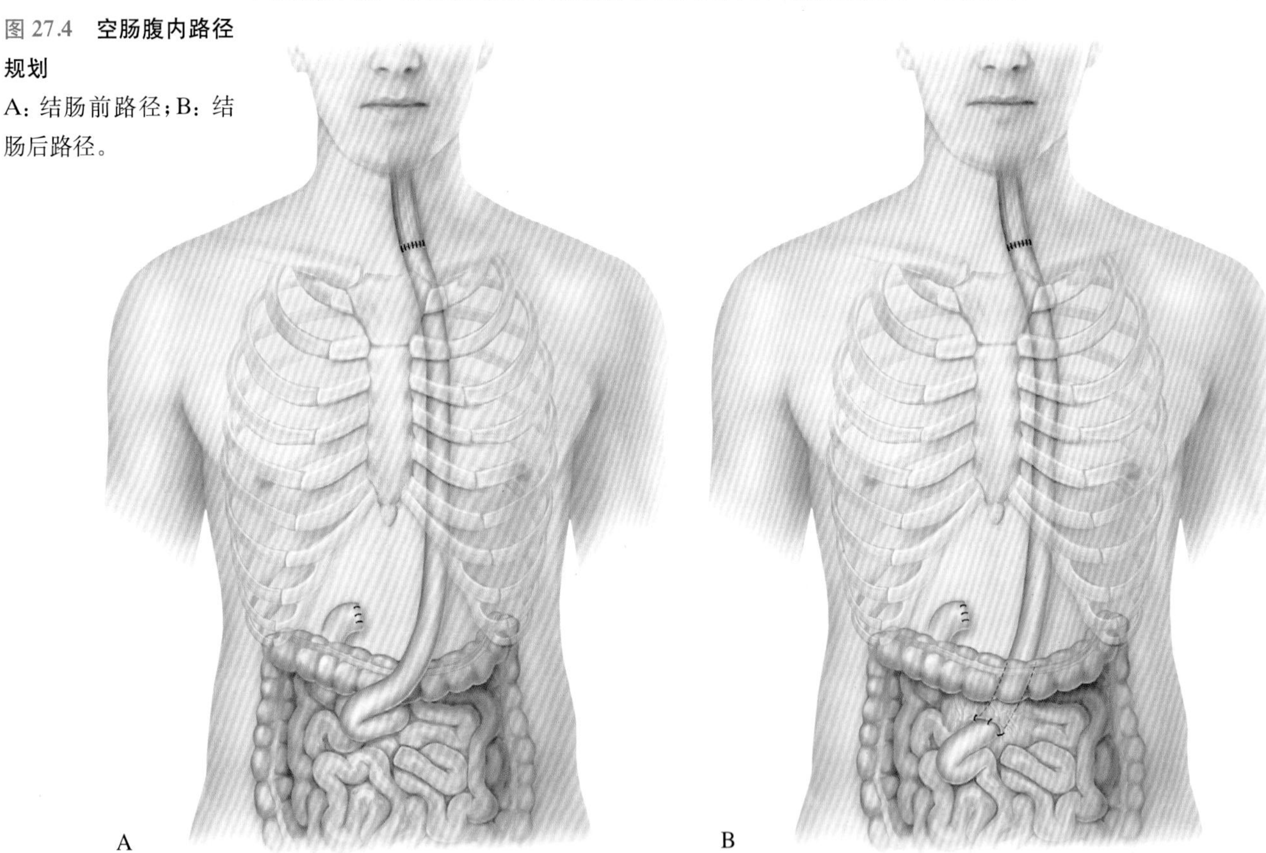

图 27.4 **空肠腹内路径规划**
A: 结肠前路径; B: 结肠后路径。

空肠通过胸骨后隧道

- 准备大号腔镜或超声探头保护套。
- 确保隧道足够大,以便能容纳下术后水肿期的空肠和系膜。
- 保护套袋子从下到上穿过隧道。
- 将空肠及系膜置入袋子,避免扭转,润滑袋子的内部和外部。将袋子和空肠一并送入隧道,同时从上面轻轻牵引。必要时可将吸引器放在袋子内吸引,以便肠管顺利通过隧道。

小血管吻合

- 小血管吻合增强灌注在食管空肠吻合之前完成。
- 使用手术显微镜准备受体血管。
- 通常使用 2～4 mm Coupler 吻合器完成静脉吻合。
- 大隐静脉可用于解决长度不足问题。
- 静脉吻合在动脉吻合之前完成，以减少淤血。
- 在手术显微镜的辅助下，通常使用 9－0 尼龙缝线进行动脉吻合。

指示瓣的制作

- 在手术结束时，将最远端带系膜血供的空肠外置，作为肠道缺血的指示瓣。
- 透光观察确保指示瓣血供充足。
- 离断局部的空肠和系膜，确保有足够的长度来进行外置。
- 用 3-0 丝线结扎指示瓣并与系膜远端连接，以便从胸腔隧道拉出。
- 吻合完成后，缝切口时在原切口处预留小口将指示瓣外置(图 27.5)。

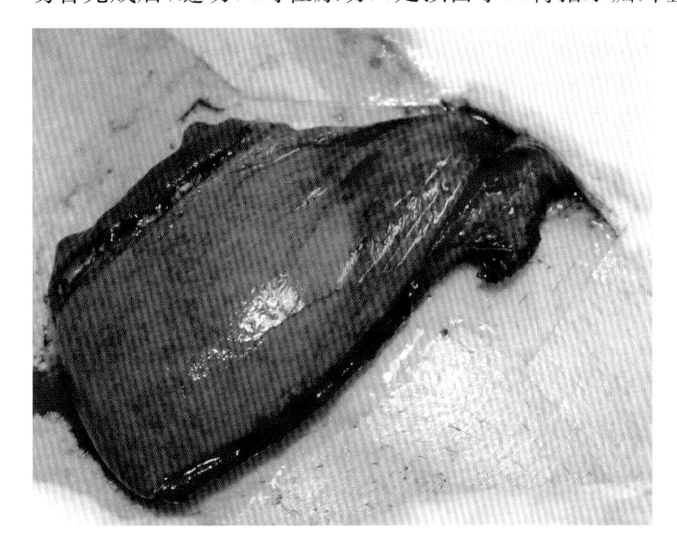

图 27.5 **指示瓣**

- 确保指示瓣肠管已打开，便于分泌物引流。
- 出院前，在床边将其切除至皮肤水平。

食管空肠吻合术

我们将详述三种食管和近端空肠的吻合方法。

- 直线吻合器，功能性端端吻合：这种方法也被称为改良 Collard 或 Orringer 技术(图 27.6)。食管近段与空肠并排毗邻放置，空肠残端使用吻合器闭合，将空肠置于食管后，缝牵引线固定空肠位置。

在距离空肠末端 45～60 mm 于系膜对侧缘切开肠管，选择 60 mm 直线切割吻合器(Covidien 紫钉或 Ethicon 蓝钉)，闭合器一边插入食管，另一边经空肠切开处插入。击发吻合器，形成一个功能性的端对端吻合口。食管及肠管开口处以可吸收缝线间断缝合关闭，如果残余管腔足够，也可以用闭合器关闭。

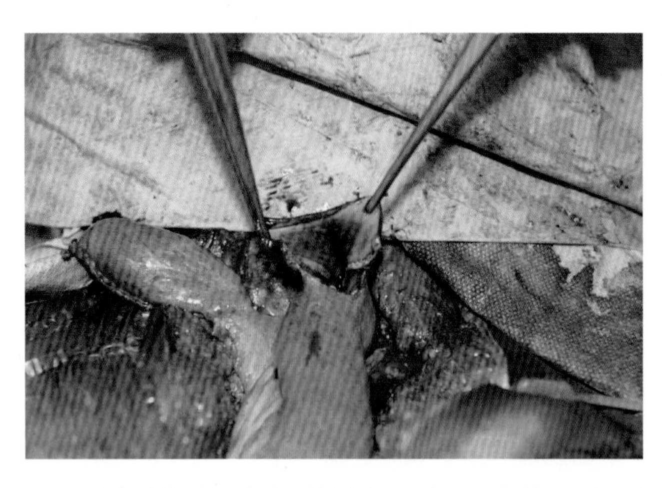

图 27.6　**功能性端对端切割缝合器吻合**

■ 端对端手工吻合(单层或双层):通常使用可吸收线间断缝合完成吻合。

■ 圆形吻合器端端吻合:将钉砧放入食管残端,用 3-0 线做荷包缝合将食管壁全层紧紧地固定在钉砧周围。环形吻合器主机自空肠近端开口置入,在空肠系膜对侧穿出与钉砧对接。然后击发吻合器完成吻合,检查吻合口是否完整,用直线闭合器纵向闭合空肠残端。

注意:残留的空肠无功能袢必须要短;我们曾见过空肠残端闭合切缘裂开的情况,并且过长的残端相当于是一个假性 Zenker 憩室。鉴于此,笔者不用该方法做吻合。

■ 在进行吻合时需要避免触碰牵拉血管吻合处。

腹部吻合重建

方案 A:Roux 吻合(首选)

■ 肠管和肠系膜方向正确无扭转。

■ 将近端空肠断端和下游空肠以侧侧(功能性端侧)方式顺蠕动方向使用闭合器做吻合。

■ 该吻合口距离膈肌隧道口的理想距离是 20～40 cm,以减少胆汁向颈部反流。该段肠管越长,消化吸收时间将越短,可能出现更多副反应。

■ 输入袢空肠与间置空肠间相连续。

方案 B:空肠胃吻合

■ 调整间置肠管走行方向,使肠系膜从胃的后面通过。

■ 使用圆形端端吻合器做间置空肠胃吻合,将钉砧置入胃内,吻合器自空肠末端置入,在距末端 4 cm 处于空肠系膜对侧穿出。

■ 对接吻合器和钉砧,并击发(吻合器尺寸选择 25～29 mm)。

■ 对吻合圈进行检查以确保其完整性。

■ 完成空肠断端吻合(吻合器完成侧侧吻合,即功能性端对端吻合)。

空肠造瘘置营养管

■ 在左前腹壁打孔将营养管引入腹腔。

■ 在近端空肠系膜对侧选择造瘘位置。

■ 以 3-0 丝线在肠壁缝荷包。

- 在荷包中心位置电凝打孔。
- 将营养管置入肠腔，收紧荷包。
- 使用隧道式（Witzel）置管法，并将空肠周围固定于腹壁，尽量减少管周渗漏可能。
- 腹外固定营养管。

术中和术后管理

- 手术操作精细和器械对数准确。
- 在患者有气管造口的情况下需适当调整方案。
- 对各种管道做好固定和标记。
- 留置鼻胃管没有必要，甚至可能会导致一些术后问题。
- 引流管不要直接放到吻合口上。
- 间置肠管尽可能保持牵直状态，不要冗余，做消化道吻合时不要残留囊袋，避免食物积聚。
- 确保患者在术中或术后不使用正性肌力药物或血管收缩药物。
- 保持手术室和复苏室温暖。

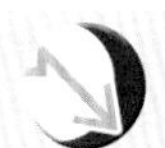

并发症

间置肠管缺血是一种可怕的并发症，幸运的是极少发生。术中做的指示瓣在出院前可作为持续观察近端空肠灌注情况的指标。非梗阻性肠系膜缺血（nonobstructive mesenteric ischemia，NOMI）是一种公认的术后并发症，但很少遇到，一般发生于液体复苏不足并过早管饲的患者。我们一般在术后第3天开始管饲并缓慢增量。当患者主诉腹痛时，应停止管饲；在严重的情况下，应考虑进行腹部探查以评估缺血。尽管可能存在乳酸酸中毒，指示瓣可能看起来也是健康的，此时应仔细探查管饲下游肠管的情况。

其他潜在并发症

- 出血；
- 血管血栓形成；
- 吸入性肺炎；
- 喉返神经损伤；
- 吻合口狭窄；
- 倾倒综合征。

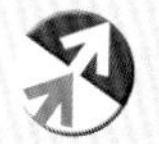

结果

从2000年6月到2010年12月，有连续60例患者接受了增强灌注带蒂空肠间置代食管手术。基于多中心数据库评估患者一般特征、手术技术和预后结果，60名患者中，73%（44/60）是男性，平均年龄为56岁（28～76岁），选择该术式初衷是胃不可用或认为空肠重建是最佳方案；23 例(38.3%)患者术前食管功能丧失；57 例(95%)患者因癌症进行了重建；39 例(65%)患者经胸骨后重建；31 例(52%)患者进行了空肠的 Roux-en-Y 重建；29 例(48%)患者进行了空肠胃吻合；19 例(32%)患者发生了吻合口瘘，其中 5 例(8%)患者移除了替代管道；50 例(83%)患者在空肠重建后能够恢复经口进食。对一些患者术后测压结果显示间置空肠的蠕动为节段性，与原位空肠类似。术后 30 天或院内死亡率为 5%(3 例)，90 天死亡率为 10%(6 例)，中位生存时间和 5 年生存率分别为 28 个月和 30%。

结论

当其他选择(如胃或结肠)不可用时，增强灌注带蒂空肠是一种可行的食管重建选择。SPJ 不作为常规推荐，而且比胃代食管流程更复杂，并发症发生率和死亡率也显著增高，但在某些情况下，这可能是患者恢复经口进食的最佳选择。

参考文献

[1] Reinhoff W F Jr. Intrathoracic esophagojejunostomy for lesions of the upper third of the esophagus[J]. South Med J, 1946,39:928-940.

[2] Longmire W P Jr, Ravitch M M. A new method for constructing an artificial esophagus[J]. Ann Surg, 1946,123:819-834.

[3] Harrison A W. Transthoracic small bowel substitution in high stricture of the esophagus[J]. J Thorac Surg, 1949,18:316-326.

[4] Robertson R, Sarjeant T R. Reconstruction of esophagus[J]. J Thorac Surg, 1950, 20: 689-705.

[5] Merendino K A, Dillard D H. The concept of sphincter substitution by an interposed jejunal segment for anatomic and physiologic abnormalities at the esophagogastric junction; with special reference to reflux esophagitis, cardiospasm and esophageal varices[J]. Ann Surg, 1955,142:486-506.

[6] Androsov P I. Blood supply of mobilized intestine used for an artificial esophagus[J]. Arch Surg, 1956,73:917-926.

[7] Seidenberg B, Rosenak S S, Hurwitt E S, et al. Immediate reconstruction of the cervical esophagus by a revascularized isolated jejunal segment[J]. Ann Surg, 1959,149(2):162-171.

[8] Kasai M, Abo S, Makino K, et al. Reconstruction of the cervical esophagus with a pedicled jejunal graft[J]. Surg Gynecol Obstet, 1965,121:102-106.

[9] Allison P R, Wooler G H, Gunning A J. Esophagojejunogastrostomy[J]. J Thorac Surg, 1957,33:738-748.

[10] Ascioti A J, Hofstetter W L, Miller M J, et al. Long-segment, supercharged, pedicled jejunal flap for total esophageal reconstruction[J]. J Thorac Cardiovasc Surg, 2005,130(5):1391-1398.

[11] Michels N A, Siddharth P, Kornblith P L, et al. The variant blood supply to the small and large intestines: Its import in regional resections[J]. J Int Coll Surg, 1963,39:127-170.

[12] Blackmon S H, Correa A M, Skoracki R, et al. Supercharged pedicled jejunal interposition for esophageal replacement: A 10-year experience[J]. Ann Thorac Surg, 2012, 94: 1104-1113.

(潘华光 尹纯同 译 夏迎晨 校)

28 结肠间置术

Thomas J. Watson　Christian G. Peyre

引言

胃是食管重建中最常用的替代器官，但根据外科医生的偏好或者当胃不适用于重建时，结肠会成为食管重建的第二选择。结肠具有丰富的血液供应、足够的长度和抗酸损伤能力，所以很适合作为食管替代物。然而，结肠间置术对技术要求很高，每个细节都要格外注意，往往一个小的判断错误就可能会导致灾难性的后果。食管外科医生应了解在食管重建手术中使用结肠作为替代物的基本原则，包括相比较其他选择的优缺点、患者选择和准备、结肠游离技术要点和血管评估、置换路径、吻合技术和围手术期管理等。

在食管重建中，结肠相对于胃有几个优势：间置结肠段可将残余食管的黏膜与产酸的胃黏膜和十二指肠内容物隔开，降低了反流相关黏膜并发症的发生率。游离及设计得当的结肠替代物血供是非常丰富的，缺血相关并发症发生率非常低，如吻合口瘘和狭窄。结肠具有储存功能，可满足单次大量进食。置入结肠段的远端和残胃处于腹部正压环境，有助于防止反流。在一些病例胃不适合或无法作为食管替代物，结肠作为替代物可以完美解决这部分患者的问题，结肠远端吻合到胃窦部，如果胃窦已被切除或有明显的胃出口梗阻，可以吻合到空肠 Roux 袢上。术后如随时间推移间置的结肠发生扩张或扭曲，通常还可再次手术解决。

结肠作为食管替代物的缺点也很明显。结肠必须没有明显的病变，如广泛性憩室病、息肉病或恶性肿瘤，并且必须进行充分的评估和准备以选择合适的结肠节段。结肠间置手术有 3 个吻合口（食管与结肠之间、结肠与胃之间和结肠与结肠之间），与胃代食管相比结肠间置手术时间更长、更复杂，需要分离的组织更多。手术技术难度高，尤其是在判断替代结肠的动脉血供和静脉回流方面。术中很小的判断偏差和操作失误都可能会导致替代结肠血供不足的严重后果。任何一个吻合口都有发生瘘或狭窄的可能，如果结肠系膜没有完全关闭，则可能发生肠梗阻。该术式目前尚不能通过微创完成，与胃代食管相比，结肠代食管恢复经口进食的时间更长。最后也是非常重要的一点，间置的结肠使用多年后会扩张或扭曲，这种情况就会导致吞咽困难、反酸或误吸，需要再次手术解决。

适应证和禁忌证

当胃不适合或无法作为食管替代物时，最常进行结肠间置术，该情况包括以下可能：既往胃切除术史，癌症累及胃部和食管切除术同期患有胃癌。食管切除指征与本书其他章节所述类似，包括食管癌、终末期运动障碍、其他治疗方法无效的狭窄、腐蚀性损伤或食管创伤。术者偏好，非恶性疾病的情形以及是否保留迷走神经在做结肠间置术决策时也要充分考虑到。结肠间置术也被认为是原食管重建手术失败后的必要挽救性术式。

轻度憩室病通常不是使用结肠作为食管替代物的禁忌证，但广泛性憩室病、弗兰克憩室炎或炎性纤维化可能是禁忌证，同样，结肠上存在少量增生性息肉或者是腺瘤样息肉，在结肠间置术前进行切除，不影响手术的进行。然而，广泛性息肉病或恶性肿瘤是绝对禁忌证。

术前规划

在进行任何重大外科手术（如食管切除术）之前，必须评估患者的心肺功能。彻底了解病史，重点关注休息或劳累时的呼吸困难、运动耐量、胸痛或乏力。此外，任何提示结肠病变可能的症状都应询问到并重视，如腹泻或便秘，或是否有炎症性肠病、憩室病、结肠肿瘤、结肠切除术或腹主动脉疾病等病史。

体格检查应以心肺功能检查为重点，当基于患者年龄、合并症、体征和症状等考虑可能存在问题时需进一步行生理学检查。肺功能测试，包括呼气流量、肺容量和弥散能力，可以客观判断阻塞性或限制性肺病的严重程度。必要时应通过戒烟、支气管扩张剂、祛痰剂、抗生素和肺康复等手段来改善患者肺功能。心脏成像和负荷试验可以诱导并发现潜在影响心功能的疾病，如心肌缺血、心肌病或瓣膜性心脏病。当冠状动脉或瓣膜的病变严重时，应在择期食管手术之前干预，可采取血管成形术、冠状动脉支架植入术甚至开胸心脏手术，以减少食管切除术的围手术期风险。

与食管切除术治疗恶性肿瘤相比，良性疾病优势在于可以择期，手术可推迟到改善心肺功能、营养或其他合并症以后进行。对于恶性肿瘤，患者和主治医师都会意识到治疗紧迫性，然而对终末期良性食管疾病，往往是长期存在的问题，还是可以在彻底检查和充分评估风险后再手术。如果患者无法经口进食或摄入营养不足，可行肠内或肠外营养支持。虽然不存在禁忌手术的心肺指标具体阈值，但心肺功能检查的客观数值往往会影响外科医生是否行重建以及选何种术式的决策。

拟行结肠代食管前，应进行结肠镜检查评估结肠黏膜。因为可以更好地评估黏膜、息肉或肿块，且便于活检或切除，所以结肠镜检查优于气钡双重造影。

结肠镜检查和手术前，均需行肠道准备，结肠镜检查可安排在术前一天或两天，使得检查和手术两项操作只需进行单次的肠道准备。我们的首选方案是让患者在术前两天住院行肠道准备，口服 4 L 聚乙二醇电解质溶液，然后在手术前一天行结肠镜检查，同时口服新霉素和甲硝唑。

结肠间置术前是否需常规行肠系膜动脉造影存在争议。间置结肠脉管系统是保障血供和手术成功的关键，手术医生应熟悉相关检查。动脉造影时在腹腔动脉、肠系膜上动脉(SMA)和肠系膜下动脉(IMA)选择性注射造影剂,在正位和侧位下观察,对任何的解剖变异都要特别注意。如果拟选左结肠间置,重点要关注肠系膜下动脉的状况,特别是起始部,老年人或有外周血管疾病的人可能会出现狭窄。由于间置的左结肠血供依赖于肠系膜下动脉,该血管明显狭窄是使用左结肠重建食管的禁忌证,这种情况下可以采用右结肠进行重建,因为右结肠血供来自肠系膜上动脉的结肠中动脉分支。其他一些造影特征对左结肠间置术的成功也很重要,包括可见的左结肠动脉升支,左结肠动脉和结肠中动脉系统间有明确的汇合(沿 Drummond 边缘动脉),以及结肠中动脉在分支前有单一的主干。由于左结肠的动脉血供和静脉回流更加可靠,易于预测评估,且与食管大小匹配度更高,所以左结肠通常比右结肠更适合用于食管重建。

由于结肠代食管重建患者术前常常有腹部手术史,肠系膜动脉造影有助于了解既往术后的血管解剖,并评估判断目标结肠段血管是否满足重建需要。既往涉及胃大弯的手术可能会损伤胃网膜右动脉,该动脉是胃上提后保证血供的关键血管;或损伤了结肠中动脉和 Drummond 边缘动脉,这些血管对间置结肠的血供至关重要。术前了解这些血管异常有助于制定手术预案,为手术顺利进行节省大量的时间和精力。

手术

选择短段或长段结肠进行间置

结肠代食管无论是胸内还是颈部吻合均能满足,因此食管在切除部分或长段后均可应用结肠替代。虽然外科医生可能希望在某些情况下尽可能多地保留正常食管,例如不可恢复的食管狭窄,但只切除局限的远端食管,会给后续重建带来顾虑。仅切除远端食管后重建的吻合口在胸内,无论是与胃、小肠还是结肠吻合;只有腹段食管足够长时,吻合口才会处于腹腔。

胸内吻合有 3 个潜在问题需要注意。第一,需要进行开胸或者做胸腹联合切口,这会导致术后疼痛明显,切口的不美观和功能受损,术中需要单肺通气,切口的处理以及体位变换会延长手术时间。虽然可以经膈肌裂孔使用环形吻合器完成吻合,或使用胸腔镜微创技术进行游离吻合,但这些技术都还是有局限性,特殊情况下还是要开胸,尤其是再次手术的患者。

第二个问题是胸腔内吻合口瘘的后果比颈部吻合口瘘更严重。尽管据文献报道近年来胸内吻合并发症有降低趋势,但因胸内食管吻合口瘘导致的纵隔炎、脓胸和全身性脓毒症,病死率高。食管次全切除术后将吻合口提高到胸廓入口附近,也可通过不开胸技术完成。与该类型颈部吻合术相比,切除部分远端食管的胸内吻合,劣势在于胸部切口和胸内吻合口的并发症。

第三个问题是术后经短段间置结肠的反流会引起食管黏膜损伤或烧心。胸部高位或颈部的吻合术后的反流发生率要偏低,这提示我们间置结肠长度可能是反流的决定性因素。

通常我们尽可能避免短段结肠间置,首选食管次全切除,并将食管吻合口做到颈部。如果间置结肠长度不够,也会尽可能做胸部高位的吻合,以减少术后反流。

食管重建中置入结肠的准备

采用左、右结肠间置的技术均已有阐述,通常首选左结肠,因其血供便于评估且与食管直径更匹配。手术成功离不开外科和麻醉医生的紧密协作,维持充足的肠系膜灌注对于防止间置结肠的缺血至关重要,术中通过静脉补液和输注血液制品维持足够的血压,应避免使用血管升压药。在全身麻醉诱导前应与麻醉团队详细沟通和讨论该计划,并做好大手术过程中的交接班工作。

当迷走神经作为食管的一部分被切除,同时行结肠间置术时,应切除3/4的近端胃,以避免神经支配缺失的全胃发生胃排空延迟。通常结肠的远端与胃窦吻合,并行幽门成形术。如果进行保留迷走神经的食管切除术,可以保留全胃且无需胃减压引流。

左结肠间置术

"左结肠间置"其实是一种不恰当的表述,实际间置的是横结肠,而不是左结肠。如此命名是源于其血供来自左结肠动脉升支,是肠系膜下动脉的一个分支;静脉回流于左结肠静脉,肠系膜下静脉的一个分支。间置肠管的血供保障依赖于这些血管和起源于中结肠循环的Drummond边缘动脉和静脉的交通;手术时一般在结肠中动脉和静脉的根部离断(图28.1)。

图28.1　**结肠血管解剖**

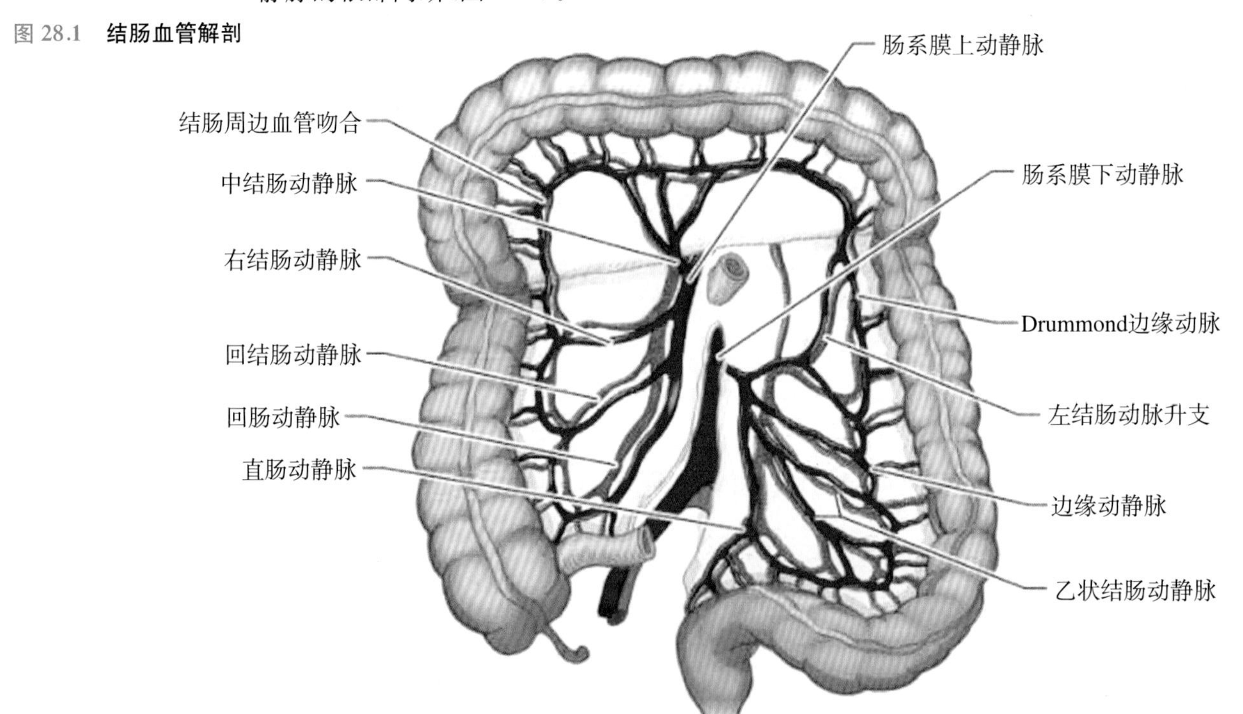

手术取上腹部正中切口,首先进行结肠和血管游离及离断,然后再进行食管和胃的切除,如此设计顺序是为了在间置前有足够的时间评估肠管的灌注情况。沿Toldt筋膜白线从结肠脾曲到乙状结肠起始部游离降结肠,操作同结肠切除,应避免损伤结肠系膜和左侧输尿管。左结肠动脉的升支通过直接触诊评估,然后类似的方法游离右结肠。切除横结肠大网膜,保留横结肠系膜,然后将左结肠和横结肠系膜自根部与后腹膜分离开来,要注意避免在Treitz韧带区域意外撕裂肠系膜下静脉。

通过对横结肠系膜透光观察和直接触诊确定结肠中动脉和静脉,然后在它们发自肠系膜上动脉和静脉的起始部分别进行游离。这部分操作非常关键也有一定难度,要尽可能在起始部离断以保留结肠中动脉的左右分支(以及结肠中静脉的分支)与横结肠系膜内所有血管弓之间的交通。完成血管游离后,使用哈巴狗血管夹阻断,以便在手术过程中和血管离断前评估目标肠管的灌注情况。

抓住远端横结肠向头侧牵拉，显露左结肠血管升支的高点(图 28.2)，这部分结肠通常能提到剑突水平，然后在结肠系膜对侧缘缝第一针标记。用软带测量剑突到预计近端吻合口(通常在左颈部)的距离，并放宽几厘米以确保长度足够。以该长度的软带从结肠远端缝线标记处向近端测量，通常能达到升结肠中点的位置，在该处缝第二针作为后续离断结肠的标记，这是间置结肠顺蠕动吻合的近端。游离来自右结肠动脉的血管以及右结肠系膜内的回结肠血管，使用哈巴狗血管夹阻断观察，后续需要离断便于结肠间置。

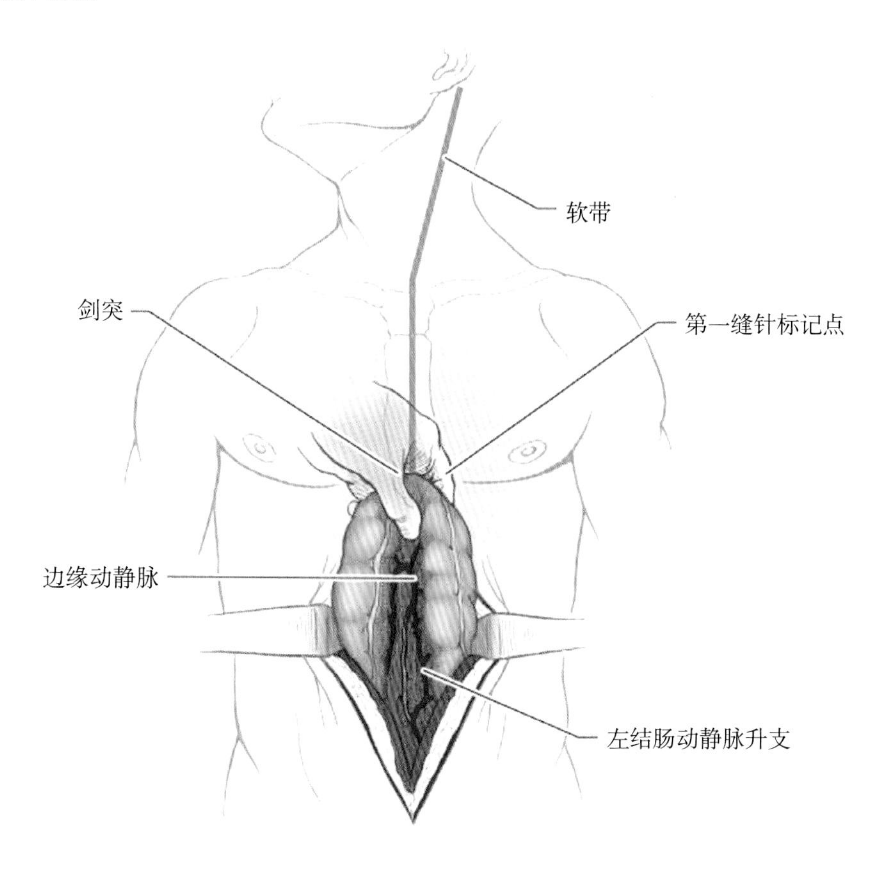

图 28.2 向头侧牵拉结肠，显露左结肠血管升支的高点

此点通常能到达剑突水平，在肠系膜对侧缘缝针进行标记。用软带测量该位置(或剑状)到颈部食管残端之间的距离，并放宽几厘米的长度。

间置肠管右侧和中部的血管夹闭后一段时间观察肠管状态，多次多点触诊评估横结肠系膜内边缘动脉的搏动。如果对动脉灌注存疑，应使用多普勒探头进一步明确。尽管术前进行了血管造影检查，但间置肠管灌注情况需要术中所有血管预夹闭后才能最终确定。如肠管有缺血表现，应松开血管夹，同时考虑其他方法进行食管重建。在这种情况下，一种可能的解决方案是将右侧或中部结肠动脉和静脉与颈部或上胸部的合适血管进行吻合，以增加置入结肠的血供。

确认结肠灌注足够后就可以将夹闭的血管结扎离断，在升结肠标记点以切割闭合器离断，作为间置结肠的最近端需向头侧牵拉与食管残端吻合(图 28.3)。将肠管牵拉到颈部有多种办法，我们的方法是用 28F 胸引管从颈部穿过胸部进入腹腔，然后将潘氏管一端缝合到结肠闭合器切缘，另一端缝合到胸引管末端进行牵引。牵拉时需要注意防止肠系膜扭转，保持系膜在置入结肠的右侧。经胸的路径大多数外科医生倾向首选后纵隔食管床，如果食管床不适合，可以选择胸骨后路径。非常关键的一点是要确保血管弓无张力，静脉特别容易损伤，一旦主要血管损伤，间置的结肠可能就无法再用。对于选择胸骨后路径的一些患者，由于这个原因，我们倾向于打开胸骨在直视下操作。

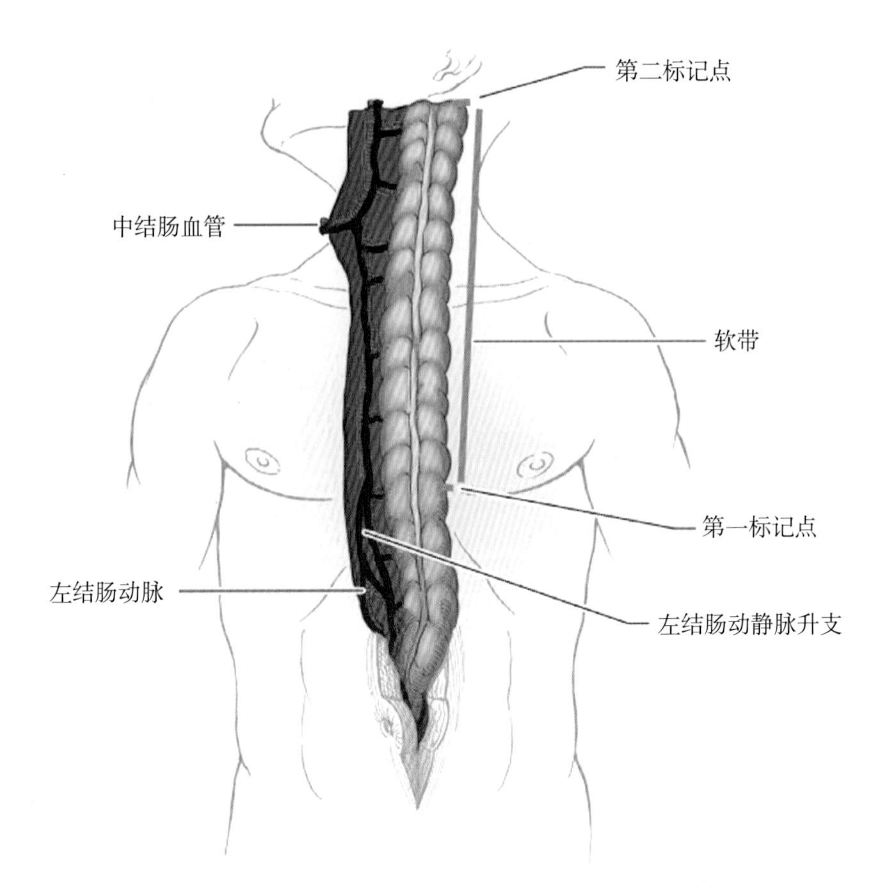

图 28.3　以先前测量的软带从第一针标记处向结肠近端测量

通常能达到升结肠中部位置，该位置作为顺蠕动结肠间置的近端，缝第二针标记并以切割吻合器离断。

食管结肠吻合可选用的技术方法较多，我们首选端端吻合，切除食管和结肠端的闭合钉，使用 4－0 单股丝线间断缝合，内部打结。最后几针留在前侧，采用改良 Gambee 缝合法外部打结。

完成食管结肠吻合后将结肠向下牵直，经后纵隔途径时，在前方将间置结肠与食管裂孔缝合固定，以防止腹腔脏器疝入胸腔，并有助于避免间置结肠冗长。同样的，经胸骨后途径时结肠应固定在膈肌上。

然后离断结肠，长度刚好超出预计结肠胃吻合口的位置即可，间置的结肠过长和成袢会导致功能性排空障碍。一个重要的技术细节是在横断远端结肠处要保留系膜完整，以免破坏间置结肠的血供，尽量贴近结肠壁分离肠系膜，在横断结肠时，不得离断任何系膜。离断后可使用吻合器或手工缝合行结肠胃端侧吻合。

最后对右结肠近端和左结肠远端进行吻合，可做侧侧或端端吻合。能将这两部分的结肠系膜重新缝合是最理想的，可以防止疝形成，但有时在技术上无法实现。

右结肠间置术

右结肠也可用于间置代食管，右结肠是以顺蠕动方向还是逆蠕动方向间置存在争议。一系列研究证实间置结肠通常在重力作用下排空，而不是蠕动排空。但有病例报告表明，随着时间推移，以逆蠕动方向间置结肠可能会反向推动食物团。所以大多数外科医生更倾向于顺蠕动方向间置。

顺蠕动方向间置的右结肠血供来源于中结肠血管，游离范围从结肠肝曲到超过盲肠的范围，包含远端回肠。与左结肠间置术操作类似，在回结肠动脉和右结肠动脉的根部进行游离，并用哈巴狗血管夹暂时夹闭；用软带测量剑突到食管残端的距离，然后从横结肠中点向近端测量出相同的长度，终点一般在回肠远端。确保间置肠管血供充足后离断回肠以及先前夹闭的血管，将肠管向上牵拉，完成食管结肠吻合，然后在合适位置离断横结肠，以满足远端与残胃或空肠 Roux 袢进行吻合。最后将近端的回肠与远端的横结肠残端进行吻合，与左结肠间置术类似，完成吻合后需对肠系膜进行缝合关闭。

保留迷走神经的食管切除术

外科医生可以选择进行保留迷走神经的食管切除术，特别是对非恶性疾病患者。手术技术要点包括：在贲门水平将胃前壁切开小口，游离并离断颈段食管，选择合适大小的静脉剥离器通过胃前壁小口送达颈段食管，将静脉剥离器末端帽子缝扎固定到食管残端，食管外翻自胃剥离。此过程中食管从纵隔床剥离，通常在原位留下一层纵向食管肌层。剥离面通常容易形成，剥离过程不会有太大阻力。在食管外翻剥离起点的断端固定软带，以穿过纵隔食管床起牵引作用。迷走神经丛和主干完整保留，食管于胃食管结合处离断。纵隔隧道的通路需进行扩张，以便食管替代管道能顺利通过。可选用带球囊导尿管，逐渐增加充气量（如 30 mL、60 mL、90 mL）进行扩张。经纵隔软带可牵引间置结肠通过纵隔迷走神经网状纤维间的隧道。该手术可通过开腹进行，或由经验丰富的术者使用腹腔镜或手辅助技术完成。间置结肠应选后纵隔食管床路径上行，然后近端与食管吻合，远端与全胃进行吻合。保留迷走神经的食管切除术与标准食管切除术区别在于不需要行幽门成形术，因为支配幽门的神经得以保留，且保留了近端胃的完整。

术后管理

患者术后进入重症监护室进行密切观察，通常术前放置硬膜外导管，以便术后疼痛控制和肺排痰。术后初期静脉输液应补足第三间隙的丢失量并防止血容量不足导致的肠系膜血管收缩。手术期间通常避免使用血管升压药。静脉抗生素使用时间少于 24 小时，术中放置经鼻结肠引流管，持续低负压或间歇吸引，应用至引流量减少和肠道功能恢复以后，一般应用时间为 4～5 天。术中放置空肠营养管，术后第三天开始管饲，鼻饲量逐渐增加至目标量。

术后上消化道造影检查（图 28.4）的应用争议很大。应用该检查旨在评估食管结肠或结肠胃吻合口可能出现的瘘，以及间置结肠的排空情况。我们以前通常在术后第 6 或 7 天进行该检查，现已不常规应用，而是广泛使用上消化道内镜替代。我们的经验是造影检查对间置肠管和吻合口并发症的判断假阳性率高，内镜检查对黏膜缺血和吻合口愈合判断更准确。

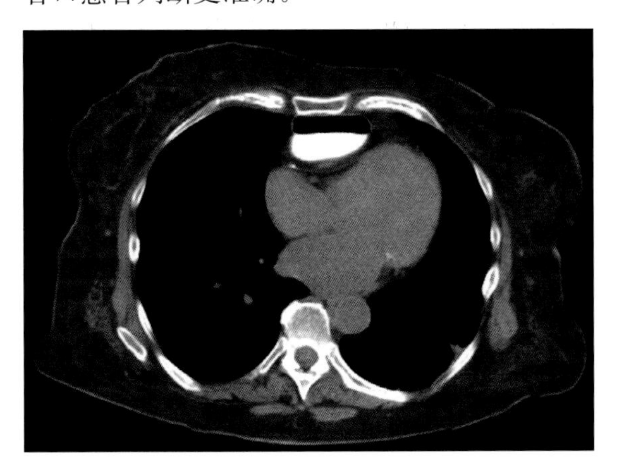

图 28.4　**胸骨后结肠间置的 CT 影像**

并发症

自1995年以来发表的一系列研究显示，该术式围手术期死亡率为2%～10%。当代研究所报道的间置肠管坏死发生率为2.5%～6%。吻合口并发症发生率为3%～15%，食管结肠吻合口并发症比结肠胃或结肠结肠吻合口更常见。

如结肠游离得当，其血供是非常丰富的，这有利于降低食管吻合口缺血性并发症的发生，如瘘或狭窄。Watson等报道了85例因良性疾病行结肠间置术的患者，食管结肠吻合口瘘发生率为3.5%，仅5%的患者需要术后进行吻合口扩张，该两项比例都远低于胃代食管术，颈部食管胃吻合口瘘发生率高达20%，有30%的患者需要进行吻合口的扩张。Briel等报道了395例连续因恶性或良性疾病接受食管切除术的患者，对比胃代食管术和结肠间置术患者吻合口瘘或狭窄的发生率，胃代食管吻合口瘘和狭窄发生率均高(分别为14.3%与6.1%，$P=0.013$；31.3%与8.7%，$P<0.0001$)，且吻合口狭窄程度更为严重。日本的Mine等报道了1990—2008年间95名结肠间置术患者的结果，这些患者因食管癌行食管切除和淋巴结扩大清扫，大多数患者(92/95)通过胸骨后路径重建，3例需要进行微血管吻合保证血供，吻合口瘘发生率为13%，相对较高，这可能与他们选择胸骨后径路有关。间置结肠坏死是很少见的。在Mine等研究中，32.6%的患者出现肺部并发症，12.6%的患者出现声带麻痹。Thomas等报道的60例结肠间置术研究获得相近的结果，30%的患者出现肺部并发症。

结果

对食管重建效果的客观分析应包括围术期数据，包括并发症、死亡率和住院时间以及远期功能恢复的结果。由于各种研究对比的群体不同、食管重建方式不同，术后评价胃肠功能和不良反应的方法不同，结肠间置技术的多样化(包括微血管吻合增加灌注)，甚至许多研究将不同食管替代物的患者归为一组比较，诸多因素导致获得的结果各不相同，一致性较差。

Curet-Scott等报道了芝加哥大学对食管良性疾病进行结肠间置术的结果，53例手术患者围手术期死亡率为3.8%，严重并发症发生率为26.4%；术后5年的随访率为83%。手术效果由患者和医生进行评分，75%的患者自评效果良好或优秀，72%的患者由医生评定为效果良好或优秀。然而，再次手术比例达到37%，主要原因包括胃排空延迟、吻合口狭窄、瘘或不适症状持续存在。尽管并发症和再次手术发生率高，研究者认为对于良性疾病行食管切除的患者，结肠间置仍然是重建首选方案。

南加州大学报道在21年内有104例良性食管疾病患者接受了食管重建。在代食管器官方面，85名患者使用结肠，10名患者使用胃，9名患者使用空肠。总体住院死亡率为2%，中位住院时间为17天。42名患者在手术至少1年后完成关于远期功能的问卷调查，98%的患者认为术前症状得到改善或治愈，93%的患者对手术结果满意。由于行胃或空肠代食管病例数太少，无法进行不同术式间的有效比较。

梅奥诊所的研究纳入了1956—1997年间255名因食管良性疾病接受食管切除术的患者，重建代食管的器官中胃占66%，结肠占27%，小肠占7%。围手术期死亡率为5%，并发症发生率为56%，中位住院时间为14天。随访率为88.6%，中位随访时间52个月。77.4%的患者病情改善，31.8%的患者术后功能恢复等级为优，10.2%为良，

35.4%为一般,22.6%为差。重建方法似乎不是术后晚期功能的影响因素。

在 Mine 研究中有 95 名患者在食管切除和淋巴结清扫后行结肠间置术,死亡率为 5.3%,在研究期间的最后 10 年中没有患者死亡,5 年生存率为 43%,但术后吞咽困难(39%)和腹泻(38%)常见,但出院后吻合口狭窄少见(6%)。

间置的结肠在多年后会出现扩张或扭曲(图 28.5),导致一系列问题,如吞咽困难、反酸或误吸。这种结肠冗余是长段结肠间置术后最常见的远期机械性并发症。常可通过外科手术修复,具体术式包括结肠成形或节段性切除再吻合。

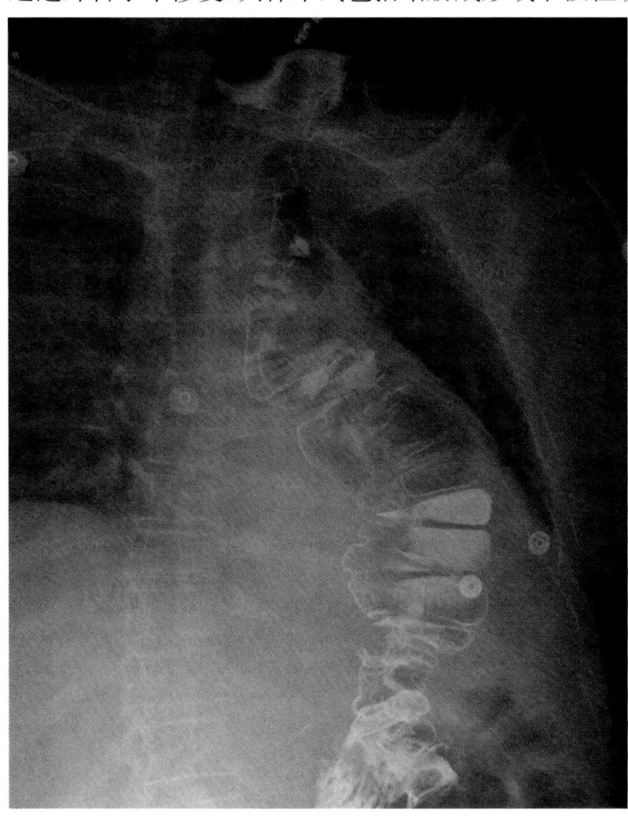

图 28.5 **冗余的胸骨后间置结肠**
注意左侧锁骨内半段已被切除(连同左半胸骨柄以及左第一、第二肋骨头),该患者主诉吞咽困难。

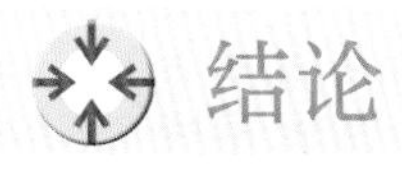

结论

食管外科医生应精通各种食管重建的技术方法。虽然胃仍然是目前使用的最常见的食管替代物,但当胃不是首选或不适合作为食管替代物时就需要其他替代方案。结肠是除胃以外最常见的食管替代物,与胃代食管相比,结肠间置有其优势。选择合适的患者,仔细评估,操作细致,绝大部分的结肠间置术都能成功。对于经验丰富的外科大夫,在食管切除术后行结肠间置能帮助患者恢复满意的营养状态,并且围手术期并发症、死亡率和远期胃肠道不良反应的风险均在可接受范围内。由于结肠间置术的总体应用率不高,所以建议患者在食管手术量大的医疗中心接受该手术。

参考文献

[1] De Delva P E, Morse C R, Austen W G Jr, et al. Surgical management of failed colon interposition[J]. Eur J Cardiothorac Surg, 2008,34:432-437.

[2] Strauss D C, Forshaw M J, Tandon R C, et al. Surgical management of colonic redundancy

following esophageal replacement[J]. Dis Esophagus, 2008,21:E1-E5.

[3] DeMeester T R. Esophageal replacement with colon interposition[J]. Oper Tech Cardaic Thorac Surg, 1997,2:73-86.

[4] Peters J H, Kronson J, Katz M, et al. Arterial anatomic considerations in colon interposition for esophageal replacement[J]. Arch Surg, 1995,130(8):858-862.

[5] Martin L W, Swisher S G, Hofstetter W, et al. Intrathoracic leaks following esophagectomy are no longer associated with increased mortality[J]. Ann Surg, 2005,242:392.

[6] Kesler K A, Pillai S T, Birdas T J, et al. Supercharged isoperistaltic colon interposition for long-segment esophageal reconstruction[J]. Ann Thorac Surg, 2013, 95(4): 1162-1168; discussion 1168-1169.

[7] Fujita H, Yamana H, Sueyoshi S, et al. Impact on outcome of additional microvascular anastomosis supercharge on colon interposition for esophageal replacement: Comparative and multivariate analysis[J]. World J Surg, 1997,21:998-1003.

[8] Gaissert H A, Mathisen D J, Grillo H C, et al. Short-segment intestinal interposition of the distal esophagus[J]. J Thorac Cardiovasc Surg, 1993,106:860.

[9] Belsey R. Reconstruction of the esophagus with left colon[J]. J Thorac Cardiovasc Surg, 1965,49:33.

[10] Thomas P A, Gilardoni A, Trousse D, et al. Colon interposition for oesophageal replacement[J]. Multimed Man Cardiothorac Surg, 2009(603).

[11] Watson T J, DeMeester T R, Kauer W K, et al. Esophageal replacement for end-stage benign esophageal disease[J]. J Thorac Cardiovasc Surg, 1998,115:1241-1247.

[12] Briel J W, Tamhankar A P, Hagen J A, et al. Prevalence and risk factors for ischemia, leak and stricture of esophageal anastomosis: Gastric pull-up versus colon interposition[J]. J Am Coll Surg, 2004,198:536.

[13] Mine S, Udagawa H, Tsutsumi K, et al. Colon interposition after esophagectomy with extended lymphadenectomy for esophageal cancer[J]. Ann Thorac Surg, 2009, 88: 1647-1653.

[14] Thomas P, Fuentes P, Giudicelli R, et al. Colon interposition for esophageal replacement: Current indications and long-term function[J]. Ann Thorac Surg, 1997,64:757-764.

[15] Curett-Scott M J, Ferguson M K, Little A G , et al. Colon interposition for benign esophageal disease[J]. Surgery, 1987,102:568-574.

[16] Young M M, Deschamps C, Trastek V F, et al. Esophageal reconstruction for benign disease: Early morbidity, mortality, and functional results[J]. Ann Thorac Surg, 2000,70: 1651-1655.

[17] Jeyasingham K, Lerut T, Belsey R H. Revisional surgery after colon interposition for benign oesophageal disease[J]. Dis Esophagus, 1999,12:7-9.

(曹 炜 译 梅新宇 校)

第四部分
食管良性肿瘤外科治疗

29 开放食管平滑肌瘤及GIST切除术

Alberto de Hoyos Malcolm DeCamp

引言

本章我们对食管平滑肌瘤及胃肠道间质瘤(gastrointestinal stromal tumors, GISTs)的开胸切除手术展开讨论。对于切除良性肿瘤目前多数外科医生倾向于采用微创手术,胸腔镜手术我们将在下一章节讨论。

食管平滑肌瘤

食管良性肿瘤不常见,占所有食管肿瘤的比例不到1%,大多数是无症状的,常为偶然发现。当出现症状时,多表现为吞咽困难和胸痛,这是由肿瘤向腔内增长或者大的食管壁内肿瘤引起。平滑肌瘤是最常见的食管良性肿瘤(50%~70%),食管平滑肌瘤约占胃肠道平滑肌瘤的6%~12%。由于食管癌的发病率是平滑肌瘤的50倍,而且平滑肌肉瘤极其罕见,外科医生在他们职业生涯中仅会碰到少数平滑肌瘤病例。大多数的食管平滑肌瘤发生于20~60岁(平均年龄44岁),儿童罕见,男性是女性的两倍。

平滑肌瘤起源于平滑肌细胞,因此在食管的中1/3(40%)和下1/3(50%)比上1/3(10%)更常见(图29.1、图30.1)。平滑肌瘤最常起源于固有肌的环形肌层,很少见于黏膜肌层,如发生则表现为腔内息肉样肿瘤。平滑肌瘤常为单发(97%),直径在2~5 cm之间,但肿瘤大小从2 mm到20 cm既往均有报道。平滑肌瘤不常表现为食管外肿瘤,导致邻近结构受压。一项研究对838例患者进行回顾分析,97% 的平滑肌瘤位于壁内,1% 为腔内息肉样肿瘤,2% 为食管外病变。

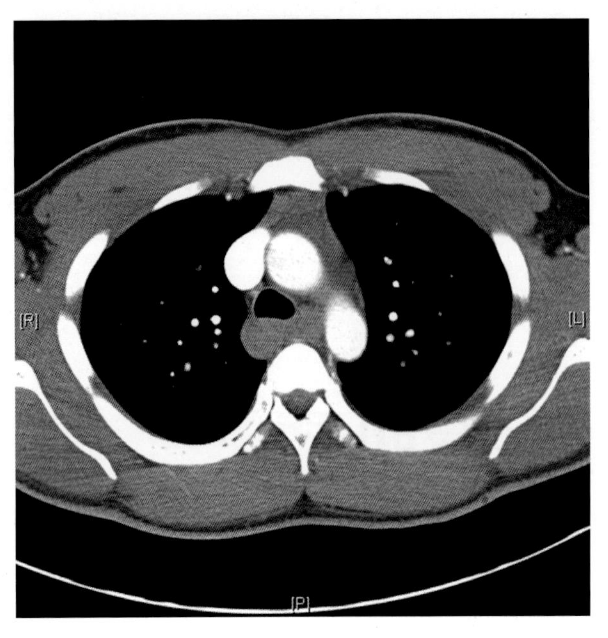

图 29.1 胸部 CT 提示食管壁肿块
平滑肌瘤位于奇静脉上方。

平滑肌瘤的组织学特征是平滑肌纤维排列于具有嗜酸性胞质的细长梭形细胞螺旋，混合于乏血管结缔组织基质中。平滑肌瘤、平滑肌肉瘤和胃肠道间质瘤的鉴别诊断有时非常困难。平滑肌瘤是否会恶变尚存在争议，即使发生也十分罕见。综合回顾国内外文献报道的 800 多例食管平滑肌瘤，据记录仅 2 例(0.2%)由平滑肌瘤转化为平滑肌肉瘤。

临床表现和诊断

超过 50% 的平滑肌瘤是无症状的，只有当肿瘤达到较大尺寸，通常为 5 cm 或更大时才出现症状。吞咽困难和胸骨后不适是两个最常见的症状。呼吸相关主诉如咳嗽、呼吸困难或气喘可能是由大肿瘤压迫气管、支气管树而引起的。出血不常见，因为肿瘤所覆黏膜是完整的。远端食管的平滑肌瘤可能与胃食管反流病有关。

通过详细的病史采集、体格检查、钡剂造影、CT 和超声内镜检查，可以明确平滑肌瘤的诊断。组织学诊断是不必要的，除非有可能诊断为 GIST 或恶性肿瘤。超声内镜下典型的平滑肌瘤表现为肌层内均匀的无回声病变，不均质回声在良性肿瘤中可见，当病变大于 4 cm 且回声不均匀时要警惕病变为恶性可能。尽管如此，恶性肿瘤仍然极其罕见。

适应证/禁忌证

平滑肌瘤生长缓慢，经长期随访可大小稳定。对于有症状的平滑肌瘤患者应实施手术切除已获得共识，但对无症状患者的治疗仍然存在争议。因为存在恶变的可能性，未来症状加重的可能性，期望获得明确的组织学诊断以及排除恶性肿瘤的可能性，许多医生可能会主张切除这些肿瘤。然而根据文献和经验表明，无症状的平滑肌瘤患者即使不治疗，也极少出现并发症。由于无症状患者的肿瘤恶性转化风险和并发症发生率均极低，对于肿瘤小于 2～3 cm 的无症状患者，进行临床和影像/内镜随访即可。

超声内镜是理想的随访检查手段，每 1～2 年做一次 CT 扫描。平滑肌瘤的手术适应证如下：

- 伴有症状——一般为吞咽困难和/或胸痛；
- 随访发现肿瘤增大；
- 需要进行组织学诊断（即临床诊断存疑）；
- 切除便于其他食管手术操作（即胃底折叠术、肌层切开术）。

巨大平滑肌瘤需要行食管切除有相关报道，但大多数情况下通过保留食管技术可获得良好疗效。食管切除术的适应证如下：

- 不能剜除的巨大或环状肿瘤；
- 食管黏膜或肌层严重溃烂或在剜除手术中严重受损无法修复；
- 有症状的多发平滑肌瘤无法剜除或弥漫性平滑肌瘤病；
- 疑诊和经活检证实的平滑肌肉瘤。

食管平滑肌瘤切除术无特殊禁忌证，以下情况通常禁忌手术，如小肿瘤（1～2 cm）无症状患者，或患者一般情况差不能耐受全身麻醉，以及手术并发症风险远超获益时。

术前规划

食管平滑肌瘤切除有多种术式，包括开胸手术、电视胸腔镜手术（video-assisted thoracoscopic surgery，VATS）以及内镜下切除（适用于有蒂、黏膜下的局部小肿瘤）；剜除或剥除壁内平滑肌瘤是首选方式。极少情况下需要食管切除和重建，这取决于肿瘤的大小和食管受累的程度。

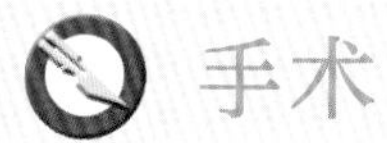

手术

麻醉

对于开胸手术患者，麻醉医生术前置入胸段硬膜外导管可以有效进行术后疼痛管理；对于胸腔镜手术，一般不需要。选用左侧双腔气管插管或单腔导管配合支气管封堵器使用。

体位

胸中上段食管肿瘤最佳入路为右侧或后外侧切口开胸手术，下三分之一的肿瘤需要左进胸（图 29.2）。平卧位下肢安置序贯加压装置预防深静脉血栓形成，留置导尿管。摆侧卧位，肋下放置软枕，受压点贴软垫进行保护，头部相应垫高位于自然的脊柱中立位，下腿略弯曲，上腿伸直，两腿间置软枕，调整手术床在下胸部水平略成角，充分暴露术区，固定带固定（图 29.2）；消毒铺无菌巾。

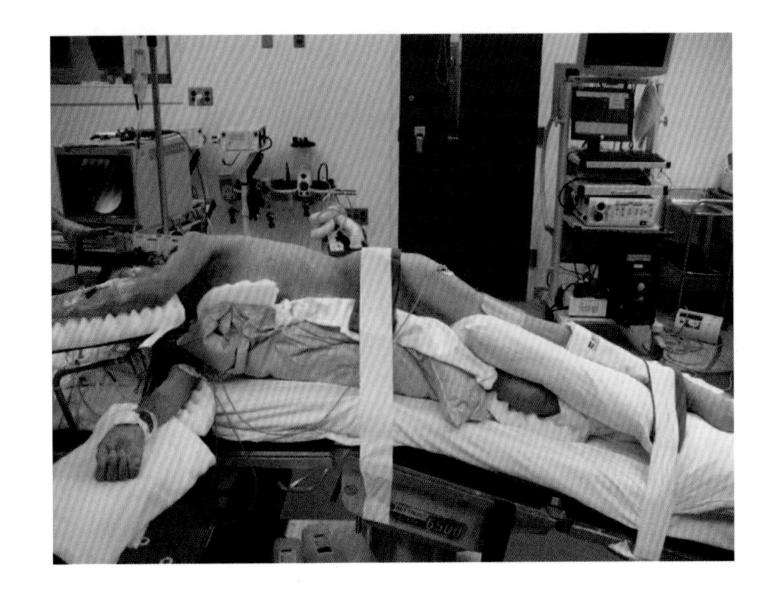

图 29.2 左侧开胸手术体位
注意手术台的调整，左臂悬吊和腿的位置摆放，受压点的保护以及病人固定方法。

技术

食管平滑肌瘤手术原则为切除肿瘤（剜除）而不损伤食管黏膜或迷走神经，尽可能缝合关闭固有肌层，以防止黏膜膨出和假性憩室形成。

- 台上行食管胃十二指肠镜检查（esophagogastroduodenoscopy，EGD）以确认肿瘤的位置和大小，并确保外科医生所选手术入路（左侧或右侧）正确。
- 选择标准侧切口开胸（图 29.3），右侧选第五肋间，左侧取第六或第七肋间。也可以选择行保留背阔肌和前锯肌完整性的胸廓切开术（图 29.4）。
- 切开皮肤及皮下组织，电凝离断背阔肌，向前游离前锯肌并保留其完整性（图 29.5）。

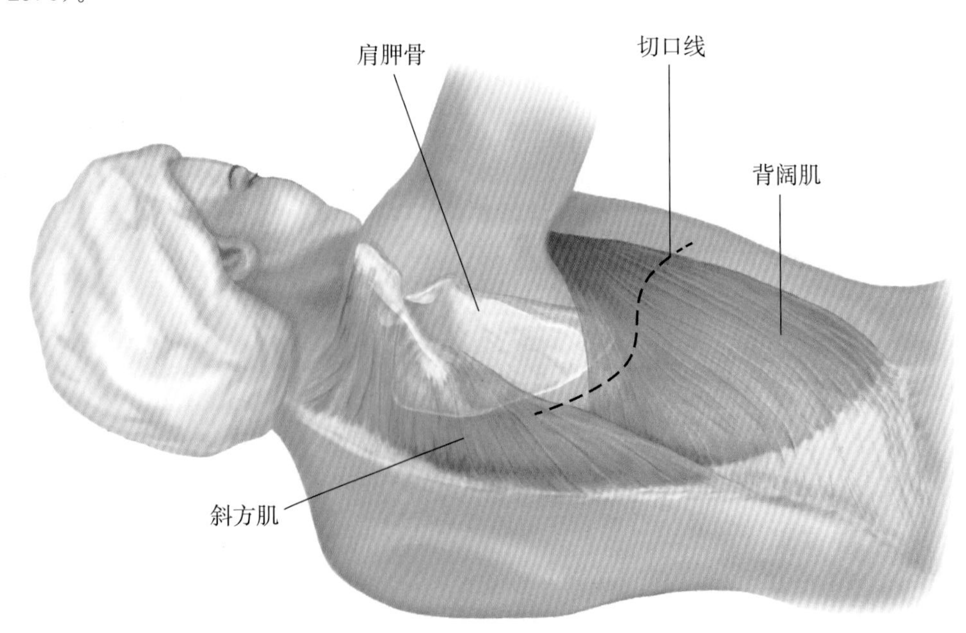

图 29.3 侧切口胸廓切开术的皮肤切口
切口的后缘在肋骨角处，保留斜方肌和大菱形肌，这些肌肉在后外侧胸廓切开术中被离断。

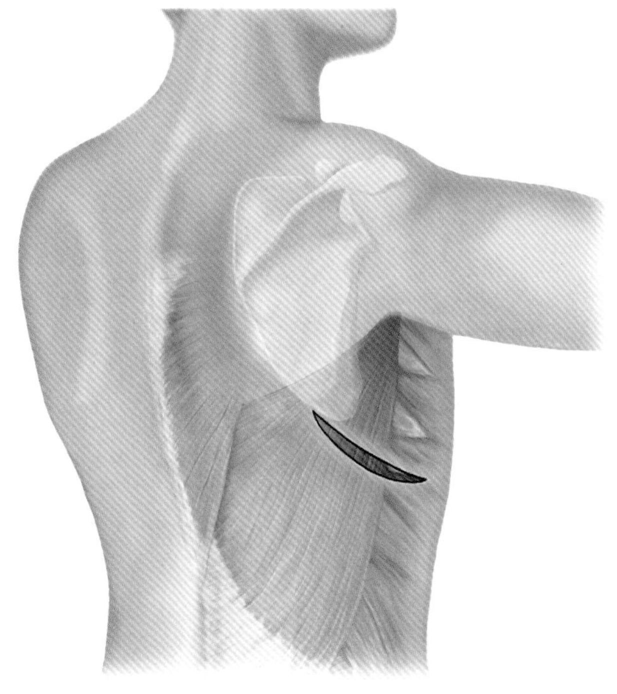

图 29.4　保留肌肉的开胸术皮肤切口

切口从肩胛下角后方延伸至背阔肌前缘的前方。在背阔肌和前锯肌之间进行平面解剖，肌肉间放置撑开器，切口皮瓣大小要利于肌肉游离和撑开，切忌过大导致皮下积液形成。

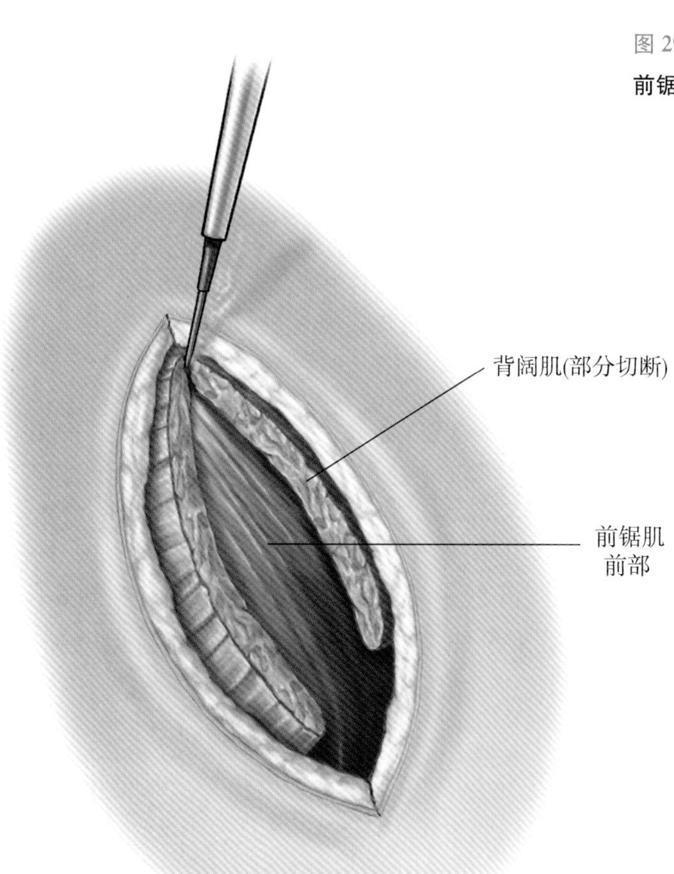

图 29.5　用电刀离断背阔肌，保留前锯肌完整

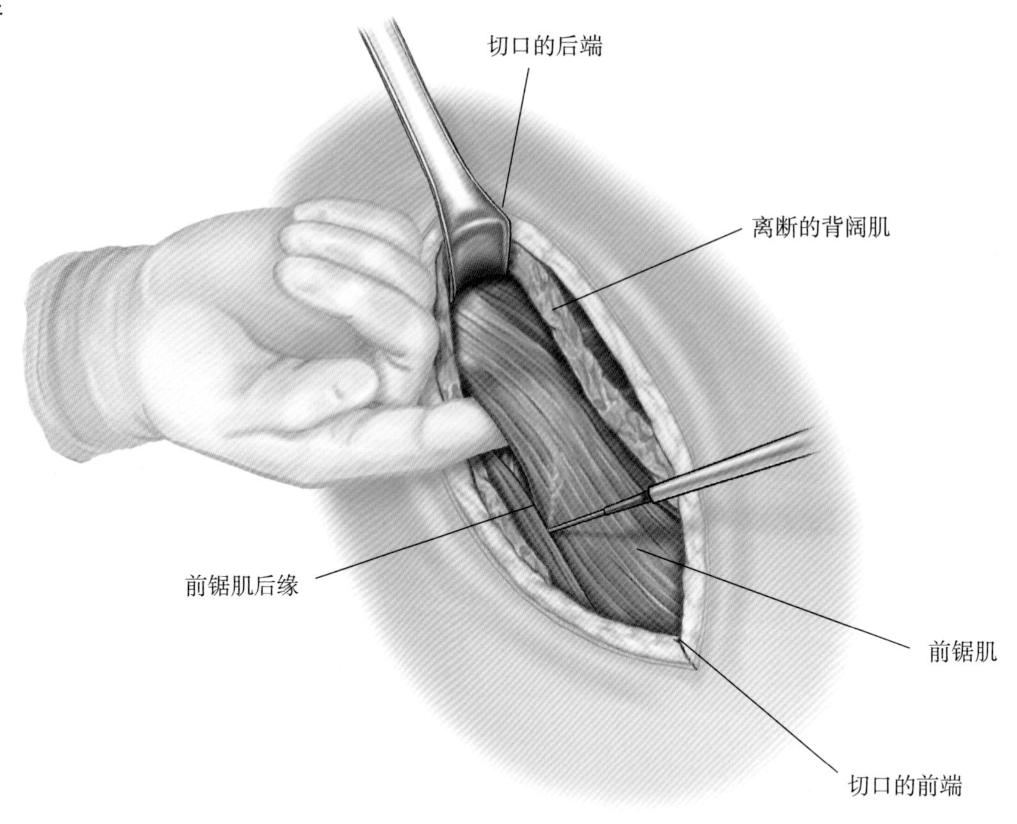

图 29.6　**提起并游离前锯肌后缘，向前方撑开并保留肌肉完整**

- 切开前锯肌后缘的结缔组织斜行向下延伸至背阔肌的前下缘（图 29.6）。
- 在肋骨外、胸壁肌肉下游离出一个间隙进行探查，可以扪及第一肋（肋骨上缘较平）和第二肋（中斜角肌起点）。
- 从上向下数肋骨并确定进胸肋间，沿下肋上缘切开肋间组织及胸膜，完成进胸。
- 胸廓切开的后缘为纵行棘韧带。
- 壁层胸膜和肋间肌从胸腔内进一步切开扩大，便于打开胸腔，通常不做肋骨部分切除。
- 置入 Rienhoff 撑开器并逐渐撑开，建议幅度不超过 6～8 cm 以防止肋骨骨折，这对减少开胸术后疼痛综合征的发生可能有益。使用 Balfour 撑开器或第二个 Rienhoff 撑开器前后向撑开胸壁软组织有助于术野暴露（图 29.7）。
- 将肺部向前方牵拉，暴露后纵隔。平滑肌瘤常表现为壁层胸膜下覆盖于食管上的隆起病变（>3 cm）（图 29.8）。
- 大多数平滑肌瘤很容易透过完整纵隔胸膜被发现，如果不能看到，在完成食管游离后会比较明显。但小的、位置不理想的平滑肌瘤可能需要同时行 EGD 检查，并仔细触诊探查以确认位置。
- 打开纵隔暴露平滑肌瘤及其上下方的食管。

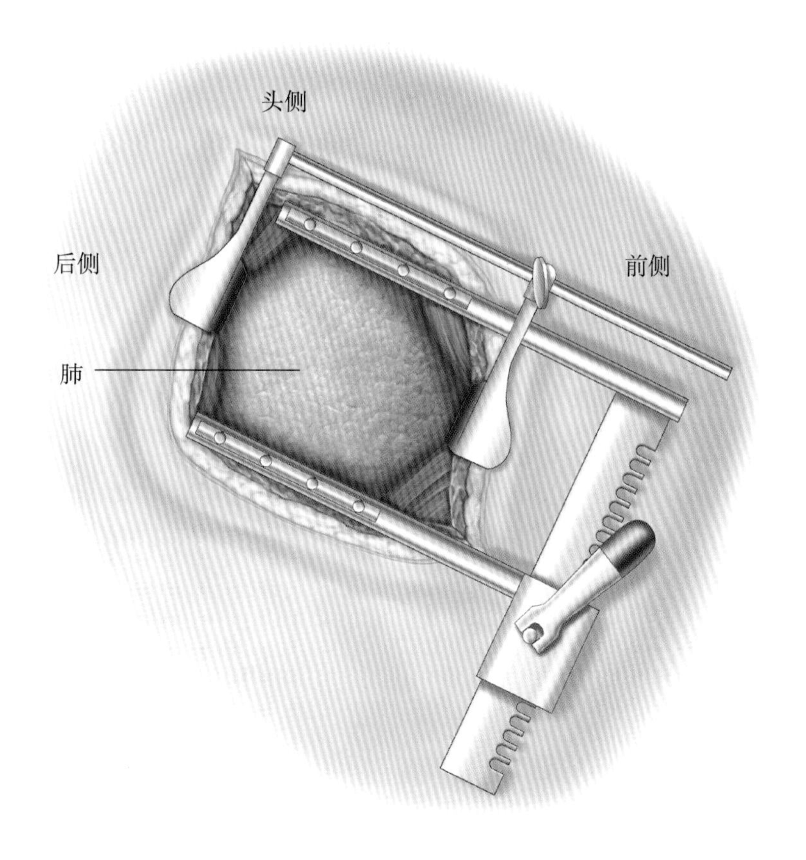

图 29.7　**胸壁撑开器撑开肋间和前后向放置暴露术野**
注意肋骨撑开幅度不超过 6～8 cm。

▪ 全食管的游离是不必要的，除非肿瘤范围广且包绕了食管，切除方式为黏膜外剜除或剥除。电刀沿肌纤维方向纵行切开食管肌层，可见平滑肌瘤呈现为无血管包膜完整的肿块，游离时注意保留迷走神经主干及分支，保留纵形肌纤维和一定程度环形肌纤维的完整性。

▪ 通过钝性分离将平滑肌瘤从肌纤维和黏膜分离一般比较容易，但术前内镜活检引起的炎症或黏膜损伤会增加其难度。剥除时钝性和锐性分离相结合，在黏膜下层游离出一个间隙，对已游离的肿瘤进行牵引方便进一步操作，术中需注意黏膜保护，不要误入食管腔(图 29.9)。

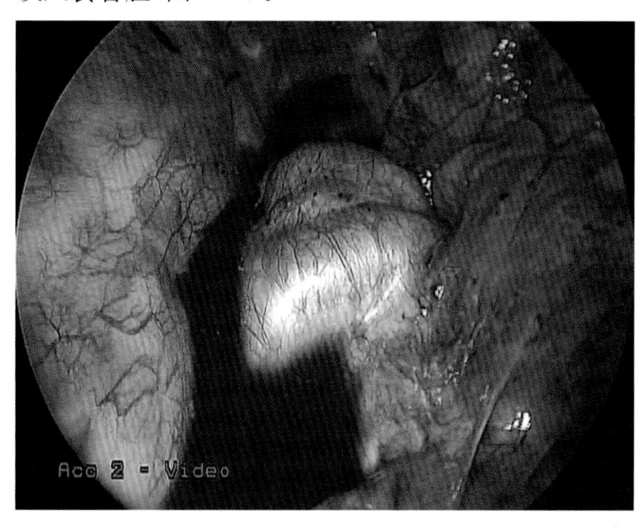

图 29.8　**典型的食管平滑肌瘤表现(奇静脉上方后纵隔肿物)**

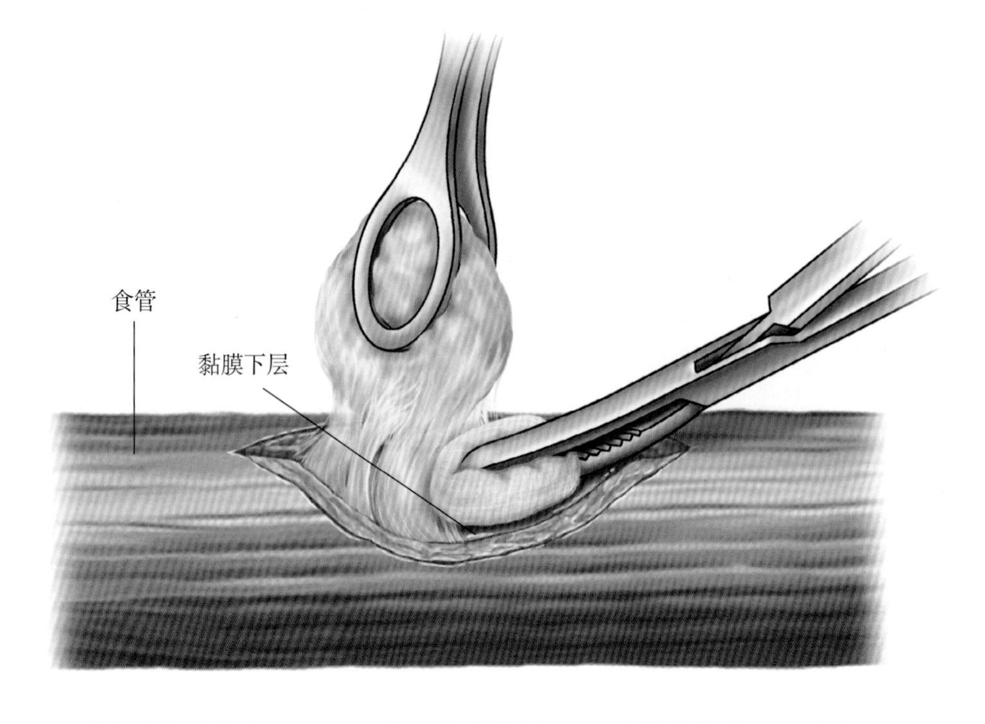

图 29.9　技术要点示意图
纵形切开肌层，锐性和钝性分离相结合从黏膜下层剜除平滑肌瘤，保留黏膜。

■ 剥除肿瘤后取出，以生理盐水浸泡食管创面，用内镜充气检查黏膜完整性。如发现存在黏膜穿孔，使用细的可吸收缝线修补黏膜，丝线间断缝合固有肌层（图 29.10）。

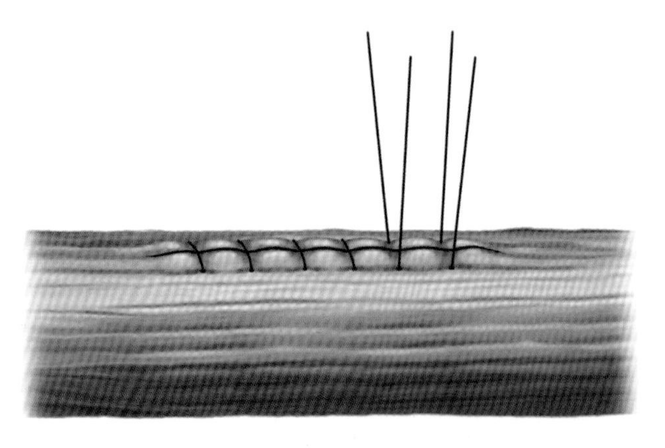

图 29.10　切除平滑肌瘤后用内镜充气法测试黏膜的完整性，确保黏膜无破损后间断缝合关闭肌层

■ 谨慎操作保护和关闭环纵肌层是非常重要的，这可以减少术后吞咽困难和食管运动障碍的发生，对大的、复杂的平滑肌瘤要更加注意。

■ 没有穿孔时，对是否需要缝合切开的肌层尚存在一些不同意见，大多数专家建议缝合以防止黏膜膨出继发形成憩室。

■ 术毕放置一根或两根胸管，手术床复位后，使用粗的可吸收缝线关闭合拢撑开的肋骨，注意松紧适中，不要过紧或对肋下神经血管束造成卡压（图 29.11）。

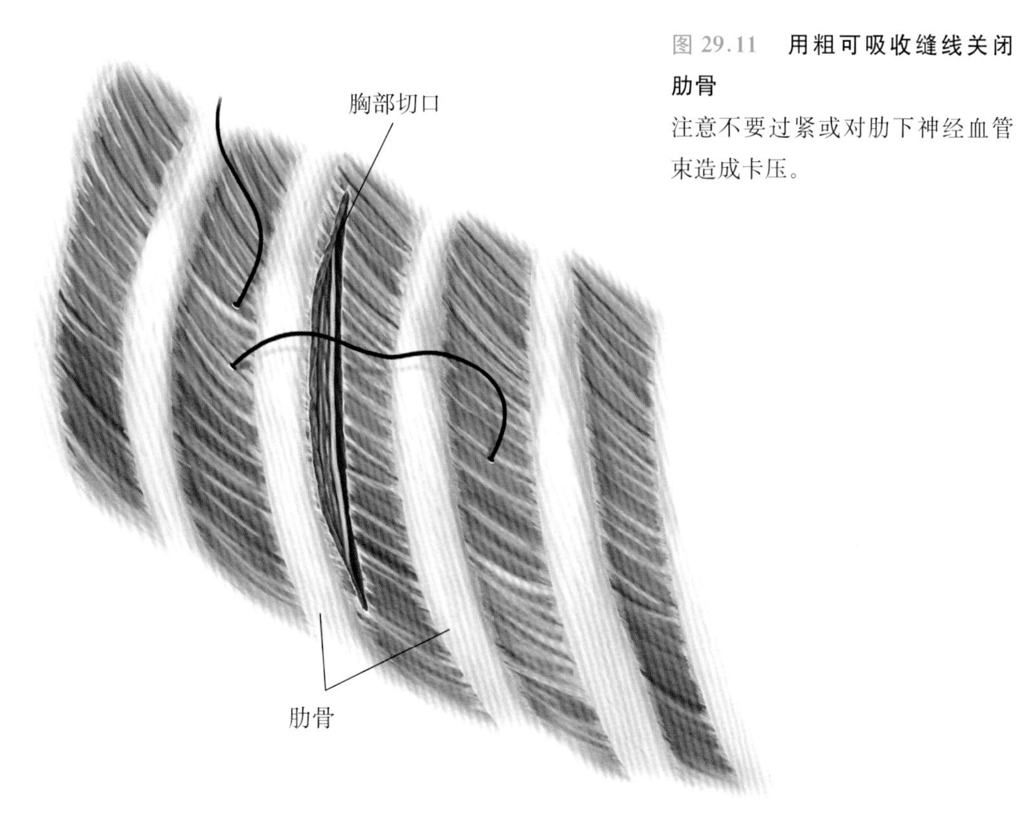

图 29.11　**用粗可吸收缝线关闭肋骨**
注意不要过紧或对肋下神经血管束造成卡压。

■ 逐层关闭肌层，缝合时需要注意连同相应筋膜全层缝合（图 29.12），膨肺使肺复张，分层缝合皮下组织和皮肤。

■ 无需使用鼻胃管。

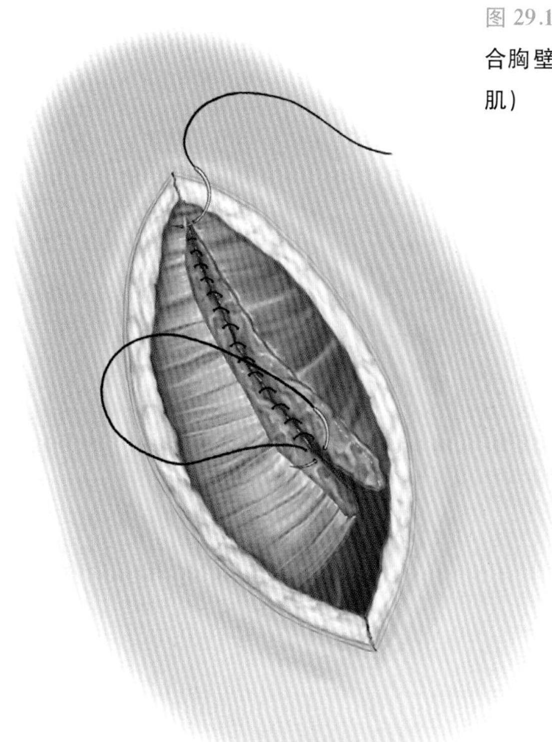

图 29.12　**用粗可吸收缝线分层缝合胸壁肌肉组织（背阔肌和前锯肌）**

术后管理

切除平滑肌瘤术后第 1 天稀钡造影证实没有食管瘘即可进食流质，逐渐过渡到软食，然后常规饮食。硬膜外导管术后第 2 或 3 天拔除，改为口服止痛药；皮下注射肝素每天 3 次至出院；一般术后第 4～5 天出院。

并发症

理论上食管大平滑肌瘤切除后由于肌层切开范围长，可能会导致食管出现类似失弛缓的功能改变。只要黏膜完整并缝合肌层，长达 10 cm 的肿瘤切除术后一般也不会出现明显的吞咽困难；如果肌层没有重新缝合，可能会形成食管假性憩室导致吞咽困难。如果肿瘤大，黏膜破损严重且不能满意修复，则可能需要行食管切除。

术后食管瘘是一种严重并发症，可能是首次手术黏膜损伤被遗漏或未充分修补引起的；术中常规应用内镜充气检查可有效避免这种灾难性并发症的发生。如首次手术即发现并修复了瘘口，需要在贴近修复处放置软管引流，如 Jackson-Pratt 管，钡剂造影检查推迟至术后 5～7 天。

游离时组织间隙不清或剜除肿瘤困难是平滑肌肉瘤的可能表现，因其一般会向周围肌肉浸润。如冰冻病理提示细胞有大量的核分裂象、核异型性明显、出血和坏死，则存在平滑肌肉瘤可能。然而，如前所述，即使用常规石蜡切片，鉴别良恶性也是很困难的，如果高度怀疑平滑肌肉瘤，则食管切除术是首选的治疗方法。

结果

平滑肌瘤的手术治疗是安全有效的，并发症和死亡率低（0～1%），绝大多数患者术后症状完全消失。长期疗效也很好，超过 90%的患者术后 5 年无不适主诉；肿瘤复发和憩室形成极其罕见。推荐长期随访，因患者可能会出现胃食管反流，有可能需要药物或抗反流修复干预。

GISTs

GISTs 是胃肠道最常见的间质性肿瘤，与食管平滑肌瘤完全不同。GISTs 可以发生在胃肠道的任何部位，但最常见的部位是胃（50%）或小肠（25%）；其他位置包括结肠（10%）、网膜、腹膜后和骨盆（10%）亦可见。食管 GISTs 不常见（在 SEER 数据库报告的 1458 例 GISTs 中占 1%），随着 KIT 突变检测的免疫组化技术发展，GISTs 诊断率提高。由于食管 GISTs 不常见，而且大多数发生在胃食管交界处，因此位于胸段食管的 GISTs 极为罕见。

GISTs 最常由两种受体蛋白酪氨酸激酶之一发生突变所导致：KIT（CD117）或血小板衍生生长因子受体 α（PDGFRA）。GISTs 还与间质起搏器细胞（称为 Cajal 间质细胞)有共同的表型特征,被认为来源于共同的前体细胞。这些受神经支配的细胞与肌间神经丛有关,并发挥自主起搏器功能协调整个胃肠道的蠕动。

GISTs 组织学特点差异较大,可由上皮细胞、梭形细胞或两种细胞混合构成,常需免疫组化法来明确诊断。GISTs 呈阳性表达的标记物有 KIT(CD117,95%)、CD34(60%～70%)和其他间质标记物如:平滑肌肌动蛋白(30%～40%)、结蛋白(5%)和 S100 蛋白(5%)。KIT 是特异性和敏感性最高的标志物,但仍有约 5%的 GISTs 是阴性的。DOG1(discovered on GIST 1)也是诊断 GIST 的一个特异和敏感的标记,一些 GISTs 呈 DOG1 阳性而 KIT 阴性。当配体(干细胞因子)与突变的 KIT 结合,激活受体并导致促进细胞生长和生存的信号底物磷酸化。伊马替尼是一种结构类似于 ATP 的小分子酪氨酸激酶抑制剂(tyrosine kinase inhibitor,TKI),可与 KIT 的 ATP 结合点竞争性结合,从而抑制含 KIT 基因突变的 GIST 生长。

临床表现和诊断

食管 GISTs 患者通常表现为吞咽困难和胸骨后不适,如果肿瘤位于食管下括约肌附近,则表现为胃食管反流病(图 29.13)。临床症状不明显的小病变常在内窥镜检查或 CT 扫描时偶然发现。GISTs 的大小从直径小于 10 mm 的微小偶发肿瘤到直径超过 20 cm 的巨大肿瘤均有报道。鉴于所有大于 2 cm 的 GISTs 具有复发和转移倾向,故它会被认为是恶性病变,应予以切除;但目前对于偶然发现的小于 2 cm 的食管 GISTs 的处理仍有争议。此外,因为并非所有的食管壁内病变都是 GISTs,并且 GISTs 的手术方式也与平滑肌瘤不同,所以在术前应该明确诊断。由于肿瘤所覆的食管黏膜通常是正常的,传统的内镜检查与活检的准确性并不理想。GISTs 的诊断是基于超声内镜检查和细针抽吸取材技术,获得满足检测 KIT 突变免疫组化检查的组织标本。

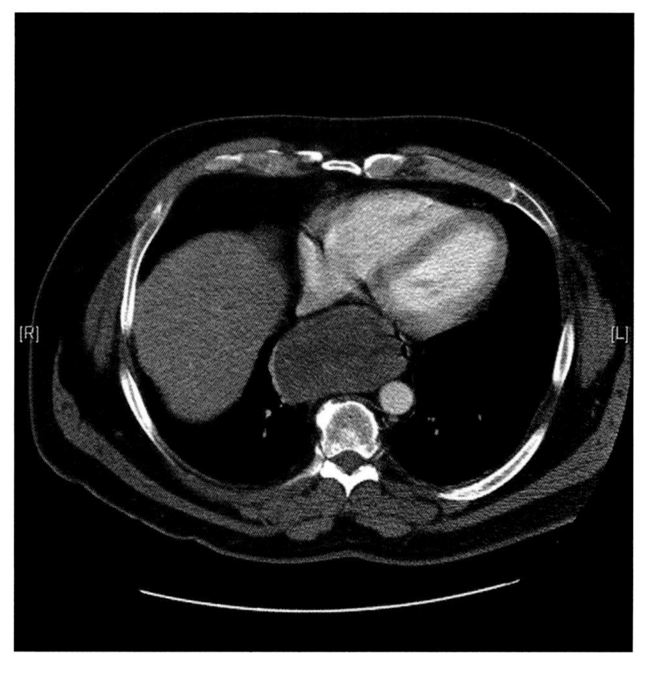

图 29.13 胸部 CT 显示食管下段的大胃肠道间质瘤(8.5 cm)

对于 GISTs 预后的影响因素已有一定的研究。腹腔内 GISTs,肿瘤大于 5 cm、有丝分裂指数>5/50 个高倍镜视野以及小肠起源是疾病进展的危险因素。然而，食管 GISTs 的数据太少，指导意义不大，但食管 GISTs 的行为可被认为与腹腔内的同类肿瘤相同。

 治疗

GISTs 治疗指南由美国国立综合癌症网络(NCCN)、加拿大 GISTs 咨询委员会和欧洲肿瘤内科协会达成共识制定。与平滑肌瘤不同，GISTs 通常质软、多肉、易碎，应尽可能地小心处理避免肿瘤破碎（"非接触技术"）。如瘤体假包膜破裂，可能会导致出血和肿瘤种植。手术目的是连同假包膜完整切除肿瘤，镜下切缘阴性。食管 GISTs 的治疗存在争议的主要原因是术式受限，只有瘤体剜除或食管切除，而像胃和小肠 GISTs 那样的节段性切除通常在技术上是不可行的，除非肿瘤位于胃食管交界处附近。尽管有一些切除肿瘤保留食管的报道，但大多数情况下，还是建议进行食管切除术，保证假包膜完整及切缘阴性。预防性淋巴结清扫术的临床意义不明，目前不推荐。

对于食管 GISTs 伴转移的患者，应考虑使用 TKI 靶向治疗，如伊马替尼。TKI 靶向在辅助治疗的疗效尚不确定；但在最近一项Ⅲ期随机研究中，对于 c-Kit 阳性的 GISTs 患者术后伊马替尼辅助治疗组术后 1 年的无复发生存率明显优于安慰剂组(8%与 20%)。一些研究中食管 GISTs 患者术后复发率高，所以对检测符合指征的患者应行辅助治疗。

 结果

目前关于食管 GISTs 的文献仍然有限，所报道的病例数不足 100，大多数单中心报道的病例数均少于 10 例。SEER 数据库资料显示诊断食管 GISTs 后 5 年生存率为 14%。由于食管 GISTs 有潜在复发和转移特征，仅对小于 5 cm 的肿瘤推荐行保留食管的肿瘤切除术，对于大肿瘤或病变累及黏膜需进行食管切除。

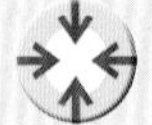 结论

食管平滑肌瘤

- 食管平滑肌瘤少见，好发于下 2/3 食管。
- 尽管大多数肿瘤没有症状，但对所有有症状的肿瘤都应切除。
- 剜除或剥除是首选术式，该术式并发症发生率非常低且食管功能得到最大保留。

GISTs

- 食管 GISTs 是一种罕见肿瘤，影像学特征可能与平滑肌瘤类似。

■ 通过超声内镜检查和细针抽吸获取组织标本进行免疫组化检查，可明确GISTs诊断。

■ 与平滑肌瘤不同，GISTs是无包膜的易碎肿瘤，处理不当可能会破裂。小的GISTs（<2 cm）可行局部切除，但对于大的和/或有症状的病变，建议行食管切除术，以避免复发。

■ GISTs术后辅助治疗应考虑使用c-Kit抑制剂（如伊马替尼）以降低复发可能。

参考文献

[1] Seremetis M G, Lyons W S, deGuzman V C, et al. Leiomyomata of the esophagus: An analysis of 838 cases[J]. Cancer, 1976, 38: 2166-2177.

[2] Arnorsson T, Aberg C, Aberg T. Benign tumors of the oesophagus and oesophageal cysts[J]. Scand J Thorac Cardiovasc Surg, 1984, 18: 145-150.

[3] Pierre A. Benign esophageal tumors[M]//Patterson GA. Pearson's thoracic and esophageal surgery[M]. 3rd ed. Philadelphia: churchill Livingstone, 2008: 431-438.

[4] Wright C, Gaissert H, Puma F, et al. The oesophagus: Benign and malignant tumours[M]// Morris P J. Oxford Textbook of Surgery. Oxford: Oxford university Press, 1994: 893-904.

[5] Mutrie C J, Donahue D M, Wain J C, et al. Esophageal leiomyoma: A 40 year-experience[J]. Ann Thorac Surg, 2005, 79: 1122-1125.

[6] Bonavina L, Segalin A, Rosati R, et al. Surgical therapy of esophageal leiomyoma[J]. J Am Coll Surg, 1995, 181: 257-262.

[7] Von Rahden B H, Stein H J, Feussner H, et al. Enucleation of submucosal tumors of the esophagus: Minimally invasive versus open approach[J]. Surg Endosc, 2004, 18: 924-930.

[8] Demetri G D, von Mehren M, Antonescu C R, et al. NCCN Task force report: Update on the management of patients with gastrointestinal stromal tumors[J]. J Natl Compr Canc Netw, 2010, 8 (Suppl 2): 1-40.

[9] Miettinen M, Sarlomo-Rikala M, Sobin L H, et al. Esophageal stromal tumors: A clinicopathologic, immunohistochemical, and molecular genetic study of 17 cases and comparison with esophageal leiomyomas and leiomyosarcomas[J]. Am J Surg Pathol, 2000, 24: 211-222.

[10] Tran T, Davila J A, El-Serag H B. The epidemiology of malignant gastrointestinal stromal tumors: An analysis of 1,458 cases from 1992 to 2000[J]. Am J Gastroenterol, 2005, 100: 162-168.

[11] Abraham S C, Krasinskas A M, Hofstetter W L, et al. "Seedling" mesenchymal tumors (gastrointestinal stromal tumors and leiomyomas) are common incidental tumors of the esophagogastric junction[J]. Am J Surg Pathol, 2007, 31: 1629-1635.

[12] Rubin B P, Heinrich M C, Corless C L. Gastrointestinal stromal tumour[J]. Lancet, 2007, 369: 1731-1741.

[13] Kindblom L G, Remotti H E, Aldenborg F, et al. Gastrointestinal pacemaker cell tumor (GIPACT): Gastrointestinal stromal tumors show phenotypic characteristics of the interstitial cells of cajal[J]. Am J Pathol, 1998, 152: 1259-1269.

[14] Lee C H, Liang C W, Espinosa I. The utility of discovered on gastrointestinal stromal tumor 1 (DOG1) antibody in surgical pathology-the GIST of it[J]. Adv Anat Pathol, 2010, 17(3):

222-232.

[15] Ji F, Wang Z W, Wang L J, et al. Clinicopathological characteristics of gastrointestinal mesenchymal tumors and diagnostic value of endoscopic ultrasonography[J]. J Gastroenterol Hepatol, 2008,23: e318-e324.

[16] Blay J Y, Von Mehren M, Blackstein M E. Perspective on updated treatment guidelines for patients with gastrointestinal stromal tumors[J]. Cancer, 2010,116:5126-5137.

[17] Hueman M T, Schulick R D. Management of gastrointestinal stromal tumors[J]. Surg Clin North Am, 2008,88:599-614.

[18] Blum M G, Bilimoria K Y, Wayne J D, et al. Surgical considerations for the management and resection of esophageal gastrointestinal stromal tumors[J]. Ann Thorac Surg, 2007,84: 1717-1723.

[19] Lee H J, Park S I, Kim D K, et al. Surgical resection of esophageal gastrointestinal stromal tumors[J]. Ann Thorac Surg, 2009,87:1569-1571.

[20] Das A, Wilson R, Biankin A V, et al. Surgical therapy for gastrointestinal stromal tumours of the upper gastrointestinal tract[J]. J Gastrointest Surg, 2009,13:1220-1225.

[21] Gouveia A M, Pimenta A P, Lopes J M, et al. Esophageal GIST: Therapeutic implications of an uncommon presentation of a rare tumor[J]. Dis Esophagus, 2005,18:70-73.

[22] Milman S, Kim A W, Farlow E, et al. Enucleation of a giant esophageal gastrointestinal stromal tumor[J]. Ann Thorac Surg, 2009,87:1603-1605.

[23] Dematteo R P, Ballman K V, Antonescu C R, et al. Adjuvant imatinib mesylate after resection of localised, primary gastrointesti-nal stromal tumour: A randomised, double-blind, placebo-controlled trial[J]. Lancet, 2009,373:1097-1104.

（章月安 译 王 鹏 校）

30 胸腔镜食管平滑肌瘤和GIST切除术

Ian Makey　Rodney J. Landreneau　Michael Kent

引言

食管平滑肌瘤（leiomyomas，LMs）在食管黏膜下肿瘤中约占 70%。其他的食管黏膜下肿瘤包括胃肠道间质瘤（gastrointestinal stromal tumor，GIST）、平滑肌肉瘤、脂肪瘤、纤维瘤、神经纤维瘤、神经鞘瘤、颗粒细胞瘤、血管球瘤和类癌。本章重点讲述来自食管固有肌层肿瘤的胸腔镜手术治疗，这些肿瘤包括平滑肌瘤、间质瘤和平滑肌肉瘤。

食管平滑肌瘤是一种良性肿瘤，在光学显微镜下表现出明确的平滑肌分化特点，曾经被认为是胃肠道最常见的间叶源性肿瘤，但现在认为是胃肠道间质瘤。平滑肌瘤肌动蛋白和结蛋白染色阳性，但缺乏 KIT 突变。少数食管平滑肌瘤起源于黏膜肌层，这些平滑肌瘤呈息肉状，可以从内镜下切除。从固有肌层起源的平滑肌瘤呈界限分明的肿块状，并且最常发生在下三分之一的食管中（图 30.1、图 30.2）。

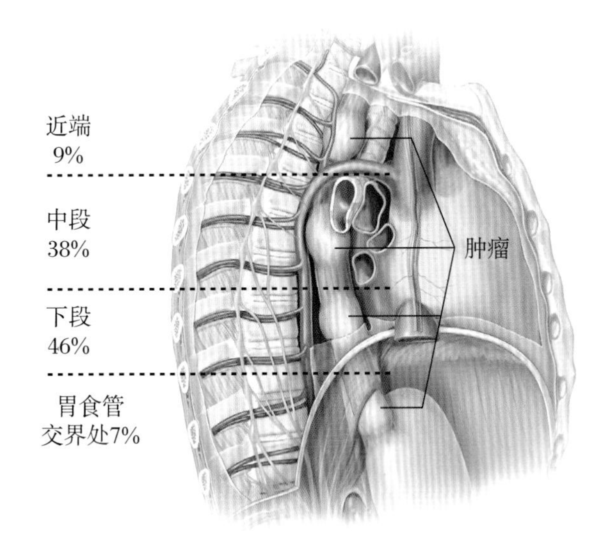

图 30.1　食管各部位平滑肌瘤的发病率

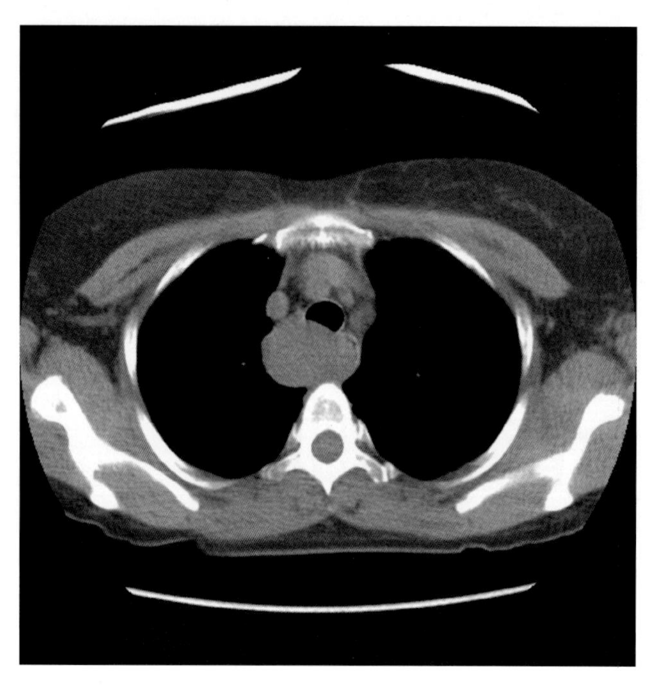

图 30.2 计算机断层扫描(CT)下平滑肌瘤表现为上段食管肿块

胃肠道间质瘤是起源于食管固有肌层的梭形细胞肿瘤,在临床上难以与平滑肌瘤相鉴别(图 30.3),曾被错误分类为细胞平滑肌瘤或平滑肌肉瘤。现在可通过 KIT(CD117)阳性或血小板衍生生长因子受体 α(PDGFRα)突变来区分并确诊。对所有间质瘤使用“良性肿瘤”的表述是不恰当的,间质瘤的危险度评估主要和肿瘤的大小以及病理性核分裂象数的多少有密切的关系。间质瘤最常见的位置是胃(50%~60%),然后是小肠(30%~40%),仅有 5%位于食管。

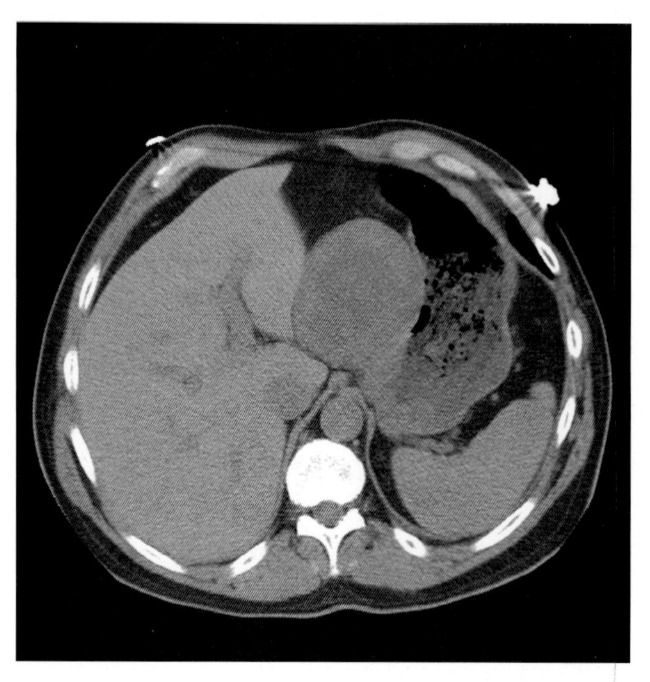

图 30.3 胃食管交界处间质瘤的 CT 表现

平滑肌肉瘤是高度恶性的肉瘤,诊断时常已侵犯周围组织或转移。重要的是,平滑肌肉瘤不是从平滑肌瘤恶化发展而来。随着现行基于免疫组化对胃肠道间质瘤进行诊断分级方法的采用,平滑肌肉瘤发生率下降,同时胃肠道间质瘤的发生率有所上升。

平滑肌瘤发病率和现状

平滑肌瘤通常被认为是非常罕见的，Seremetis 等曾认为食管癌的发病率为平滑肌瘤的 50 倍以上。然而，由于采用的检查手段不同，平滑肌瘤发病率差异很大。近期文献报道若采用了详细的病理检查，所报告的食管平滑肌瘤发病率远超以往认知。例如一项研究对 150 例食管切除标本进行分析，微小（＜7 mm）平滑肌瘤的发病率为 47%，微小胃肠道间质瘤为 10%。这表明平滑肌瘤和胃肠道间质瘤的发病率实际上可能比癌症更高。该结果对无症状 1～2 cm 病变的临床治疗决策有一定参考价值。

大多数小的食管黏膜下肿瘤是无症状的，通常在常规上消化道内镜检查时被发现。当症状发生时，吞咽困难和胸骨后不适是最常见的两个主诉。

适应证/禁忌证

根据共识对有症状的食管平滑肌瘤患者应进行手术干预，此外许多学者也提倡对大于 5 cm、持续增大或活检病理不能明确诊断的食管平滑肌瘤进行手术切除。对于无症状食管平滑肌瘤患者手术的必要性存在争议。大多数外科医生认为对于小于 5 cm、包膜完整的无症状患者可进行随访观察。食管平滑肌瘤发生恶变的报道极为罕见，部分病例可能是误诊引起。此外也有一些外科医生提倡对所有平滑肌瘤均应手术切除。

术前规划

对于症状明显且易于切除的典型食管平滑肌瘤患者，术前仅需行食管钡剂造影检查。如需要更全面的评估，超声内镜（EUS）是描述食管黏膜下肿瘤特征的最佳成像方法。黏膜下肿瘤可基于超声图像所提示的肿瘤起源层次、回声模式以及病灶边缘等特征来鉴别诊断。食管平滑肌瘤、间质瘤和平滑肌肉瘤起源于超声图像第四层的固有肌层。平滑肌瘤表现为低回声、界限清楚、质地均匀的超声图像。平滑肌肉瘤在超声下表现出质地不均以及边缘不规则的特征。虽平滑肌瘤和平滑肌肉瘤在超声下的特征有显著不同，但间质瘤也能表现出二者的这些特征，因此仅基于超声内镜尚不能进行可靠的鉴别诊断。

活检适应证

黏膜下肿瘤的活检指征相当宽泛，Landi 和 Palazzo 推荐应尽可能行组织学诊断。如果肿瘤起源于黏膜肌层、小于 2 cm、边界光滑，绝大多数是平滑肌瘤，活检可以不做。

对于大小为 2～5 cm 的病灶，活检与否取决于是否计划手术切除。如果拟择期切除，则活检可以延期或不做。如果计划观察随访，那么推荐活检以排除胃肠道间质瘤。

对于内镜下活检的一个担心在于，活检后肿瘤与黏膜之间的瘢痕会导致切除过程中黏膜穿孔概率增大。不过最近外科医生注意到在手术切除之前进行细针抽吸活检（FNAs）不会增加手术游离的难度。

对于超声内镜提示边界不规则或超出固有肌层范围的肿瘤，大多数医生主张行

FNA 活检。由于良恶性肿瘤在病灶大小、生长速度和超声内镜影像特征等方面存在明显的重叠，部分医生会大大放宽活检的指征。例如，对于黏膜下肿瘤大于 2 cm、连续随访检查发现增大或 PET 扫描高代谢，Blum 均推荐行 EUS-FNA 检查。反之也有部分医生对活检指征把握很严，Lee 等对包膜完整、局限于固有肌层，大小达到 5 cm 的肿瘤不做术前活检。

如果黏膜下肿瘤大于 5 cm，大多数医生建议术前活检。对于这种大小的肿瘤，间质瘤或者平滑肌肉瘤的可能性更大。此外，无论胃肠道间质瘤的核分裂象如何，只要大小达到 5 cm，即评定为中度危险。对于 5 cm 或更大的间质瘤，根据术前活检结果才能决定是行剜除术还是食管切除术。

超声引导或辅助下细针活检的准确性可参照胃间质瘤的研究结果。细针抽吸活检的平均诊断率为 67%。细针穿刺活检或切除活检的平均诊断率为 91%，应避免行钳夹活检。

在我们既往治疗的 20 位黏膜下肿瘤患者中，15 位患者(占 75%)为平滑肌瘤，3 位患者为间质瘤(占 15%)。其中不大于 5 cm 的肿瘤有 12 枚，2 枚为间质瘤。在另一个样本量较大的间质瘤、平滑肌瘤和平滑肌肉瘤的研究中，间质瘤(17 枚/68 枚，占 25%)的最大直径范围在 2.6～25 cm 之间(中位数：8 cm)，平滑肌瘤(48 枚/68 枚，占 71%)的最大直径范围在 1～18 cm 之间，中位数为 5 cm。

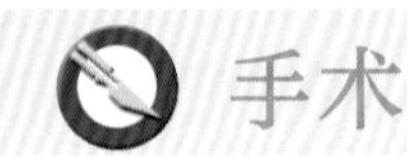

手术

基本原则

对于中上段食管的手术，入路通常选择右侧开胸或胸腔镜手术(VATS)，对于下 1/3 段食管的手术传统入路是左侧开胸手术。随着微创技术的发展，下 1/3 段食管手术可以经右胸、左胸或经腹入路完成。在下段食管手术入路的选择上往往取决于手术医生的经验，而不是肿瘤的位置因素。有微创经验的医生可以并且已经成功通过经右胸或左胸处理下段食管肿瘤；经腹入路腹腔镜有利于胸下段和腹段食管肿瘤，以及胃食管连接处肿瘤的暴露，获得良好的术野，并且经腹入路可以在必要时完成胃底折叠。

右胸入路胸腔镜手术

患者插双腔气管插管，行内镜检查确认肿瘤位置。如果肿瘤距门齿小于 20 cm，胸腔镜手术切除会有困难，所以确定肿瘤的精确位置对于上段食管肿瘤至关重要。位置更高的肿瘤则需要通过颈部切口入路切除。

对于中到下段食管肿瘤可经右胸微创手术切除，具体腔镜布孔及术者站位如下：于第八肋间腋中线处做腔镜观察孔，取第八或第九肋间腋后线后方做 5 mm 孔置入能量器械，如超声刀。取第四肋间腋前线做 5 mm 孔向前方牵拉肺。最后一个 5 mm 孔位于肩胛骨下角偏后方，用于术者牵引或反向牵引。术者站在患者的后方进行操作，助手位于患者前方扶腔镜并协助牵拉暴露。

通常膈肌可能会影响远端食管肿瘤的显露，可用筋膜缝合器缝于膈肌中心腱，经胸壁向外牵拉，将膈肌向脚侧牵引可以替代助手牵拉，获得良好的术野。然后使用超声刀分离下肺韧带，将肺和食管完全分离，此时如果肿瘤隐匿不可见，可将食管内镜推进至肿瘤处行辅助定位。在一些病例中可通过置入 54F 探条以突出肿瘤的位置同时利于解剖。

下一步是打开食管表面纵隔胸膜，必要时可以环周游离食管以显露肿瘤（图 30.4）。使用潘氏管环绕牵引食管，如有必要可牵拉旋转食管，以便显露肿瘤。然后纵向切开肿瘤表面的食管肌层，注意迷走神经主干的保护（图 30.5）。

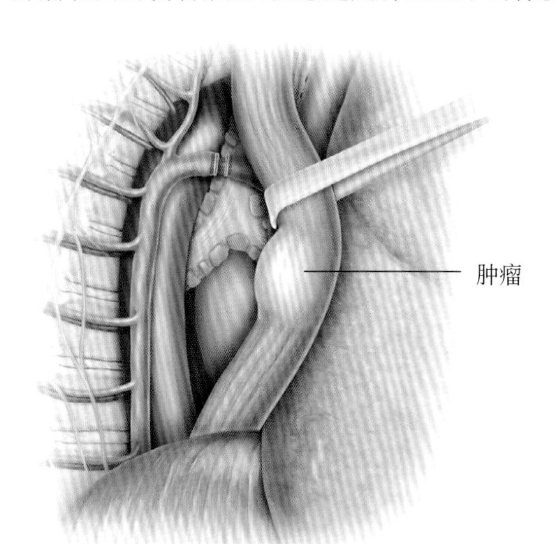

图 30.4　环周游离食管并注意保护迷走神经

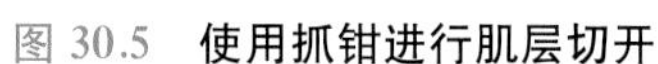
图 30.5　使用抓钳进行肌层切开

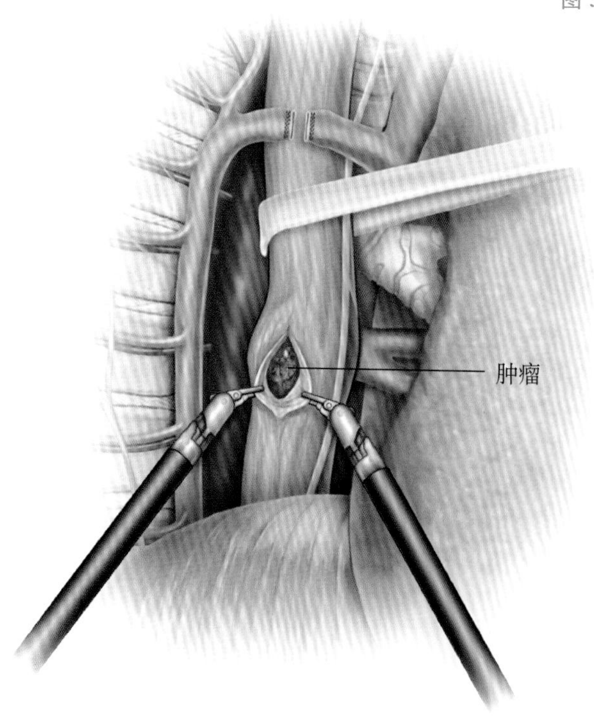

肌层切开后找到肿瘤、固有肌层与黏膜下层之间的潜在间隙平面，要避免钳夹以防夹碎肿瘤，在肿瘤上缝牵引线很有用（图 30.6），游离过程中保持一定张力对抗牵拉有助于找到正确的间隙平面，通过分离结合轻柔推开黏膜的方式切除肿瘤，应注意避

免黏膜损伤。接下来将标本放置在取物袋中取出。然后使用内镜检查黏膜的完整性，将食管浸没在水下并向食管腔内充气。如果发现小的瘘口，应立即进行修补，然后使用缝线重新缝合纵向切开的肌层(图 30.7)。

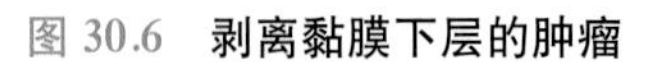

图 30.6　剥离黏膜下层的肿瘤

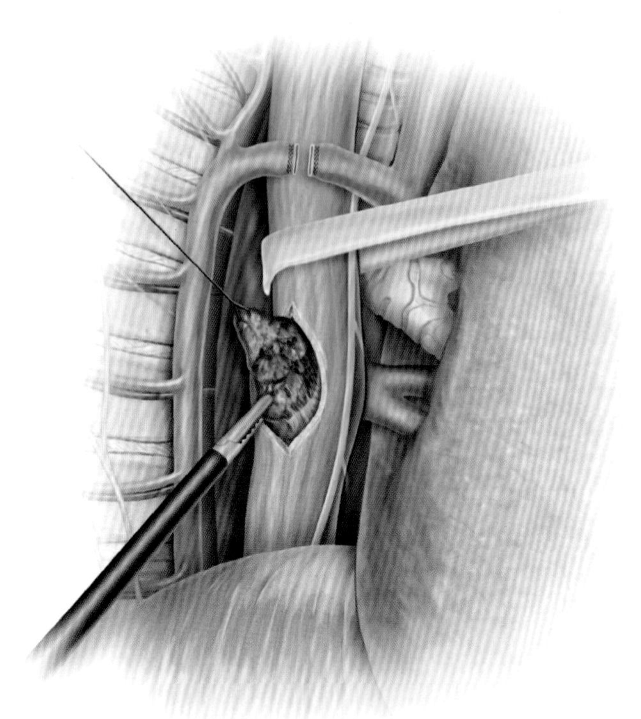

图 30.7　缝合肌层切开处

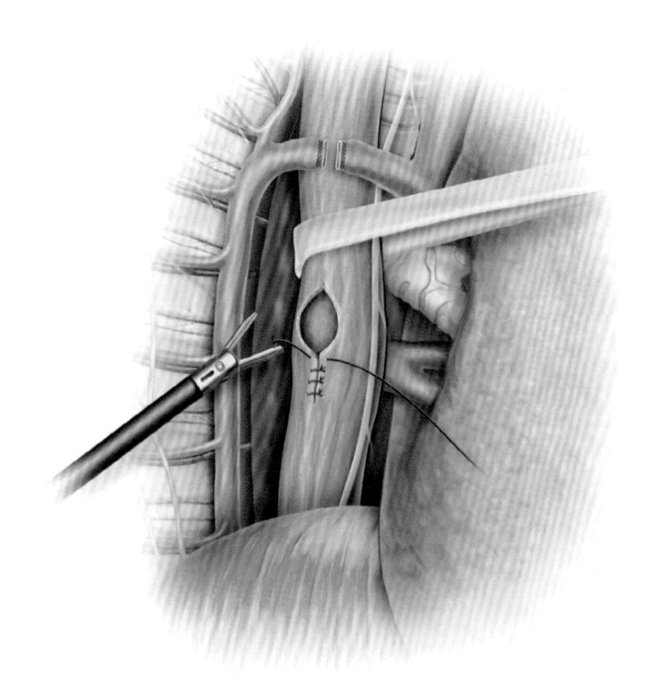

放置 28F 胸管并缝合操作孔。对于剥离比较困难，担心发生瘘的患者，可以沿食管肌层闭合线放置 Jackson-Pratt(JP)引流管，恢复经口进食前密切观察引流情况，如果在恢复经口进食数天后没有观察到瘘，可拔除引流管。

术后管理

术后第一天完成食管钡剂造影检查，确认无异常后可拔除胸引管。恢复经口进食并观察一段时间，无异常后可拔除 JP 引流管。不常规放置鼻胃管。

并发症

经电视胸腔镜与常规开胸手术剜除肿瘤的术后并发症相同。

- 瘘：胸管引流出胆汁样的液体是食管瘘的早期征象。术后瘘的原因可能是黏膜损伤未及时发现和修补或者黏膜在游离损伤后发生迟发性缺血坏死。前述的一些检查方法能帮助我们第一时间发现手术造成的黏膜损伤。术后瘘很罕见，如果发生小瘘，也就是 JP 引流管能充分引流的可控性瘘，只需要经几周的仔细观察并缓慢退 JP 管即可。如果发生不可控、症状显著的大瘘，引流不充分，对于大多数病例此时应立即再次手术进行一期修复。
- 胃食管反流：剜除位于胃食管交界处或其附近的肿瘤可能导致胃食管反流发生或加剧之前胃食管反流症状。这可能是术中损伤了下段食管的括约肌造成的。对于是否行抗反流手术，术前应充分评估和讨论，术中再根据具体情况最终决定。

结果

经胸腔镜行平滑肌瘤剜除是大多数医生的首选术式。Von Rahden 等建议将其作为标准术式，他们发现胸腔镜手术减少了肺部并发症、住院时间（4.1 天）和切口相关术后疼痛。Bonavina 和 Kent 等报道与开放手术相比，住院时间缩短，开放和腔镜分别为 3.4 天和 2.75 天。

食管胃肠道间质瘤处理策略

胃肠道间质瘤在食管的发病率极低，故最佳治疗方案尚未明确。在 SEER 数据库中，45%的食管胃肠道间质瘤患者表现为局部病变，而另外有 45%的患者表现为区域或转移性疾病。国家综合癌症网络（NCCN）指南建议完全切除所有大于 2 cm 的 GISTs，对于小于 2 cm 的 GISTs 的治疗，尚无相关指南。Otani 对小于 2 cm 的胃间质瘤进行非手术治疗和随访监测，取得非常好的结果。

对于食管 GISTs 是行剜除术，还是行食管切除术，NCCN 指南没有做特别推荐。无论采用何种术式，都应该做到彻底切除和避免肿瘤破碎。如剜除术能达到很好的治疗效果，应避免做食管切除术，因其术后可能会发生的严重并发症。

Lee 等认为对于食管 GISTs 大于 5 cm、累及黏膜，或肿瘤位于胃食管交界处，应考虑行食管切除术。对于肿瘤大于 10 cm 且核分裂象高的患者应行食管切除术。

目前没有证据表明接受剜除术且镜下切缘阳性（R1 切除）的患者需要再次手术切除。美国外科肿瘤学会（American College of Surgery Oncology Group，ACOSOG）

Z9000 和 Z9001 试验表明，对于 R0 切除与 R1 切除患者，在无复发生存方面没有差异。NCCN 指南对具有明确肉眼残留病灶（R2 切除）的患者或具有中 - 高复发风险的完全切除患者推荐进行伊马替尼治疗。如前所述，对于胃肠道间质瘤恶性行为最有价值的预测指标是大小和核分裂象。Joensuu 等对 GISTs 术后无复发生存进行分析发现食管（$n=8$）与肠道 GISTs 无复发生存情况相似（5 年约 60%）。Joensuu 等还发现，胸腔镜剜除术发生肿瘤破裂是预后不良的独立危险因素。如果开放有助于游离或可防止肿瘤破裂，则应中转开放。由于胃肠道间质瘤淋巴转移罕见，淋巴结清扫不是必需的。

胃肠道间质瘤的肿瘤学行为难以预测，故无论其具有良性或恶性特征，所有患者都有必要进行长期随访。根据 NCCN 指南，推荐术后 3～5 年内，每 3～6 个月进行一次增强 CT 检查，然后每年一次。术后 6 个月和 1 年进行上消化道内镜检查，然后每年一次，持续 2 年。

文献中关于胃肠道间质瘤的最佳手术方式少有一致意见。表 30.1 列出了该系列的英文文献，这些研究所纳入的 GISTs 切除数至少超过 1 例，对每位患者的术式、肿瘤大小都有记录。在该系列 5 个研究中，共纳入 137 例食管手术患者，其中有 26 例为胃肠道间质瘤。超过一半的 GISTs（17/26，65%）行剜除术，平均直径为 6 cm，术后随访时间差异较大，仅 1 例复发，复发率为 5.9%。9 例患者（35%）行食管壁全层切除或行食管切除术，切除肿瘤平均直径为 11 cm，7 例复发，复发率为 78%。复发率的差异很可能取决于疾病性质，而不是手术方式。虽然数据有限，但该结果为小于 5 cm GISTs 行剜除术的有效性提供了强有力的证据。

食管 GISTs 切除系列研究中患者数最多的是由 Miettinen 报道的，共有 17 例患者，10 例行剜除术，7 例行食管全层或食管切除术；平均随访时间 53.5 个月，9 例患者复发。复发患者的中位生存时间为 29 个月，所有复发患者均因该疾病死亡。尽管不是每位患者肿瘤的大小都有明确记录，但发现肿瘤大于 10 cm 的患者均死亡，而肿瘤小于 5 cm 的患者均未死亡。

表30.1　间质瘤术后复发（肿瘤剜除术对比食管切除术）

系列研究	间质瘤（数量）	剜除术	大小（cm）	随访（月）	复发	食管全层/食管切除术	大小（cm）	随访（月）	复发
Blum[8]	4	2	9.85	33	1	2	6.85	33.5	1
Von · Rahden[16]	4	4	4.8	>3	0	0	*n/a*	*n/a*	*n/a*
Kent[18]	3	3	*n/a*	6	0	0	*n/a*	*n/a*	*n/a*
Lee[17]	7	5	*n/a*	53	0	2	n/a	53	2
Jiang[24]	8	3	5	77	0	5	12.6	62	4
合计	26	17(65%)	6	44.6	1(5.9%)	9 (35%)	11	54	7 (78%)

结论

■ 平滑肌瘤、胃肠道间质瘤和平滑肌肉瘤都是来自固有肌层的黏膜下肿瘤。绝大多数食管黏膜下肿瘤都是平滑肌瘤。

■ 常规的，对于黏膜下肿瘤在 5 cm 以下，有症状且易于切除的，可以通过行钡剂造影检查来诊断。

■ 对于复杂的黏膜下肿瘤或高风险病变或难以切除的肿瘤，建议食管超声内镜进一步检查，对于大肿瘤或超声提示恶性可能的肿瘤推荐活检。

■ 必须使用免疫组织化学检测以对胃肠道间质瘤、平滑肌瘤和平滑肌肉瘤行病理特征鉴别，不能通过冰冻切片病理鉴别。

■ 无症状的直径小于 5 cm 的平滑肌瘤可采取非手术治疗，但患者应行常规影像或内镜检查随访。

■ 大于 2 cm 的胃肠道间质瘤应手术切除，对小于 2 cm 的食管胃肠道间质瘤治疗证据有限，存在争议。

■ 随着微创技术的应用，下 1/3 段食管肿瘤可以经右侧、左侧胸腔镜切除，非常低位的肿瘤可以经腹腔镜切除。肿瘤位置和外科医生的经验决定具体的手术入路。

■ 局部的小胃肠道间质瘤应完整切除，确保包膜完整和镜下切缘阴性，如经评估剜除手术无法达到要求，则应行食管切除术。在部分胃食管交界处的 GISTs 患者中，行胃贲门部楔形切除且切缘阴性是足够的。

参考文献

[1] Agaimy A, Wunsch P H. True smooth muscle neoplasms of the gastrointestinal tract: Morphological spectrum and classification in a series of 85 cases from a single institute[J]. Langenbecks Arch Surg, 2007,392(1):75-81.

[2] Hatch G F 3rd, Wertheimer-Hatch L, Hatch K F, et al. Tumors of the esophagus[J]. World J Surg, 2000,24(4):401-411.

[3] Mazur M T, Clark H B. Gastric stromal tumors. Reappraisal of histogenesis[J]. Am J Surg Pathol, 1983,7(6):507-519.

[4] Demetri G D, Benjamin R S, Blanke C D, et al. NCCN Task Force report: Management of patients with gastrointestinal stromal tumor (GIST)-update of the NCCN clinical practice guidelines[J]. J Natl Compr Canc Netw, 2007,5(suppl 2):S1-S29; quiz S30.

[5] Fletcher C D, Berman J J, Corless C, et al. Diagnosis of gastrointestinal stromal tumors: A consensus approach[J]. Hum Pathol, 2002,33(5):459-465.

[6] Miettinen M, Lasota J. Gastrointestinal stromal tumors-definition, clinical, histological, immunohistochemical, and molecular genetic features and differential diagnosis[J]. Virchows Arch, 2001,438(1):1-12.

[7] Lee Y T. Leiomyosarcoma of the gastro-intestinal tract: General pattern of metastasis and recurrence[J]. Cancer Treat Rev, 1983, 10(2):91-101.

[8] Blum M G, Bilimoria K Y, Wayne J D, et al. Surgical considerations for the management and resection of esophageal gastrointestinal stromal tumors[J]. Ann Thorac Surg, 2007,84(5):1717-1723.

[9] Seremetis M G, De Guzman V C, Lyons W S, et al. Leiomyoma of the esophagus: A report of 19 surgical cases[J]. Ann Thorac Surg, 1973,16(3):308-316.

[10] Abraham S C, Krasinskas A M, Hofstetter W L, et al. "Seedling" mesenchymal tumors (gastrointestinal stromal tumors and leiomyomas) are common incidental tumors of the esophagogastric junction[J]. Am J Surg Pathol, 2007,31(11):1629-1635.

[11] Lee L S, Singhal S, Brinster C J, et al. Current management of esophageal leiomyoma[J]. J

Am Coll Surg, 2004,198(1):136-146.

[12] Glanz I, Grunebaum M. The radiological approach to leiomyoma of the oesophagus with a long-term follow-up[J]. Clin Radiol, 1977,28(2):197-200.

[13] Landi B, Palazzo L. The role of endosonography in submucosal tumours[J]. Best Pract Res Clin Gastroenterol, 2009,23(5):679-701.

[14] Polkowski M. Endoscopic ultrasound and endoscopic ultrasoundguided fine-needle biopsy for the diagnosis of malignant submu-cosal tumors[J]. Endoscopy, 2005,37(7):635-645.

[15] Bonavina L, Segalin A, Rosati R, et al. Surgical therapy of esophageal leiomyoma[J]. J Am Coll Surg, 1995,181(3):257-262.

[16] Von Rahden B H, Stein H J, Feussner H, et al. Enucleation of submucosal tumors of the esophagus: Minimally invasive versus open approach[J]. Surg Endosc, 2004,18(6):924-930.

[17] Lee H J, Park S I, Kim D K, et al. Surgical resection of esophageal gastrointestinal stromal tumors[J]. Ann Thorac Surg, 2009,87(5): 1569-1571.

[18] Kent M, d'Amato T, Nordman C, et al. Minimally invasive resection of benign esophageal tumors[J]. J Thorac Cardiovasc Surg, 2007,134(1):176-181.

[19] Miettinen M, Sarlomo-Rikala M, Sobin L H, et al. Esophageal stromal tumors: A clinicopathologic, immunohistochemical, and molecular genetic study of 17 cases and comparison with esophageal leiomyomas and leiomyosarcomas[J]. Am J Surg Pathol, 2000, 24(2):211-222.

[20] Otani Y, Furukawa T, Yoshida M, et al. Operative indications for relatively small (2-5 cm) gastrointestinal stromal tumor of the stomach based on analysis of 60 operated cases[J]. Surgery, 2006, 139(4):484-492.

[21] McCarter M D, Antonescu C R, Ballman K V, et al. Microscopically positive margins for primary gastrointestinal stromal tumors: Analysis of risk factors and tumor recurrence[J]. J Am Coll Surg, 2012,215(1):53-59; discussion 59-60.

[22] Von Mehren M, Benjamin R S, Bui M M, et al. Soft tissue sarcoma, version 2.2012: Featured updates to the NCCN guidelines[J]. J Natl Compr Canc Netw, 2012, 10(8): 951-960.

[23] Joensuu H, Vehtari A, Riihimäki J, et al. Risk of recurrence of gastrointestinal stromal tumour after surgery: An analysis of pooled population-based cohorts[J]. Lancet Oncol, 2012,13(3): 265-274.

[24] Jiang P, Jiao Z, Han B, et al. Clinical characteristics and surgical treatment of oesophageal gastrointestinal stromal tumours[J]. Eur J Cardiothorac Surg, 2010,38(2):223-227.

（王书丰 译 柯 立 校）

31 射频消融治疗Barrett食管

Felix G. Fernandez　Seth D. Force

引言

Barrett 食管(Barrett's esophagus,BE)定义为食管鳞状上皮被柱状上皮替代,也称为肠化生(intestinal metaplasia,IM)。一直以来,根据内镜范围、长短[短段(小于 3 cm)和长段(大于 3 cm)]将 BE 进行分类。但经常会出现柱状黏膜不连续,甚至是白光内镜下不易发现的异常黏膜会影响诊断。文献中报道 BE 发病率在 1.6%～6.8%之间。通常认为 BE 的存在会使食管癌的发生风险增加 50～100 倍,虽然真正的癌症风险尚不清楚,但据估计,每 200 名 BE 患者中就有 1 人会发展成为食管癌。

由于 BE 患者可能会出现异型增生升级和进展为浸润性癌,因此建议终身连续内镜监测和活检。最近,研究提出消融技术,包括光动力疗法(PDT),以及内镜下黏膜切除术(EMR)、冷冻疗法和射频消融(RFA)均可以用于预防性去除肠化生和异型增生的食管黏膜。然而,这些治疗方法中的一些技术可能会增加医疗花费且并发症发病率高。PDT 可能导致术后 6～8 周的光敏感(某些患者甚至更长)以及高达 36%的患者术后可能出现食管狭窄(一次或两次治疗后)。EMR 存在学习曲线,通常用于切除内镜可见的隆起型黏膜病变和组织病理学异常的病变。EMR 食管穿孔或狭窄发生率低,一般不做环周食管黏膜切除。冷冻疗法相对较新,关于其疗效和适应证的可参考结果很少。射频消融装置产生交流电发出热能,当直接应用于组织时,可通过水蒸发、蛋白质凝固和细胞坏死等方式导致可控的组织损伤。与其他消融方式相比,射频消融有许多优点。一是干燥组织比正常组织具有更大的电流阻力,可以作为控制消融深度的绝缘体。此外,RFA 设备在环周治疗或局部治疗中均可用,与其他消融技术相比,RFA 操作简单且容易学习。本章回顾了当前 RFA 的适应证、技术要点、临床结果和推荐意见。

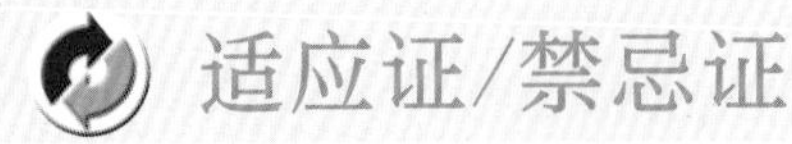

适应证/禁忌证

适应证

- 高级别上皮内瘤变(HGD):最近研究提示与单纯内镜随访相比,RFA干预效果更优,并且RFA治疗并发症发生率显著低于食管切除术。
- 低级别上皮内瘤变(LGD):文献报道成功率高;但BE中LGD的自然病程并不清楚,因此选择内镜随访更为合适。
- 不伴有上皮内瘤变的BE:RFA治疗最具争议,因为这部分患者进展为癌的风险很小。文献报道RFA治疗BE具有良好结果。

禁忌证

- 怀孕。
- 既往食管放疗史。
- 食管静脉曲张。
- 既往有Heller肌层切开手术史。
- 隆起型或溃疡型BE:BE中的隆起或溃疡区域必须进行EMR以排除食管癌。
- 食管腺癌:食管癌的标准治疗仍然是食管切除术。对于黏膜内癌,内镜下切除以及术后射频消融术是一种可行的选择。
- 伴有狭窄的异型增生以及BE是相对禁忌证。

术前规划

所有患者均应接受术前内镜检查,并进行活检,确定BE和/或异型增生的类型、程度,从而确定治疗方案,例如针对较长的病变需要综合多种方案进行治疗,或者选择合适尺寸球囊时需考虑是否存在食管裂孔疝。患者应用质子泵抑制剂(PPI)持续治疗,术前应禁食水。

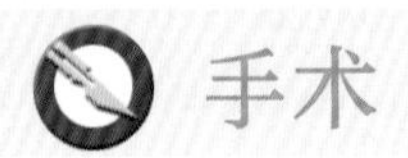

手术

RFA设备

2000年,BARRX公司(Sunnyvale, CA)推出了HALO 360 RFA装置,该装置于2001年被FDA批准用于临床(图31.1)。HALO 360是一个与计算机能量平台相连接的气囊,基于球囊的消融导管包含一个微电极阵列,环绕球囊并能够传递射频能量。

该阵列由 60 个间隔紧密的双极电极组成，该阵列环绕球囊，长度为 3 cm。能量发生器利用计算机控制的球囊定径器计算最佳 RFA 气囊尺寸(图 31.2)。然后通过射频消融球囊上的电极分配能量。10～12 J/cm^{2}的能量 360°分布在 3 cm 长度的电极上，作用深度为 1000 μm。这一深度对于确保完全治疗 500 μm 的 BE 至关重要，同时避免更深的组织破坏，以防止穿孔或狭窄。BARRX 于 2006 年推出第二根射频消融导管 HALO 90。该导管固定在内镜前端，提供与 HALO 360 相同的能量，但限制在 90°范围内，可用于治疗非环周型 BE，不接触邻近正常食管黏膜避免导致损伤(图 31.3).

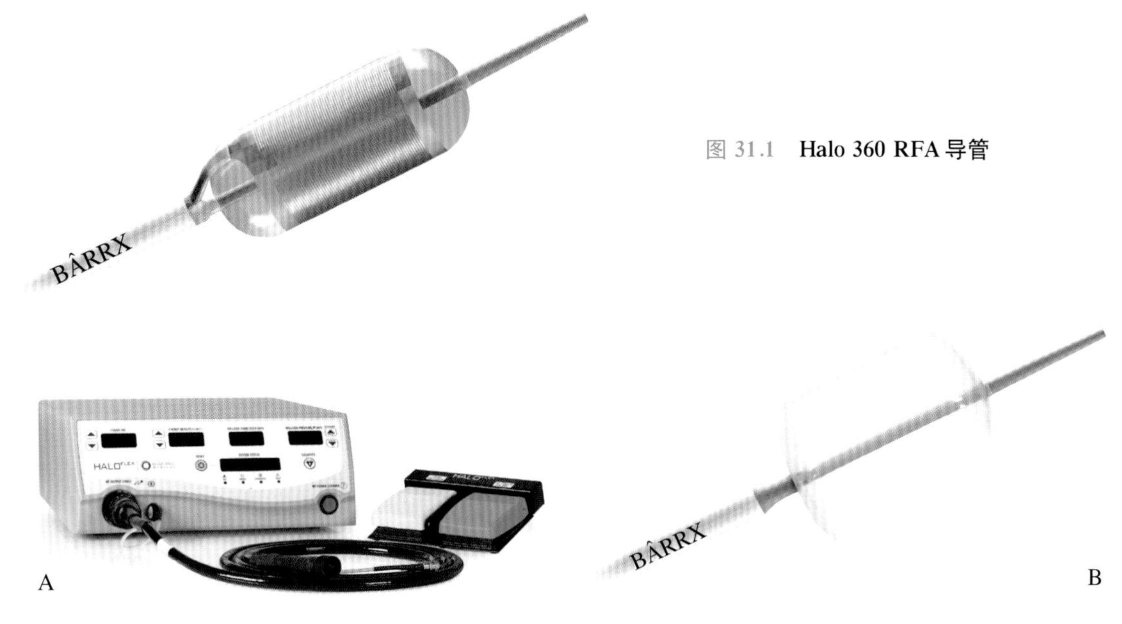

图 31.1　**Halo 360 RFA 导管**

图 31.2　**HALO 能量平台(A)与测量球囊(B)**
由 BARRX 公司供图。

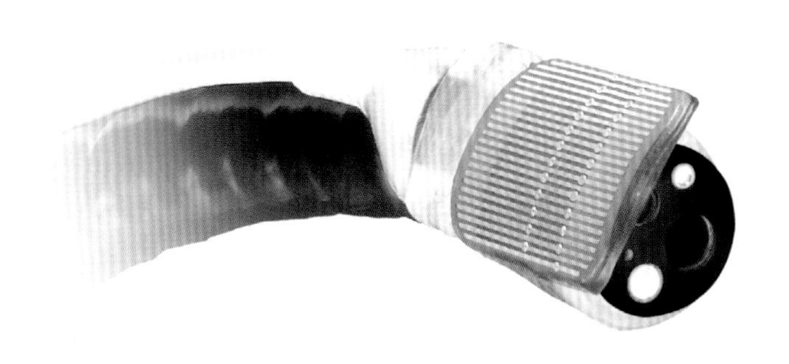

图 31.3　**HALO 90 导管固定在内镜上**
由 BARRX 公司供图。

RFA 操作过程

消融可在清醒镇静或全身麻醉状态下于门诊开展。首先，行内镜检查明确食管肠化生或异型增生的位置和长度。然后通过内镜注射 N-乙酰半胱氨酸（1%）去除黏液以改善电极与组织的接触。然后将硬质导丝经内镜置入胃中，随后移除内镜。在导丝上放置一根测量导管，其远端有一个 4 cm 长的球囊，以测量食管的直径。操作在非直视下完成，使用导管鞘上的 1 cm 标度作为参考，导管置于肠化生近端上方 5 cm 处然后开始测量。通过 HALO 360 主机对测量球囊充气，并且基于 4 cm 全长球囊的数据自动计算出食管平均直径。然后对目标食管段的每一厘米反复进行测量。完成测量后,可根据结果选择合适大小的 RFA 气囊(22 mm、25 mm、28 mm、31 mm 或 34 mm)。大的食管裂孔疝患者所需球囊可能会超过食管直径,对于这些患者,操作者应选择平均直径或更小的球囊以防止食管损伤。

然后将 RFA 导管经导丝置入,定位于病变水平,内镜在 RFA 导管旁置入食管(图 31.4)。RFA 球囊充气,通过脚踏板控制能量开关,同时通过内镜进行吸引,以确保病变黏膜和电极之间的接触良好。电极消融每 3 cm 推进一次,直到目标组织全长全部完成消融(图 31.5)。然后撤出 RFA 导管并清除电极上粘连的黏膜。将软塑料帽附在内镜上,清除治疗区域的所有凝固碎屑,并为第二次治疗做好准备。然后进行第二次治疗。IM 消融能量选择 10 J/cm^2,异型增生选择 12 J/cm^2。一次治疗消融长度应控制在 6 cm 以内,以减少狭窄形成的机会。

图 31.4　基于球囊 RFA 系统的环周消融

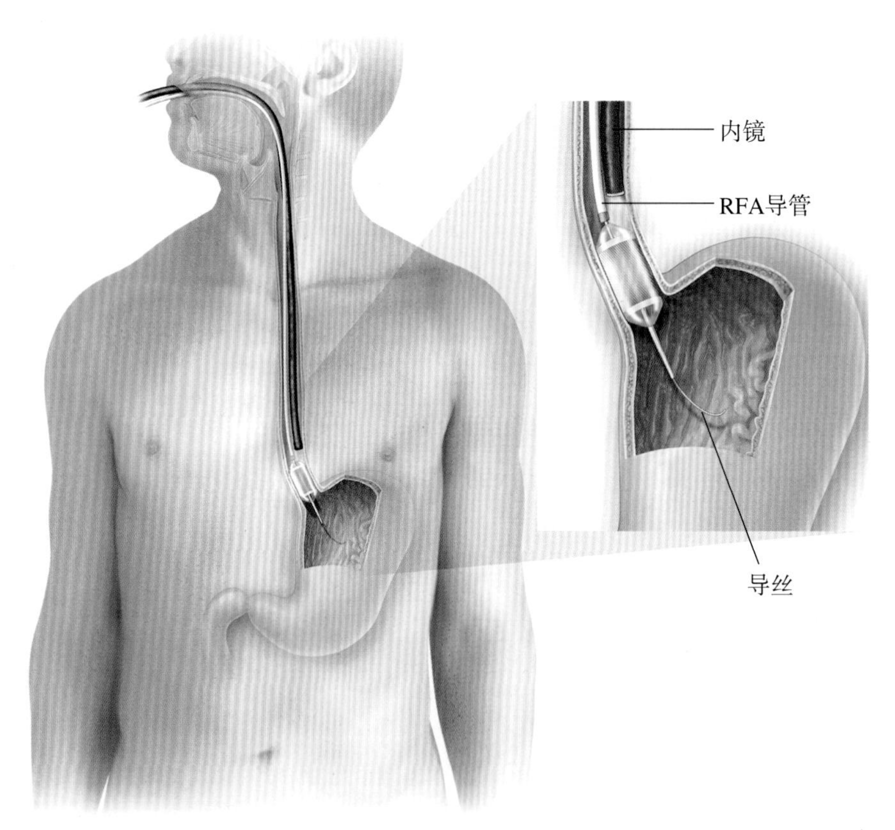

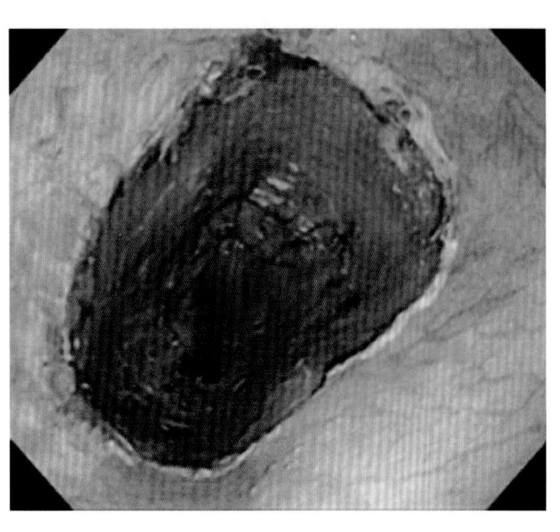

图 31.5　食管镜下消融区域视图

在第一次环周消融后间隔至少 8 周可安排第二次消融。随访内镜检查所发现的局灶性 IM 可使用 HALO 90 导管进行治疗。HALO 90 局部消融是通过将电极安装在内镜头端，通过调整内镜头对抗食管壁，使电极与食管病变处紧密接触（图 31.6）。释放能量两次，然后取出内镜，清洁电极片，重复该操作，这样就对每个病变区域进行了 4 次治疗。消融可以每 2～3 个月重复一次，直到肉眼观察和病理证实所有 IM 均已根除。

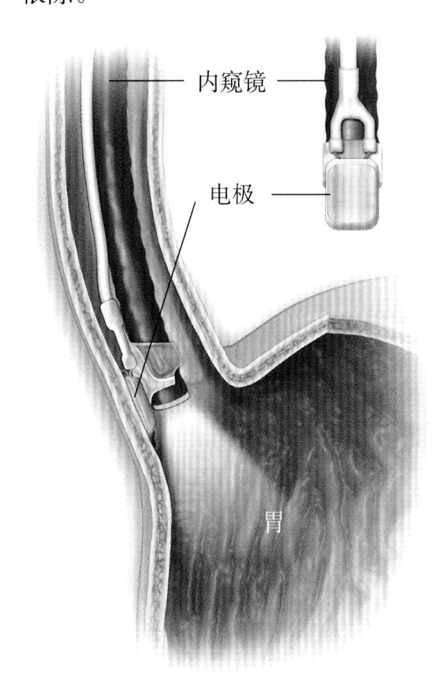

图 31.6　内镜下 HALO 90 RFA 系统的局部消融

术后处理

治疗后几乎所有患者都会出现胸部不适、喉咙痛、吞咽困难或疼痛以及可能存在的恶心。可使用利多卡因凝胶、含或不含可待因的对乙酰氨基酚口服液和止吐药治疗。质子泵抑制剂抑酸治疗贯穿手术前后以尽可能减少不适，并为食管黏膜愈合、鳞状上皮再生创造条件。术后 24 小时，患者可恢复流质饮食，随后根据耐受情况调整饮食。目前缺乏 RFA 长期随访数据，一般建议患者在最后一次治疗后 2 个月和 6 个月进行内镜检查，然后每年进行一次。

并发症

最常见的术后并发症是胸部不适，严重时可能伴有发热。在大多数大样本研究中，射频消融后狭窄发生率为 0%～6%。RFA 术后食管穿孔和严重出血均为罕见并发症。新生鳞状上皮下发生 BE 的情况几乎未见报道。

结果

多项临床试验表明，RFA治疗IM和异型增生安全有效。食管肠化生消融（AIM）临床试验纳入了8个中心的100名患者，入组患者因BE接受了环周RFA治疗。研究分为两个阶段，即AIM-Ⅰ和AIM-Ⅱ。AIM-Ⅰ明确了10 J/cm^2是治疗BE的最佳RFA剂量；AIM-Ⅱ招募了70名按此最佳剂量治疗的患者。一年结果显示完全缓解率为70%，部分缓解率为25%。62名患者因残留BE需要第二次消融。所有患者均未发现狭窄或腺黏膜埋藏残留。作者分析了导致BE残留的可能原因：球囊大小不合适（该研究进行时尚无计算机测量技术），消融操作期间未清洁电极，以及使用乙酸而不是1%N-乙酰半胱氨酸清除覆盖在食管黏膜上的黏液。

三项最近的研究探讨了BE情况下采用RFA治疗异型增生。Sharma等纳入了24例BE/HGD患者和39例BE/LGD患者，所有患者接受分步消融，直到BE完全缓解。18个月时结果显示，异型增生的完全缓解率为89%（LGD为95%，HGD为79%），BE为79%。Ganz等评估了142例BE伴HGD患者，给予12 J/cm^2的RFA治疗，24名患者在RFA前接受了EMR，2名患者在最初的3个月行内镜检查后接受了食管切除术。92例患者术后1年结果显示90%的患者未发现HGD证据，80%的患者没有任何异型增生的证据，54%的患者没有BE证据。亚组分析显示，与单独接受RFA治疗的患者相比，接受RFA前EMR治疗患者的有效率没有差异。作者指出，RFA治疗BE的完全缓解率低于预期的原因可能是RFA治疗中间未清洁电极，以及没有使用HALO 90治疗孤立的非环周病变。

Shaheen等最近报道了AIM异型增生临床试验结果，这是一项由19个中心参与的随机试验，对比RFA+PPI+随访监测与空白对照内镜+PPI+随访监测在LGD或HGD患者中的治疗效果。研究中127例患者按2∶1比例随机分为RFA组与假手术组。需要注意的是结节型BE或BE长度大于8 cm的患者被排除出组。RFA组中异型增生和化生的完全缓解率分别为92%和83%。相比之下，假手术组的完全缓解率显著降低，异型增生为23%（$P<0.001$），化生为3%（$P<0.001$）。与单纯PPI治疗和随访监测相比，RFA治疗组病变恶化进展为更差的异型增生或浸润性癌的比例也较低。然而，在接受RFA治疗的HGD患者中，19%的患者为持续性异型增生，26%的患者为持续性BE/IM，在12个月的短期随访中，2.4%的患者进展为食管癌。总体来说，随访12个月期间的所有患者（LGD和HGD）中有3.6%的患者病变进展，1.2%的患者进展为癌。RFA治疗有效的预测因素包括BE病变短、低BMI和异型增生病史短。

在一项有趣的研究中，Demester等回顾性对比了早期食管肿瘤的内镜治疗（$n=40$，HGD 22例，T1a黏膜内癌18例）与食管切除手术治疗（$n=61$，HGD 13例，T1a黏膜内癌48例）。在接受内镜治疗的40名患者中，平均每位患者进行3次消融治疗，共102次EMR和79次以RFA治疗为主的黏膜消融。食管切除术组的随访时间明显更长(34个月,而内镜治疗组为17个月)。两组均无死亡,内镜组并发症发生率更低。内镜治疗组局部治疗失败率较高,20%($n=8$)的患者出现新发或异时性病变,但均未接受食管切除手术。内镜组中,58%的患者在多次治疗后 BE 全部消除。食管切除组所有患者的残留颈段食管无新发 BE。内镜组有8名患者在控制异型增生后进行了抗反流手术。

在接受内镜治疗的 T1a 癌症患者($n=18$)中,有3例(18%)发生异时性癌,最终有一名患者接受了食管切除术。在接受内镜治疗的 HGD 患者(n=22)中,有2例(10%)后期因 HGD 接受了食管切除术,其中1例死于其他原因。在其余19例患者中,5例(26%)患者进展为癌。所有这些患者均行内镜治疗,其中1例黏膜下浸润患者拒绝手术。局部治疗失败的案例当中,两组之间的总体生存率或癌症特异性生存率没有差异。笔者建议每2个月重复进行内镜治疗,直到 BE 病变全部根除。

Demeester 等也强调了在治疗选择中考虑的因素,包括肿瘤相关因素(例如 BE 的长度和是否可以全部消除),食管因素(例如终末期食管功能障碍)和患者因素(例如,密切随访的意愿和能力,对内镜治疗可能失败的认知,对于病变是否完全根除的不确定性的接受能力)。作者还强调,如果不能通过反复的内镜治疗仔细监测和积极根除所有 BE,可能会导致疾病复发及晚期癌症。以往对 HGD 食管切除术的系统评价显示,41%的(18%~75%)患者可能进展成侵袭性食管癌。重要的是,我们需要充分与患者沟通所有治疗措施的风险和获益,包括食管切除术,保留迷走神经的微创食管切除术并发症发生率很低,以便患者做出可靠的决定。

RFA后监测

目前,对 IM,LGD 或 HGD 行 RFA 治疗的短期或长期随访策略尚无指南推荐。大多数随访建议是参考未治疗的 IM 或异型增生的随访方案。Demester 等研究中为对比 HGD 患者 RFA 治疗和 HGD 或黏膜内癌患者食管切除治疗的效果,进行了如下方案的随访监测:每3个月进行一次内镜检查和活检,持续1年,如无黏膜异常的证据,然后每6个月一次,持续1年,然后每年进行一次,前提是没有 IM 或异型增生的复发。标准化随访监测将会很重要,因为 RFA 逐渐成为治疗食管黏膜异型增生这类患者很常见的一种方法。

结论

既往针对非异型增生 BE 和 LGD 的诊疗策略是内镜随访、抑酸药物联合抗反流手术,对于 HGD 患者一般选择食管切除术治疗。近来消融技术(例如 RFA)正被越来越多用于这些疾病,并获得令人鼓舞的近期效果。在应用 RFA 以前,诸如 PDT 或其他激光治疗就被用于 BE 的消融治疗,但是大多技术并发症发生率高,对术者依赖性高,且治疗效果差异很大。RFA 的应用为治疗 BE 伴或不伴异型增生提供了一种易于重复操作的方法。多项研究结果显示短期疗效满意，IM 完全缓解率为 70%，LGD 和 HGD 更高，且并发症发病率低；但大多数研究排除了并发症或进展高风险的患者。例如 Shaheen 等开展的 RFA 试验和其他 RFA 试验均排除了结节型 BE 和 BE 长度大于 8 cm 的患者。在 DeMeester 研究中，对比 RFA 和食管切除在 HGD 患者的疗效，即使密切随访的时间很短（中位随访时间 17 个月），RFA 组癌症复发率就高达 20%。在其他非常专业的中心，经规范随访，发现治疗结果类似。该研究中研究者及时认识到 RFA 治疗失败率高，并追加食管切除术，并取得了很好的结果。但对于经验不足的中心，可能很难做到这一点。尽管 RFA 尚存在这些问题，目前缺乏对照试验或远期随访的结果，但该技术已对食管黏膜疾病治疗的模式产生了影响。美国胃肠病学会最近发布的声明推荐将内镜治疗（RFA、EMR 或 PDT）用于 HGD 患者和可能的 LGD 及高危 BE 患者。对于无异型增生的 BE 患者，目前治疗方案为内镜监测和活检，尚无指南推荐常规使用 RFA。

鉴于射频消融治疗 HGD 的短期随访结果和失败率高的问题，在做治疗决策前应考虑一下其他因素。例如，HGD 是否是多病灶或结节型？内镜医师活检和病理医生阅片的经验水平如何？BE 的长度和食管的功能状态如何？患者的年龄多大以及他们是否愿意接受重复的终身复查监测和频繁的消融？对于高风险患者，尤其是年轻和适合手术的患者，应考虑微创食管切除术，并且要与患者及家属进行充分的沟通。目前经验丰富的一些中心所开展的微创或开放食管切除术后的死亡率接近 1%，并且大多数患者的生活质量良好。

此外，在进行 HGD 活检时并不能确保所有的医生有足够的技能水平、专业水准以及相关设备去完全排除并存的癌。既往研究表明，在诊断为 HGD 的患者中，食管切除术后病理证实有很大比例的浸润性癌被漏诊。所以 HGD 的非手术消融治疗对于医生的专业水平要求极高，需要对 BE 的诊断和治疗有很深的认知。医生和患者均应明白 HGD 的 RFA 治疗要求初始诊断谨慎仔细，需要很好的随访宣教，必须进行反复的内镜检查和消融，并且长期随访进展为浸润性癌的风险未知。

目前缺乏评估 RFA 治疗远期疗效的随访数据，也存在一些问题需要解答，例如是不是所有 IM 患者均应行 RFA 治疗以及 RFA 后我们需要对患者进行多长时间的随访内镜监测。并发症发病率低、学习曲线短和良好的中期结果是 RFA 的优势，这也使其成为 HGD 和部分 LGD 患者的绝佳选择。不过对于治疗的彻底性和随访过程进展为浸润性癌的担忧一直存在。

参考文献

[1] Hirota W K, Loughney T M, Lazas D J, et al. Specialized intestinal metaplasia, dysplasia, and cancer of the esophagus and esophagogastric junction: Prevalence and clinical data[J]. Gastroenterology, 1999,116:277.

[2] Ronkainen J, Aro P, Storskrubb T, et al. Prevalence of Barrett's esophagus in the general population: An endoscopic study[J]. Gastroenterology, 2005,129:1825-1831.

[3] Rex D K, Cummings O W, Shaw M, et al. Screening for Barrett's esophagus in colonoscopy patients with and without heartburn[J]. Gastroenterology, 2003,125:1670-1677.

[4] Shaheen N J, Crosby M A, Bozymski E M, et al. Is there a publication bias in reporting cancer risk in Barrett's esophagus? [J]. Gastroenterology, 2000,119:333-338.

[5] Overholt B F, Lightdale C J, Wang K K, et al. Photodynamic therapy with porfimer sodium for ablation of high-grade dysplasia in Barretts esophagus: International, partially blinded, randomized phase Ⅲ trial[J]. Gastrointest Endosc, 2005,62:488-498.

[6] Ackroyd R, Brown N J, Stephenson T J, et al. Ablation treatment for Barrett's oesophagus: What depth of tissue destruction is needed[J]. J Clin Path, 1999,52:509-512.

[7] Sharma V K, Wang K K, Bergein F, et al. Balloon-based, circumferential, endoscopic radiofrequency ablation of Barrett's esophagus: 1-year follow-up of 100 patients[J]. Clinical Endoscopy, 2007,65:185-195.

[8] Sharma V K, Jae Kim H, Das A, et al. Circumferential and focal ablation of Barrett's esophagus containing dysplasia[J]. Am J Gastroenterol, 2009,104:310-317.

[9] Ganz R A, Overholt B F, sharma V K, et al. Circumferential ablation of Barrett's esophagus that contains high-grade dysplasia: A U.S. multicenter registry[J]. Gastrointest Endosc, 2008,68:35-40.

[10] Shaheen N J, Sharma P, Overholt B F, et al. Radiofrequency ablation in Barrett's esophagus with dysplasia[J]. N Engl J Med, 2009;360:2277-2288.

[11] Pennathur A, Landreneau R J, Luketich J D. Surgical aspects of the patient with high-grade dysplasia[J]. Semin Thorac Cardiovasc Surg, 2005,17(4):326-332.

[12] Zehetner J, DeMeester S R, Hagen J A, et al. Endoscopic resectionand ablation versus esophagectomy for high-grade dysplasia andintramucosal adenocarcinoma[J]. Thorac Cardiovasc Surg,2011, 141(1)39-47.

[13] Spechler S J, Sharma P, Souza R F, et al. American gastroenterological association medical position statement on the management of Barrett's esophagus[J]. Gastroenterology, 2011, 140(3): 1084-1091.

[14] Luketich J D, Pennathur A, Awais O, et al. Outcomes after minimally invasive esophagectomy: Review of over 1000 patients[J]. Ann Surg, 2012,256(1):95-103.

[15] Spechler S J, Sharma P, et al. American gastroenterological association medical position statement on the management of Barrett's esophagus[J]. Gastroenterology, 2011, 140: 1084-1091.

[16] Eldaif S M, Lin E, Singh K A, et al. Radiofrequency ablation of Barrett's esophagus: short-term results[J]. Ann Thorac Surg, 2009, 87:405-410; discussion 410-411.

[17] Fleischer D E, Overholt B F, Sharma V K, et al. Endoscopic ablation of Barrett's esophagus: A multicenter study with 2.5-year follow-up[J]. Gastrointest Endosc, 2008,68: 867-876.

[18] Pouw R E, Wirths K, Eisendrath P, et al. Efficacy of radiofrequency ablation combined with endoscopic resection for Barrett's esophagus with early neoplasia[J]. Clin Gastroenterol Hepatol, 2010,8:23-29.

[19] Sharma P, Wani S, Rastogi A. Endoscopic therapy for high-grade dysplasia in Barrett's

esophagus: Ablate, resect, or both? [J]. Gastrointest Endosc, 2007,66:469-474.

[20] Sharma V K, Kim H J, Das A, et al. A prospective pilot trial of ablation of Barrett's esophagus with low-grade dysplasia using stepwise circumferential and focal ablation (HALO system)[J]. Endoscopy, 2008,40:380-387.

[21] Vassiliou M C, Von Renteln D, Wiener D C, et al. Treatment of ultralongsegment Barrett's using focal and balloon-based radiofrequency ablation[J]. Surg Endosc. 2010;24:786-791.

[22] Velanovich V. Endoscopic endoluminal radiofrequency ablation of Barrett's esophagus: Initial results and lessons learned[J]. Surg Endosc, 2009,23:2175-2180.

(邓 敏 译 周 晓 校)

32 食管肿瘤光动力、激光和冷冻疗法

Virginia R. Litle Mary S. Maish

引言

内镜下治疗食管肿瘤的方法已经从氩等离子凝固(APC)和钕钇铝石榴石(Nd:YAG)激光热消融发展到光动力疗法(PDT)和最新的冷冻疗法。对于治疗 BE、高级别上皮内瘤变(HGD)和无法手术的一些早期食管癌患者,其他内镜方法还包括射频消融术(RFA)和内镜下黏膜切除术,这些将在其他章节中讨论。虽然手术切除是可切除食管癌的标准治疗方法,但对于高风险患者内镜方法则特别适合。在本章中,我们将讨论 PDT、激光和冷冻疗法在早期食管肿瘤治疗中的作用。

光动力疗法

PDT 需要一种可以在肿瘤组织中积聚的光敏剂。最广泛使用和研究的光敏剂是卟吩姆钠(Photofrin,美国伊利诺伊州品尼高生物公司出品,是应用最广泛的光敏剂,已被批准在美国使用)。卟吩姆钠在 630 nm 波长的光下达到激发态,这是卟吩姆钠的吸收最大值,然后与氧反应生成单线态氧和其他活性氧。630 nm 波长的光穿透深度为 5～6 mm。活性氧会造成损伤,引起多个细胞内进程中断,最终导致细胞凋亡、坏死、缺血、炎症和免疫反应。其他临床在用的光敏剂还包括 5-氨基乙酰丙酸(ALA),但其未被批准在美国使用。ALA 给药后会产生原卟啉 IX(PpIX),这是一种光活性化合物,在 630 nm 的红光下被激活。PpIX 是选择性地由食管黏膜产生,较肌层而言,该特点可能会降低治疗后狭窄率。

激光治疗

Nd:YAG 和磷酸钛钾(KTP):YAG 激光已经用于 BE 的治疗。Nd:YAG 激光已

作为 PDT 消融 BE 的辅助手段。APC 利用氩气(等离子体),将电能传至组织,造成热破坏。组织被烧灼后,会变干,减少进一步的传导,从而限制组织损伤的深度。这是一种易于使用的技术,已被广泛研究用于 BE 的消融。凝固深度通常在 1～3 mm 范围内。

冷冻疗法

冷冻疗法治疗时是由氮气(液体或气体),二氧化碳气体或氩气系统介导。快速冷却会导致酶和细胞膜功能的破坏,而冷却时间延长会形成结晶使这种损害永久化。细胞外基质中水分结冰会造成高渗环境,使细胞内水外流导致细胞内脱水。解冻过程中,水又快速返回细胞内从而诱导细胞溶解。通过多周期的冷冻/解冻循环来达到破坏肿瘤的作用。

适应证/禁忌证

PDT、激光和冷冻治疗适用范围包括高危患者浅表型食管早癌的消融到晚期食管癌恶性吞咽困难和出血的姑息治疗。随着 RFA 用于治疗异型增生 BE,激光消融和 PDT 的适应证现在主要局限于缓解食管癌出血或梗阻。RFA 仅灼伤食管黏膜层,而使用卟吩姆钠的 PDT 治疗可穿透到黏膜下层,这样会导致高达 42%的患者出现狭窄。冷冻疗法逐渐被广泛用于消除异型增生 BE 和早期肿瘤、缓解恶性进食梗阻和控制出血。同步放化疗不是这些内镜下激光和冷冻治疗的禁忌证。气管或支气管食管瘘是所有三种疗法(PDT、激光消融和冷冻疗法)的禁忌证。

光动力疗法和热激光治疗适应证

- 缓解恶性梗阻;
- 控制食管癌引起的表浅出血;
- 作为 BE、HGD 和黏膜内癌的初始或辅助治疗手段用于不能手术的患者。

冷冻治疗适应证

- 伴有异型增生 BE 的消融;
- 食管原发性肿瘤:
  - 黏膜内癌根治;
  - 存在合并症、食管癌手术高风险患者的局部控制;
- 控制食管癌出血。

光动力疗法禁忌证

- 卟啉症;
- 气管或支气管食管瘘;

- 相对禁忌证:肝或肾功能损害。

冷冻治疗禁忌证

- 完全或接近完全梗阻的食管肿瘤;
- 气管或支气管食管瘘。

术前规划

对早期或局部晚期癌症患者选择内镜治疗之前,需进行仔细的检查和分期,评估外科手术治疗的风险。需行内镜检查评估病变严重程度。如果治疗目的是根治,还需要行胸腹部CT扫描、超声内镜检查以评估肿瘤侵犯深度和淋巴结状态,并进行PET-CT扫描,以便在内镜治疗前确认肿瘤为早期。对于分期晚的患者,内镜治疗可作为姑息治疗的一部分。

光动力疗法

- PDT治疗前,需与患者详细沟通并告知卟吩姆钠的全身光过敏风险。除了严重晒伤的主要风险外,其他潜在的副作用包括过敏反应、胸痛和气喘,在注射卟吩姆钠之前,也应与患者沟通讨论。

热激光治疗(APC; ND:YAG)

- 无特殊术前规划。

冷冻疗法

- 冷冻疗法会使用到氮气,这是一种快速膨胀的气体,如果减压措施不当,可能会导致空腔脏器穿孔。术前应在胃部放置减压管,以排出气体,降低胃肠道损伤风险。放置该管可能会导致术后口咽部不适,冷冻治疗后仍建议利用该管进行排气。
- 当制冷剂被释放到食管时,会导致跨食管壁冷冻,可能会影响到周围器官,包括心脏。这些温度变化可能会导致心律失常。建议术前进行心脏评估,完善心电图检查。
- 手术前应与患者详细沟通手术风险和副作用。

手术

所有这些内镜治疗方法均可以在门诊开展,既可以在手术室,也可以在门诊内镜检查室。在手术室,患者保持仰卧位,行全身麻醉并监护。在内镜检查室,患者取左侧卧位,使用利多卡因喷雾剂进行口咽局部麻醉联合静脉镇静。插入内镜后(图32.1),

检查病变的范围，必要时取活检，然后开始治疗。

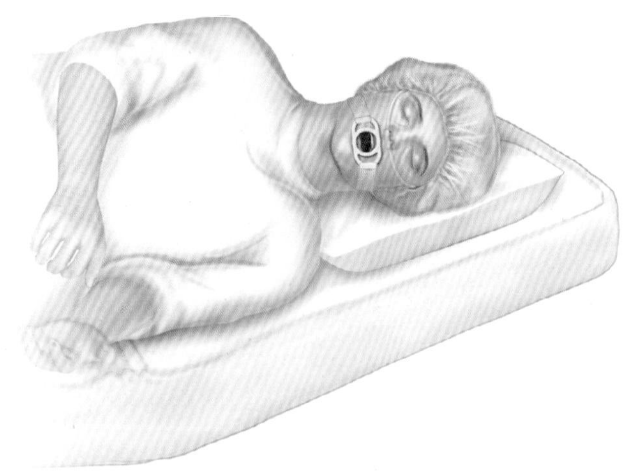

图 32.1 **患者处于左侧卧位，镇静后经口插入内镜**

光动力疗法步骤

■ 卟吩姆钠的剂量为 2 mg/kg，在 3～5 min 内缓慢静脉注射。我们等待 48 h 后再进行内镜治疗（从注射光敏剂到进行光动力治疗），因为肿瘤细胞需要时间选择性保留住比正常组织更多的光敏剂。这种选择性保留是癌组织血供和淋巴引流的差异所导致的。

■ 给药可以在门诊进行，但经常会碰到患者因肿瘤出血或恶性梗阻误吸而入院治疗。

■ 5-ALA 在欧洲可用作光敏剂，在美国尚未获批。

■ 在内镜治疗/照光期间，所有操作人员都需要佩戴护目镜（图 32.2）。

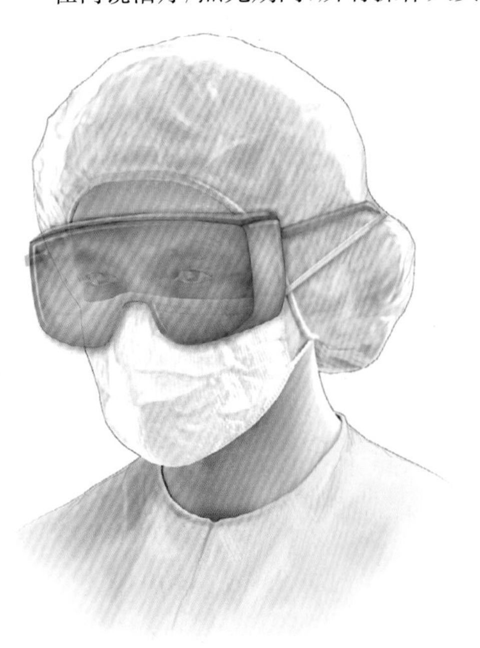

图 32.2 **佩戴 PDT 激光护目镜保护眼睛**

■ 弥散光纤尖端通过内镜活检通道插入，可用的光纤长度有 1 cm、2.5 cm 和 5 cm，具体根据目标区域进行选择。

■ 根据弥散光纤长度按 300 J/cm 剂量给予 630 nm 波长的激光照射（图 32.3）。

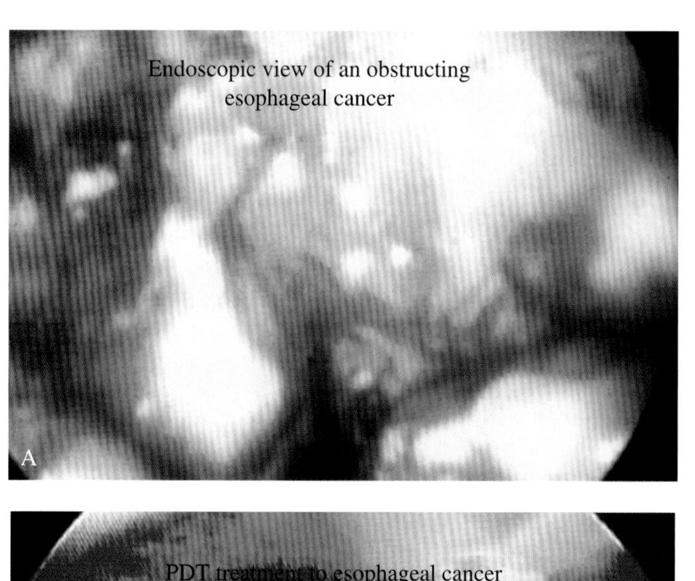

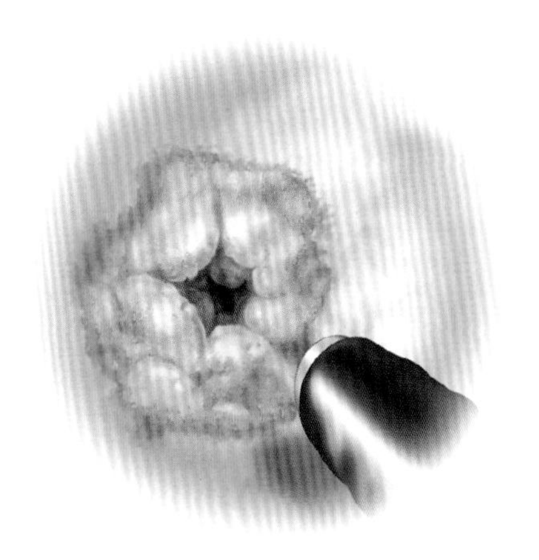

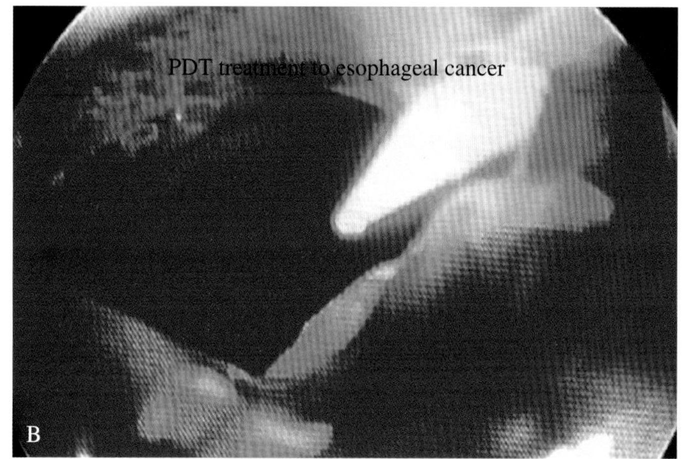

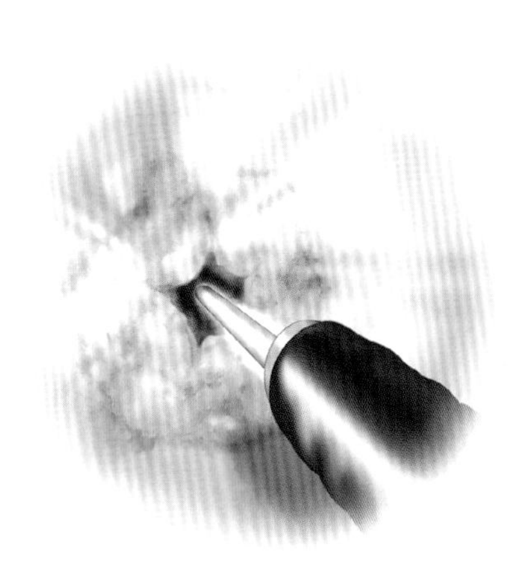

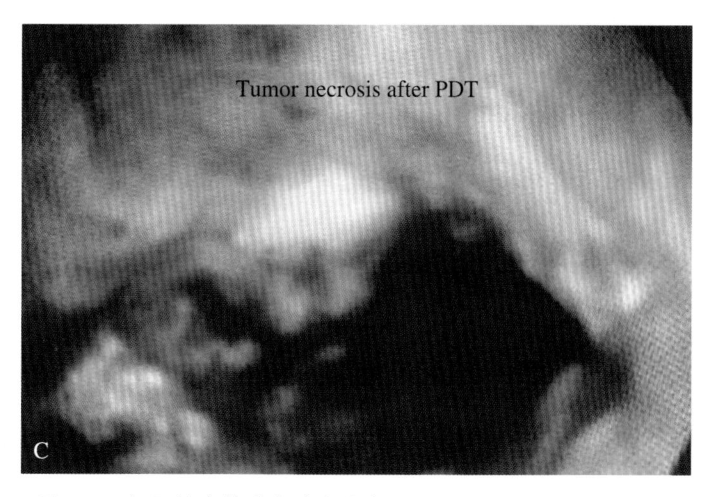

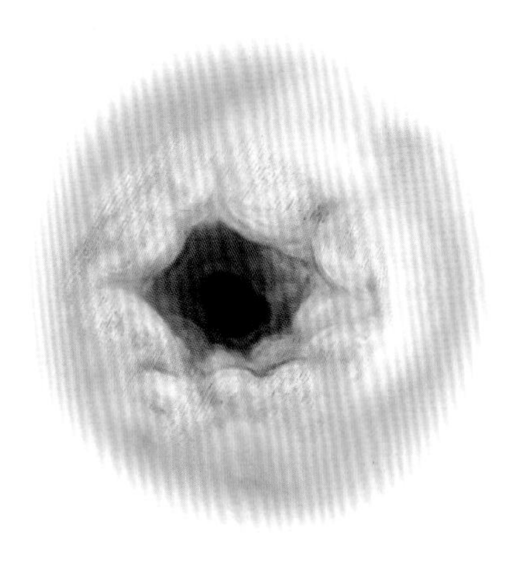

图 32.3　**梗阻性食管癌光动力治疗(PDT)**

(A)治疗前,(B)治疗中和(C)治疗后的内镜视图。

引自:Abbas G, Pennathur A, Keeley S B, et al. Laser ablation therapies for Barrett's esophagus[J]. Semin Thorac Cardiovasc Surg, 2005,17(4):313-319.

■ 由于黏膜皱襞不平坦,光照可能不均匀,这可能会导致局部区域照射剂量过大而导致狭窄,而有些区域剂量不足,导致消融不完全。中央定位球囊装置的使用可解决这个问题,通过减少黏膜皱褶并使光照更均匀(图 32.4)。

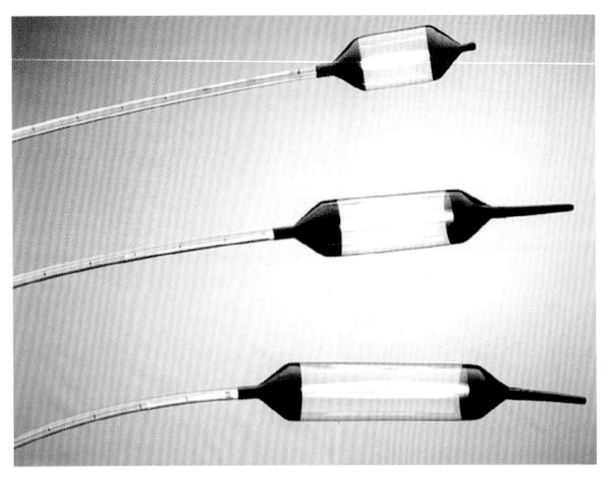

图 32.4　**食管中央定位球囊**
引自：Overholt B F，Panjehpour M，Haydek J M. Photodynamic therapy for Barrett's esophagus: Follow-up in 100 patients[J]. Gastrointest Endosc，1999,49:1-7.

- 中央定位球囊装置可使光照更均匀，从而达到更好的治疗效果和更少的狭窄。需要注意避免球囊过大导致食管张力过高使局部血流减少，从而影响治疗效果。
- 一种光纤球囊(Wizard X-Cell PDT balloon，Wilson-Cook Medical Inc.)已被批准用于食管 PDT。球囊可使食管腔扩张，消除黏膜皱褶，有 3 种长度可用(3 cm，5 cm和 7 cm)。在球囊旁使用小儿内镜观察可明确球囊位置。
- 总能量输出设定为曝光 12 min。
- 消融后 24～48 h 进行内镜检查以评估肿瘤坏死程度并清除坏死组织。

热激光治疗技术

- 所有操作人员均佩戴护目镜。
- 激光能量通过石英光纤进行非接触传输。
- 调整 Nd:YAG 设置。在一项研究 Nd:YAG 的随机试验中，激光功率设置在 15～90 W 之间，起始脉冲持续时间为 0.5 s。

冷冻治疗技术

- 放置胃减压管。
- 插入冷冻喷雾导管(图 32.5)，并将减压管置于持续抽吸状态。

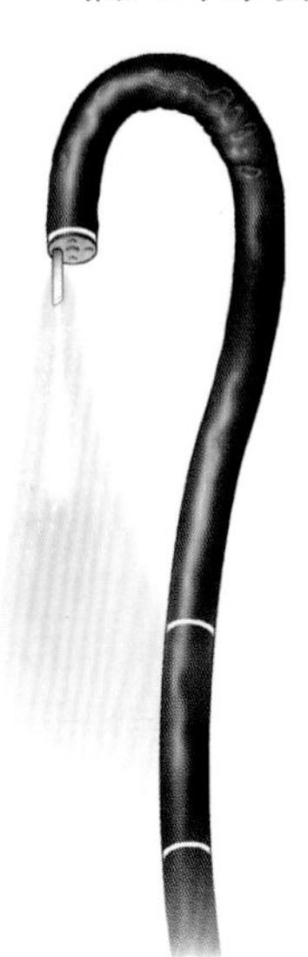

图 32.5　**经内镜喷出冷冻喷雾**

■ 暴露上腹部，操作全程轻柔持续按压。

■ 内镜头端置保护帽（与内镜黏膜切除术类似）以保护摄像头免受冷冻剂影响（选择性使用）。

■ 将导管尖端指向肿瘤，从远端开始向病变尾端移动。

■ 对于异型增生 BE 和小的（<2 cm）肿瘤，冷冻喷雾时间为 10 s，对于较大（>2 cm）肿瘤，冷冻喷雾时间为 20 s（图 32.6）。

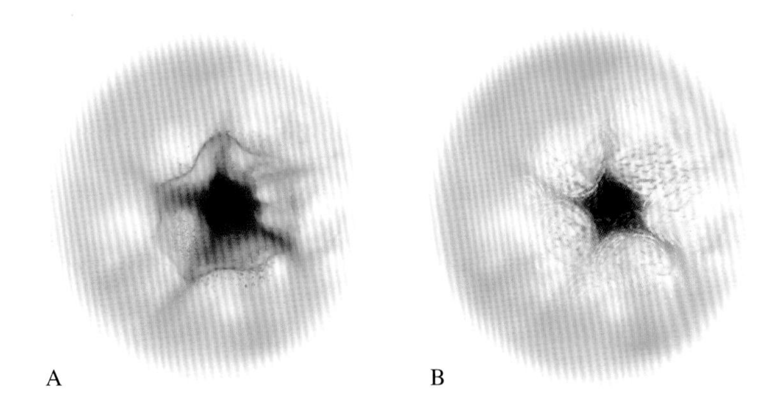

图 32.6　异型增生 Barrett 食管冷冻治疗前（A）和治疗后即刻（B）的内镜视图

■ 冷冻间歇时间为 2～3 min，使组织充分解冻。

■ 冷冻治疗 3 次。

■ 移除减压管。

■ 行内镜检查抽出空气并评估损伤。

■ 撤出内镜。

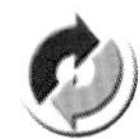

术后管理

光动力治疗

■ 术后监测（约 2 h）。

■ 流质饮食 24 h。

■ 可予以泰诺或布洛芬来改善不适。

■ 避免阳光直射或室内强光照射 4～6 周。推荐室内柔和光线暴露，室外必须全程戴帽子和手套，以降低晒伤的风险。

■ 应用质子泵抑制剂抑酸。

■ 眼敏感罕见，但有可能发生，一般表现为眼睛不适。

■ PDT 可在 30 天内重复进行，无需再次注射卟吩姆钠。

■ 90 天后可重复注射卟吩姆钠进行追加治疗。

热激光治疗(APC 和 ND:YAG)

- 术后需观察是否发生出血(4%～6%)或穿孔(<4%)。据报道,APC 治疗后有高达 3.9%的患者出现大出血,Nd:YAG 治疗后有 6%的患者出现小出血。在复苏室观察约 2 h,以确定是否有出血迹象,如果生命体征稳定,则可出院回家。
- 流质饮食 24 h。
- 使用对乙酰氨基酚或布洛芬改善不适。

冷冻疗法

- 治疗后监测 2 h。
- 流质饮食 24 h。
- 泰诺或布洛芬改善不适。
- 间隔 2～8 周可重复治疗。
- 维持治疗,直到发现以下情况之一:
  - 每 3 个月复查,连续两次活检均未发现病变;
  - 6～8 次治疗后的病变持续存在;
  - 治疗过程中病变继续进展;
  - 患者耐受性差。

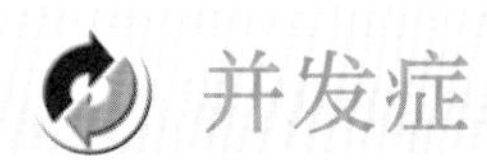

并发症

光动力治疗并发症

早期并发症(10%的患者)

- 光敏反应,晒伤(6%～19%);
- 胸腔积液(3%);
- 穿孔风险较低(<2%);
- 吸入性肺炎(1%);
- 胸痛;
- 发热。

晚期并发症

- 当 PDT 用于治疗 HGD 和浅表癌时,30%～40%的患者会出现狭窄。狭窄可发生于治疗后 2 周至 6 个月。狭窄经 1 到 5 次扩张治疗,成功率为 50%。口服类固醇不会显著降低狭窄发生率。
- PDT 姑息性治疗狭窄发生率为 2%。

热激光治疗并发症

- 疼痛(在 2%～48%的患者中发生)；
- 穿孔；
- 瘘或狭窄形成(12%)。

冷冻疗法并发症和副作用

- 穿孔；
- 胸痛；
- 烧心；
- 吞咽困难。

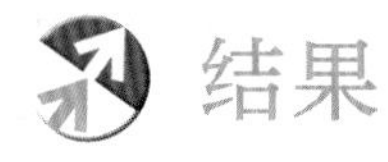

结果

光动力和热激光疗法

2003 年,Litle 和匹兹堡大学的同事报道了将 PDT 治疗应用于 215 名出血、阻塞或出血合并阻塞的食管癌患者,该研究仍然是迄今为止发表的最大样本量的研究之一。他们评估了吞咽困难评分、缓解持续时间、再干预、并发症和生存率等因素。85%的患者恶性吞咽困难得到缓解,症状缓解的平均时间为 66 天。经过一个疗程 PDT 治疗,93%的患者肿瘤出血得到控制。此外,部分患者(30%)治疗后经口进食得到恢复,改善了营养供应。35 例患者放置了食管支架,平均再干预间隔时间为 58.5 天。

在一项对比 Nd:YAG 和 PDT 治疗恶性吞咽困难的研究中,PDT 治疗组症状缓解时间延长 50%(PDT 组为 84 天,Nd:YAG 组为 57 天)。在一项前瞻性随机多中心研究中,对比了卟吩姆钠 PDT 与 Nd:YAG 激光治疗食管癌梗阻患者的疗效和安全性。来自 24 个机构的 236 名患者被随机分组,其中 218 名患者接受了治疗(110 名接受 PDT 治疗,108 名接受 Nd:YAG 激光治疗)。治疗后 1 周,两组客观疗效相当,但在 1 个月时 PDT 组则明显更好。两组吞咽困难的改善相当。值得注意的是,PDT 组有 19%的患者出现晒伤,Nd:YAG 组因不良反应而终止治疗的比例更高(19%与 3%;$P<0.05$)。与 PDT 组相比,Nd:YAG 组治疗或扩张相关的穿孔发生率更高(7%与 1%,$P<0.05$)。该研究得出结论,PDT 和 Nd:YAG 激光消融缓解吞咽困难的效果相同;但 PDT 组的客观肿瘤反应相当或更好。此外,与 Nd:YAG 激光治疗相比,PDT 治疗相关穿孔发生率更低。

Overholt 等开展的一项Ⅲ期多中心随机试验,对比 PDT 联合奥美拉唑与单用奥美拉唑治疗 BE 合并 HGD 的疗效。在病理证实为 BE 伴 HGD 后,共纳入 208 例患者,其中 138 名患者在 PDT 组(其中 132 名患者接受了治疗),70 名患者在奥美拉唑单药组。PDT组77%的患者达到HGD消融的主要终点，而奥美拉唑单药组为39%。研究次要终点包括消除所有BE(PDT组52%，奥美拉唑单药组7%)，以及消除所有级别的异型增生(PDT组59%，奥美拉唑单药组14%)。然而，PDT组13%的患者和奥美拉唑单药组28%的患者被诊断为腺癌。根据我们对无法手术患者PDT治疗的经验，PDT对大约1/3的浅表癌患者有效。PDT可作为其他内镜治疗的辅助手段，如内镜下黏膜切除术。Ell等报道了在100例经筛选的因黏膜内癌接受内镜下黏膜切除术的患者中，有50%的患者接受了PDT治疗。

Overholt等报道了利用Nd:YAG激光处理卟吩姆钠PDT治疗后的BE残留区域。既往报道的APC消融根治BE的有效率范围较广，而肠化生的远期复发率高达68%。APC术后持续酸暴露是复发的重要预测因素。

PDT治疗后的一个担忧是基因异常持续存在。此外，有研究表明氩激光治疗和PDT治疗后，鳞状黏膜下所埋藏的BE有可能导致肿瘤进展。

冷冻疗法

与PDT和热激光消融相比，冷冻疗法治疗食管肿瘤的报道要少得多。对于早期病变(T1a)，最佳数据显示，平均随访1年内镜完全缓解率(CR)为72%。对于中期病变(T2)，最佳数据显示，平均随访1年内镜CR率为30%。对于晚期病变(T3)，最佳数据显示，平均随访1年内镜CR率为50%。

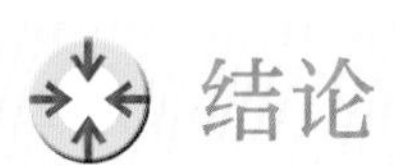

结论

PDT成功缓解了梗阻性食管癌引起的恶性吞咽困难，并且对肿瘤出血也有效。一项关于PDT与Nd:YAG激光治疗的随机试验数据显示，两者对腔内病变有相似的缓解作用，但PDT穿孔的风险更低。虽然内镜治疗在早期食管肿瘤中有其局限性，但PDT仍被作为治疗BE、HGD和浅表肿瘤的主要治疗手段或内镜黏膜切除术的辅助手段，适用于身体条件差无法手术的患者。冷冻疗法是一种相对较新但有前景的技术，可用于治疗食管癌前病变和恶性病变。它也可以与化疗联用来治疗有淋巴结转移的病变，但如果患者适合手术，根治性食管切除术仍是标准治疗手段。早期癌症治疗后的随访可能需要重复内镜检查和额外的冷冻治疗。针对冷冻后行食管切除术的临床研究可能有助于明确食管癌对冷冻消融的反应。

参考文献

[1] Dumot J A, Greenwald B D. Argon plasma coagulation, bipolar cautery, and cryotherapy: ABC's of ablative techniques[J]. Endoscopy, 2008,40(12):1026-1032.

[2] McCaughan J S Jr, Barabash R D, Penn G M, et al. Nd: YAG laser and photodynamic therapy for esophageal and endobronchial tumors under general and local anesthesia. Effects on arterial blood gas levels[J]. Chest, 1990,98(6):1374-1378.

[3] Cash B D, Johnston L R, Johnston M H. Cryospray ablation (CSA) in the palliative

treatment of squamous cell carcinoma of the esophagus[J]. World J Surg Oncol, 2007,5:34.

[4] McCaughan J S. Photodynamic therapy for obstructive esophageal malignancies[J]. Diagn Ther Endosc, 1999,5(3):167-174.

[5] Pennathur A, Farkas A, Krasinskas A M, et al. Esophagectomy for T1 esophageal cancer: Outcomes in 100 patients and implications for endoscopic therapy[J]. Ann Thorac Surg, 2009,87(4): 1048-1054; discussion 54-55.

[6] Chen M, Pennathur A, Luketich J D. Role of photodynamic therapy in unresectable esophageal and lung cancer[J]. Lasers Surg Med, 2006,38(5):396-402.

[7] Abbas G, Pennathur A, Keeley S B, et al. Laser ablation therapies for Barrett's esophagus [J]. Semin Thorac Cardiovasc Surg, 2005, 17(4):313-319.

[8] Dougherty T J, Kaufman J E, Goldfarb A, et al. Photoradiation therapy for the treatment of malignant tumors[J]. Cancer Res, 1978,38(8):2628-2635.

[9] Dougherty T J, MacDonald I J. Basic principles of photodynamic therapy[J]. J Porphyrins Phthalocyanines, 2001,5(2):105-129.

[10] Ackroyd R, Kelty C, Brown N, et al. The history of photodetection and photodynamic therapy[J]. Photochem Photobiol, 2001, 74(5):656-669.

[11] Basu K K, Pick B, Bale R, et al. Efficacy and one year follow up of argon plasma coagulation therapy for ablation of Barrett's oesophagus: Factors determining persistence and recurrence of Barrett's epithelium[J]. Gut, 2002,51(6):776-780.

[12] Kahaleh M, van Laethem J L, Nagy N, et al. Long-term follow-up and factors predictive of recurrence in Barrett's esophagus treated by argon plasma coagulation and acid suppression [J]. Endoscopy, 2002,34(12):950-955.

[13] van Laethem J L, Cremer M, Peny M O, et al. Eradication of Barrett's mucosa with argon plasma coagulation and acid suppression: Immediate and mid term results[J]. Gut, 1998,43 (6):747-751.

[14] Hoffmann N E, Bischof J C. The cryobiology of cryosurgical injury[J]. Urology, 2002,60(2 suppl 1):40-49.

[15] Keeley S B, Pennathur A, Gooding W, et al. Photodynamic therapy with curative intent for Barrett's esophagus with high grade dysplasia and superficial esophageal cancer[J]. Ann Surg Oncol, 2007,14(8):2406-2410.

[16] Overholt B F, Lightdale C J, Wang K K, et al. Photodynamic therapy with porfimer sodium for ablation of high-grade dysplasia in Barrett's esophagus: International, partially blinded, rand-omized phase Ⅲ trial[J]. Gastrointest Endosc, 2005,62(4):488-498.

[17] Ell C, May A, Pech O, et al. Curative endoscopic resection of early esophageal adenocarcinomas (Barrett's cancer)[J]. Gastrointest Endosc, 2007,65(1):3-10.

[18] Panjehpour M, Overholt B F, Haydek J M. Light sources and delivery devices for photodynamic therapy in the gastrointestinal tract[J]. Gastrointest Endosc Clin N Am, 2000,10(3):513-532.

[19] Lightdale C J, Heier S K, Marcon N E, et al. Photodynamic therapy with porfimer sodium versus thermal ablation therapy with Nd:YAG laser for palliation of esophageal cancer: A multicenter randomized trial[J]. Gastrointest Endosc, 1995,42(6):507-512.

[20] Litle V R, Luketich J D, Christie N A, et al. Photodynamic therapy as palliation for esophageal cancer: Experience in 215 patients[J]. Ann Thorac Surg, 2003,76(5):1687-192;

discussion 92-93.

[21] Heier S K, Rothman K A, Heier L M, et al. Photodynamic therapy for obstructing esophageal cancer: Light dosimetry and randomized comparison with Nd:YAG laser therapy [J]. Gastroenterology, 1995,109(1):63-72.

[22] Overholt B F, Panjehpour M, Haydek J M. Photodynamic therapy for Barrett's esophagus: Follow-up in 100 patients[J]. Gastrointest Endosc, 1999,49(1):1-7.

[23] Krishnadath K K, Wang K K, Taniguchi K, et al. Persistent genetic abnormalities in Barrett's esophagus after photodynamic therapy[J]. Gastroenterology, 2000, 119 (3): 624-630.

[24] van Laethem J L, Peny M O, Salmon I, et al. Intramucosal adenocarcinoma arising under squamous reepithelialisation of Barrett's oesophagus[J]. Gut, 2000,46(4):574-577.

[25] Ban S, Mino M, Nishioka N S, et al. Histopathologic aspects of photodynamic therapy for dysplasia and early adenocarcinoma arising in Barrett's esophagus[J]. Am J Surg Pathol, 2004,28(11):1466-1473.

[26] Greenwald B D, Dumot J A. Cryotherapy for Barrett's esophagus and esophageal cancer[J]. Curr Opin Gastroenterol, 2011,27(4):363-367.

[27] Greenwald B D, Dumot J A, Abrams J A, et al. Endoscopic spray cryotherapy for esophageal cancer: Safety and efficacy[J]. Gastrointest Endosc, 2010,71(4):686-693.

[28] Shaheen N J, Greenwald B D, Peery A F, et al. Safety and efficacy of endoscopic spray cryotherapy for Barrett's esophagus with high-grade dysplasia[J]. Gastrointest Endosc, 2010,71(4):680-685.

（邓　敏　译　贡会源　校）

33 内镜下黏膜切除术

Toshitaka Hoppo　Blair A. Jobe

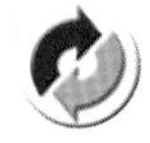

适应证与禁忌证

内镜下切除可经内镜切除胃肠道上皮的癌前病变或早期癌症，是一种微创、保留器官的手术技术。相较于手术带来的死亡风险，内镜治疗（如内镜切除和消融治疗）是无淋巴结受累风险或淋巴结转移风险较低患者的理想选择。与射频和冷冻等内镜消融治疗不同，内镜切除术可获取组织标本进行病理学评估，包括肿瘤浸润深度、细胞分化程度和淋巴血管受累情况。基于组织学评估的准确分期对于评估淋巴结受累的风险以及确定内镜治疗是否适合个体患者至关重要。为了分期，黏膜和黏膜下层又被细分为3层，每层逐渐深入胃肠道壁。因此，T1肿瘤有6个不同的浸润层次：T1 m_1～m_3（m_1：局限于上皮层，m_2：侵入固有层，m_3：侵入但不穿过黏膜肌层）和T1 sm_1～sm_3（黏膜下层的不同1/3）（图33.1）。

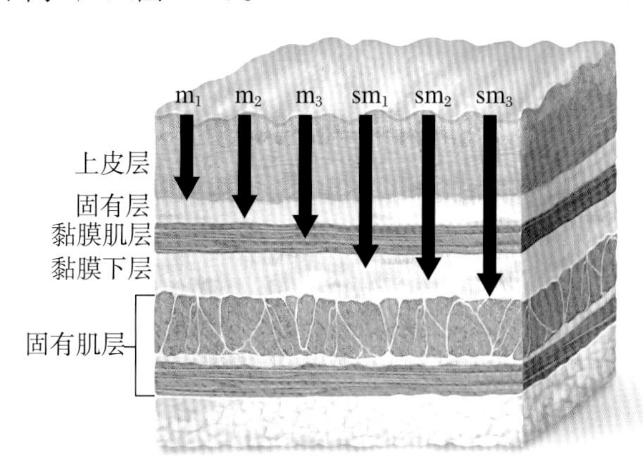

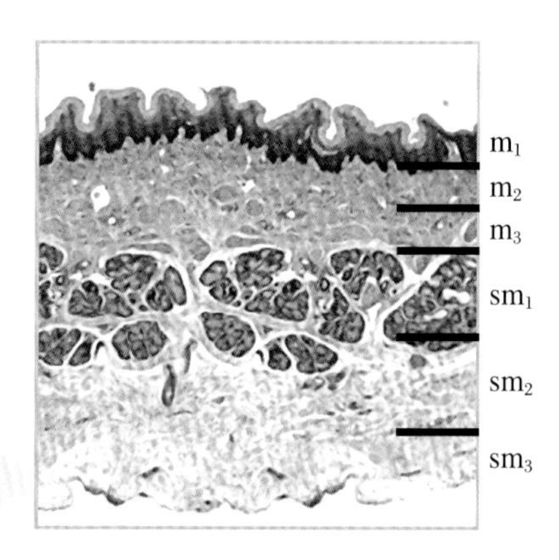

图33.1　**基于浸润深度的胃肠道早癌分期细化**

左图：胃肠道壁示意图。m_1，黏膜内癌；m_2，肿瘤侵犯固有层；m_3，癌细胞侵入黏膜肌层。黏膜下层分3份L：sm_1：黏膜下层的上1/3层；sm_2：中1/3层；sm_3：下1/3层。右图：对应的组织学分层。（转自：Witteman B P，Foxwell T J，Monsheimer S，et al. Transoral endoscopic inner layer esophagectomy：management of high-grade dysplasia and superficial cancer with organ preservation[J]. J Gastrointest Surg，2009，13：2104-2112.）

表 33.1 和图 33.2 总结了每种类型食管癌的内镜切除适应证。对于食管重度不典型增生(high-grade dysplasia, HGD)和黏膜内腺癌,标准治疗是食管切除术,因为 HGD 很可能发展为癌症。在术前仅诊断为 HGD 的患者,手术切除的标本中约 40% 意外发现为癌症。然而,淋巴结受累率较低(黏膜内癌<10%)时,对于一些患者,尤其是那些合并有其他内科疾病的患者来说,内镜下切除术是一个很好的选择,可以避免不必要的手术创伤。根据低风险和高风险因素的标准(表 33.1),区分进展风险较高或伴有淋巴结受累的侵袭性癌症的患者至关重要。进展风险高的患者可能更应该接受食管切除术治疗。低风险因素包括单灶(局限性或局灶性)或扁平 HGD、Ⅰ型、Ⅱa 型<2 cm、Ⅱb 型、Ⅱc 型<1 cm、高分化或中分化腺癌、黏膜癌(m)和无淋巴血管浸润。

表33.1 重度不典型增生 (HGD) 和黏膜内腺癌内镜切除考虑因素

适应证	相对禁忌证
进展风险低	进展风险高
单灶性(局限性或局灶性)、扁平型HGD Ⅰ型,Ⅱa型<2 cm,Ⅱb型,Ⅱc型<1 cm 高分化或中分化腺癌 仅限于黏膜的病变(m) 无淋巴血管侵犯	多灶性HGD,HGD伴结节 Ⅰ,Ⅱ型>3 cm,Ⅲ型 低分化腺癌 侵入黏膜下层(sm) 有淋巴血管侵犯

Ⅰ型,息肉型;Ⅱa型,轻微隆起;Ⅱb型:与黏膜齐平;Ⅱc型:轻度凹陷;Ⅲ型:溃疡型。

与腺癌相比,食管鳞状细胞癌在生物学行为上更具侵袭性,鳞状细胞癌患者淋巴结受累的风险更高。上皮内癌(m_1)和侵犯固有层的癌(m_2)几乎没有淋巴结转移的风险。然而,侵犯黏膜肌层(m_3)和黏膜下层的癌症其淋巴结转移风险分别为 0%~10% 和 50%~55%。因此,内镜下切除术可用于局限于固有层(m_1~m_2)的浅表型高分化或中分化鳞状细胞癌(SCC)。侵袭黏膜肌层(m_3)的患者,如果没有其他淋巴结受累的危险因素,也可以考虑内镜治疗。然而,黏膜下浸润的患者应考虑进行手术(表 33.2)。

表33.2 食管鳞状细胞癌(SCC)内镜切除适应证

适应证	相对禁忌证
进展风险低	进展风险高
对于病灶最大尺寸尚无共识 高分化或中分化鳞状细胞癌 局限于固有层(m_1~m_2) 无淋巴血管侵犯(m_1~m_2)	低分化鳞状细胞癌 侵犯深度超过黏膜肌层(m_3,sm) 有淋巴血管侵犯

内镜下切除术包括两种技术:内镜黏膜切除术(EMR)和内镜黏膜下剥离术(ESD)。总的来说,对于直径小于 2 cm 的肿瘤,EMR 通常被用作诊断和治疗的工具,而当肿瘤直径大于 2 cm 时,ESD 则被考虑用于整块切除。在任何情况下,整块切除都是最理想的。分块切除虽可以接受,但由于其切除不完全和组织学评估受损,导致其与异时性病变的高发生率相关。

术前规划

准确的内镜检查和临床分期对于选择适合行内镜切除的患者至关重要。同时，排除淋巴结转移或其他远处转移高风险的患者也很关键。因此，术前检查应包括超声内镜（EUS）和正电子发射断层扫描/计算机断层扫描（PET/CT），以评估淋巴结受累与远处转移情况，此外还应使用高级成像技术（如高分辨率内镜、色素内镜或窄带成像）仔细评估肿瘤累及范围。诊断性内镜切除术可用于分期。肿瘤浸润深度与淋巴结转移的可能性高度相关。

EUS 的作用是排除淋巴结转移和确定肿瘤浸润深度。结果表明，超声能准确区分 T1 和 T2 肿瘤，但不能区分 T1a（黏膜内癌）和 T1b（癌累及黏膜下层）。即使是高频微型探头（20 MHz 或 30 MHz）在鉴别 T1a 和 T1b 肿瘤的准确性方面仍然有限。由于 EUS 可能不足以排除早期癌症的黏膜下浸润，因此 EMR 必须作为该分期的诊断依据。EMR 提供包括黏膜和黏膜下层的标本用于组织学分析，为确定可疑病变 T 分期提供可靠依据（即区分 T1a 和 T1b）。侧切缘阳性可通过进一步内镜介入来解决，但深部切缘阳性应通过手术解决。由于 PET/CT 在确定淋巴结分期上不如 EUS 准确，而 EUS 在检测远处转移方面是没有作用的，因此在术前检查期间应联合使用这些方法。PET/CT 的主要作用是确认没有转移病灶。

内镜切除治疗包括了几个治疗阶段。除手术外，后续需要密切的内镜随访；应用大剂量质子泵抑制剂（PPI）和/或 H2 受体阻滞剂进行严格抑酸，这对切除区域愈合为正常的“新生鳞状”上皮至关重要，特别是对食管 HGD 或黏膜内腺癌患者。在开始治疗前，应与患者详细沟通，讨论这些要点。

手术

内镜下切除术可在内镜中心或手术室联合使用麻醉剂和短效苯二氮卓类药物的深度镇静下进行。ESD 一般需要更长的时间，应考虑在手术室全身麻醉下完成。与常规内镜检查一样，取左侧卧位并适当监测心电图、血压和经皮血氧饱和度。在手术开始时，重新评估病变的范围很重要。放置外套管可能有助于进镜和后续操作。

内镜下黏膜切除术

尽管有多种用于 EMR 的技术（图 33.2），但常用的 EMR 方法有两种，分别是透明帽法（图 33.2C）和套扎器法（图 33.2D）。一项随机试验证实发现这两种方法同样有效。两种方法都是从黏膜下间隙注射生理盐水或稀释的肾上腺素抬高病灶，使病变与固有肌层分离。注射针以锐角插入黏膜下间隙，以避免该针透壁穿孔。注射盐水作为黏膜和肌层之间的“安全垫”，以防止机械或电凝损伤胃肠道壁深层。不过当注射的生理盐水在几分钟内消失，应重复注射，以降低术中意外并发症（如穿孔）的发生风险。电凝标记肿瘤边缘有助于在黏膜下注射盐水后进行准确切除。透明帽法在前视内镜头端安装塑料透明帽，如果放置了外套管，则通过外套管置入内窥镜。透明帽头端为圆形直的或斜形的平面，外径在 12.9～18 mm 之间(图 33.3)。斜形帽通常用于食管病变，而直帽最常用于胃和结肠。将黏膜和黏膜下层吸入帽内形成假性息肉，然后收紧帽内特殊设计的新月形电凝圈套器以切除假性息肉。使用套扎器法时，病变被吸入套扎器后释放结扎带形成假息肉，然后抓住假性息肉在基底部电凝圈套切除。该方法需要重复退回和插入内镜进行套扎和切除。一种新型的多环黏膜切除装置(美国库克)使用了一种特殊设计的 6 环套扎器，已在我们的实践中广泛使用(图 33.4)。由于圈套钢丝可以穿过套扎器手柄，所以在释放套扎环后即可进行切除，而无需取出内镜。两种尺寸的套扎器可安装于外径为 9.5～13 mm 和 11～14 mm 的内镜头端。无论采用何种 EMR 技术，EMR 后残留的 Barrett 食管(BE)或 HGD 均应采用内镜消融治疗。

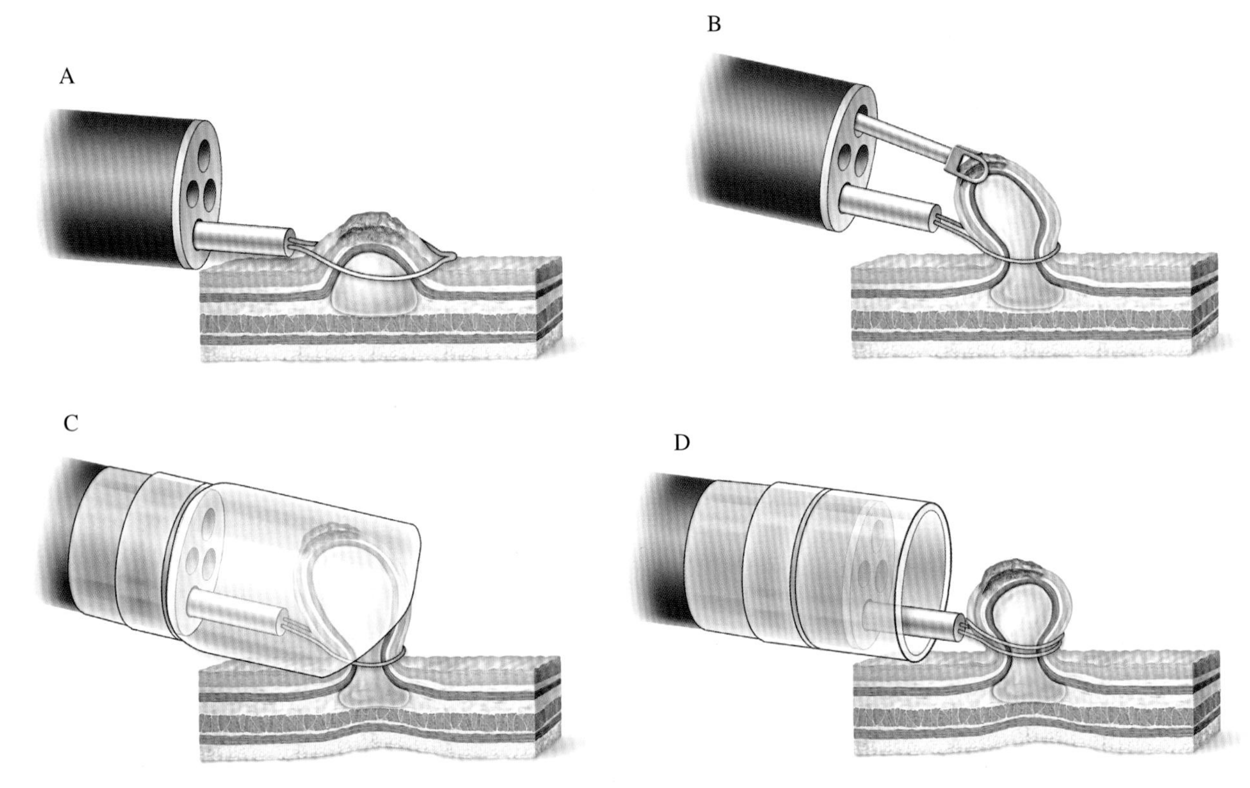

图 33.2 **4 种内镜下黏膜切除(EMR)技术**

A：息肉切除法；B：剥脱活检法；C：透明帽法；D：套扎器法。

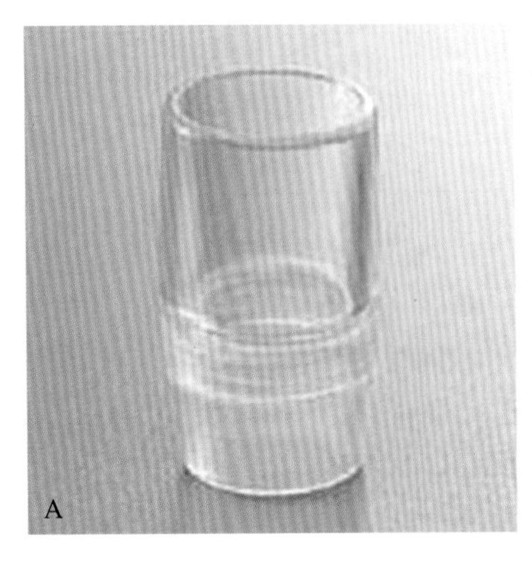

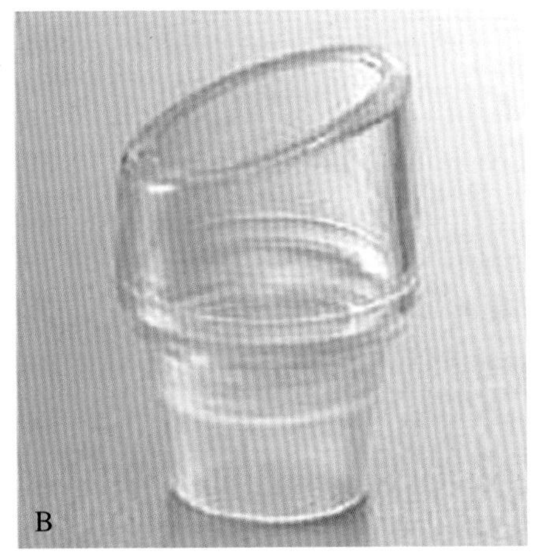

图 33.3 **几种尺寸和类型的透明帽**

A：直形最常用于胃和结肠；B：斜形帽通常用于食管病变。

引自：Gotoda T. Endoscopic resection of early gastric cancer[J]. Gastric Cancer，2007，10：1-11.

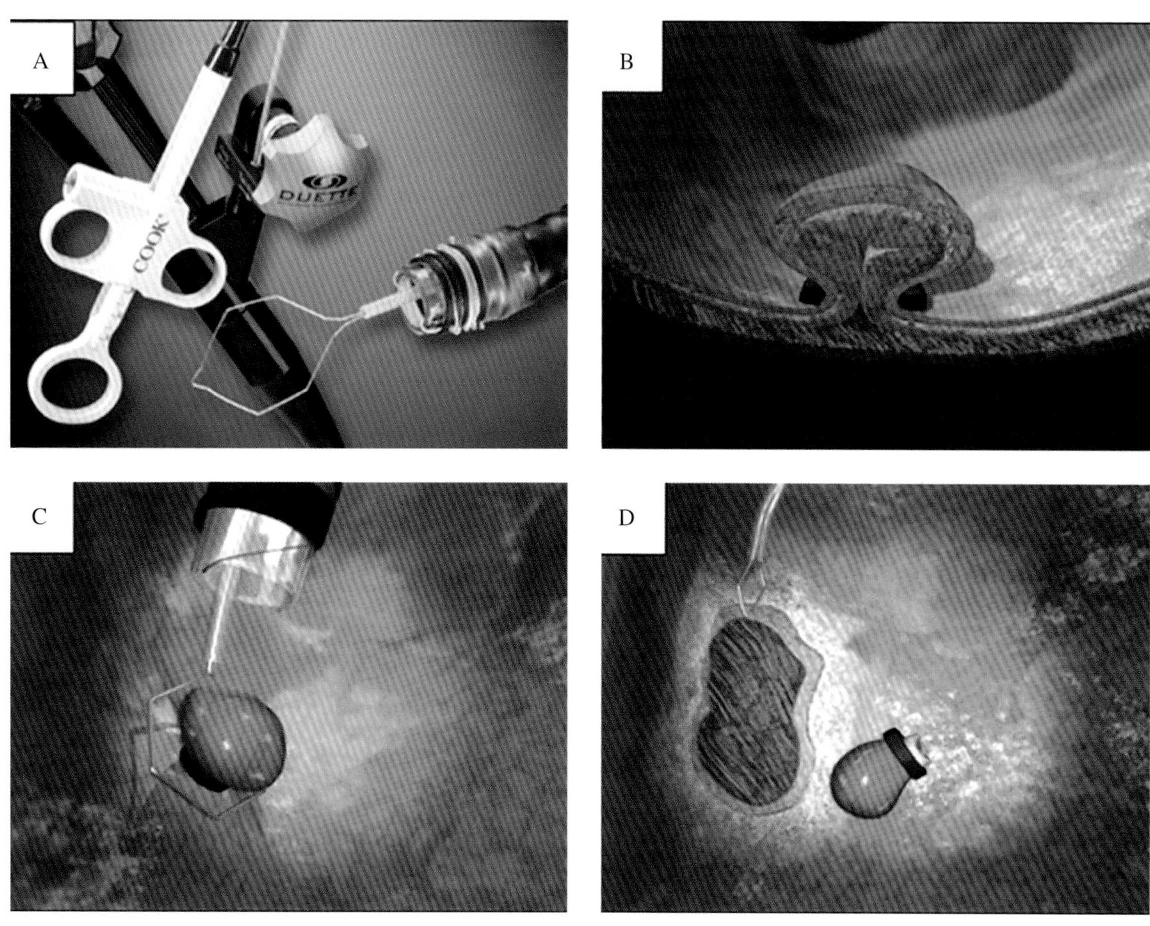

图 33.4 一种多环黏膜切除装置(美国库克)

A:该装置使用了特别设计的6环套扎器;B:使用一个环套扎形成假性息肉;C和D:将电凝圈套器置于套扎环下方,切除假息肉(图片使用获得库克公司许可)。

内镜黏膜下剥离术

内镜黏膜下剥离术(endoscopic submucosal dissection,ESD)起源于日本,对直径大于2 cm的肿瘤进行整块切除,从而对病变侧切缘和深部切缘进行更准确的组织学评估,并有可能防止异时性病变的发生。

该手术通常分几个步骤进行(图33.5和图33.6)。由于ESD针对的是大病灶(>2 cm),因此沿病灶周围电凝做标记对于病灶的整块切除尤为重要。进行标记后(图33.6A),通过向黏膜下间隙注射溶液,将病变从固有肌层抬起。ESD注射溶液包括生理盐水、甘油溶液和透明质酸钠溶液。与其他溶液相比,透明质酸钠溶液在黏膜下空间潴留时间更长,因此在黏膜下剥离过程中可以获得良好的术野。稀释透明质酸钠(约0.5%溶液)通常与肾上腺素(0.01 mg/mL)和靛蓝胭脂红(0.04 mg/mL)混合。此时,在标记线外约5 mm处使用特殊的内镜电凝针刀切开黏膜(图33.6B)。在日本有多种不同类型的针刀可用,不同类型刀尖形状不同(图33.7);而在美国只有一种针刀(奥林巴斯)可用。黏膜切开后可进行黏膜下分离,内镜头端的帽子顶在黏膜-黏膜下整体与固有肌层之间的平面,可维持一定的张力和反向张力。然后使用针刀离断两层间的附着组织和关联血管，进行黏膜下剥离（图 33.6C）。完成该操作后，肿瘤被整块切下来，并可在肌层上观察到剩余的 sm_3 薄层（图 33.6D），保留该薄层非常重要，可以避免肌层损伤。

ESD 是“单人”操作，术者不能依赖助手用手帮忙。故而手术过程中，在切除黏膜上保持适当的反向牵拉是至关重要的。为此，首先应进行黏膜部分切开，而不是做环形全切开，然后黏膜切开和黏膜下剥离交替重复进行。黏膜切开和黏膜下剥离应从病变的上部开始，这样可以使已剥离的黏膜受重力作用下垂牵开，同时显露黏膜下层。术中可以通过改变患者的体位，将病变移动到合适的位置以充分利用重力作用。

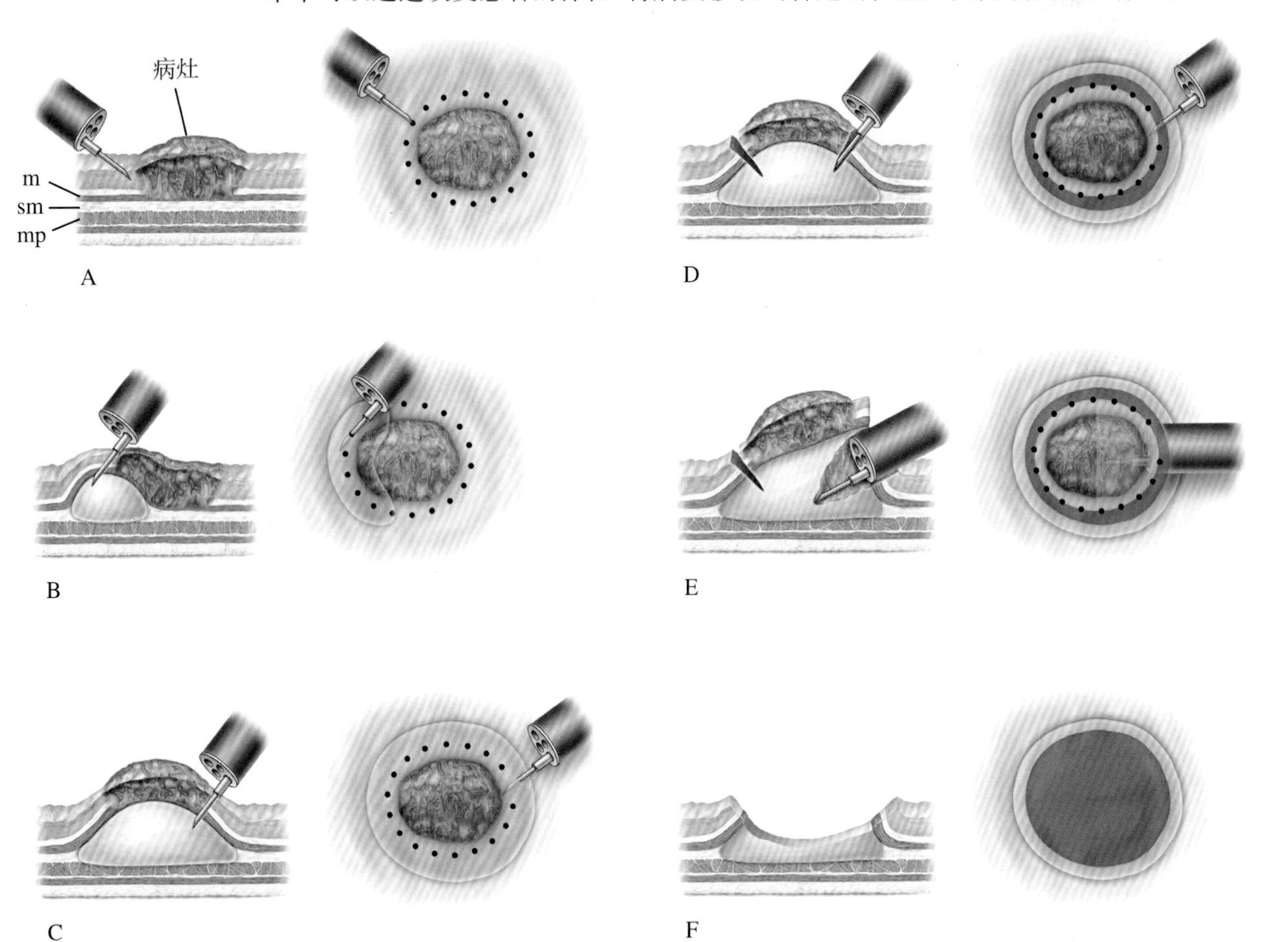

图 33.5 内镜黏膜下剥离术示意图

A：黏膜切口标记；B：黏膜下注射；C：通过黏膜下间隙注射溶液充分抬高病灶；D：沿标记做黏膜切口；E：用针刀穿过内镜头端的帽子进行黏膜下剥离；F：肿瘤整块切除；M：黏膜；SM：黏膜下层；MP：固有肌层。

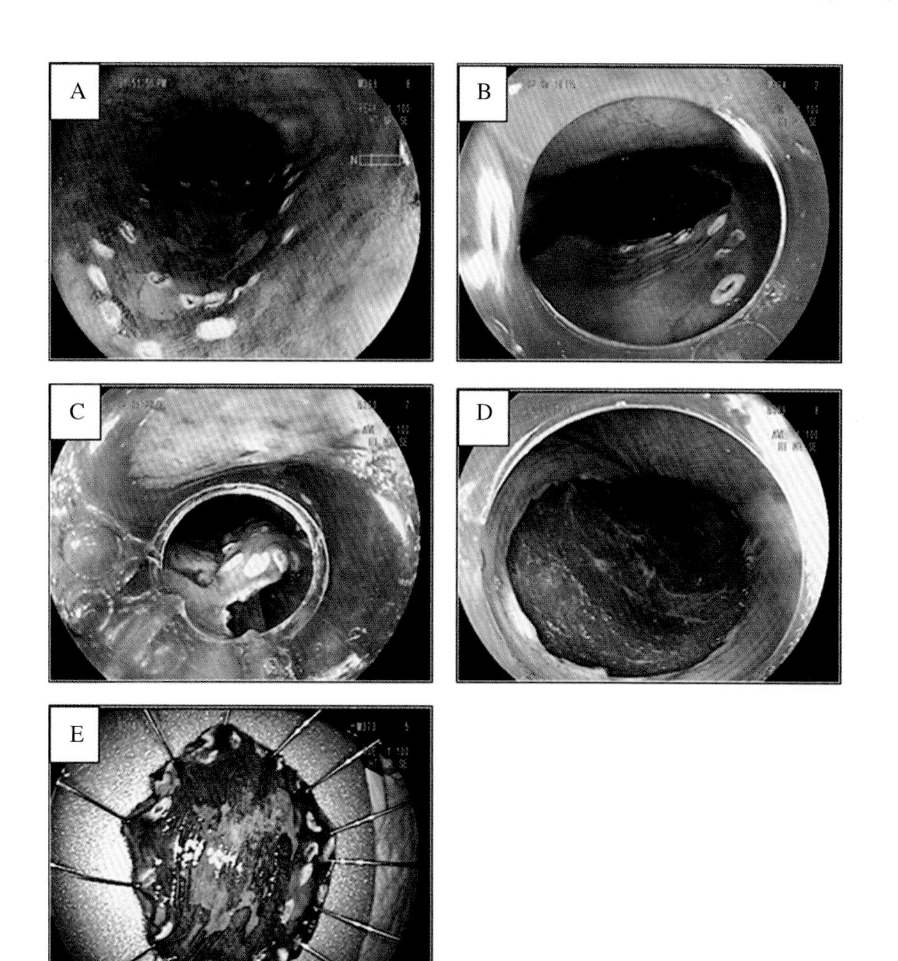

图 33.6 **内镜下早期食管鳞状细胞癌黏膜下剥离术**

A:色素内镜检查显示食管中部有不规则的未染色区,使用电凝进行标记;B:黏膜下注射透明质酸钠后,黏膜下剥离平面变得明显,开始剥离;C:创建黏膜下剥离的入口,使用针刀进行剥离;D:肿瘤被整块切除,肌层上可观察到 sm_3 薄层;E:将切除的标本摊开并固定到扁平软木塞上。

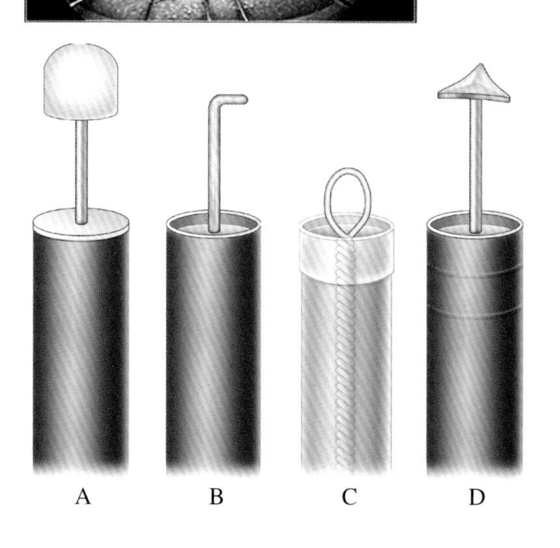

图 33.7 **不同类型的内镜黏膜下剥离针刀**

A:绝缘头电切刀(IT 电刀);B:钩刀(Hook-Knife);C:螺旋伸缩刀(Flex-Knife);D:三角刀(TT 电刀)。

切除标本的处理

为了实现精确分期,完成病灶切除后,在将标本浸入福尔马林(甲醛溶液)之前,术者或助手应立即对标本进行准确定位。为此,应将标本展开并钉在平的软木塞上(图 33.6E)。固定好的标本应以 2 mm 为间隔连续平行切片,包括切除标本的边缘,这样就可以对两个侧切缘和深部缘进行观察。然后就可以对肿瘤浸润深度连同分化程度和淋巴血管受累情况进行评估。

术后处理

患者在苏醒之前应在复苏室观察。反复仔细地体格检查确认是否有皮下气肿和胸腹痛对排除可疑穿孔非常重要。对于接受 EMR 的患者，如果没有出血或穿孔的证据，则无需进一步检查，如胸部 X 片检查或血液检查，并且可以在手术当天出院。对于接受 ESD 治疗的患者，通常需要进行胸部 X 片检查或上消化道造影检查，具体取决于术中情况和患者的病情。术后 24 小时流质饮食，然后在患者耐受情况下恢复常规饮食。应给予临时性抑制胃酸分泌药物，如 PPIs 或 H2 受体阻滞剂。尤其是对于 BE 或食管腺癌患者，最大剂量 PPIs 的严格抑酸和夜间 H2 阻断对正常组织愈合过程至关重要。

目前，对于内镜切除术后随访的最佳方案尚无共识。如有必要，大多数患者应通过多次内镜检查和持续性治疗进行密切随访。我们目前的方法是在内镜切除术后 6 周进行首次随访内镜检查，以确保正常组织愈合，并每 3 个月重复内镜活检进行监测。

并发症

内镜下切除术最常见的并发症是出血，发生率在 1%～45%之间，平均出血率为 10%。大多数出血发生在术中或术后 24 小时之内。据报道，约 14%的患者出现延迟性出血。出血可以通过使用热活检钳钳夹和电凝止血来解决。严重出血可使用内镜下血管夹止血。最严重的并发症是穿孔。据报道，ESD 过程中的穿孔率比 EMR 要高得多(分别为 4%～10%与 0.3%～0.5%)。在手术过程中出现的小穿孔可以通过内镜夹解决。

然而，大穿孔则需要紧急手术以避免腹膜炎或纵隔炎。此外，ESD 的另一个主要并发症是缩窄形成而引起的狭窄。食管病变 ESD 后更容易发生狭窄(高达 26%)。食管狭窄可导致严重的吞咽困难，有时需要多次扩张。由于穿孔和狭窄的高发生率，ESD 并没有被广泛接受，尤其是在食管病变中。

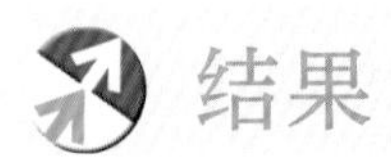

结果

食管重度不典型增生和黏膜内腺癌

食管 HGD 和黏膜内腺癌患者内镜下切除术的长期随访数据有限。在唯一一项长期随访的大型前瞻性研究中，Pech 等人研究了 349 例接受治疗性内镜切除手术(279 例接受了 EMR)的 HGD 和黏膜内腺癌患者的疗效、安全性和复发风险因素，在平均 5 年的随访中，96.6%的患者获得完全缓解(CR；定义为 R0 切除和一次正常的内镜随访评估)，只有 3.7%的患者需要手术。重要的是，在对剩余的非肿瘤性 BE 区域进行消融治疗的患者中，16.5%在随访期间发现了异时性肿瘤形成，而在未接受消融的组中，这一比例为28.3%。出血率(大出血和小出血)为12%，狭窄率为4.3%。内镜下切除术后早期食管癌复发的风险因素包括：分块切除、长段BE、CR后未对Barrett病变进行消融治疗、术后达到CR时间>10个月以及多灶性肿瘤(表33.3)。

表33.3 早期食管癌内镜下切除术后复发危险因素

早期食管癌内镜切除术后复发的危险因素
1. 分块切除
2. 长段的BE
3. 完全缓解之后对BE未行射频消融治疗
4. 完全缓解时间大于10个月
5. 多灶性肿瘤

注：BE，Barrett食管；CR，完全缓解（定义为R0切除和一次正常的内镜随访评估）。修订自Pech O, Behrens A, May A, et al. Long-term results and risk factor analysis for recurrence after curative endo-scopic therapy in 349 patients with high-grade intraepithelial neoplasia and mucosal adenocarcinoma in Barrett’ s oesophagus[J]. Gut, 2008, 57(9):1200-1206.

食管鳞状细胞癌

据报道，内镜下食管鳞状细胞癌切除术具有低并发症发生率和很好的疾病特异性5年生存率。在Ciocirlan等人最近的回顾性队列研究中，51名异型增生或黏膜内(m)癌患者反复接受EMR，直到局部完全缓解。91%的患者获得完全缓解，疾病特异性5年生存率为95%。没有穿孔，但17%的患者出现轻微出血，3名患者(6%)出现轻度狭窄需要扩张。在随访期间，26%的患者出现局部复发。

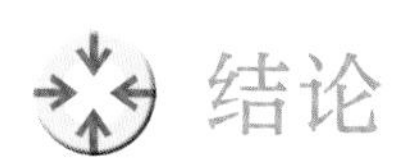

结论

内镜下切除术，例如EMR和ESD，是一种微创、保留器官的方法，可用于治疗胃肠道的癌前病变及早期癌症。对于有淋巴结转移及远处转移的患者，准确的分期对于避免不恰当的内镜治疗至关重要。总的来说，内镜下切除术的效果是可以接受的。然而，内镜切除与异时性肿瘤的发生高度相关，特别是当肿瘤不能整体切除时，所以需要进行频繁的内镜随访。ESD已经作为一种新兴技术用于整块切除较大的肿瘤(>2 cm)。然而，ESD也是一个耗时的手术，需要极高的手术技巧。此外，与ESD相关的并发症如穿孔、出血、狭窄等发生率仍然很高，其真正的治疗获益需要大的、前瞻性、随机对照试验，并结合长期的随访结果来确定。此外，先进的仪器设备，特别是针刀，是确保ESD成功的重要组成部分。为提高ESD的安全性，仪器设备也需要精益求精。

参考文献

[1] ASGE Technology Committee, Kantsevoy S V, Adler D G, et al. Endoscopic mucosal resection and endoscopic submucosal dissection[J]. Gastrointest Endosc, 2008,68(1):11-18.

[2] Ciocirlan M, Lapalus M G, Hervieu V, et al. Endoscopic mucosal resection for squamous premalignant and early malignant lesions of the esophagus[J]. Endoscopy, 2007,39(1):24-29.

[3] Ell C, May A, Pech O, et al. Curative endoscopic resection of early esophageal adenocarcinomas (Barrett's cancer)[J]. Gastrointest Endosc, 2007,65(1):3-10.

[4] Inoue H, Sato Y, Sugaya S, et al. Endoscopic mucosal resection for early-stage gastrointestinal cancers[J]. Best Pract Res Clin Gas-troenterol, 2005,19(6):871-887.

[5] May A, Gossner L, Behrens A, et al. a prospective randomized trial of two different endoscopic resection techniques for early stage cancer of the esophagus[J]. Gastrointest Endosc, 2003,58(2): 167-175.

[6] Pech O, Behrens A, May A, et al. Long-term results and risk factor analysis for recurrence after curative endoscopic therapy in 349 patients with high-grade intraepithelial neoplasia and mucosal adenocarcinoma in Barrett's oesophagus[J]. Gut, 2008, 57(9):1200-1206.

[7] Pech O, May A, Gossner L, et al. Curative endoscopic therapy in patients with early esophageal squamous-cell carcinoma or high-grade intraepithelial neoplasia[J]. Endoscopy, 2007,39(1):30-35.

[8] Soetikno R, Kaltenbach T, Yeh R, et al. Endoscopic mucosal resection for early cancers of the upper gastrointestinal tract[J]. J Clin Oncol, 2005,23(20):4490-4498.

[9] Yamamoto H. technology insight: Endoscopic submucosal dissection of gastrointestinal neoplasms[J]. Nat Clin Pract Gastroenterol Hepatol, 2007,4(9):511-520.

(邓 敏 译 贡会源 校)

第六部分
其他食管手术技术

34 食管支架

Matthew J. Schuchert

引言

治疗不可手术切除食管癌的首要目标是减轻梗阻、维持经口进食、缓解疼痛、预防反流、反酸及误吸，同时尽量缩短住院时间和提高生活质量。治疗手段呈现多样化，包括光动力治疗（photodynamic therapy，PDT）、化疗、放疗、粒子治疗和激光治疗（表34.1），其中食管支架具有快速缓解梗阻且效果持久的优势，并对大多数患者均有效，必要时联合应用能够使保守治疗效果最大化。

表34.1 食管癌患者吞咽困难常用治疗方法
支架置入
激光疗法（Nd: YAG激光，光动力治疗）
放射治疗（体外射束放射治疗，腔内放射治疗）
化学治疗
食管扩张
电凝（BICAP探针）
动脉灌注化疗
最佳支持治疗（营养支持，鼻饲）

引自：Homs M V，Kuipers E J，Siersema P D. Palliative therapy[J]. J Surg Oncol.，2005，92：246-256.

支架置入是缓解食管癌、近端胃癌梗阻，预防继发性营养不良的最常用一线方案（图34.1）。过去的二十年里，食管支架技术获得巨大的发展，应用更加广泛，涉及各种食管良恶性疾病。目前可用的支架包括管状塑料硬质支架以及自膨式金属及塑料支架。不覆膜的支架优势在于能够与食管壁很好地固定，限制支架移位，但同时允许甚至是会刺激肿瘤以及肉芽组织向网孔内生长。在膨胀式支架表面覆膜可阻止组织向内生长，但增加支架移位的风险。支架选择需考虑多种因素，根据肿瘤的长度、大小和位置等因素做到个体化选择。在透视和内镜引导下完成支架放置，食管恶性疾病导致的吞咽困难在置入支架后症状会明显改善，但是由于患者身体状态差、营养不良和疾病本身的潜在影响等因素，术后并发症发生率较高。本章对食管良恶性疾病中支架置入术的适应证、技术及治疗效果进行综述。

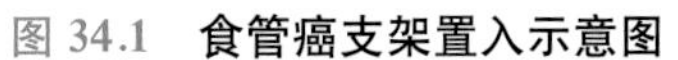
图 34.1 食管癌支架置入示意图

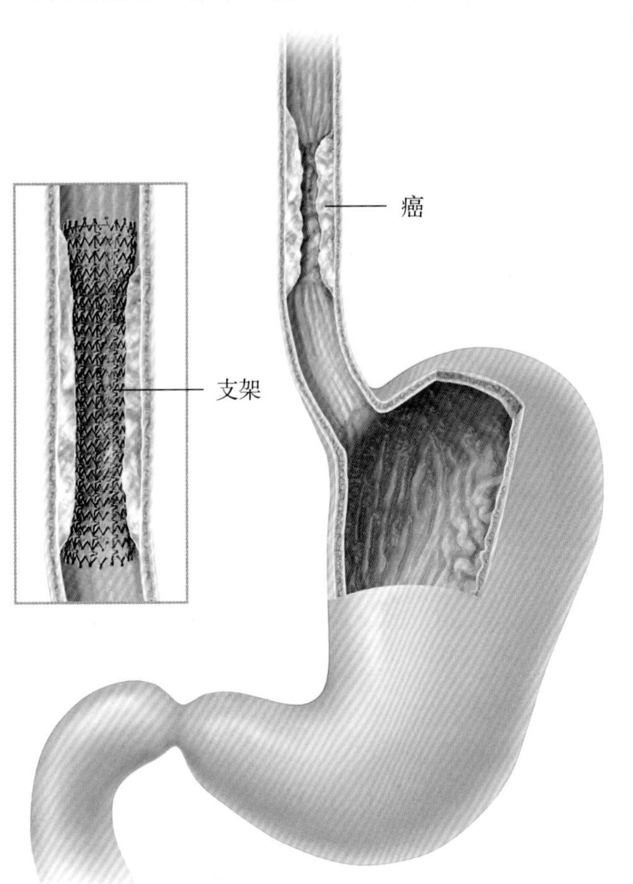

适应证

目前美国食品药品监督管理局（FDA）批准的食管支架置入适应证为治疗恶性疾病引起的食管梗阻和食管气管瘘。此外，食管支架的应用还包括一些特殊情况，例如良性肿瘤导致的外压性吞咽困难、良性食管狭窄、食管穿孔和食管瘘。

食管支架置入术最常应用于治疗不可切除食管癌导致的吞咽困难。大多数食管癌患者在初诊时已处于晚期，5 年生存率低于 20%，因此，缓解吞咽困难是晚期食管癌患者治疗的重要组成部分，支架置入后能安全快速缓解梗阻，改善患者营养状况和生活质量。由肺癌或纵隔淋巴结相关疾病压迫造成食管梗阻引起的吞咽困难，以及消化性溃疡病和腐蚀性损伤引起的良性、难治性狭窄也可以选择性使用支架治疗。临床可根据具体情况选择临时性或永久性支架。食管癌手术前置入临时支架能有效缓解进食梗阻和改善营养，然而，如其他研究所报道，我们也发现在新辅助放化疗前置入自膨式金属支架可能会导致严重的食管纤维化，甚至食管穿孔，这大大增加了手术切除的难度。因此，我们认为对需行新辅助放疗和化疗的待手术患者尽量避免使用食管支架，对食管穿孔、食管瘘和良性狭窄的患者可选择性使用临时支架。

关注要点

术前应用桥接

拟行食管癌根治切除的患者放置临时支架，能够在术前准备中增加经口营养摄入，为手术创造条件。缺点是部分覆膜支架和不覆膜支架的应用会刺激食管周围组织纤维增生，造成组织界限不清，增加预期手术的难度，对于接受术前新辅助治疗（化疗、放化疗）的患者尤为明显。有研究者认为在化疗或放疗时同期使用食管支架与支架移位、出血和食管瘘等并发症发生率升高相关。新辅助治疗的食管癌患者置入全覆膜支架并于术前移除，能够减少这些迟发性并发症的发生。根据我们的经验，化疗和放疗的联合应用是膨胀式金属支架目前面临的最主要问题。

近端食管癌

食管支架应用于近端食管癌可解除梗阻和控制瘘，由于术后可能出现不能耐受的疼痛、癔球症和气管压迫，在这部分患者中的应用比较局限；将支架置于环咽肌远端能够明显减少上述症状的发生。近端食管癌梗阻患者在置入支架前进行纤维支气管镜检查有助于减少气道受压相关并发症的发生，某些情况下，先通过导丝引导放置与支架直径相仿的 Savary 扩张器，然后用纤维支气管镜观察气道，如发现气道受压，则需要改变方案，如采用光动力治疗或者选用型号更小的支架，必要时可同时置入气管支架以确保气道通畅。

抗反流瓣

对肿瘤侵犯胃食管交界处的患者，置入支架会阻碍下段食管括约肌“瓣”的关闭，导致严重的胃食管反流，现已有一些食管支架进行改良，并具备抗反流的作用。Dua 等发现使用内部含有“风向袋”结构的 Z 形支架，能够明显改善反流症状。然而抗反流支架的随机研究结果却各不相同。Laasch 等报道，与使用 Flamingo-Wallstant 支架治疗的患者相比，接受 Dua 改良 Z 形支架治疗的 50 名患者的反流显著减少（12%与96%，$P<0.001$）。在另一项评估 S 形抗反流支架（Dostent，MI Tech Co. Ltd.）有效性的研究中，抗反流支架组食管 pH<4 的时间占比为 3%，自膨式金属支架组为 15%。然而，其他的随机试验未发现抗反流支架的使用对反流症状或胃食管反流的客观指标（pH）有改善作用。由于研究结果不一致，目前抗反流支架在食管恶性肿瘤中不作为常规使用。

药物涂层支架

研发药物涂层支架目的在于抑制组织向部分覆膜支架内生长，目前尚无可用于人体的此类型支架。

生物可降解支架

聚乳酸单丝编织成的可降解生物支架已应用于预防食管黏膜大面积切除术后狭窄；另一种治疗良性食管狭窄的可降解生物支架模型(Ella-CS)已在欧洲开展研究。生物支架的优点是不需要再次内镜下回收。

支架设计

1990 年以前，几乎所有食管支架都是由聚乙烯塑料或橡胶材料制成的。早期的支架冗长笨重，放置困难，往往需要通过开放手术或者使用硬质内窥镜置入。随着自膨式金属支架(self-expanding metallic stents, SEMS)的问世，硬质支架便逐步被淘汰。SEMS 操作容易，能够得到更宽的管腔，且围操作期并发症发生率和死亡率低。尽管 SEMS 成本较高于硬质支架，但是 SEMS 不需要重复干预，在晚期食管癌患者有限生存时间内总体医疗花费相对是降低的。

目前大多数 SEMS 材质为镍钛合金，具有很高的弹性和记忆塑形性，适用于不同程度的狭窄和成角。支架具有较好柔韧性，放置时采用较细的通道即可完成，并且在释放后仍有较大的径向扩张力。最初所有 SEMS 均为裸支架(图 34.2A)，例如，Ultralflex 食管支架和美国波士顿 Microvasive 公司的 Wallstent Ⅰ型支架。裸支架释放后迅速膨胀并逐渐嵌入食管壁，该特点使裸支架移位发生率明显低于硬质塑料支架和金属覆膜支架，但是肿瘤和肉芽组织可通过未覆盖的网孔向内生长，13%～26%患者会再次出现吞咽梗阻不适。

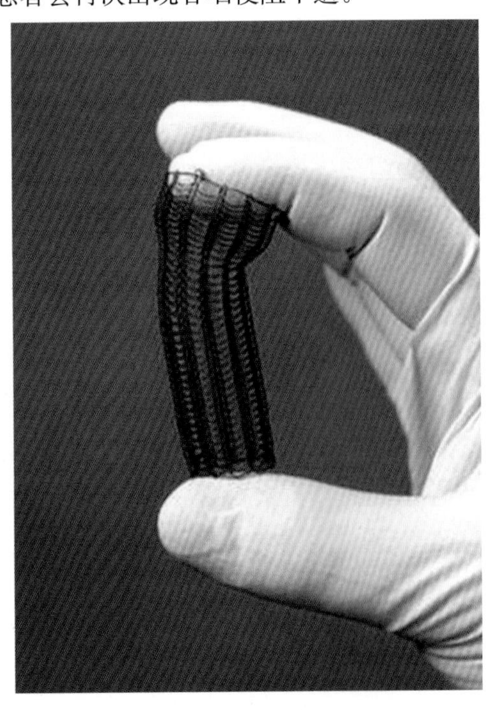
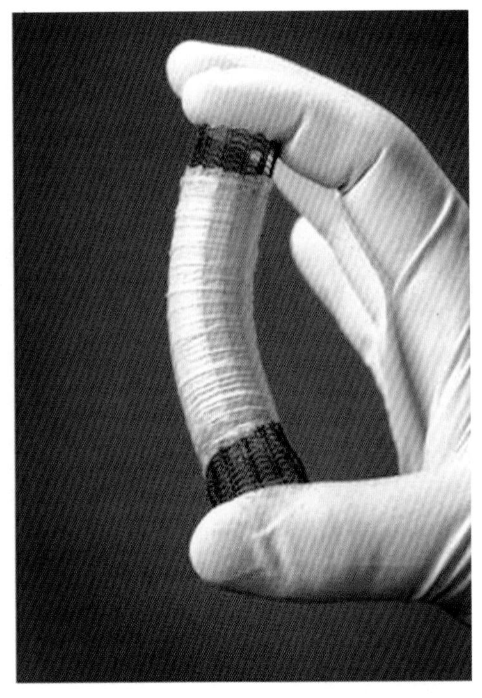

图 34.2 **未覆膜(A)和覆膜(B)扩张金属支架**

引自：Perry Y, Luketich J D. The use of esophageal stents[M]//Cameron J L. Current Surgical Therapy. 8th ed. Philadelphia：Mosby, 2004:49-55.

为了抑制肿瘤的内向生长，预防食管糜烂和食管气管瘘的发生，支架覆膜技术得以发展，膜材料有硅树脂、聚氨酯或其他类型的聚合物(图 34.2B)。现行覆膜设计在支架两端留有 1～1.5 cm 裸露区域，便于抓持以及让支架嵌入食管壁起到固定作用(图 34.3)。覆膜支架显著降低了肿瘤组织内向生长和再发吞咽困难，但支架移位发生率略有增加。一项回顾性研究纳入了 152 例患者，其中 54 例置入未覆膜自膨式金属裸支架，98 例置入覆膜 SEMS 支架，发现裸支架组支架移位发生率低于覆膜支架组(0%与 10%，$P=0.04$)，但组织向内生长比例显著增高(100%与 53%，$P<0.0001$)，再发梗阻和吞咽困难显著增高(37%与 8%，$P<0.0001$)。一项纳入 62 例不可切除胃食管交界部肿瘤患者的前瞻性随机研究表明，置入裸支架或覆膜支架的两组患者在哽噎症状改善和生存时间上差异无统计学意义，但是裸支架组再干预率明显高于覆膜支架组(27%与 0%)，并且裸支架组肿瘤向内生长和肉芽组织增生发生率更高(30%与 3%，$P=0.005$)。尽管新一代覆膜支架明显减少了肿瘤组织的内向生长，但支架两端裸露部分仍会刺激黏膜和肉芽组织增生而导致再次梗阻，支架两端与食管融合导致支架取出困难，甚至无法移除。目前常用的覆膜支架有：Ultraflex，Alimaxx-E，Flamingo Wallstent，Gianturco-Z 形支架，Song 支架和 Esophacoil 支架(图 34.3，表 34.2)。美国最常用的部分覆膜支架是 Ultraflex 支架，材质为镍钛合金，支架中间部分覆有聚氨酯有机材料，两端有 1.5 cm 裸露的镍钛金属网。放置时支架在导丝引导下送到目标位置，松开固定支架的滑线结释放支架，支架两端的牵引线可用来进一步调整支架位置。Wallflex 支架也为镍钛合金，分为部分覆膜和全覆膜两种类型，Wallflex 支架的设计允许当释放程度小于 75%时可重新释放，和 Ultraflex 支架一样可以在支架释放后通过近端的牵引线调节支架位置，但是 Wallflex 支架两端喇叭口比 Ultraflex 支架长，以减少支架移位的发生。Gianturco-Rosch Z 形支架为不锈钢合金丝编织的“Z”型网状结构。此外还有一些改良支架，Dua 等在支架远端加上“风袋样”结构，起到了单向抗反流阀的作用以减少反流(Dua 抗反流系统)，Cook 等人研究出改良版本的部分覆膜支架，释放机制类似于枪的击发，与 Wallflex 支架相似，当支架未完全释放前可以重新抓取并释放。

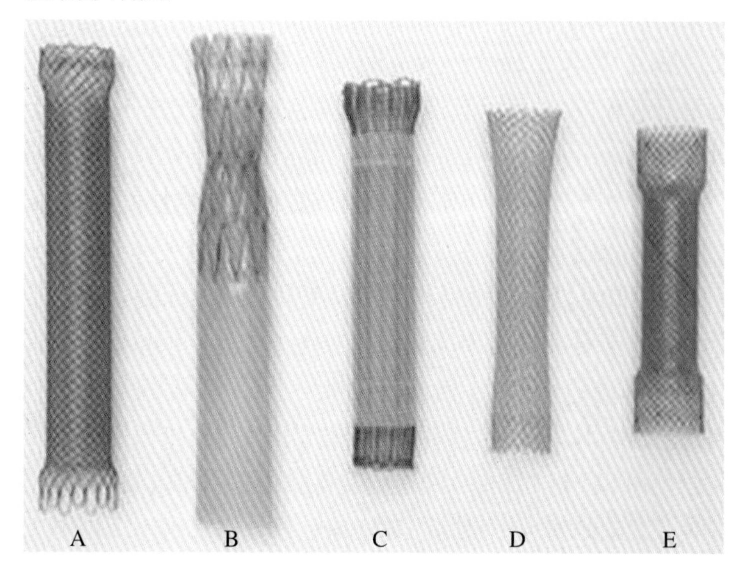

图 34.3 **部分覆膜自膨式金属支架**
A：Wallflex；B：Dua-Z 支架；C：Ultraflex D：Wallstent；E：Evolution.
引自：Schembre D. Advances in esophageal stenting: The evolution of fully covered stents for malignant and benign disease[J]. Adv Ther，2010，27(7)：413-425.

表34.2 美国目前获FDA批准可用的自膨胀支架

名称	生产厂家	材质	长度（cm）	直径轴/喇叭口（mm）	覆膜类型
Ultraflex支架	Boston Scientific	镍钛合金	10/12/15	18/23 23/28	NC，PC
Wallflex支架	Boston Scientific	镍钛合金	10/12/15	12/28 23/28	PC，TC
食管Z支架	Cook	不锈钢	8/10/12/14	18/25	PC
Evolution支架	Cook	镍钛合金	8/10/12.5/15	20/25	PC
Alimaxx-E支架	Alveolus	镍钛合金	7/10/12	18/22	TC
Niti-s支架	Taewoong edical	镍钛合金	8/10/12/14	16/20 18/23 20/25	TC
Polyflex支架	Boston Scientific	聚酯纤维	9/12/15	16/20 18/23 21/28	TC

注：FDA：美国食品药品监督管理局；NC：未覆膜；PC：部分覆膜；TC：全覆膜。

引自：Sharma P，Kozarek R. Practice parameters Co mmittee of American college of gastroenterology[J]. Am J Gastroenterol，2010，105：258-273

迄今为止，尚无前瞻性随机研究能证明任何一种覆膜 SEMS 在技术、并发症、缓解梗阻和生存率等方面存在明显的优势。一项前瞻性随机研究直接对比了 Ultraflex、Wallstent 和 Gianturco 支架的应用结果，发现在缓解梗阻方面无明显差别；尽管 Flamingo Wallstent 组并发症发生率低（18%），但与 Ultraflex 组（24%）和 Gianturco Z 组（36%）对比，差异无统计学意义。另一项研究得到相似结果，三种类型支架均能有效改善梗阻症状，但发现 Gianturco Z 形支架的并发症发生率明显高于 Ultraflex 支架和 Wallstent 支架。目前 Gianturco Z 形支架在美国已被禁止使用。

全覆膜塑料支架于 2001 年进入市场，适用指征较前扩大，包括因自膨式金属支架膨胀侵蚀倾向而不适用的食管良性疾病。与金属支架相比，它们不会导致肿瘤向内生长并且容易移除，但塑料支架机械支撑的性能和对食管壁的抓持力不足，使得移位风险较高。塑料支架径向张力高于自膨式金属支架，导致支架在狭窄部挤压下向近端或者远端滑动移位，同时过大的径向力导致患者不适和疼痛。一些塑料支架的输送系统笨重且坚硬，使得在严重狭窄区域释放支架的难度很大。

Polyflex 支架由聚酯网构成，外层覆有硅胶膜，放置时需先装载于输送系统，然后通过"推送-释放"技术放置，支架近端呈喇叭形以减少移位。Alimaxx-E 支架是镍钛合金支架，以硅胶膜全覆盖，外表面的微小柱状凸起帮助支架固定于食管腔以减少移位，放置时可通过牵引线触发分级释放，也可以直接装载到儿童内镜在直视下放置，无需在透视下进行。

另一种全覆膜 Niti-S 支架在设计上和 Wallflex 支架相似，都有喇叭外形末端，目前此种支架在美国仅部分区域可以使用（图 34.4）。

早期经验显示 98%以上食管梗阻患者使用自膨式塑料支架或自膨式金属支架之后梗阻症状缓解程度相似，自膨式塑料支架主要的问题是支架移位。Conigliaro 等研究表明自膨式塑料支架移位率达 20%（12/60），有 7 例为早期移位，5 例为晚期移位。一项前瞻性随机研究通过对比发现自膨式金属支架和自膨式塑料支架在缓解食管癌引起的梗阻方面疗效相仿，但是和 SEMS 相比，自膨式塑料支架的置入难度较高，并且支架移位、出血和食物嵌顿等并发症的发生率高。一项随机性研究纳入了 101 名不可手术的食管癌患者，对比置入 Ultraflex 支架（$n=54$）和 Polyflex 支架（$n=47$）的临床疗效，发现两组在支架置入成功率，梗阻首次缓解和总生存率上无明显差别，但是自膨式塑料支架的组织增生、支架移位和食管嵌顿显著高于自膨式金属支架(OR = 2.3, 95%CI = (1.4,4.4))。另一项前瞻性随机研究比较了不同支架在肿瘤性梗阻中的疗效,其中 Ultraflex 支架 42 例,Niti-S 支架 42 例,Polyflex 支架 41 例,结果发现,在缓解进食梗阻和总生存方面无明显差异,但部分覆膜自膨式金属支架(Ultraflex)患者组织向内增生发生率高,但差异尚无统计学意义,自膨式塑料支架相对于 SEMS 发生支架移位比例较高(29%, $P = 0.01$),并且置入的技术难度较大($P = 0.008$)。

最新一代的全覆膜 SEMS 支架设计的初衷是解决部分覆膜 SEMS 支架和自膨式塑料支架的缺陷(图 34.4),这种支架优势在于能够降低肉芽组织增生及其引起的狭窄,放置后易取出,但支架移位率增高是可以预见到的。关于全覆膜支架在临床应用的表现,期待更多的研究结果来验证。

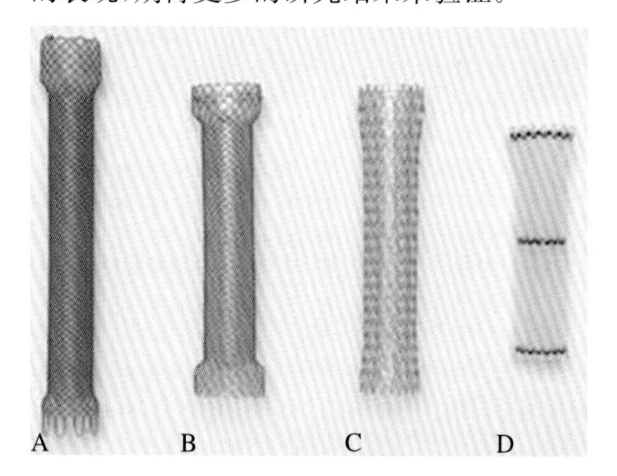

图 34.4 **全覆膜自膨式支架**

A:Wallflex; B:Niti-S; C:Alimaxx-E; D:Polyflex.

引自:Schembre D. Advances in esophageal stenting: The evolution of fully covered stents for malignant and benigndisea[J]. Adv Ther. 2010,27(7):413-425.

术前准备

术前应客观记录对患者临床症状的评估,采用吞咽困难量化评分来判定食管梗阻的程度。常用评分标准如下:0-正常进食,无吞咽困难;1-吞咽硬食困难;2-吞咽软食困难;3-吞咽流质困难;4-唾液无法下咽。术前进行详细的影像学检查有助于制定更加合理的诊疗方案,食管钡剂造影检查能够评估梗阻的范围、程度和食管受累长度,并且可以发现像穿孔、瘘以及窦道等异常解剖表现,CT 和 PET 检查对肿瘤分期有至关重要的作用,食管胃十二指肠镜(esophagogastroduodenoscopy,EGD)能够帮助明确病理,评估病灶侵犯程度和明确梗阻是由腔内病变还是食管外病变引起。对于中上段食管癌或者疑似气管食管瘘的患者,支气管镜检查有助于准确评估病情。

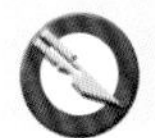

操作要点

在镇静或者全身麻醉后内镜下完成支架的置入操作,为了减少误吸和放置效果最优,对于大多数患者更倾向选择全身麻醉。EGD 检查需要做以下评估:

(1) 狭窄程度;

(2) 受累食管的位置和长度;

(3) 食管环周组织的完整性。

在重度食管狭窄胃镜不能通过时，先进行适度的扩张使胃镜能够通过狭窄到达远端。尤其要注意的是对拟进行支架置入的患者扩张要尽量小，过度扩张会导致支架对狭窄处肿瘤组织抓持力减低造成移位。评估梗阻之后，首先在胸部皮肤上用显影材料标记出狭窄病变的近端和远端(图 34.5)，继续将内镜插入十二指肠，置入导丝后退出内镜，根据体表的标记长度选择合适长度的支架，支架长度要超过上、下端标记的 1～2 cm，以便支架能够完全覆盖病变达到位置最优，避免支架末端距梗阻瘤体过近发生"褶

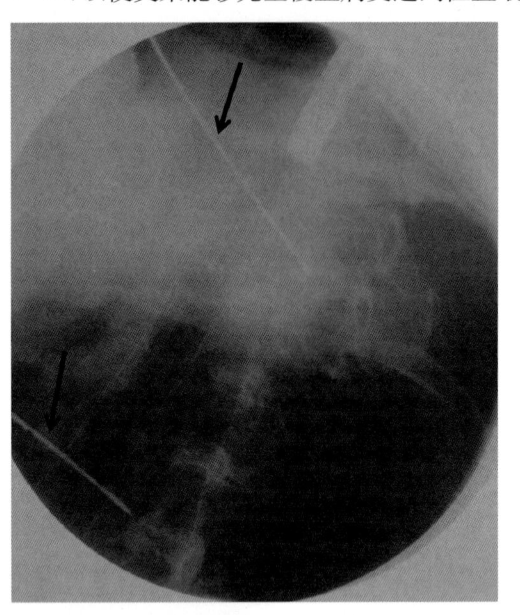

图 34.5　**食管支架释放后图像**

箭头处用显影材料标记病灶的近端和远端，透视显示支架位置和扩张效果良好。

引自：Perry Y，Luketich J D. The use of esophageal stents[M]//. Cameron J L. Current Surgical Therapy. 8th ed. Philadelphia：Mosby，2004：49-55.

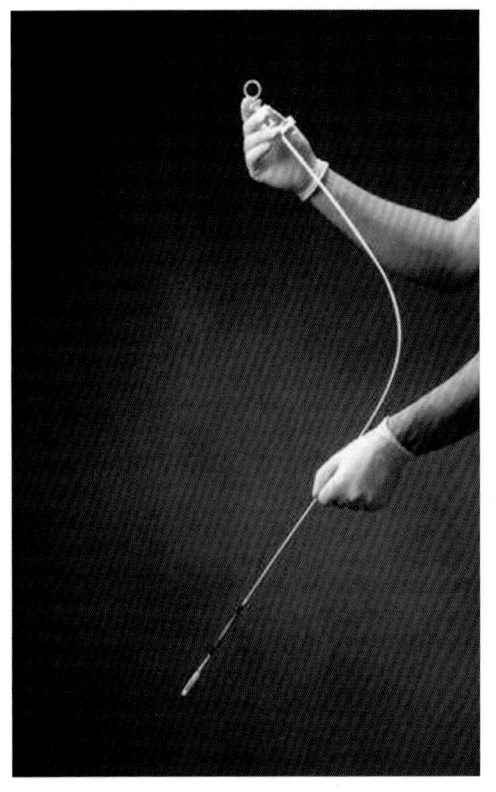

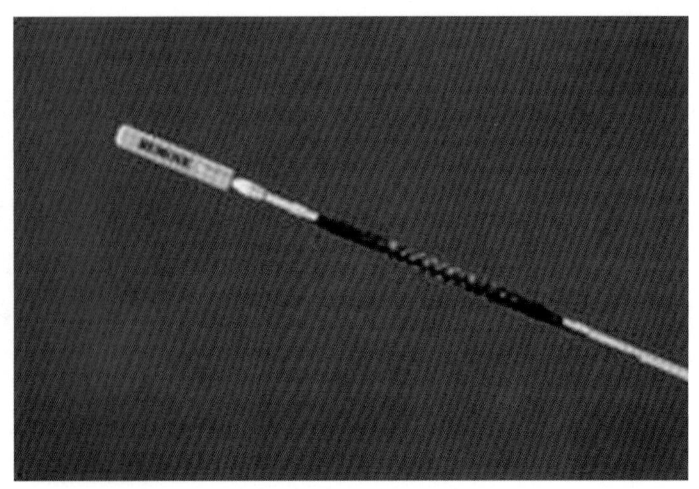

图 34.6　**食管支架输送系统**

Ultraflex 支架放在塑料的输送器上，通过导丝推送到预定位置，随后拉开释放线在透视下观察支架释放扩张效果。

引自：Cameron J L. Current surgical therapy[M]. 8th ed. Philadelphia：Mosby，2004：49-55.

皱”而不能完全释放。在透视下通过导丝置入支架输送系统(图34.6),利用显影标记确定支架远近端的位置,当到达最佳位置后在透视下释放支架,近端或远端释放可能需要在输送系统上分步操作。释放支架时可在透视下微调位置,完成后将支架输送系统和导丝一并退出,再次内镜检查观察支架位置和扩张效果(图34.7)。支架直径要略微偏大,可增加支架与食管管壁之间的径向力以减小支架移位,但直径过大会造成患者疼痛和支架未能完全扩张形成褶皱导致管腔梗阻。支架能够在食管腔中完全扩张并且在透视下能够观察到食管壁轻微压迹,则表明食管支架释放合适且与食管壁径向抓持力良好(图34.8),最理想的支架释放结果是支架与食管壁之间无残余空隙,对于部分未完全展开的区域可以使用球囊扩张器辅助。大部分支架都在两端装备有牵引线,必要时可用于重新调整位置。操作细致得当,支架置入的成功率可达80%~90%。

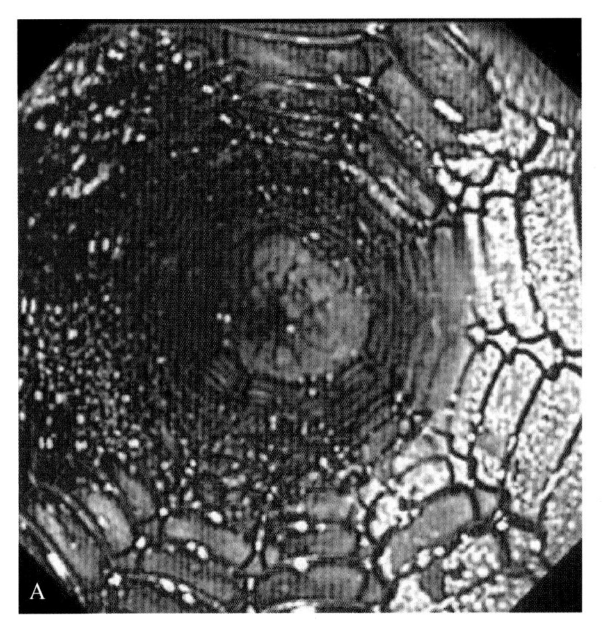

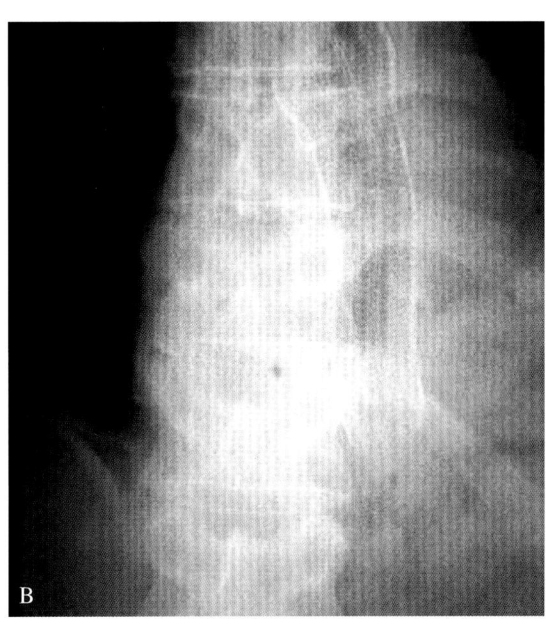

图34.7 **食管支架置入后内镜下表现(A)与食管支架置入后X光下表现(B)**

引自:http://www.gastrohep.com/images/image.asp? id=455. Accessed July 19, 2013.

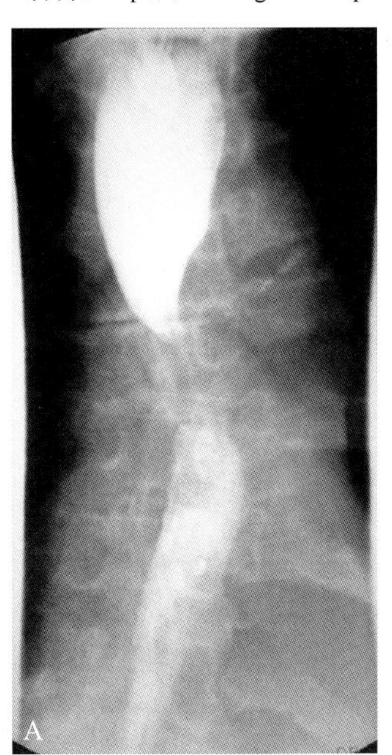

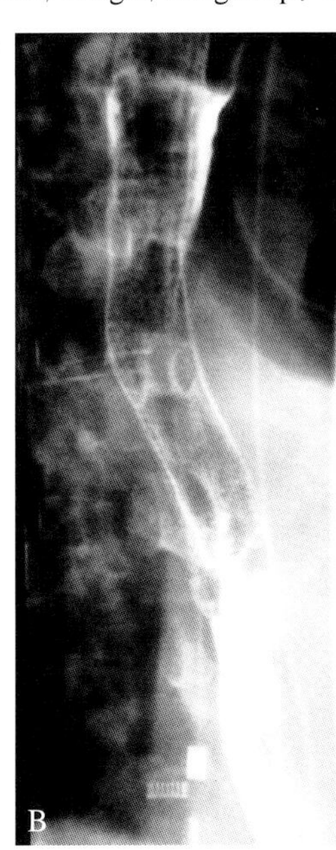

图34.8 **食管癌梗阻患者支架置入前(A)和支架置入后(B)的钡剂造影**

引自:Cameron J L. Current surgical therapy[M]. 8th ed. Philadelphia: Mosby, 2004: 49-55.

术后管理

置入支架后进行食管钡剂造影检查评估食管腔通畅程度，随后进行饮水和进食试验。对患者和家属进行营养膳食指导非常重要，应告知支架置入的目的和缺陷，例如要让他们清楚知道固体食物容易粘住支架造成梗阻，所以要尽量避免；跨越胃食管交界部的支架术后会导致反流加重，可以通过使用质子泵抑制剂或其他方法来控制，如抬高床头取半卧位，进食之后避免立即平卧等。患者支架置入后应早期到门诊再次复诊，以评估营养状态如何以及是否有其他副反应。

并发症

目前已有报道的支架置入相关并发症发病率为 30%～50%（表 34.3）。自膨式金属支架术后最常见的并发症为近端和远端未覆膜区域出现肿瘤和肉芽组织的过度内向增生，近半数患者术后 2～3 个月内会发生（图 34.9）。肿瘤向支架内生长会引起再次梗阻，需进一步清除或采取其他腔内治疗方式处理（如 ND：YAG 激光治疗、光动力治疗、近距离放疗等）。有 10%～40%患者术后发生支架移位，自膨式塑料支架更容易移位（图 34.10）；近端食管支架置入与气管受压导致的损伤和移位发生率高有关；远端食管（尤其对于跨越胃食管交界部）支架置入会导致开放性反流（10%～20%）、反酸甚至是误吸（1%～2%）。支架置入可能会导致严重不适感以及反胃，且无法缓解，需要调整支架位置、大小或者取出（1%～2%）。文献报道术中食管穿孔发生率为 1%～2%，其他少见的并发症还包括出血、食管气管瘘形成、食管阻塞、操作时支架断裂、支架输送系统卡顿和硬膜外脓肿（食管穿孔/瘘的患者）。研究表明近半数患者在支架置入后需要再次内镜干预，平均间隔时间为 82 天。尽管在支架设计方面已做了大量的改良，但术后并发症仍然居高不下，其根本原因可能与食管癌患者疗效不佳和营养状况差相关。

表34.3 食管癌支架置入相关并发症

并发症	*n*
肿瘤过度增长（向内和向两端）	42（33%）
重度反流	14（11%）
支架移位	11（8.7%）
食物阻塞	10（7.9%）
释放失败	4（3.1%）
食管破溃/食管瘘	3（2.3%）
难治性疼痛（需要移除支架）	2（1.6%）
穿孔	1（0.8%）

引自：Christie N A，Buenaventura P O，Fernando H C，et al. Results of expandable metal stents for malignant esophageal obstruction in 100 patients：Short-term and long-term follow-up[J]. Ann Thorac Surg，2001，71(6)：1797-1801；discussion 801-802.

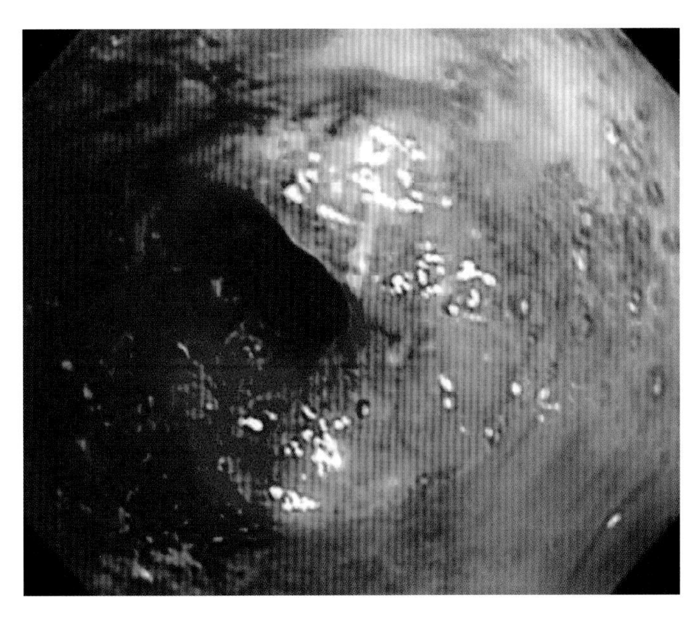

图 34.9　**Ultraflex 支架置入 4 个月后，支架远端过度增生的肉芽组织**

引自：Schembre D. Advances in esophageal stenting: The evolution of fully covered stents for malignant and benign disease[J]. Adv Ther, 2010, 27(7): 413-425.

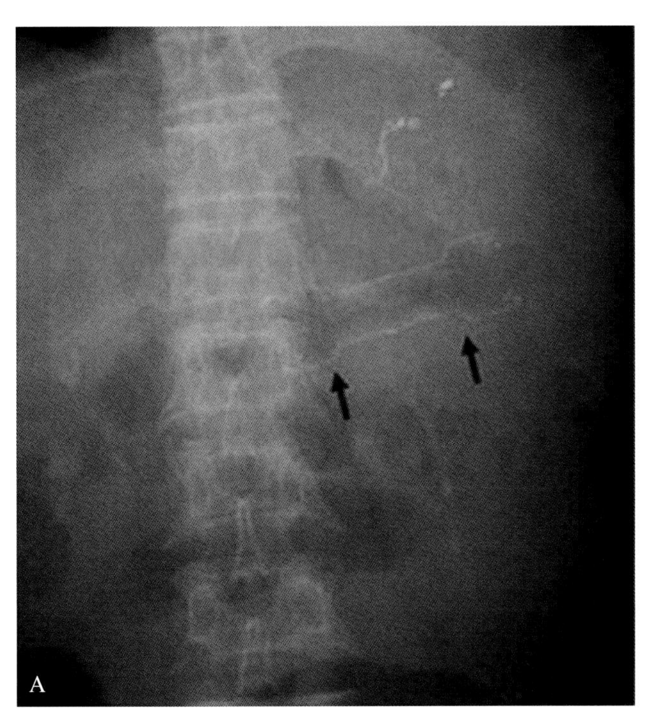

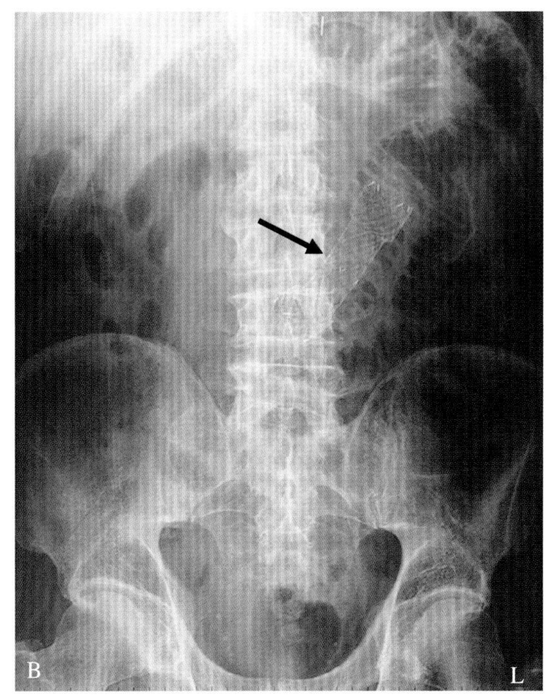

图 34.10　**支架移位脱落至胃(A)和小肠(B)**

引自：Ko H K, Song H Y, Shin J H, et al. Fate of migrated esophageal and gastroduodenal stents: Experience in 70 patients[J]. J Vasc Interv Radiol, 2007,18:725－732 (A) 和 http://www.gastrohep.com/classcases/classcases.asp?id＝25. Accessed July 19, 2013 (B).

食管支架选择不当会导致后续问题，包括所选支架在长度和宽度上过大或过小。尺寸过小会降低支架与食管壁的抓持力，导致食物漏到支架外围和支架移位；在支架置入前过度扩张同样会降低支架与食管壁的径向力导致移位发生率增高，理想的扩张是支架在释放前能安全通过狭窄部位。此外，支架过短会导致在近端或远端仍然留有梗阻，这种情况属于技术性的失误；直径过大的食管支架在置入后会引起疼痛和扩张不全，冗余折叠的支架会导致食管管腔梗阻；过长的支架向下能直接插入胃腔，在胸腔内负压作用下将胃黏膜吸入支架管腔，造成间歇性梗阻；近端食管支架过长时会顶住环咽肌，造成不适和癔球症以及急性气道压迫梗阻。当食管和气管均置入支架后，双支架的机械损伤使食管气管瘘的发病率明显增高；食管支架置入联合放疗也会增加支架损伤和食管瘘的发生。食管支架置入后随访应尽量细致，确保症状得到缓解并监测是否有上述并发症的发生。大多数患者通过 X 线胸片或胸部 CT 即可评估支架位置，通过钡剂造影进行吞咽功能的客观评估。

结果

硬质支架与膨胀式支架

软式内镜技术的出现和新一代自膨式金属支架的引入，极大地简化了支架置入过程。Knyrim 等开展的前瞻性随机研究发现，与硬质支架相比 SEMS 能够明显降低围手术期并发症和 30 天死亡率(29%和 14%)，并获得较好的经济效益。另一项前瞻性研究纳入因不可手术食管癌合并梗阻的 31 例连续病例，接受 SEMS 支架或硬质塑料支架治疗，两组并发症发生率相仿，但 SEMS 在梗阻症状缓解，缩短住院时间和延长生存方面优于塑料支架。一项纳入 158 例患者的大样本回顾性研究表明 SEMS 较硬质支架在缓解梗阻和降低并发症方面有优势。以上多项研究证实，SEMS 在治疗食管癌梗阻上优势明显，自膨式支架是目前食管癌姑息性治疗的最常用方法。

食管支架在恶性疾病中的应用

大多数食管癌患者(>60%)因症就诊时因局部侵犯、远处转移及合并症等原因而失去手术机会，因此治疗上应注重生活质量，有多种治疗方案可以改善梗阻(表 34.1)。食管支架能够安全有效地减轻梗阻并且能够缩短住院时间和降低并发症发生风险，可能是提高此分期食管癌生活质量最简单快捷的方法。大量研究证明食管支架置入成功率可达到 80%～95%，一项 100 例连续行食管支架置入的研究中，85%患者梗阻立即缓解，未发生手术相关死亡。尽管与 PDT 和 Nd:YAG 激光消融方案相比，SEMS 具有快速缓解梗阻和降低医疗花费的优势，但如果发生并发症，则患者生活质量会更差。一项回顾性研究纳入了 82 例患者对比各种支架置入的疗效，其中 Z 型支架 20 例，Wallstents 支架 31 例，部分覆膜 Ultraflex 支架 8 例，未覆膜 Ultraflex 支架 10 例，结果提示食管癌患者置入支架后的平均生存期为 4.5 月，3 种支架并发症发病率分别为 75%，68.1%和 44.4%，食管中上 1/3 的支架置入并发症发生率更高，13 例(15.9%)患者死于支架置入直接引起的并发症。

Nd:YAG 激光

激光治疗在缩小肿瘤体积、控制出血和缓解梗阻方面疗效确切，对于跨食管胃结合部支架治疗相比，激光治疗能够明显减少反流，但食管支架植入术操作时间短，能够快速减轻梗阻症状，并且对外压性食管狭窄患者更有优势。对比 Nd：YAG 激光（无论是否接受放疗）与膨胀式支架在治疗食管癌梗阻疗效的研究较少，一项研究纳入了 125 例食管癌梗阻患者对比 Nd：YAG 激光 ± 放射治疗和支架置入的疗效，发现在缓解梗阻方面疗效相当，但是支架置入手术明显增加了围手术期并发症发生率，且严重并发症发生率增加了 8～10 倍。另一项研究对比了 Nd：YAG 激光联合近距离放射治疗与支架置入的疗效，Nd：YAG/近距离放射治疗组发生需要进一步治疗的出血和瘘的比例更高，并且总体医疗花费更高。光动力治疗（PDT）也被应用于缓解恶性肿瘤导致的梗阻，它可以明显缩小腔内肿瘤体积和减少肿瘤相关性出血，治疗 5～7 天内症状缓解，持续时间为 9.5～14.4 周。虽然 YAG 激光和 PDT 能够减轻肿瘤导致的吞咽困难，但是支架置入具有操作简单、症状缓解快等优势，所以食管支架已成为目前大多数患者的一线推荐方案。

化疗和放疗能够提高晚期食管癌患者的生存时间和减轻进食梗阻，但是症状改善所需疗程较长。一项研究对比了支架置入、放疗和化疗在食管梗阻方面的疗效，共纳入 66 名患者，支架置入患者梗阻缓解的有效率为 81%，化疗组为 49%，放疗组为 56%。在食管癌支架置入前行放疗和/或化疗对并发症发生和预后无明显影响。

研究证实单次剂量腔内近距离放射治疗能够有效减轻食管癌性梗阻。一项前瞻性随机研究对比了单次剂量腔内近距离放疗（$n=101$）与支架置入（$n=108$）的疗效，支架置入能够快速减轻吞咽困难，但近距离放疗组症状缓解持续时间更长；支架置入组的并发症发生率更高（33% 与 21%，$P=0.02$）。荷兰 SIREC 研究组对比了单次剂量近距离放疗（12 Gy）和支架置入的疗效，单次剂量近距离放疗组治疗后 4 周症状缓解率为 75%；尽管支架置入能够快速缓解吞咽困难，但近距离放疗疗效更持久，术后 6 个月时患者生活质量优于支架置入组。一项成本疗效分析研究发现，与 Nd：YAG 激光治疗和支架置入相比，近距离放疗性价比更高。然而很多医院尚不能开展近距离放射治疗，这限制了其在食管癌性梗阻中的应用。不同方法联合应用模式可能使食管癌性梗阻患者获得最佳疗效（图 34.11），例如在支架置入后可应用 PDT 和近距离放疗抑制组织向支架内生长，临床治疗策略应基于根据患者情况和肿瘤特征进行个体化设计。

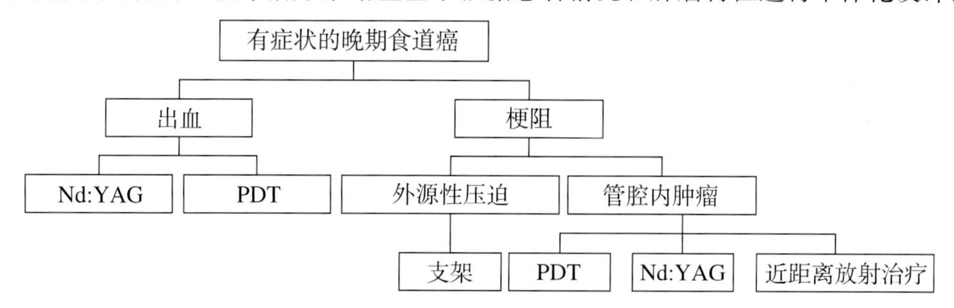

图 34.11 **晚期食管癌的多种治疗模式**

引自：Litle V R，Luketich J D，Christie N A，et al. Photodynamic therapy as palliation for esophageal cancer：Experience in 215 patients[J]. Ann Thorac Surg，2003，76：1687-1693.

食管支架在肿瘤所致的气管食管瘘治疗中也有效，一项研究纳入了 22 例恶性肿瘤继发气管食管瘘的患者，支架置入后气道症状缓解率为 90%。目前最大样本量研究由 Shin 等完成，纳入了 61 例食管气管瘘患者使用食管覆膜支架治疗，80% 患者病情得到控制，16.4% 的患者需同时放置气管支架，术后长期随访发现近 1/3 患者出现瘘复发，1/2 再发瘘患者通过二次放置自膨式支架成功控制。

食管支架在良性疾病中的应用

食管支架在良性疾病中亦有应用。由于金属支架导致迟发性并发症风险较高，例如侵蚀食管、刺激肉芽增生、出血和瘘口形成等，所以不用于食管良性疾病。该情况迫切需要自膨式塑料支架来解决，已有许多探索性研究进行报道，自膨式塑料支架治疗良性疾病成功率为 17%～95%。全覆膜塑料支架(如 Polyflex)在临床应用展现出肉芽内向增生或瘘形成概率均降低的优势，且必要时易于取出。食管支架在良性病变的适应证包括消化性狭窄、腐蚀性或放射后狭窄、食管穿孔和吻合口瘘等。良性顽固性狭窄(如消化性狭窄、放射所致狭窄)患者使用塑料支架可以立即缓解吞咽困难，支架的径向力促使狭窄部位逐步扩张和深层组织重塑，在取出支架后，高达 80%患者梗阻症状明显改善且在术后超过 2 年均无需扩张。也有相关研究报道称对良性食管狭窄和食管瘘的处理支架成功率较低；该前瞻性研究纳入了 40 例食管狭窄患者，塑料支架干预 4 周，2 例支架置入失败，仅 32%患者症状获得持续改善，术后并发症包括支架移位(22%)，重度胸部疼痛(11%)，出血(6%)，支架无法取出(6%)和食管瘘(3%)。其他还有一些研究发现自膨式塑料支架(如 Polyflex 支架)移位率高达 73%，再干预率达到 81.6%；全覆膜 SEMS 也能应用于食管良性疾病，但面临同样问题，移位率为 36%，并且 29%患者症状未得到持续改善。

尽管全覆膜支架在食管狭窄中的治疗结果有所差异，但在吻合口瘘和食管穿孔中疗效显著(图 34.12)。多项研究表明食管支架对于较小的自发性或医源性食管穿孔疗效满意。Freeman 等将支架用于胸腔内医源性食管穿孔的患者，94%(16/17)的患者瘘口成功封堵，82%(14/17)患者在支架置入术后 72 小时内能恢复经口进食，仅 18%(3/17)患者发生支架移位需重新调整；有 1 例患者在支架置入后瘘持续存在，从而需要外科手术干预；所有患者的支架取出平均时间为 52 ± 20 天。另一项研究纳入 32 例自发性食管穿孔和术后食管瘘的患者，置入自膨式塑料支架，70%患者的瘘口成功封堵。

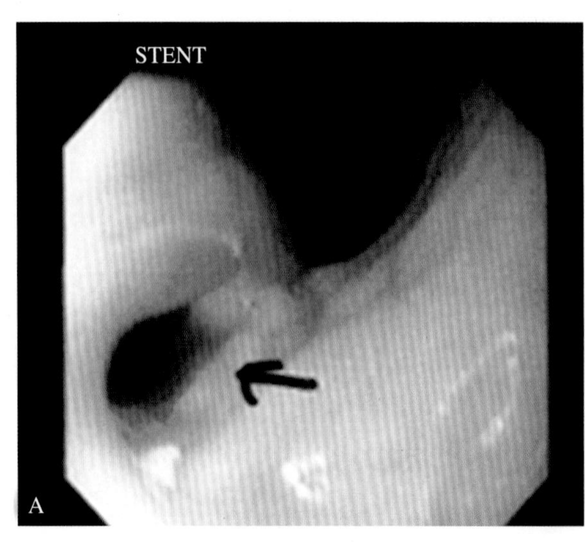

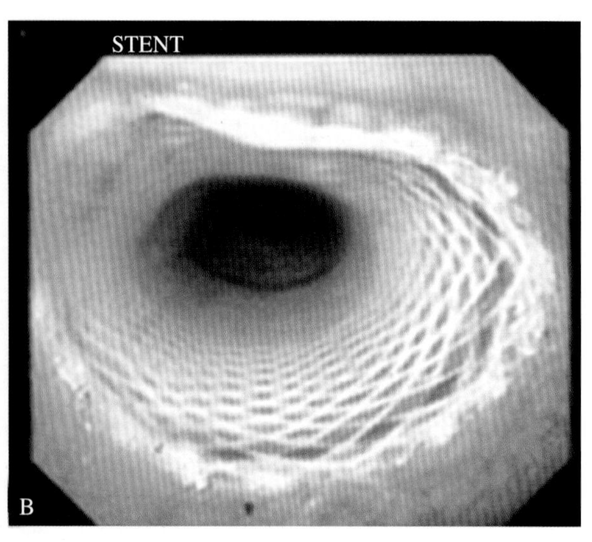

图 34.12　**自膨式塑料支架在食管医源性穿孔中的应用(箭头处)(A)与支架置入后内镜下的图像(B)**
引自：Bunch T J, Nelson J, Foley T, et al. Temporary esophageal stenting allows healing of esophageal perforations following atrial fibrillation ablation procedures[J]. J Cardiovasc Electrophysiol, 2006,17:435-439.

多个病例报道详述了可回收支架在食管自发性穿孔(Boerhaave 综合征)中的应用,放置食管支架有助于穿孔愈合,且能在 2～6 个月内安全取出;支架置入促使医源性食管穿孔破口早期关闭的比例达 81.8%(9/11)。另一项前瞻性研究纳入了 13 例良性食管穿孔患者,食管支架置入后破口成功闭合比例达 92.3%(12/13),所有支架均于 3 周后顺利内镜下取出。自膨式塑料支架也被成功应用于食管穿孔治疗,一项前瞻性研究纳入 17 例食管穿孔患者,钡剂造影证实 94.1%(16/17)患者破口成功被自膨式塑料支架封堵,17.6%(3/17)患者发生支架移位。还有一些研究报道了部分覆膜 SEMS 在食管吻合口瘘中的应用,所有瘘口均成功封闭,帮助患者早期恢复经口进食;放置大口径自膨式塑料支架对这部分患者也有效,封堵成功率为 78%～89%。

Radecke 等报道了他们的经验,纳入了 39 例食管良性、恶性狭窄及食管瘘患者,共置入 60 枚塑料支架,放置支架后 69%的患者能恢复经口进食,另有 15%的患者能满足分泌物下咽,但不能经口进食。由于大多数良性病变具有局限和收缩性差的特点,塑料支架移位是最常见的并发症。自膨式塑料支架发生早期移位的比例为 25%～30%,其余的患者中有 1/3 患者发生晚期移位。对于全覆膜支架在良性疾病中应用的优缺点需要更多的前瞻性随机研究来验证。

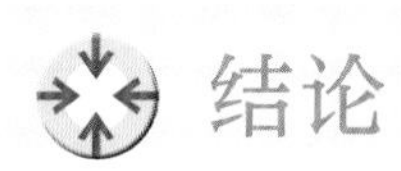

结论

膨胀式支架的应用为治疗恶性吞咽困难提供了安全有效的办法。支架设计的改良简化了置入操作难度,并将支架应用指征拓展到一系列良性疾病中。与硬性支架相比,SEMS 降低了操作难度和并发症的发生率,优势显著;部分覆膜 SEMS 相对于未覆膜支架进一步降低了肿瘤的内向生长和梗阻复发率,各种部分覆膜 SEMS 应用效果相当,尚无具有绝对优势的最佳设计。尽管自膨式塑料支架相对于 SEMS 在缓解进食梗阻方面疗效相当,但是其在治疗恶性吞咽困难时置入难度大,并且并发症发生率高,包括支架移位、出血和食物嵌顿。对于部分破口明确的食管穿孔或食管吻合口瘘患者,临时 SEMS 和自膨式塑料支架可有效封堵,对于支架置入后渗出明显的区域要联合外科引流以确保治疗成功。支架在该部分患者中应用的一些关键问题,包括理想病例选择、关键技术要点等,尚需要大样本带有随访资料的研究进一步阐明。对于可回收、全覆膜 SEMS 在良性疾病中的治疗有效性验证,开展长期的、前瞻性随机研究进行探索是很有必要的,仔细选择患者及执行术后随访是提高患者预后的关键。随着科技进步和恶性梗阻个体化多手段治疗经验的积累,不同方案(支架置入、扩张、激光、PDT、放疗和化疗)的优势会得到最大化的发挥。

参考文献

[1] Sharma P, Kozarek R. Role of esophageal stents in benign and malignant diseases[J]. Am J Gastroenterol, 2010,105(2):258-273, 274.

[2] Weigel T L, Frumiento C, Gaumintz E. Endoluminal palliation for dysphagia secondary to esophageal carcinoma[J]. Surg Clin North Am, 2002,82(4):747-761.

[3] Sundelof M, Ye W, Dickman P W, et al. Improved survival in both histologic types of oesophageal cancer in Sweden[J]. Int J Cancer, 2002,99(5):751-754.

[4] Raijman I, Siddique I, Lynch P. Does chemoradiation therapy increase the incidence of complications with self-expanding coated stents in the management of malignant esophageal strictures?[J]. Am J Gastroenterol, 1997,92(12):2192-2196.

[5] Lecleire S, Di Fiore F, Ben-Soussan E, et al. Prior chemoradiotherapy is associated with a higher life-threatening complication rate after palliative insertion of metal stents in patients with oesophageal cancer[J]. Aliment Pharmacol Ther, 2006,23(12):1693-1702.

[6] Shin J H, Song H Y, Kim J H, et al. Comparison of temporary and permanent stent placement with concurrent radiation therapy in patients with esophageal carcinoma[J]. J Vasc Interv Radiol, 2005,16(1):67-74.

[7] Verschuur E M, Kuipers E J, Siersema P D. Esophageal stents for malignant strictures close to the upper esophageal sphincter[J]. Gastrointest Endosc, 2007,66(6):1082-1090.

[8] Dua K S, Kozarek R, Kim J, et al. Self-expanding metal esophageal stent with anti-reflux mechanism[J]. Gastrointest Endosc, 2001,53(6):603-613.

[9] Laasch H U, Marriott A, Wilbraham L, et al. Effectiveness of open versus antireflux stents for palliation of distal esophageal carcinoma and prevention of symptomatic gastroesophageal reflux[J]. Radiology, 2002,225(2):359-365.

[10] Shim C S, Jung I S, Cheon Y K, et al. Management of malignant stricture of the esophagogastric junction with a newly designed self-expanding metal stent with an antireflux mechanism[J]. Endoscopy, 2005,37(4):335-339.

[11] Wenger U, Johnsson E, Arnelo U, et al. An antireflux stent versus conventional stents for palliation of distal esophageal or cardia cancer: A randomized clinical study[J]. Surg Endosc, 2006,20(11):1675-1680.

[12] Homs M Y, Wahab P J, Kuipers E J, et al. Esophageal stents with antireflux valve for tumors of the distal esophagus and gastric cardia: A randomized trial[J]. Gastrointestinal Endoscopy, 2004,60(5):695-702.

[13] Jeon S R, Eun S H, Shim C S, et al. Effect of drug-eluting metal stents in benign esophageal stricture: an in vivo animal study[J]. Endoscopy, 2009,41(5):449-456.

[14] Saito Y, Tanaka T, Andoh A, et al. Novel biodegradable stents for benign esophageal strictures following endoscopic submucosal dissection[J]. Dig Dis Sci, 2008,53(2):330-333.

[15] Repici A, Vleggaar F P, Hassan C, et al. Efficacy and safety of biodegradable stents for refractory benign esophageal strictures: The BEST (biodegradable esophageal stent) study [J]. Gastrointest Endosc, 2010,72(5):927-934.

[16] Mosca F, Consoli A, Stracqualursi A, et al. Comparative retrospective study on the use of plastic prostheses and self-expanding metal stents in the palliative treatment of malignant strictures of the esophagus and cardia[J]. Dis Esophagus, 2003,16(2):119-125.

[17] O'Donnell C A, Fullarton G M, Watt E, et al. Randomized clinical trial comparing self-expanding metallic stents with plastic endoprostheses in the palliation of oesophageal cancer [J]. Br J Surg, 2002,89(8):985-992.

[18] Vakil N, Gross U, Bethge N. Human tissue responses to metal stents[J]. Gastrointest Endosc Clin N Am, 1999,9(3):359-365.

[19] Vakil N, Morris A I, Marcon N, et al. A prospective, randomized, controlled trial of

covered expandable metal stents in the palliation of malignant esophageal obstruction at the gastroesophageal junction[J]. Am J Gastroenterol, 2001,96(6):1791-1796.

[20] Saranovic D, Djuric-Stefanovic A, Ivanovic A, et al. Fluoroscopically guided insertion of self-expandable metal esophageal stents for palliative treatment of patients with malignant stenosis of esophagus and cardia: Comparison of uncovered and covered stent types[J]. Dis Esophagus, 2005,18(4):230-238.

[21] Siersema P D, Hop W C, van Blankenstein M, et al. A comparison of 3 types of covered metal stents for the palliation of patients with dysphagia caused by esophagogastric carcinoma: A prospective, randomized study[J]. Gastrointest Endosc, 2001,54(2):145-153.

[22] Sabharwal T, Hamady M S, Chui S, et al. A randomised prospective comparison of the flamingo wallstent and ultraflex stent for palliation of dysphagia associated with lower third oesophageal carcinoma[J]. Gut, 2003,52(7):922-926.

[23] Eickhoff A, Hartmann D, Jakobs R, et al. Comparison of 3 types of covered self-expanding metal stents for the palliation of malignant dysphagia: Results from the prospective ludwigshafen esophageal cancer register[J]. Z Gastroenterol, 2005,43(10):1113-1121.

[24] Pennathur A, Chang A C, McGrath K M, et al. Polyflex expandable stents in the treatment of esophageal disease: Initial experience [J]. Ann Thorac Surg, 2008, 85 (6): 1968-1972, 1973.

[25] Conigliaro R, Battaglia G, Repici A, et al. Polyflex stents for malignant oesophageal and oesophagogastric stricture: A prospective, multicentric study [J]. Eur J Gastroenterol Hepatol, 2007,19(3):195-203.

[26] Conio M, Repici A, Battaglia G, et al. A randomized prospective comparison of self-expandable plastic stents and partially covered self-expandable metal stents in the palliation of malignant esophageal dysphagia[J]. Am J Gastroenterol, 2007,102(12):2667-2677.

[27] Verschuur E M, Repici A, Kuipers E J, et al. New design esophageal stents for the palliation of dysphagia from esophageal or gastric cardia cancer: A randomized trial [J]. Am J Gastroenterol, 2008,103(2):304-312.

[28] Schembre D. Advances in esophageal stenting: the evolution of fully covered stents for malignant and benign disease[J]. Adv Ther, 2010,27(7):413-425.

[29] Baron T H. Minimizing endoscopic complications: Endoluminal stents [J]. Gastrointest Endosc Clin N Am, 2007,17(1):83-104.

[30] Bethge N, So mmer A, Gross U, et al. Human tissue responses to metal stents implanted in vivo for the palliation of malignant stenoses[J]. Gastrointest Endosc, 1996,43(6):596-602.

[31] Homs M Y, Kuipers E J, Siersema P D. Palliative therapy[J]. J Surg Oncol, 2005,92(3): 246-256.

[32] Christie N A, Buenaventura P O, Fernando H C, et al. Results of expandable metal stents for malignant esophageal obstruction in 100 patients: Short-term and long-term follow-up [J]. Ann Thorac Surg, 2001,71(6):1797-1801, 1801-1802.

[33] Homann N, Noftz M R, Klingenberg-Noftz R D, et al. Delayed complications after placement of self-expanding stents in malignant esophageal obstruction: Treatment strategies and survival rate[J]. Dig Dis Sci, 2008,53(2):334-340.

[34] Knyrim K, Wagner H J, Bethge N, et al. A controlled trial of an expansile metal stent for palliation of esophageal obstruction due to inoperable cancer[J]. N Engl J Med, 1993,329

(18):1302-1307.

[35] Roseveare C D, Patel P, Simmonds N, et al. Metal stents improve dysphagia, nutrition and survival in malignant oesophageal stenosis: A randomized controlled trial comparing modified Gianturco Z-stents with plastic Atkinson tubes[J]. Eur J Gastroenterol Hepatol, 1998,10(8):653-657.

[36] Eickhoff A, Knoll M, Jakobs R, et al. Self-expanding metal stents versus plastic prostheses in the palliation of malignant dysphagia: Long-term outcome of 153 consecutive patients[J]. J Clin Gastroenterol, 2005,39(10):877-885.

[37] Dallal H J, Smith G D, Grieve D C, et al. A randomized trial of thermal ablative therapy versus expandable metal stents in the palliative treatment of patients with esophageal carcinoma[J]. Gastrointest Endosc, 2001,54(5):549-557.

[38] Wang M Q, Sze D Y, Wang Z P, et al. Delayed complications after esophageal stent placement for treatment of malignant esophageal obstructions and esophagorespiratory fistulas[J]. J Vasc Interv Radiol, 2001,12(4):465-474.

[39] Bethge N, Sommer A, von Kleist D, et al. A prospective trial of self-expanding metal stents in the palliation of malignant esophageal obstruction after failure of primary curative therapy [J]. Gastrointest Endosc, 1996,44(3):283-286.

[40] Gevers A M, Macken E, Hiele M, et al. A comparison of laser therapy, plastic stents, and expandable metal stents for palliation of malignant dysphagia in patients without a fistula[J]. Gastrointest Endosc, 1998,48(4):383-388.

[41] Konigsrainer A, Riedmann B, De Vries A, et al. Expandable metal stents versus laser combined with radiotherapy for palliation of unresectable esophageal cancer: A prospective randomized trial[J]. Hepatogastroenterology, 2000,47(33):724-727.

[42] Thomas R J, Abbott M, Bhathal P S, et al. High-dose photoirradiation of esophageal cancer [J]. Ann Surg, 1987,206(2):193-199.

[43] Schweitzer V G, Bologna S, Batra S K. Photodynamic therapy for treatment of esophageal cancer: A preliminary report[J]. Laryngoscope, 1993,103(6):699-703.

[44] Coia L R, Engstrom P F, Paul A R, et al. Long-term results of infusional 5-FU, mitomycin-C and radiation as primary management of esophageal carcinoma[J]. Int J Radiat Oncol Biol Phys, 1991,20(1):29-36.

[45] Cwikiel M, Cwikiel W, Albertsson M. Palliation of dysphagia in patients with malignant esophageal strictures. Comparison of results of radiotherapy, chemotherapy and esophageal stent treatment[J]. Acta Oncol, 1996,35(1):75-79.

[46] Homs M Y, Hansen B E, van Blankenstein M, et al. Prior radiation and/or chemotherapy has no effect on the outcome of metal stent placement for oesophagogastric carcinoma[J]. Eur J Gastroenterol Hepatol, 2004,16(2):163-170.

[47] Homs M Y, Steyerberg E W, Eijkenboom W M, et al. Single-dose brachytherapy versus metal stent placement for the palliation of dysphagia from oesophageal cancer: Multicentre randomised trial[J]. Lancet, 2004,364(9444):1497-1504.

[48] Homs M Y, Essink-Bot M L, Borsboom G J, et al. Quality of life after palliative treatment for oesophageal carcinoma—a prospective comparison between stent placement and single dose brachytherapy[J]. Eur J Cancer, 2004,40(12):1862-1871.

[49] Da S E, Artifon E L. Cost-effectiveness of palliation of unresectable esophageal cancer[J].

Dig Dis Sci，2008，53(12)：3103-3111.

[50] Dumonceau J M，Cremer M，Lalmand B，et al. Esophageal fistula sealing：Choice of stent，practical management，and cost[J]. Gastrointest Endosc，1999，49(1)：70-78.

[51] Ross W A，Alkassab F，Lynch P M，et al. Evolving role of self-expanding metal stents in the treatment of malignant dysphagia and fistulas[J]. Gastrointest Endosc，2007，65(1)：70-76.

[52] Shin J H，Song H Y，Ko G Y，et al. Esophagorespiratory fistula：Long-term results of palliative treatment with covered expandable metallic stents in 61 patients[J]. Radiology，2004，232(1)：252-259.

[53] Evrard S，Le Moine O，Lazaraki G，et al. Self-expanding plastic stents for benign esophageal lesions[J]. Gastrointest Endosc，2004，60(6)：894-900.

[54] Repici A，Conio M，De Angelis C，et al. Temporary placement of an expandable polyester silicone-covered stent for treatment of refractory benign esophageal strictures [J]. Gastrointest Endosc，2004，60(4)：513-519.

[55] Triester S L，Fleischer D E，Sharma V K. Failure of self-expanding plastic stents in treatment of refractory benign esophageal strictures[J]. Endoscopy，2006，38(5)：533-537.

[56] Dua K S，Vleggaar F P，Santharam R，et al. Removable self-expanding plastic esophageal stent as a continuous，non-permanent dilator in treating refractory benign esophageal strictures：A prospective two-center study [J]. Am J Gastroenterol，2008，103 (12)：2988-2994.

[57] Eloubeidi M A，Lopes T L. Novel removable internally fully covered self-expanding metal esophageal stent：Feasibility，technique of removal，and tissue response in humans[J]. Am J Gastroenterol，2009，104(6)：1374-1381.

[58] Fischer A，Thomusch O，Benz S，et al. Nonoperative treatment of 15 benign esophageal perforations with self-expandable covered metal stents[J]. Ann Thorac Surg，2006，81(2)：467-472.

[59] Freeman R K，van Woerkom J M，Ascioti A J. Esophageal stent placement for the treatment of iatrogenic intrathoracic esophageal perforation[J]. Ann Thorac Surg，2007，83(6)：2003-2007，2007-2008.

[60] Tuebergen D，Rijcken E，Mennigen R，et al. Treatment of thoracic esophageal anastomotic leaks and esophageal perforations with endoluminal stents：Efficacy and current limitations [J]. J Gastrointest Surg，2008，12(7)：1168-1176.

[61] Chung M G，Kang D H，Park D K，et al. Successful treatment of Boerhaave's syndrome with endoscopic insertion of a self-expandable metallic stent：Report of three cases and a review of the literature[J]. Endoscopy，2001，33(10)：894-897.

[62] Petruzziello L，Tringali A，Riccioni M E，et al. Successful early treatment of Boerhaave's syndrome by endoscopic placement of a temporary self-expandable plastic stent without fluoroscopy[J]. Gastrointest Endosc，2003，58(4)：608-612.

[63] Siersema P D，Homs M Y，Haringsma J，et al. Use of large-diameter metallic stents to seal traumatic nonmalignant perforations of the esophagus[J]. Gastrointest Endosc，2003，58(3)：356-361.

[64] Johnsson E，Lundell L，Liedman B. Sealing of esophageal perforation or ruptures with expandable metallic stents：A prospective controlled study on treatment efficacy and limitations[J]. Dis Esophagus，2005，18(4)：262-266.

[65] Profili S, Feo C F, Cossu M L, et al. Effective management of intrathoracic anastomotic leak with covered self-expandable metal stents. Report on three cases[J]. Emerg Radiol, 2008,15(1):57-60.

[66] Nowakowski P, Ziaja K, Ludyga T, et al. Self-expandable metallic stents in the treatment of post-esophagogastrostomy/post-esophagoenterostomy fistula[J]. Diseases of the Esophagus, 2007,20(4):358-360.

[67] Schubert D, Scheidbach H, Kuhn R, et al. Endoscopic treatment of thoracic esophageal anastomotic leaks by using silicone-covered, self-expanding polyester stents[J]. Gastrointest Endosc, 2005,61(7):891-896.

[68] Radecke K, Gerken G, Treichel U. Impact of a self-expanding, plastic esophageal stent on various esophageal stenoses, fistulas, and leakages: A single-center experience in 39 patients [J]. Gastrointest Endosc, 2005,61(7):812-818.

[69] Song H Y, Park S I, Do Y S, et al. Expandable metallic stent placement in patients with benign esophageal strictures: Results of long-term follow-up[J]. Radiology, 1997,203(1): 131-136.

[70] Siersema P D. Endoscopic therapeutic esophageal interventions: What is new? What needs further study? What can we forget? [J]. Curr Opin Gastroenterol, 2005,21(4):490-497.

（朱小东 译 陈柚君 校）

35 良恶性食管狭窄扩张治疗

Konstantinos I. Makris　Christy M. Dunst

引言

食管扩张或探条扩张术首次报道于16世纪，最初期的做法是使用蜡制的探条将阻塞的食团推入胃中以疏通食管；“探条（bougia）”一词起源于阿尔及利亚城市名布吉亚（Boujiyah），这是中世纪的蜡和蜡烛贸易中心。在现代合成材料探条出现前，制作探条的材质为皮革、铁、铅和鲸须等。

经过多年的发展，食管扩张术从高穿孔风险的盲法操作转变为借助柔性内窥镜、导丝、透视和其他辅助手段的精细又安全的技术。现在可供内镜医师选择的医疗设备越来越多，可满足不同方案及入路的操作，能解决绝大多数食管梗阻的问题。

常用食管扩张器类型如表35.1所示，常分为推式扩张器（如Maloney，Savary-Gilliard）和球囊扩张器（如TTS球囊扩张器）。推式扩张器在透视下操作，用或者不用导丝均可；球囊扩张器可以经导丝在透视下操作，也可经柔性内镜置入然后在内镜直视下扩张。

表35.1 食管扩张器类型
推式扩张器
A.非引导式橡胶探条
Maloney（锥型，充汞，12~60F，型号间隔2F）
Hurst（钝头，钨填充，12~60F，型号间隔2F）
B.引导式扩张器
Savary-Gilliard（聚乙烯，锥形，中心通道过导丝，直径5~20 mm）
Eder-Puestow（可弯曲探条带金属材质橄榄头，12种橄榄头尺寸，直径6.6~19.3 mm）
C.其他
弹性树胶扩张器（半柔性，经硬质食管镜置入，极少使用）
KeyMed扩张器（Eder Puestow变体，已不用）
Celestin和Buess扩张器（Savary变体，较少使用）
光学扩张器（透明，over-the-scope探条带序贯扩张节段）
经内镜（Through-the-scope，TTS）球囊扩张器
TTS球囊扩张器（在内镜或透视下使用，带或不带导丝，直径6~40 mm），单级或多级球囊

食管机械扩张的目的是撑开和破坏食管壁黏膜下层和肌肉层的狭窄，理想情况是不对食管壁全层造成破坏。球囊扩张对食管壁施加的是径向力，理论上适合短的狭窄病变；而探条扩张除了产生径向力外还附加纵向剪切力。尽管有所差异，但在最常见的食管扩张术中两种扩张器的应用效果旗鼓相当。

适应证和禁忌证

食管扩张术适应于食管病理性阻塞和功能障碍引起的吞咽困难（表 35.2）。贲门失弛缓症、恶性狭窄和术后吻合口狭窄是最常见的手术指征，消化性食管狭窄亦是食管扩张术的指征之一，但自应用质子泵抑制剂（PPIs）以来，消化性食管狭窄发病率显著降低。

表35.2 食管扩张术的适应症
功能性障碍：
贲门失弛缓症
环咽性吞咽困难
良性疾病：
消化性狭窄
糜烂性食管炎
Schatzki环和食管蹼
医源性狭窄（放疗后，食管消融后，胃底折叠术后，吻合术后，腔内操作术后）
嗜酸性食管炎
其他（真菌-病毒-霉菌感染、自身免疫性疾病、药物性食管炎）
肿瘤性疾病
食管原发恶性肿瘤
继发于胸腔肿瘤浸润侵犯及外源性压迫（气管、肺、喉部肿瘤或淋巴瘤）

食管扩张临床治疗目标是消除梗阻，缓解吞咽困难，以减少误吸和营养不良的发生。当食管腔直径达到 12～15 mm 或 36F 扩张器能够顺利通过狭窄部位的时候，吞咽困难症状即可明显改善；当管腔直径维持 15 mm 或 45F 扩张器能够顺利通过时即可达到正常饮食水平。食管阻塞病变被扩张后还能够满足内镜进入胃腔行胃镜检查，超声胃镜（EUS）探头评估食管病灶以及支架置入的需要。在胃底折叠术中也常用到大直径（50F 或 60F）扩张器以降低医源性吞咽困难的发生，同样这些扩张器在折叠术后也能用到。早期许多有经验的食管外科医师认为在食管吻合口瘘早期进行食管扩张术有助于吻合口瘘远端食管通畅和促进吻合口瘘口的愈合。此外在置入自膨式支架前亦需食管扩张术。

活动期食管穿孔是食管扩张的绝对禁忌证，既往有穿孔病史是相对禁忌，需高度注意。其他一些增加手术难度，穿孔或其他并发症风险较高的情况也被视为相对禁忌证，包括食管恶性肿瘤、大的胸主动脉瘤、咽部或颈部畸形及脊椎骨刺、心肺功能不全和严重的凝血功能异常。放疗和同期活检不是食管扩张的禁忌证。

术前规划

在扩张手术前需要详细评估食管梗阻的病因及增加手术风险的合并症情况。制定手术方案前要详细采集病史，进行系统的体格检查；除了内镜检查外，还要行食管钡剂造影和胃镜检查了解食管梗阻的范围及性质。应该警惕当患者有近端吞咽困难时可能合并其他隐匿问题，如咽囊、Zenker 憩室和食管蹼等，这些情况会增食管穿孔的风险。必要时行其他影像学检查。

食管内镜检查能够明确梗阻的解剖位置、病变长度和性质。术前行内镜活检或刷检以明确病理，对诊疗方案的制订至关重要，但有可能会增加食管穿孔风险。其他内镜下发现，如食管裂孔疝、食管迂曲、狭窄成角和食管憩室等，对扩张器类型的选择有一定的参考价值。单纯性狭窄可以同期行活检和扩张，怀疑肿瘤性狭窄时需推迟扩张时机以避免穿孔发生。

在进行食管扩张术之前详细向患者介绍手术细节，对于手术治疗的获益、替代方案及潜在风险均要详细告知，然后签署知情同意书。

接受抗凝治疗的患者可能会出现内镜下难以控制的出血。因此需要在术前停用华法林和进行凝血时间检测。对于高凝患者，可以用肝素替代华法林抗凝，并且在术前 4～6 小时停用肝素，术后 4～6 小时恢复使用，术后当晚可恢复华法林抗凝。抗血小板类的药物氯吡格雷需要在术前 7～10 天内停用，但尚没有明确的证据表明需要在食管扩张前停止使用阿司匹林和非甾体类抗炎药物。

为了防止误吸和确保内镜下检查和扩张操作顺利完成，常规术前 4～6 小时禁食水以排空食管和胃内容物，对于贲门失迟缓症的患者，需要延长禁食水时间。

有文献报道在食管扩张治疗后出现一过性菌血症，因此，对于免疫抑制和有心内膜炎风险的患者，术前应依据相关指南预防性使用抗生素。

尽管上消化道内窥镜检查和食管扩张可以在清醒状态下完成，但深度镇静或全身麻醉可以提高患者在治疗过程中的舒适度。具体镇静方案依据患者整体健康情况、手术时间和方式、患者既往对常规镇静剂的耐受程度以及术者偏好等因素选择。最常见的镇静方法是静脉注射咪达唑仑、芬太尼或异丙酚，术中持续监测血氧饱和度和血流动力学的变化。操作前口咽部喷洒利多卡因或吞咽利多卡因凝胶可提高内镜检查及扩张的舒适度，不过通常不需要。特殊情况下需要或首选气管插管麻醉。

术前应制定扩张方案以及选择合适的扩张器，然后基于内镜检查发现最终确定。无引导探条(Maloney)扩张适用于食管比较直的单纯狭窄、食管蹼或食管环。但食管穿孔始终是我们关注的重点，通过透视、导丝引导或内镜下直视操作可降低穿孔风险。对于顽固的、比较直的狭窄，如颈部放疗所致或吻合口狭窄，患者经培训后可居家使用该类探条扩张。对于重度和复杂的狭窄需在引导下扩张，球囊扩张器或推式扩张器(Savary-Gilliard)均可选用，使用造影剂和透视可提高操作安全性。此外，内镜医师的经验、扩张器类型及设备在制定临床决策时也起到关键作用。

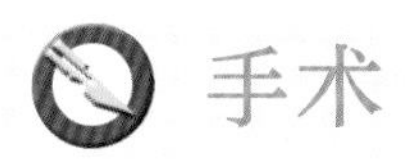

手术

原则

尽管在技术上存在差异，但各种类型的食管扩张应遵循以下共同原则：

■ 无论是探条扩张还是球囊扩张，首次使用的扩张器直径要与狭窄管径相符合。

■ 传统意义上，需要多个疗程扩张才能达到治疗目标，单疗程内所选择的探条不超过 3 个(三原则)连续的直径增量。

■ 临床食管扩张的最终目的是缓解进食梗阻，当食管管腔直径达到 12～15 mm 时，可基本满足正常吞咽需要。对于食管蹼和食管环需要稍大直径的扩张器(16～20 mm)，对于贲门失迟缓需要尝试使用更大的扩张器(30～40 mm)，但食管穿孔风险会随扩张器直径增加明显升高。恶性狭窄扩张时尤其要注意，穿孔风险更高。扩张时要操作轻柔，扩张要能满足活检、EUS 探头通过和姑息性支架置入的需要。

■ 当探条通过狭窄部位或者球囊扩张有中度阻力时表明扩张开始，需要避免阻力过大对组织结构造成破坏。

体位

最常采用的体位为左侧卧位，即经典的上消化道内镜检查体位。该体位可满足所有类型的食管扩张操作并且不对术中监护造成干扰，若操作中出现反胃也易于处理，可最大限度降低误吸风险。平卧位可用于气管插管全麻下操作或透视下扩张，以减少肱骨重影对透视观察的影响。坐位经鼻在非手术室内的食管扩张也有相关报道，Maloney 探条扩张也可以经坐位完成，尤其是自行扩张时可采用该体位。

推式扩张器

推式扩张器在引导下置入可降低穿孔风险，例如 Savary-Gilliard 扩张器。这些扩张器的空心管腔可通过带柔软弹簧尖端的硬质导丝(Savary 导丝)以引导扩张器推进(图 35.1、图 35.2)。当需要穿过比较复杂的狭窄时，软导丝起到的引导效果差，有导致食管穿孔的风险，操作需谨慎。

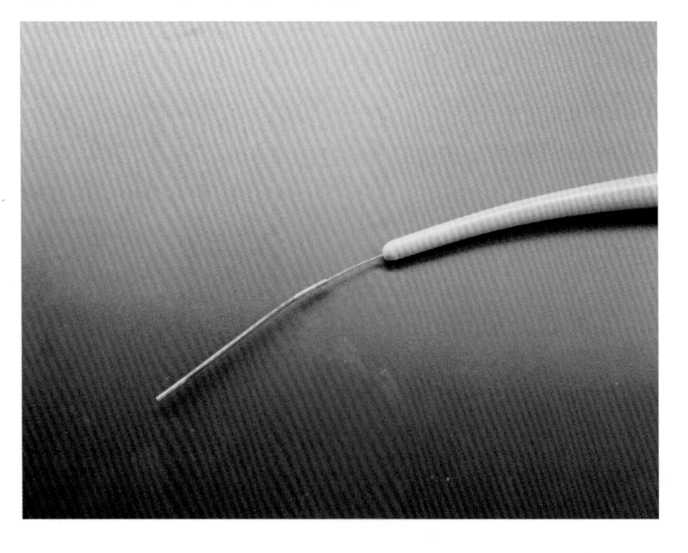

图 35.1 带导丝 Savary-Gilliard 扩张器

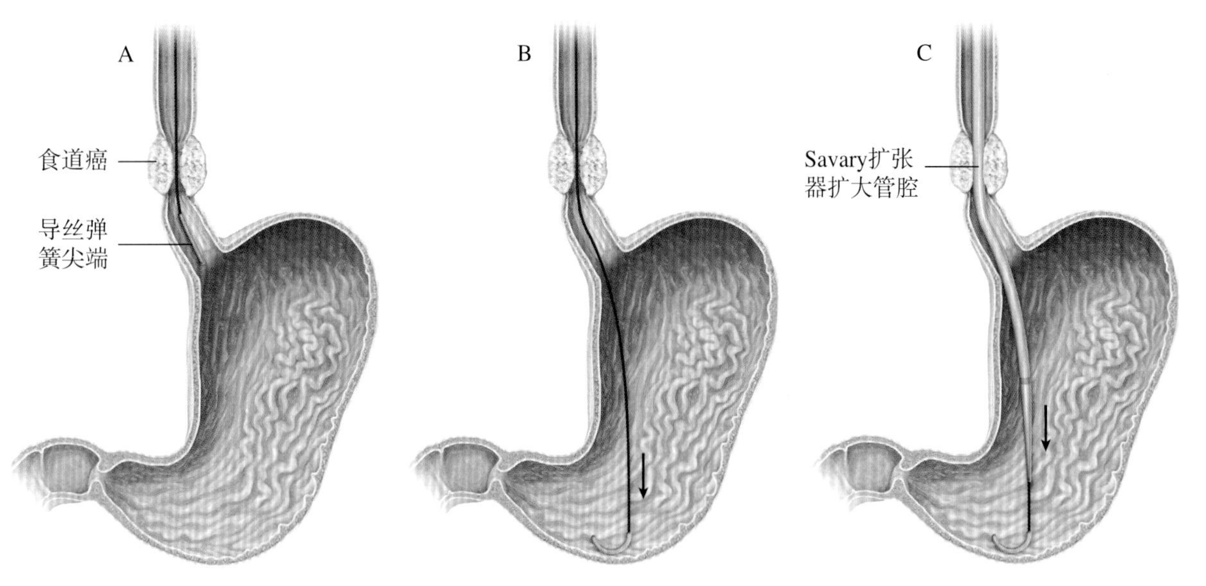

图 35.2　**Savary-Gilliard 扩张器食管扩张术**

通过消化内镜工作通道置入导丝，尖端送至胃窦或十二指肠处。如狭窄严重内镜无法通过，可尝试儿童内镜；或在内镜直视或透视下将导丝穿过狭窄处送入胃腔，然后透视下完成扩张术。球囊扩张的导管也可按类似方法通过狭窄部位并完成扩张。通常在食管扩张后，内镜可通过原狭窄处进入胃腔，然后对食管和胃进行检查评估。内镜下使用对比剂有助于术中狭窄部位的评估，导丝可通过透视引导置入，须确保导丝深度至少要超过狭窄远端 20～30 cm。

当导丝处于理想位置时，缓慢退出内镜并通过工作通道同步送导丝，以保持导丝尖端位置稳定。具体操作参照深静脉置管术的 Seldinger 技术，操作时双人协作更容易，同时可经内镜或透视下观察。内镜完全退出口腔时抓住导丝，贴紧牙垫以防止滑动，标记好导丝深度，便于扩张操作时观察，避免导丝脱出胃腔。

将 Savary-Gilliard 扩张器沿导丝经口腔插入食管，在扩张器表面或导丝通道使用润滑剂可使操作更容易。在插入扩张器过程中，要固定导丝末端保持位置固定，以避免移位或尖端扭曲打结。扩张器不透 X 线的特点或过渡区（圆锥尖端与最宽处之间）带有不透 X 射线的标记有利于在透视下观察。

操作时以手指抓住扩张器缓慢轻柔的推进，遇到阻力时停止推进，透视下观察扩张器方向是否与食管轴线吻合，确认无误后再尝试继续推进。如阻力非常大，则需要停止操作并且再次通过内镜评估食管情况。完成扩张后如需进一步扩张，则退出扩张器并保持导丝处于原位，然后选用更大直径的扩张器重复操作。有人认为当扩张器带有血迹时即提示应停止扩张，或至少提醒我们高度警惕。当扩张操作全部完成后导丝与扩张器一并退出。

Maloney 扩张器操作与前述类似，但是没有导丝（图 35.3），退出内镜后，润滑扩张器尖端，放到下咽部，嘱患者做吞咽动作有利于扩张器进入食管，当尖端进入上段食管后可缓慢推进，其他操作与 Savary-Gilliarded 扩张器类似。持续推进扩张器，当口外末端剩余 10～15 cm 时停止，扩张器在该位置保持 20～60 s 完成扩张，对于远端狭窄尤其要注意扩张器送入的深度足够。

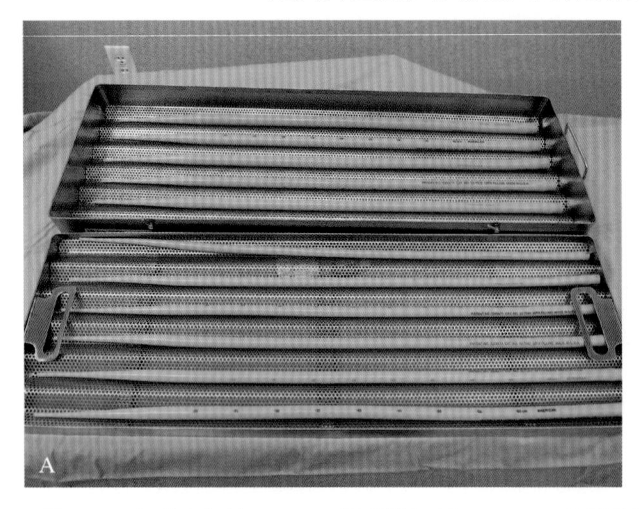

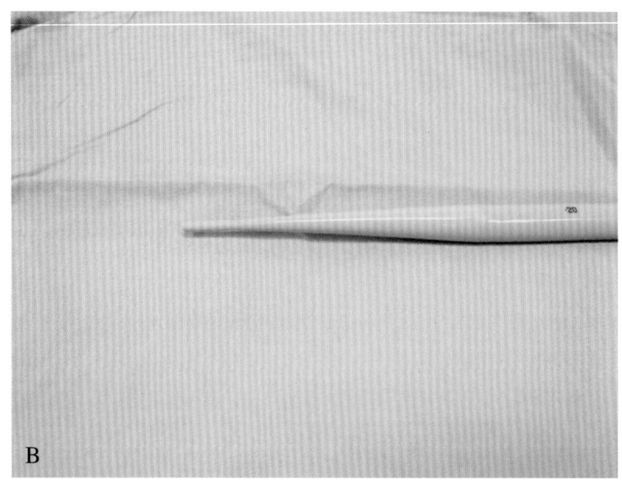

图 35.3　各种直径的 Maloney 扩张器(A)与 Maloney 扩张器的锥形尖端(B)

球囊扩张器

经内镜(TTS)球囊扩张器分为单级球囊导管和多级球囊导管，通过往球囊中注入水或对比剂达到既定压力的时候，球囊便可达到预定的直径进行扩张(图 35.4A)。对于多级球囊导管，同一个球囊的三级不同的扩张压力分别对应着 3 种扩张直径，优点是同次多级扩张时不需要更换扩张器，通过与系统相连的压力计来控制球囊膨胀和确保准确性。

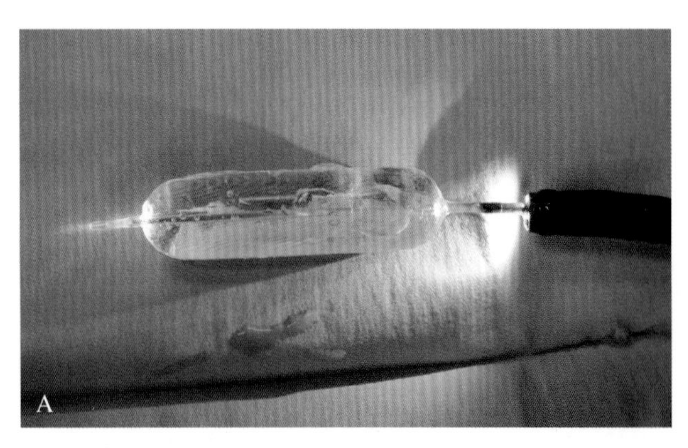

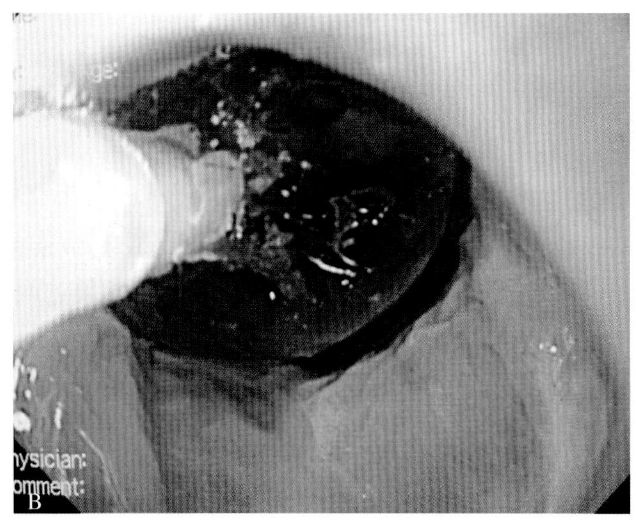

图 35.4　经内镜(TTS)球囊扩张器(A)与内镜下吻合口狭窄的球囊扩张(B)

球囊导管经标准内镜的工作通道置入(图 35.5)，球囊柔软的尖端在内镜视野下进入狭窄区域(图 35.4B)。狭窄不严重时，可在内镜下将萎陷球囊送入胃中，然后缓慢地将球囊退到食管，以便球囊中间位置处于狭窄最窄处。对于内镜不能通过的复杂的、重度的狭窄，可以用导丝引导球囊导管。在置入球囊或导丝前通过内镜通道注入造影剂有利于我们了解狭窄后食管的特征，以确保扩张器定位准确。

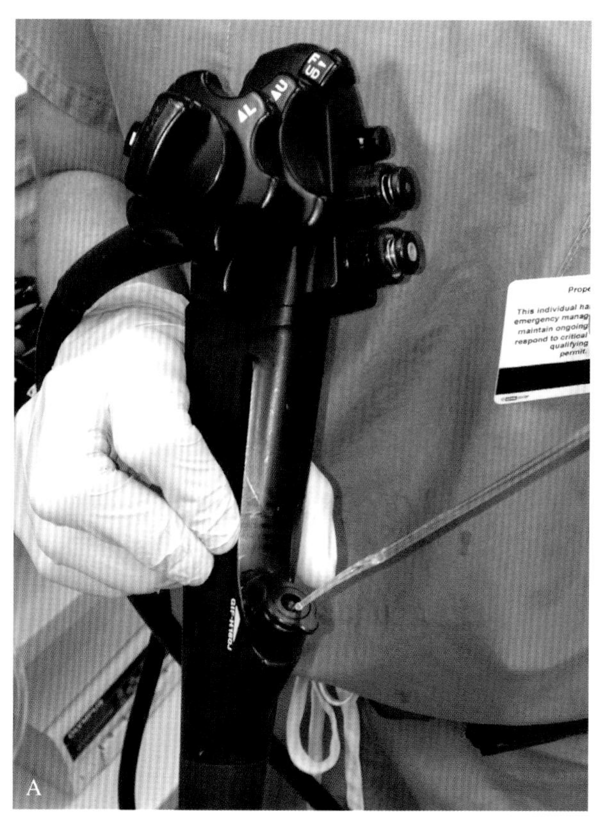

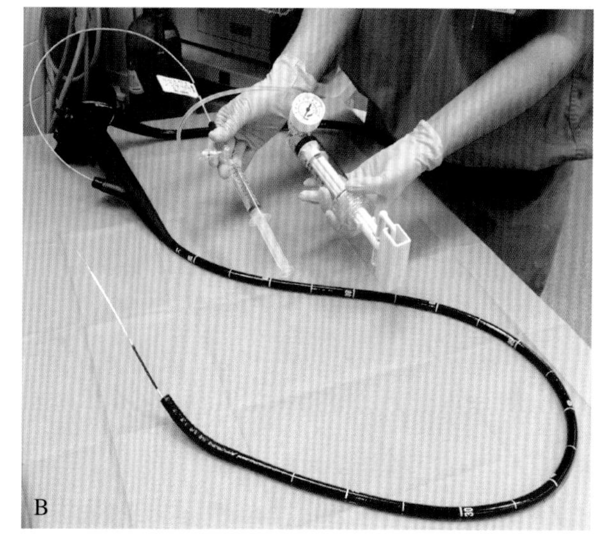

图 35.5 球囊扩张器插入内镜通道(A)与带有球囊导管和活塞泵的全套内镜装置(B)

保持球囊近端处于内镜头端以便持续观察，当球囊处于理想位置时，术者一只手将球囊导管固定于内镜的工作通道，另一只手将内镜固定于牙垫，通过控制这两点可确保操作过程中扩张器的稳定，并且当观察到球囊发生轻微移位时能够及时进行微调。助手注水膨胀球囊，目前对于球囊扩张持续时长尚达成共识，大多数内镜医师主张采用 Savary-Gilliard 的作用时间为 20～60 s。

球囊萎陷后即可再次评估扩张后的狭窄区域，也可以用更大直径做进一步的扩张。对于复杂或者重度的食管狭窄，可在球囊中注入造影剂并透视下观察，以避免导管通过狭窄部位或扩张过程中造成损伤，但无须作为常规。

食管“会师”

在一些特殊情况下，食管管腔会完全或近乎于闭锁，包括处理不当的吻合口狭窄、放疗后狭窄和腐蚀性狭窄。“会师”操作时，分别从上方(经口)和从下方(经胃造口)向闭锁狭窄处做内镜检查，然后尝试看到对向的内镜并在最接近的位置轻柔穿过狭窄处(图 35.6)，这些操作虽风险较大，但可能是唯一的选择。对于这些食管闭锁的罕见病例，治疗目的是打通食管营养通道，但在一些病例中不能再次行大手术和重建新的管道，所以这个目的几乎不可能达到，此时就可以考虑用内镜“会师”的方法来解决，所以我们将该方法单独列出。操作时双向进镜，通过内镜下视野和透视观察闭锁管腔的长度，评估是否能够再通以及使用导丝、活检钳和激光等操作的风险。如经评估闭锁长度很窄或风险可控，则可以尝试再通。需要强调的是术前要充分准备，详细向患者解释食管穿孔风险同时获得许可，并且要求由经验丰富的内镜医师操作，必要时需外科医师协助操作。对该部分患者治疗全程均需高度重视，包括床旁造影检查、入院和留观以及预防性使用抗生素等。贯穿狭窄处后我们常在狭窄处预留缝线备用，术后需要频繁地扩张和内镜评估，初期可达 2～3 次/周。

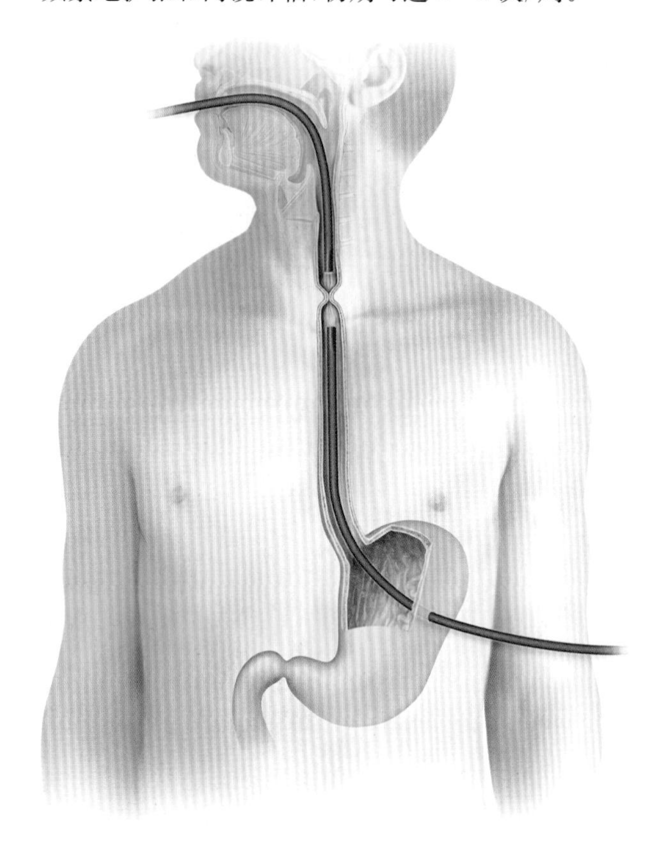

图 35.6 经口和胃造口处同时进行全闭塞食管扩张操作

术后管理

食管扩张术后麻醉复苏过程需要密切监护，监测指标包括心率、血压、血氧饱和度和体温等。发热是脓毒血症的早期征象，术后出现皮下气肿首先要考虑食管穿孔的可能，尽管可能只是微小穿孔所导致，但一旦发生就必须要进行全面仔细的评估和观察，并预防性使用抗生素。钡剂或碘油造影不作为扩张术后常规检查，当需要评估扩张效果或怀疑食管穿孔时可进行造影检查。

扩张后应能满足流质饮食需要，出院前对饮食调整和方案细节进行详细宣教，对可能发生的不适以及复发症状详细告知，指导患者通过自评及时发现。术后 24 小时建议进食软食，如出现任何新发可疑的临床症状需详细评估，包括食管造影检查，但食管造影有 10%～38%的假阴性概率，胸部 CT 检查同时口服造影剂有助于发现隐匿性的问题。根据检查结果和临床表现评估穿孔可能，决定是否住院进行密切观察或进一步治疗。

如果不能一次安全有效地完成狭窄扩张，则需要进行多次扩张来达到理想管腔直径。每次扩张的间隔时间尚无定论，通常在 3～6 周内。对于重度狭窄或接近闭锁的患者需要长期的、频繁的扩张。

进食梗阻症状复发也是再次内镜检查和扩张的指征。在首次充分扩张后狭窄再发且需要多次扩张，我们称之为难治性狭窄，通常包括食管或胃部手术后的吻合口狭窄、放射性狭窄、内镜消融后狭窄或腐蚀性食管炎相关狭窄。这些患者是使用 Maloney 扩张器自行扩张的合适人群，操作前需要内镜医生或者外科医师对患者进行仔细评估和详细的培训指导。

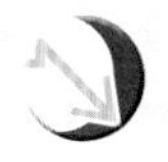

并发症

食管扩张最主要的并发症有食管穿孔、出血和误吸。文献报道食管狭窄扩张后穿孔发生率为 0.1%～2.6%，死亡率为 1%。恶性食管狭窄更常见，为 6.4%，死亡率 2.3%；良性狭窄为 1.1%，死亡率为 0.5%。食管扩张发生穿孔的高危因素有：复杂性食管狭窄、高龄患者、使用非引导扩张探条或术者经验不足等。贲门失弛缓患者扩张穿孔发生率更高(7%)，通常发生于首次扩张。部分术者认为消化性狭窄扩张穿孔发生率高于其他良性狭窄，但尚无确切数据支持。按常理来说经内镜或透视引导从较小直径扩张器开始进行扩张是最安全的，但即使操作过程中慎之又慎，也无法完全避免穿孔发生，甚至是很细的扩张器或导丝在使用时都可能造成穿孔。穿孔通常发生于狭窄区域，可以在颈部、胸内或腹部。基于临床表现和影像学检查(胸片、碘油造影、CT)发现可确诊。根据穿孔的位置和严重程度，治疗方案可以选择单纯使用抗生素治疗，或内镜下覆膜支架置入、钳夹，甚至必要时进行外科干预。食管穿孔后行扩张治疗要慎重选择，需要根据穿孔的大小、患者的症状和穿孔发生时间综合决定，这种情况可考虑使用食管支架处理。

食管扩张术后出血通常量很少且具有自限性，出血量大的情况可见于抗凝患者，这时需要内镜下钳夹或消融干预。误吸是上段食管内镜检查和扩张的又一潜在风险，在长期梗阻患者或准备不充分时好发，因此在扩张前务必要先吸尽食管和胃内容物。在使用镇静药物或者全身麻醉诱导时注意气道保护非常重要。扩张术后一过性菌血症亦有相关报道，因此对有心脏和全身感染风险的患者需要预防性使用抗生素。

结果

食管扩张通常都有效，但具体的成功率和症状缓解持续时间取决于病理类型。总体来说，良性狭窄扩张成功率为 85%～95%，吻合口和消化性狭窄易于扩张，而比较韧的腐蚀性和放疗后狭窄扩张难度大。狭窄的解剖复杂程度(如长度、成角和狭窄程度)也可能是影响扩张成功的不利因素。

推式扩张器和球囊扩张器的对比有相关报道，发现二者疗效相当，扩张的成功率和并发症发生率相仿。具体方案由操作者经验和意向的狭窄扩张后形态决定。

扩张后吞咽困难症状复发则需要再次内镜评估和扩张治疗。以下因素被认为对需多次扩张有预测作用:非消化性良性狭窄(如放射和腐蚀所致狭窄),纤维性狭窄,扩张后管径小于 14 mm。特殊情况下对于重度狭窄患者要制定扩张计划表以达到预期目标,在梗阻症状复发前就进行短间隔(如每周一次)反复扩张。扩张联合内镜下注射类固醇激素可以有效预防良性狭窄复发,临床上目前常规使用,但是,文献所报道的有效率差异很大。

条件允许时,结合病理进行病因治疗是预防狭窄复发的关键。对于胃食管反流疾病,应将最优内科处理、抗反流手术和消化性狭窄的治疗作为整体方案综合考虑。对于复发性或难治性下段食管狭窄的患者行抗反流手术时,一定要慎重考虑并制定详细的手术方案,因为胃底折叠术会加剧食管狭窄复发引起的吞咽困难。一般对难治的消化性狭窄患者,应在抗反流术后进行积极的序贯扩张治疗(如每周 1 次,连续 3 周)或使用大剂量质子泵抑制剂以提高手术的成功率。对扩张无效或反复扩张仍然复发的极端病例,应考虑外科手术干预。

大部分恶性食管狭窄扩张有效但具有较高的穿孔风险,因此扩张要通过导丝在透视引导下进行。恶性狭窄扩张后会快速复发,放化疗如反应良好则能有效降低食管狭窄的复发率;使用食管支架也可延长狭窄改善的时间。原发食管恶性肿瘤扩张的目的是缓解吞咽困难和扩大管腔以利于超声探头通过进行分期诊断;并且可以反复扩张或置入食管支架以确保营养供给,患者营养改善后可耐受全身诱导治疗(伴或不伴局部放射治疗);经联合处理患者维持良好的营养和功能状态可降低食管切除手术的风险。

由继发性肿瘤压迫导致的食管狭窄对扩张疗效不佳。导致食管外压狭窄的原发病变包括主动脉瘤、锁骨下动脉先天异常和血管环、胸骨后甲状腺肿、淋巴瘤和椎体骨赘形成等。该类型外压性食管狭窄的处理应以治疗原发病为主。

结论

- 食管扩张术适用于各种类型的食管梗阻性病变,包括医源性狭窄(如吻合口狭窄)、消化性狭窄、腐蚀性狭窄和食管肿瘤恶性狭窄。
- 目前可用的扩张器有多种,通常可分为推式扩张器(Maloney,Savary-Gilliard)和(TTS)球囊扩张器。尽管在临床实践中,不同的扩张器通常有特定的适应证,但研究尚未证明哪一种扩张器更具优势。
- 经导丝置入推式扩张器和在内镜直视下推进球囊扩张器提高了手术安全性,对于困难的病例选择性使用透视和造影剂,能降低食管穿孔的发生。
- 食管扩张最常见的操作风险是食管穿孔、出血和误吸。
- 扩张有效率取决于具体病理类型。消化性狭窄有效率可有 85%~95%;放射性和腐蚀性狭窄比较韧,难以扩张;可通过重复扩张和内镜注射类固醇来减少狭窄复发;病因治疗是减少狭窄复发的关键,如胃食管反流病、食管旁疝、纤维性狭窄和食管运动功能障碍。

■ 恶性狭窄可以扩张但医源性穿孔风险大，并且扩张后狭窄会短期内复发，因此可能需要反复扩并放置食管支架，恶性食管狭窄常见扩张指征是满足超声内镜探头通过狭窄部位进行分期诊断。

参考文献

[1] Rice T W. Dilation of peptic esophageal strictures[C]//Pearson F G，Cooper J D，Deslauriers J，Ginsberg R J，et al. Esophageal surgery[J]. Churchill Livingstone，2002:306-317.

[2] Standards of Practice Committee，Egan J V，Baron T H，et al. Esophageal dilation[J]. Gastrointest Endosc，2006,63(6):755-760.

[3] Patterson E J，Herron D M，Hansen P D，et al. Effect of an esophageal bougie on the incidence of dysphagia following nissen fundoplication：A prospective，blinded，randomized clinical trial[J].Arch Surg，2000,135(9):1055-1061；discussion 1061-1062.

[4] Riley S A，Attwood S E A. Guidelines on the use of oesophageal dilation in clinical practice [J]. Gut，2004,53(suppl 1):i1-i6.

[5] Lew R J，Kochman M L. A review of endoscopic methods of esophageal dilation[J]. J Clin Gastroenterol，2002,35(2):117-126.

[6] Nelson D，Sanderson S，Azar M. Bacteremia with esophageal dilation[J]. Gastrointest Endosc，1998,48:563-567.

[7] Rees C J，Fordham T，Belafsky P C. Transnasal balloon dilation of the esophagus[J]. Arch Otolaryngol Head Neck Surg，2009,135(8):781-783.

[8] Maple J T，Petersen B T，Baron T H，et al. Endoscopic management of radiation-induced complete upper esophageal obstruction with an antegrade-retrograde rendezvous technique[J]. Gastroin test Endosc，2006,64:822-828.

[9] Bueno R，Swanson S J，Jaklitsch M T，et al. Combined antegrade and retrograde dil lation：A new endoscopic technique in the management of complex esophageal obstruction[J]. Gastrointest Endosc,2001,54:368-372.

[10] Fadoo F，Ruiz D E，Dawn S K，et al. Helical C T esophagography for the evaluation of suspected esophageal perforation or rupture[J]. AJR Am J Roentgenol，2004，182(5)：1177-1179.

[11] Dzeletovic I，Fleischer D E. Self-dilation for resistant，benign esophageal strictures[J]. Am J Gastroenterol，2010,105:2142-2143.

[12] Hernandez L V，Jacobson J W，Harris M S. Comparison among the perforation rates of Maloney，balloon，and Savary dilation of esophageal strictures[J]. Gastrointest Endosc，2000,51:460-462.Higher perforation with Maloney.

[13] Quine M A，Bell G D，McCloy R F，et al. Prospective audit of perforation rates following upper gastrointestinal endoscopy in two regions of England[J]. Br J Surg，1995,82(4):530-533.

[14] Pereira-Lima J C，Ramires R P，Zamin I Jr，et al. Endoscopic dilation of benign esophageal strictures：Report on 1043 procedures[J]. Am J Gastroenterol，1999,94(6):1497-1501.

[15] Saeed Z A, Winchester C B, Ferro P S, et al. Prospective randomized comparison of polyvinyl bougies and through-the-scope balloons for dilation of peptic strictures of the esophagus[J].Gastrointest Endosc, 1995,41(3):189-195.

[16] Vasilopoulos S, Shaker R. Defiant dysphagia: Small-caliber esophagus and refractory benign esophageal strictures[J]. Curr Gastroenterol Rep, 2001,3(3):225-230.

[17] Kochhar R, Ray J D, Sriram P V, et al. Intralesional steroids augment the effects of endoscopic dilation in corrosive esophageal strictures[J]. Gastrointest Endosc, 1999,49:509-513.

[18] Xinopoulos D, Bassioukas S P, Dimitroulopoulos D, et al. Selfexpanding plastic stents for inoperable malignant strictures of the cervical esophagus[J]. Dis Esophagus, 2009,22(4): 354-360.

[19] van Heel N C, Haringsma J, Spaander M C, et al. Esophageal stents for the relief of malignant dysphagia due to extrinsic com pression[J]. Endoscopy, 2010,42(7):536-540.

（朱小东 译 王 灿 校）

36 食管穿孔

Christian G. Peyre　Thomas J. Watson

引言

食管穿孔是一种严重且可能危及生命的急症。由于食管穿孔的表现和临床特征各不相同，对此类患者需要及时做出合理且准确的判断才能达到最佳治疗效果。1947年，Barrett 首次报道成功修复食管穿孔的病例，开创了外科干预为标准治疗的时代。在随后的半个世纪里，食管穿孔的治疗原则逐渐建立并不断完善。尽管在数十年间，外科经验不断积累，并且同时抗菌药、麻醉、重症监护、放射技术和介入治疗等各方面都在进步，但食管穿孔的病死率仍居高不下。近年来，对特殊选择的一些病例进行非手术内镜下的干预开展越来越多，丰富了该疾病的治疗手段。食管外科医生应掌握该疾病的诊治原则，并对当下可用的替代方案有充分全面的了解，才能使该难题得到最好的解决。

1724 年，荷兰医生 Hermann Boerhaave 发表了第一篇关于自发性食管穿孔的文章，描述了荷兰海军元帅 Baron de Wassenaer 在一次自发性呕吐后死亡的事件。Boerhaave 综合征即指由于呕吐时食管腔内压力急剧上升而导致食管全层破裂的一种危急重症。幸好 Boerhaave 综合征并不常见，如今仅占食管穿孔的 15%。食管穿孔最常见的原因是腔内操作造成的医源性损伤，占所有穿孔的近 60%。随着越来越多地使用柔性上消化道内镜进行诊断和治疗（如食管扩张或内镜下切除），以及经食管超声评估心脏功能的广泛应用，食管穿孔的发生率呈上升趋势（图 36.1）。食管穿孔的其他常见病因还包括误食异物、外伤、手术损伤以及恶性肿瘤等。

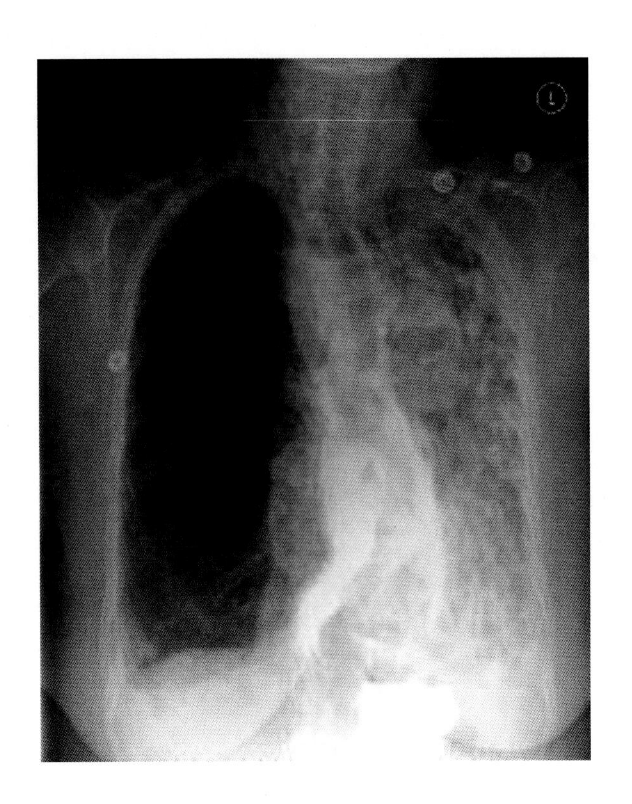

图 36.1　食管穿孔造影
经食管超声心动图检查造成了颈部食管穿孔，胸片显示口服造影剂外渗到纵隔。该患者同时有左肺慢性支气管扩张的病史。通过左颈部切开术和开腹手术，将引流管放入了颈部和纵隔，成功地治疗了该穿孔。

临床表现

食管穿孔的临床表现是多样的，具体取决于穿孔的大小，纵隔、胸腔、腹腔的污染程度，干预的及时性，相关的食管病变以及其他合并症。最常见的表现是胸痛，同时伴有吞咽痛、呼吸困难、发热和寒战。如果发生穿孔时间很短，症状可能会很轻微或隐匿。

通过仔细地评估心率、尿量和白细胞计数有助于判断是否已经发生败血症。穿孔后 24～48 小时败血症及其伴随症状如心动过速、低血压、精神状态改变和呼吸衰竭会变得明显。在最初的评估中，最重要的是进行详细的病史询问，而病史中要格外关注的是在食管穿孔前是否存在吞咽困难、烧心、反酸等症状以及之前是否做过食管手术与内镜检查，如果曾做过内镜检查，内镜检查是否有异常发现等。因为合并的其他食管病变会影响最终的治疗决策。对于所有的因上消化道症状合并食管疾病或近期有食管内镜操作史的急诊就诊患者，必须高度怀疑是否出现了食管穿孔。

术前规划

评估疑似食管穿孔患者的初始检查是胸部 X 光片，具有经济快速的优势，可以发现胸腔积液（通常是单侧）、气胸、腹腔积气、皮下或纵隔气肿又或者是纵隔增宽。但胸片正常并不能完全排除食管穿孔，特别是对于穿孔包裹或早期疑似穿孔的患者来说更是如此。

针对食管穿孔应用最广泛的影像学检查是食管造影（图 36.2），基于以往经验目前使用的是水溶性造影剂（如泛影葡胺），可以避免钡剂泄漏加重纵隔、胸腔或腹腔的污染。该检查要求病人吞咽功能正常，能够很好地配合，以免发生误吸，因为泛影葡胺可能导致严重的化学性肺炎。选择检查项目前应评估该检查对老年患者或者误吸高风险患者所带来的风险，尽量避免额外的肺损伤。

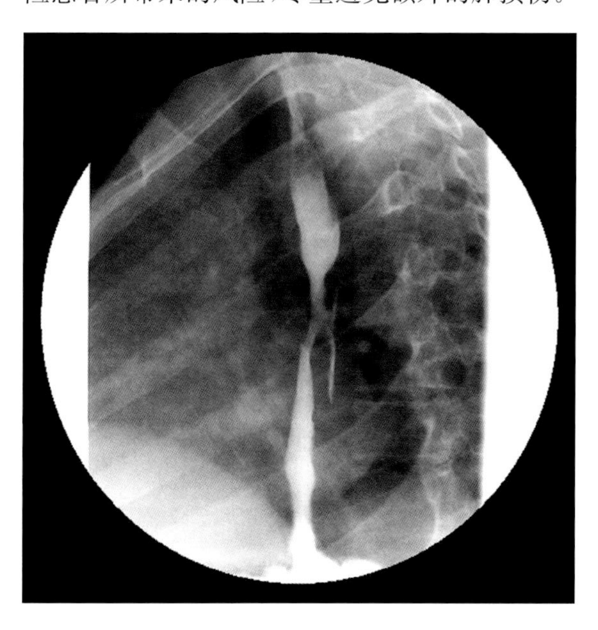

图 36.2 食管造影显示因中段食管狭窄行扩张所造成的包裹性穿孔

该检查可以很好地评估食管解剖，穿孔位置与范围（包裹性穿孔还是胸腹膜已破裂）以及是否合并食管狭窄、恶性肿瘤、憩室或运动功能障碍等。如泛影葡胺检查阴性，应使用稀钡进一步检查以提高检查敏感性。造影时还应分别取左侧卧位和右侧卧位进行观察。需要注意的是，食管造影结果阴性并不能完全排除食管穿孔，其假阴性率在 10%～38%。

近来计算机断层扫描（CT）被认为是很有用的诊断方法，能用于食管破裂各种特征的评估（图 36.3、图 36.4）。提示穿孔的 CT 表现包括纵隔气肿、腹腔积气、皮下气肿、纵隔积液或感染改变、胸腔积液、腹腔脓肿。不是所有患者都可以被检测出口服造影剂渗漏，所以不能完全将该特征作为诊断和排除诊断的标准。此外 CT 还可以明确食管外积液的位置和程度，这为手术干预及引流提供了重要的信息。

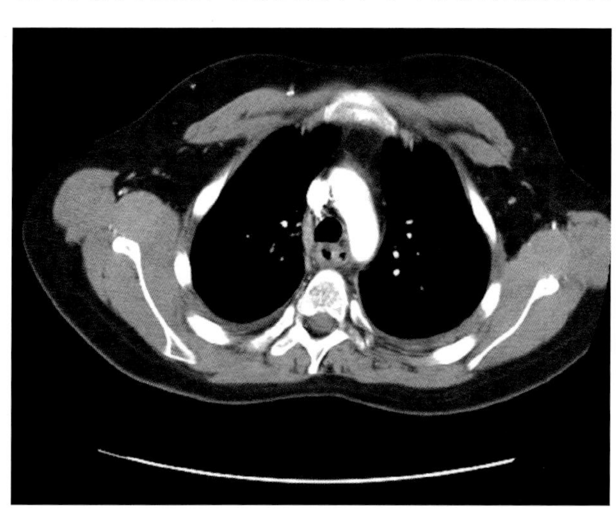

图 36.3 与图 36.2 所示同一患者的胸部 CT，显示了中段食管增厚狭窄以及包裹性穿孔导致的纵隔积气

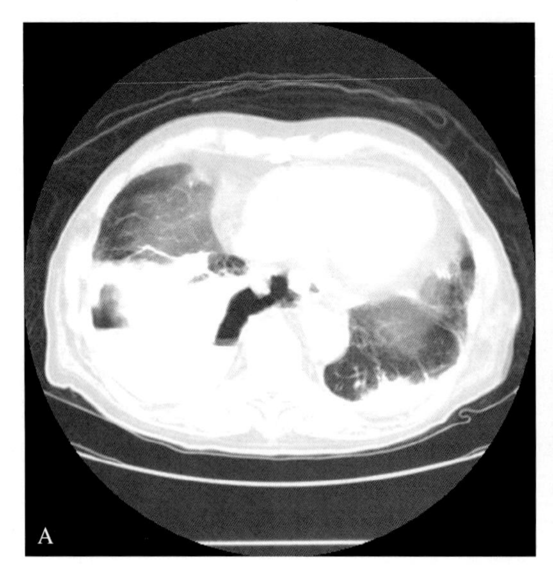

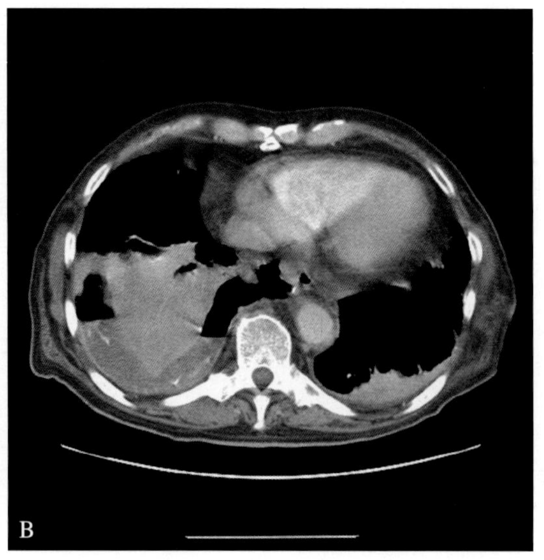

图 36.4 胸部 CT 显示右侧大量液气胸，纵隔积气，右下叶肺实变，口服造影剂少量外渗至右侧胸膜腔，最终诊断为食管穿孔

胃镜在评估包括穿孔在内的所有食管病变都发挥着关键作用。胃镜检查不仅可以确定黏膜损伤的位置和大小，而且还可以识别合并的黏膜缺血、炎症、溃疡以及其他慢性或亚急性病变，例如狭窄、憩室、恶性肿瘤等。尽管对软镜检查的安全性尚存在一些担忧，因为需要充气，但在急性穿孔时由经验丰富的医师完成检查既可以避免损伤加重，还可为诊断提供非常有价值的信息。充气应保持在能够充分观察整个黏膜所需的最低水平。如果担心气胸发作或加剧，应考虑在检查前放置胸引管引流。有些穿孔是隐蔽的，可能没有明显的撕裂，而只表现为黏膜淤斑和随气流波动的轻微破损。除观察外内镜还可用于治疗，经内镜可以冲洗和抽吸管腔外包裹性积液，甚至可以将内镜穿过破口进入胸腔来辅助胸引管的放置。

临床上尚无能够完美评估食管穿孔的检查。食管造影的不足是高假阴性率和误吸风险，并且对黏膜破损细节评估不足。CT 在确定穿孔位置和发现既往食管病变方面表现较差。内镜是腔内侵入性检查，不能明确食管外污染的程度。因此，临床工作中应根据临床表现、想要获取的信息、患者耐受能力和可能的治疗方式综合考虑，选择必要的检查，按合理的顺序进行。需要强调是，在进行任何手术干预之前，必须要明确穿孔的位置和波及范围，因为这关乎切口和手术术式的选择。

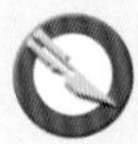

治疗

初步处理原则

食管穿孔最严重的后果是胃肠内容物外漏所导致的败血症与死亡，所以治疗关键要点是：

- 通过修复或其他方式控制胃肠道内容物外漏，消除败血症感染源。
- 充分引流管腔外的积液。

所有治疗方案，无论是非手术、内镜还是手术治疗，都必须遵循这两个基本原则。

初期的治疗应包括禁食、静脉输液、应用广谱抗生素。泄漏的胃肠道内容物会在纵隔、胸腔或腹腔内造成化学损伤，这可能导致大量的积液以及由败血症加剧导致的低血压。抗生素选择应针对多种细菌感染，包括革兰阳性菌、革兰阴性菌和厌氧菌。此外，对于长期应用质子泵抑制剂的患者，因胃内真菌定植的风险增加，所以要考虑加用抗真菌药物。应早期放置胸管对胸腔大量积液进行引流，并同时进行术前准备。

确定治疗计划

总体的治疗计划应做到个体化，综合考虑非手术、内镜和手术治疗的适应证与禁忌证，再根据病人的实际情况来选择。非手术治疗的标准已明确，但决定应用与否、什么时候适合用，对临床医生的判断力要求很高。内镜治疗技术也可选择，包括全覆盖支架覆盖和镜下钳夹。手术治疗的方法包括一期穿孔修复、食管切除、充分引流和食管旷置与改道。如果选择内镜治疗，必须考虑如何引流和清除食管周围的污染物，这可以通过经皮穿刺、胸腔镜或是开放手术来完成。由于治疗手段多样化，在临床实际中如何选择最佳方案并非易事。制定临床决策时需要考虑的主要问题如下：

- 穿孔的病因是什么？
- 穿孔的位置在哪(颈部、胸部还是腹部?)
- 是包裹性穿孔还是破入胸腔或腹腔的开放性穿孔？
- 食管外的污染范围有多大？
- 穿孔发生的时间有多久？
- 病人的状况如何，有哪些合并症？
- 是否存在其他的食管病变？
- 食管是否值得保留？
- 病人是否符合非手术治疗的标准？

非手术治疗

数十年来，手术是食管穿孔的首选治疗方式，但病死率高。在一些仔细筛选的病例中，非手术治疗已取得成功，并可避免急诊食管手术的一些并发症。非手术治疗的标准最初由 Cameron 等提出，后由 Altorjay 修订(表 36.1)。

表36.1 食管穿孔的非手术治疗标准
管腔内黏膜剥离局限
包裹性透壁穿孔，外漏内容物可引流回食管
食管穿孔远端无梗阻
穿孔未破入腹腔
无败血症发生证据
食管有保留价值（如无恶性病变或非良性疾病终末期）

引自：Altorjay A，Kiss J，Voros A，et al. Nonoperative management of esophageal perforations. Is it justified? [J] Ann Surg，1997，225(4)：415-421.

非手术治疗的早期经验来源于自发性穿孔患者的维持治疗，随后这些经验也被推广到了其他原因引起的穿孔。一般来说，选择非手术治疗的患者穿孔较小，食管腔外污染非常轻，且被邻近组织所包裹（图 36.3）。其他重要条件还包括无败血症，没有食管远端梗阻以及食管有保留价值（即无恶性病变或非良性疾病终末期）。符合这些标准的病人可以选择静脉注射抗生素和禁食水。

非手术治疗的持续时间需要根据病人的整体情况来决定。重复的内镜检查和影像学检查有助于评估疗效和确定饮食恢复时间。要仔细检查并评估是否发生败血症，一旦发生则强烈建议有创治疗手段。

内镜下治疗

内镜治疗技术的发展为食管穿孔治疗开辟了新方法。对不宜行手术治疗的患者，内镜治疗可作为手术的替代方案。食管支架可用来封闭穿孔并防止食管外组织持续被污染，其应用也日趋广泛（图 36.5）。食管支架过去常用于预期寿命短的晚期肿瘤患者，用于缓解吞咽困难、封闭瘘道。随着全覆膜、自膨胀、可移除、塑料、金属和混合式等多种类型支架的引入，非恶性疾病也已经成为支架治疗的适应证。所选择的支架应能完全覆盖穿孔全长，最好在穿孔的上方和下方均超过几厘米。内镜透视下标记穿孔的近端与远端位置，置入导丝并经导丝释放支架，透视确定支架处于最佳位置，内镜观察以确保支架完全封闭穿孔。支架的最终位置也可以用活检钳进行调整。

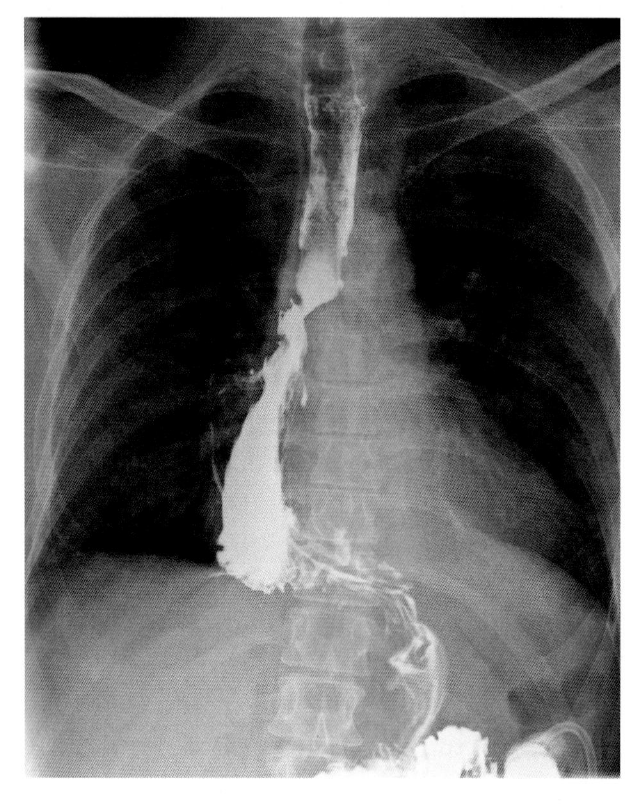

图 36.5　**上消化道造影显示使用全覆膜支架治疗食管胃吻合口颈部瘘**

一些穿孔不适合使用支架，例如穿孔位于高位颈段食管，支架会延伸到咽部，引起患者的明显不适；或者跨胃食管交界部的穿孔，由于贲门形状特点和远端重叠覆盖范围极小，所以穿孔很难被完全封闭。支架移除的时机尚存在争议，因为很难判别穿孔何时愈合，而长期放置支架会增加并发症的风险，如支架侵蚀周围组织器官。其他并发症还包括支架移位、管腔梗阻和后期支架无法移除。

虽然支架可以有效控制渗漏，但如果不能充分引流纵隔、胸腔或腹腔的积液，解决管腔外污染，内镜治疗将失败。内镜医师对食管外分隔的积液也要警惕，要避免积液从引流管倒流入食管腔。少到中量的积液可以经胸管或 CT 引导下的猪尾巴管进行引流。此外还可以采用开胸或微创 VATS 手术进行胸膜腔清创，剥离肺表面污染物和脓苔，并在直视下放置引流管，同时尽量避免高病死率的食管大手术。

手术治疗

一期手术修复

尽管内镜和非手术治疗在特殊选择的食管穿孔患者中应用越来越多，但公认的标准治疗仍是手术修复。需要谨记当患者出现败血症时，内镜或 CT 引导下的治疗是无效的，应选择开放手术修复。

一期修复最佳方案是分两层缝合，第一层缝合黏膜和黏膜下层，第二层缝合食管平滑肌层覆盖。成功修复的关键是需要注意到深层黏膜比表面肌层破裂范围更大，所以要切开肌层，充分探查黏膜破口边缘，以便完全缝合。充分暴露黏膜边缘后，清创去除污染坏死组织，并以可吸收或不可吸收缝线缝合关闭健康黏膜（图 36.6）。使用切割闭合器缝闭黏膜的方法也有报道，但操作时需要注意防止管腔狭窄，推荐切割闭合时管腔内预留食管探条。然后使用不可吸收缝线间断缝合肌层。

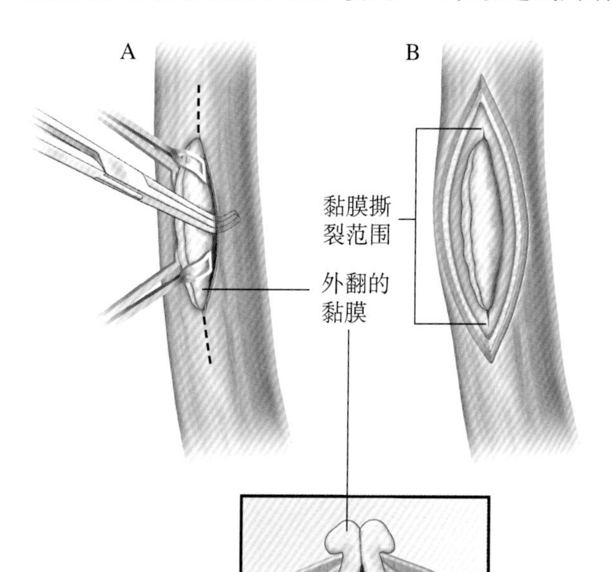

图 36.6 切开肌层显露黏膜

A：黏膜通过食管肌层缺损处外翻膨出，用 Allis 钳夹住，向近端和远端切开肌层，充分探查黏膜撕裂范围；B：显露黏膜和黏膜下层破损全貌，拟行清创和缝合。

根据食管破口修复是否满意和周围污染的程度，应考虑使用周围组织进行加固，常用的自体组织包括肋间肌、壁层胸膜、心包脂肪垫、网膜或胃底（图 36.7）。在修复时，彻底的冲洗、清创和充分的引流非常重要。沿缝合线方向毗邻食管放置引流管以防止术后早期瘘，引流管不要直接戳到修补处。此外还要留置营养管以便在恢复期间保证营养供应。营养管是放置到胃（如内镜下经皮穿刺置管）还是放置到更远端的空肠需要基于临床情况来判断。

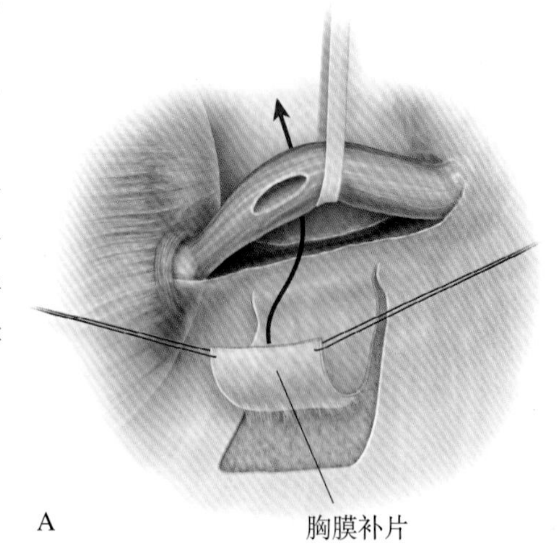

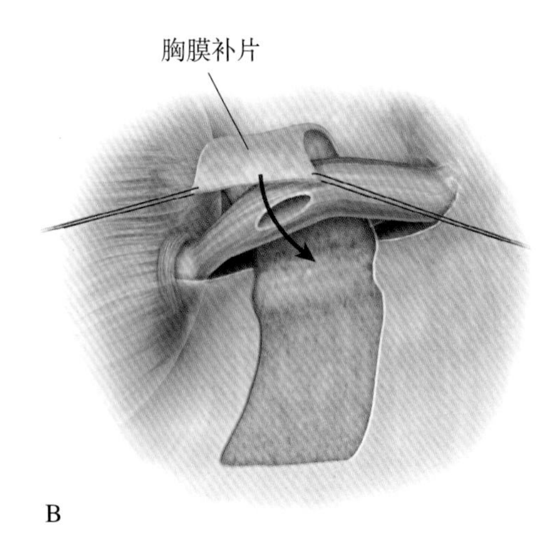

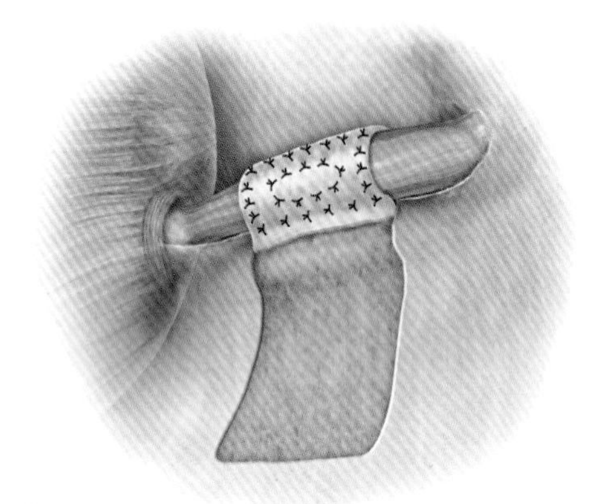

图 36.7 **用周围组织进行加固**

A：游离壁层胸膜补片加固远端食管穿孔；B：胸膜补片包绕穿孔的食管；C：使用大量的细针细线缝合将补片固定于正常食管肌层，封闭穿孔。

食管切除术

如果判断食管修复或支架治疗无效，或食管不具有保留价值（如失弛缓症末期），则需行食管切除术（表 36.2）。经胸是最佳手术入路，能够满足切除穿孔食管，彻底冲洗清创和引流胸膜腔和纵隔污染的需要。经膈肌裂孔切除可能仅对特殊病例适合。一般来说，开胸或胸腔镜手术的切口选在有胸腔积液的一侧，因为该侧胸腔需要冲洗清创，并要剥除肺表面的纤维板和脓苔。腹部操作同时放置好胃肠营养管，这对术后营养供应非常重要。

表36.2	食管切除术的适应症
无法通过手术修复的穿孔（例如，恶性肿瘤导致的穿孔）	
修复失败的可能性很高（例如，严重的远端梗阻，治疗延迟）	
长期的食管病变，预后食管功能不良（例如，顽固的食管狭窄，失弛缓症末期）	

如患者已发生败血症或术后早期血流动力不稳定的风险高，考虑到食管替代管道缺血风险应推迟行重建。这种情况下通常行颈部食管造口引流口腔分泌物。手术要点包括：左颈部切口游离颈部食管，注意保护喉返神经，尽可能多地保留近端食管便于后续重建。保留较长的近端食管可以将食管造口置于胸壁而非颈部，这有利于引流袋

的使用，也可以增加患者舒适度。这种情况下食管跨锁骨经皮下隧道穿行达到胸前壁。

食管改道

最彻底的改道方法是食管切除联合食管末端造口。但也有外科医生认为不做食管切除的改道可降低后续消化道重建的难度。尽管有经 T 管和食管侧壁造口改道的方法报道，但最常见的近端食管改道方法还是颈部食管末端造口。食管远端处理可以使用切割闭合器在胃食管交界处离断，也可以仅使用闭合器闭合不做离断。后一种方法更有利于后续重建，但需谨慎选择，因为该操作并未离断食管，可能会在早期发生旷置食管的再通，如果此时破损仍未愈合，将导致持续污染。一般来说，极少数患者需要行食管改道。

特殊注意事项

穿孔位置

大多数穿孔发生于胸段食管，颈段和腹段也可发生。颈段食管由筋膜包绕，发生穿孔后能有效包裹，所以患者耐受性好，可仅使用抗生素进行非手术治疗。如果出现颈部肿胀和压痛进行性加重，颈部蜂窝织炎和皮下气肿范围扩大，或出现颈部脓肿和纵隔炎则提示病情恶化，需行手术探查，经颈部切口进行彻底冲洗清创和充分引流。

大多数情况下充分引流就足够了，充分暴露和直视下修补的难度很大，并且成功率低，所以是没有必要的。缜密的颈胸部体格检查和 CT 扫描是非常重要的，可以有效排除导致上行和下行性纵隔炎的积液和早期脓肿形成。

由于腹段食管通常只有几厘米，因此穿孔破入腹腔较胸腔少见。这一类的穿孔可发生于针对食管下括约肌的内镜治疗，例如治疗贲门失弛缓症的气囊扩张或经口内镜下肌切开术（POEM），针对良性狭窄或肿瘤的球囊或探条扩张，或其他任何种类的内镜下黏膜切除与消融术。对于滑动性或食管旁疝要注意其解剖特殊性，疝囊和膈食管韧带相连，部分远端食管会被疝囊分隔成腹腔内结构。这种情况下，远端食管穿孔最好是通过开腹手术或腹腔镜下手术来处理。术前 CT 检查对决定切口是经胸还是经腹很有帮助。当修复膈肌水平以下食管时，可折叠部分或全胃底覆盖修复处进行加固。虽然有利用这种胃折叠加固裂孔上胸部修复处的报道，但传统观点认为该方法会导致复发性裂孔疝相关的问题，包括缺血可能、疼痛、梗阻或术后胃食管反流。

既存食管病变

食管穿孔可继发于已有的食管疾病，制订治疗方案时必须两者兼顾，已有的病变可能会影响一期修复效果，如病变食管无保留价值则应选择食管切除术（表 36.2）。

典型案例是贲门失弛缓症患者进行气囊扩张时发生医源性食管穿孔。单纯修复穿孔并不能改善贲门失弛缓症的症状；并且食管下括约肌失迟缓造成的梗阻未解决也会增加修复术后瘘的风险。该情况最佳方案是分两层修复穿孔，同时在远离穿孔的食管对侧进行远端食管肌层切开术（改良 Heller），并行部分胃底折叠，既起到抗反流作用还可以对修补处进行加固。对于失弛缓症末期或顽固性食管狭窄患者，仅进行修复可能导致持续的吞咽困难或反胃，是食管切除术的适应证。此外，食管恶性肿瘤患者在治疗穿孔的同时，应考虑进行根治性手术切除。

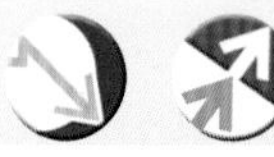

并发症与结果

一直以来食管穿孔治疗效果不佳，病死率很高。近期一项纳入726例患者的Meta分析结果显示死亡率为18%。非手术治疗对于部分特殊选择的患者（表36.1）是安全有效的。Altorjay报道了20例患者采用非手术治疗的预后情况，16例（80%）治疗获得成功；有4例（20%）需手术干预，其中2例（10%）死亡。非手术治疗失败率20%。作者认为患者死亡代表非手术治疗决策失败，与手术干预不及时有关，也变相说明选择合适患者的重要性。最近Keeling等报道了25例经严格筛选的患者采用非手术治疗的情况，筛选标准与表36.1类似，结果显示食管穿孔的死亡率是8%，治疗失败率是48%，两例患者因食管癌转移拒绝手术死亡。

在接受外科治疗的患者中，预后差异较大。一项纳入572例患者的Meta分析显示，不同研究患者死亡率为0%～80%不等；一期修复患者（$n=322$）平均死亡率为12%（0%～31%），而食管切除患者平均死亡率为17%（0%～43%，$n=129$），接受食管旷置的患者死亡率为24%（0%～80%，$n=34$），而仅进行手术引流的患者死亡率为36%（0%～47%，$n=88$）。在解读这些结果时我们需要注意临床决策对预后的影响，对于穿孔早期即就诊的简单病例可能直接选择进行一期修复，而对复杂或穿孔时间长的患者则更可能进行食管切除、改道手术或仅行引流。

传统上认为，对于穿孔超过24小时的患者，不建议进行一期手术修复，对这类患者一般建议行食管切除或引流。最近的一项Meta分析结果显示，在穿孔发生24小时内行手术一期修复，死亡率为4%，而穿孔超过24小时患者死亡率为14%。值得注意的是对于所有患者，包括一期修复、食管切除、引流、食管旷置各种治疗方式，穿孔发生在24小时内总体死亡率为14%，而穿孔超过24小时死亡率则增加到27%。这些数据提示我们无论采用何种治疗方式，患者死亡风险会随着治疗延迟而增加。

Whyte等报道了22例患者治疗情况，其中9例接受治疗的时间超过了24小时，总死亡率为5%。在这9例患者中有3例患者（33%）出现了瘘，比较而言早期修复患者中仅1例（7.7%）出现瘘。所有瘘患者仅通过引流均治愈。这提示我们对于合适病例，即使穿孔超过24小时也可行一期修复，死亡率尚可接受。

随着自膨式食管支架的应用和普及，临床上已积极地将其应用于食管穿孔治疗中。内镜治疗和外科手术修复相比疗效是满意的。一项Meta分析研究纳入267例接受食管支架治疗的患者，食管瘘控制成功率为85%，59%的患者需要同时行食管外积液引流，死亡率为13%，这与接受手术修复患者相似。34%的患者出现了支架相关的并发症，包括29%的支架移位，2%的出血和5%的组织增生。其他并发症还包括支架侵蚀、功能性隔绝失败以及后期支架无法取出。13%的患者因隔绝不全或支架相关的并发症必须接受外科手术干预。颈部食管或胃食管交界处穿孔以及食管损伤超过6 cm的患者进行内镜治疗失败的风险相对较高。

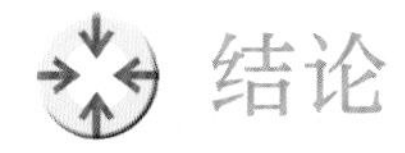

结论

食管穿孔仍然是一个严重的且富有挑战性的临床问题,处理需要相当的技术、判断力和创造力。虽然各种治疗手段不断发展,但治疗的基本原则仍保持不变,是临床决策的指南。基本原则是处理食管破损、引流食管外积液、缓解食管远端梗阻,同时治疗感染和进行包括营养在内的支持治疗,无论选择手术、内镜还是非手术疗法,这都非常重要。制定诊疗计划时不仅要考虑到穿孔的具体细节,包括大小、位置、发病时间和污染程度,还要考虑到患者合并的食管病变和基础条件,包括合并症和一般状况。全覆膜和可移除自膨式食管支架的应用,使内镜治疗穿孔变得确切,为许多不需要大手术干预的患者提供了其他选择。必须要反复强调的是,只有食管周围积液积脓得到充分引流,支架治疗才会获得成功,所以放置支架后需要仔细地随访和检查评估。选择手术干预时,无论是尝试一期修复和引流,还是食管切除,做出决策都有一定难度,要权衡手术创伤与持续性瘘和败血症加重的风险。食管外科医生必须精通基本治疗原则和所有诊疗方法,包括内镜治疗技术和涉及颈部、胸部和腹部的手术,这样才能针对各种类型食管穿孔的具体特点制定出最佳方案。

参考文献

[1] Barrett N R. Report of a case of spontaneous perforation of the oesophagus successfully treated by operation[J]. Br J Surg, 1947,35 (138):216-218.

[2] Brinster C J, Singhal S, Lee L, et al. Evolving options in the management of esophageal perforation[J]. Ann Thorac Surg, 2004,77 (4):1475-1483.

[3] Sepesi B, Raymond D P, Peters J H. Esophageal perforation: surgical, endoscopic and medical management strategies[J]. Curr Opin Gastroenterol. 2010,26(4):379-383.

[4] Swanson J O, Levine M S, Redfern R O, et al. Usefulness of highdensity barium for detection of leaks after esophagogastrectomy, total gastrectomy, and total laryngectomy[J]. AJR Am J Roentgenol, 2003,181(2):415-420.

[5] Fadoo F, Ruiz D E, Dawn S K, et al. Helical CT esophagography for the evaluation of suspected esophageal perforation or rupture[J]. AJR Am J Roentgenol, 2004, 182(5): 1177-1179.

[6] White C S, Templeton P A, Attar S. Esophageal perforation: CT findings[J]. AJR Am J Roentgenol, 1993,160(4):767-770.

[7] Elsayed H, Shaker H, Whittle I, et al. The impact of systemic fungal infection in patients with perforated oesophagus[J]. Ann R Coll Surg Engl, 2012;94(8):579-584.

[8] van Boeckel P G, Sijbring A, Vleggaar F P, et al. Systematic review: Temporary stent placement for benign rupture or anastomotic leak of the oesophagus[J]. Aliment Pharmacol Ther, 2011,33 (12):1292-1301.

[9] Vogel S B, Rout W R, Martin T D, et al. Esophageal perforation in adults: Aggressive, conservative treatment lowers morbidity and mortality[J]. Ann Surg, 2005, 241(6): 1016-1021; discussion 1021-1023.

［10］ Abbas G，Schuchert M J，Pettiford B l，et al. Contemporaneous management of esophageal perforation［J］. Surgery，2009，146(4)：749-755；discussion 755-756.

［11］ Wright C D. Primary repair for delayed recognition of esophageal perforation［M］// Ferguson MK. Difficult Decisions in Thoracic Surgery：An Evidence-Based Approach. London：Springer，2007：298-304.

［12］ Whyte R I，Iannettoni M D，Orringer M B. Intrathoracic esophageal perforation. The merit of primary repair［J］. J Thorac Cardiovasc Surg，1995，109(1)：140-144；discussion 144-146.

［13］ Linden P A，Bueno R，Mentzer S J，et al. Modified T-tube repair of delayed esophageal perforation results in a low mortality rate similar to that seen with acute perforations［J］. Ann Thorac Surg，2007，83(3)：1129-1133.

［14］ Cameron J L，Kieffer R F，Hendrix T R，et al. Selective nonoperative management of contained intrathoracic esophageal disruptions［J］. Ann Thorac Surg，1997，27，404-408.

［15］ Altorjay A，Kiss J，Voros A，et al. Nonoperative management of esophageal perforations. Is it justified?［J］. Ann Surg，1997，225(4)：415-421.

［16］ Keeling W B，Miller D L，Lam G T，et al. Low mortality after treatment for esophageal perforation：a single-center experience［J］. Ann Thorac Surg，2010，90(5)：1669-1673；discussion 1673.

［17］ Freeman R K，Ascioti A J，Giannini T，et al. Analysis of unsuccessful esophageal stent placements for esophageal perforation，fistula，or anastomotic leak［J］. Ann Thorac Surg，2012，94(3)：959-964；discussion 964-965.

（潘世翔 译 刘晓龙 校）

37 先天性膈疝修补

Kevin P. Lally

适应证/禁忌证

先天性膈疝(congenital diaphragmatic hernia, CDH)一般均需行手术修复(图37.1和图37.2)。大多数CDH患者在出生后24小时内就诊,但是部分患者到成年后才发现。1946年,Gross首次报道了出生后24小时内成功手术修复并存活的病例。在麻醉、新生儿重症监护和机械通气得到不断发展后,越来越多婴儿在手术后存活。到20世纪60年代末,CDH患儿的存活率约达50%。在婴儿微创手术出现之前,传统术式是通过开腹或开胸进行手术修复。直到20世纪80年代末首次报道延迟修复前,CDH通常被认为需要急诊手术。现在极少在出生后6～12小时内进行CDH修复,大多数手术在出生5天后进行。修复手术禁忌证包括非常严重的染色体异常,如13、18三体综合征。尽管单心室不是绝对禁忌证,但是这样的婴儿存活率极低,大多数医生不会对这些患儿进行手术矫治。早产不是CDH修复手术的禁忌证,有对26周胎龄早产儿进行CDH修复成功的报道。

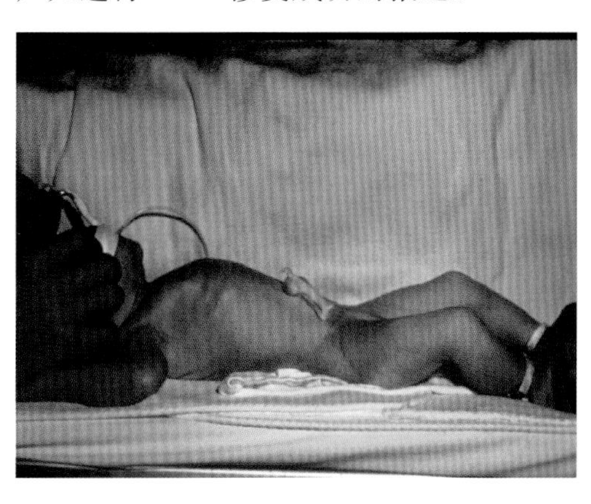

图37.1 先天性膈疝新生儿外貌特征:桶状胸和舟状腹

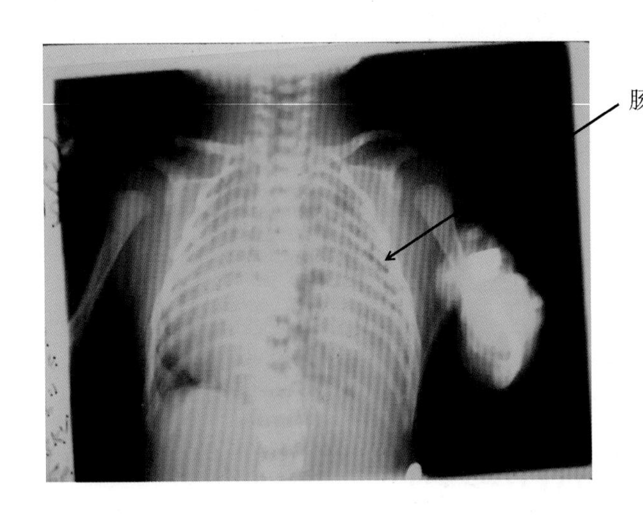

图 37.2 先天性膈疝新生儿胸部 X 光片

箭头所示为左胸内肠管影。

术前规划

先天性膈疝手术修复应在患儿病情稳定时进行，但不同中心对此定义不同。我们认为对于没有使用体外生命支持（ECMO）的患儿，常规呼吸机支持（吸气峰压<25，FiO_2<0.5）下动脉导管前氧饱和度超过 90%即可行手术。理想情况是患儿没有肺动脉高压。如果使用了 ECMO，我们通常会在使用 ECMO 的 24～48 小时内进行手术，但如果患儿有明显的水肿，手术会推迟到水肿消退后进行。

手术地点的选择取决于患儿情况，如果没有使用 ECMO 或高频振荡通气（HFOV），我们常规在手术室进行；如果已使用 ECMO，因转运会有一定困难，所以会选择在重症监护室进行手术。使用 ECMO 患儿术前 1 小时给予首剂量氨基己酸，持续用药至术后 36～48 小时；在手术时，充分利用氩气刀烧灼止血。

手术计划要点：
- 在最低级别呼吸机支持下进行修复；
- 肺动脉高压已解决是理想条件；
- 如患儿使用 ECMO 支持，应早期修复并给予氨基己酸。

手术

先天性膈疝修补手术有几种入路，包括开放经腹、经胸或微创腹腔镜、胸腔镜的方法。开放修补我们一般选肋下切口，微创手术经胸腔镜进行。

开放手术

体位

取平卧位，并稍垫高患侧肩部，确保胸部处于无菌区，便于在极少数情况下开胸辅助还纳疝内容物，这种情况常发生于右侧膈肌缺损患儿。

方法

于肋缘下约 2 cm 做长切口进腹，小心将肠管还纳入腹腔，还纳脾脏有时会很困难，这时可以用拉钩撑开膈肌前缘，抓住胃向下牵拉，注意力度轻柔。未使用 ECMO 的患儿，可充分游离膈肌后缘（图 37.3）；对使用 ECMO 的患儿，游离范围要尽量小以降低出血风险。

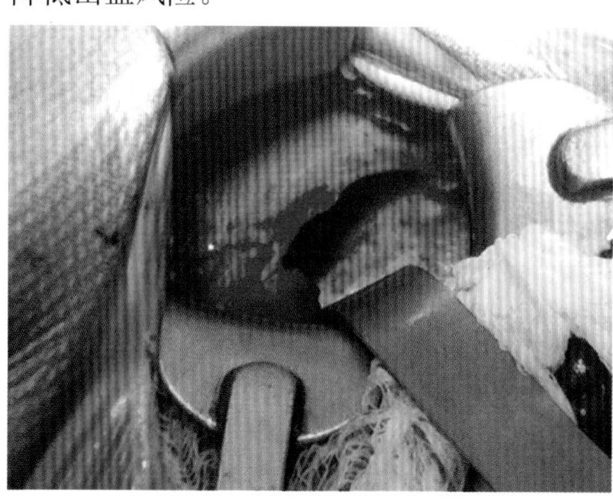

图 37.3　还纳肠管时牵拉膈肌前缘并游离后缘

直接修补可以使用 2-0 聚酯缝线或丝线间断缝合（图 37.4），如需补片，我们常使用 1 mm 的聚四氟乙烯（PTFE）软组织补片。将补片缝合到膈肌或肋骨边缘时，边缘打褶以便修补后补片形成椎形（图 37.5）；也可以先将补片成形，然后再进行缝合固定。这样操作有利于改善术后肺顺应性和降低疝复发风险。不同患者膈肌缺损大小不同，非常大的缺损修补难度很大。为了更好地做手术规划，可以当将缺损对应到四个标准化分型（A～D）（图 37.6）。

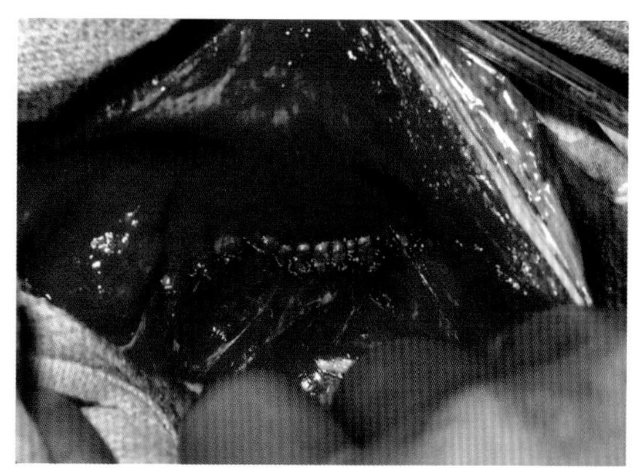

图 37.4　使用丝线进行直接修补（也可使用聚酯缝线）

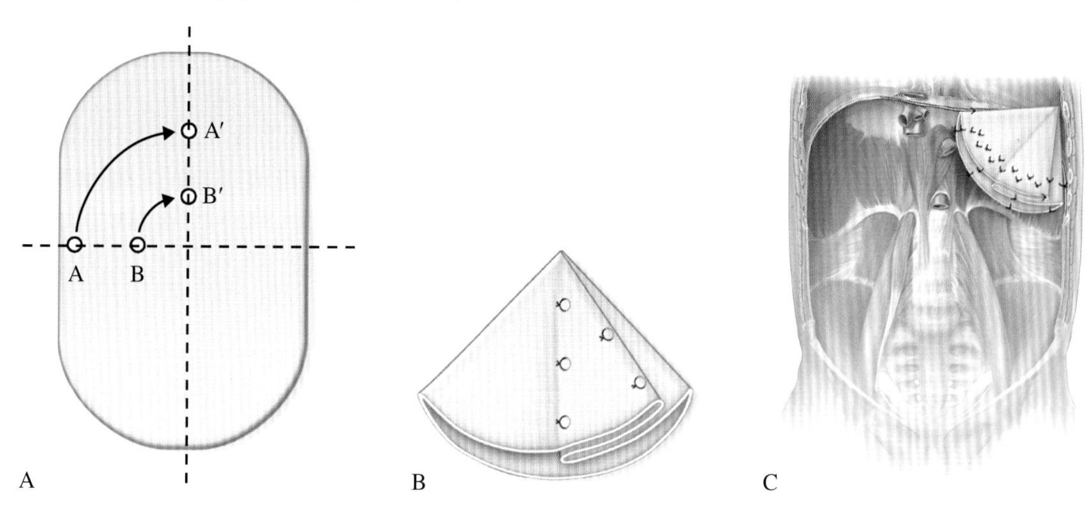

图 37.5　补片折叠与缝合

A：折叠裁剪 PTFE 补片；B：将 PTFE 补片折成圆锥状，缝线固定；C：缝合锥形补片修补先天性膈疝的缺损。

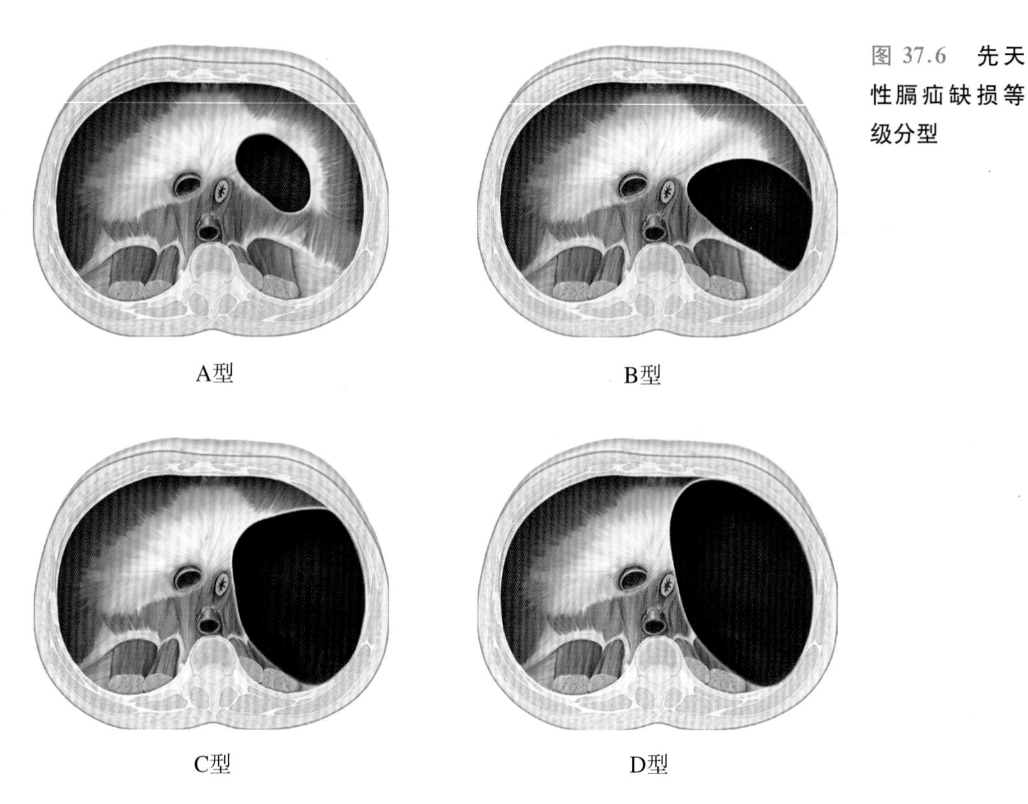

图 37.6　先天性膈疝缺损等级分型

如果能直接缝合筋膜关腹是最理想的，但是 CDH 修复后往往不太可能。如果腹壁筋膜缝合张力很高，可以使用补片修补腹壁或仅缝合皮肤关腹，腹壁补片可慢慢缩小。仅缝合皮肤所产生的腹壁疝可以后期手术缝合修复。胸腔引流管不作为常规使用，但对 ECMO 支持患儿，则使用细硅胶管引流。

开放修补要点：
- 肋下切口入路；
- 使用 ECMO 的患儿应避免过度游离膈肌后缘；
- 锥形补片。

微创修复

体位

只有机械通气支持要求比较低的患儿才可以选择胸腔镜手术。低水平通气支持下转运至手术室。取 90°侧卧位，患侧向上，摆体位时需要适当调整，满足必要时中转开胸的要求，术者位于患儿头侧(图 37.7)。

方法

在肩胛下角做 5 mm 的切口置入穿刺器，建立人工气胸(CO_2，压力 4 mmHg(约 0.533 kPa))便于观察和增大操作空间，然后在两侧分别做 3 mm 孔(图 37.8)。确认膈肌缺损位置，并仔细还纳肠管，操作避免过快导致肠管损伤。与开放性手术类似，在还纳脾脏时会有一定难度。

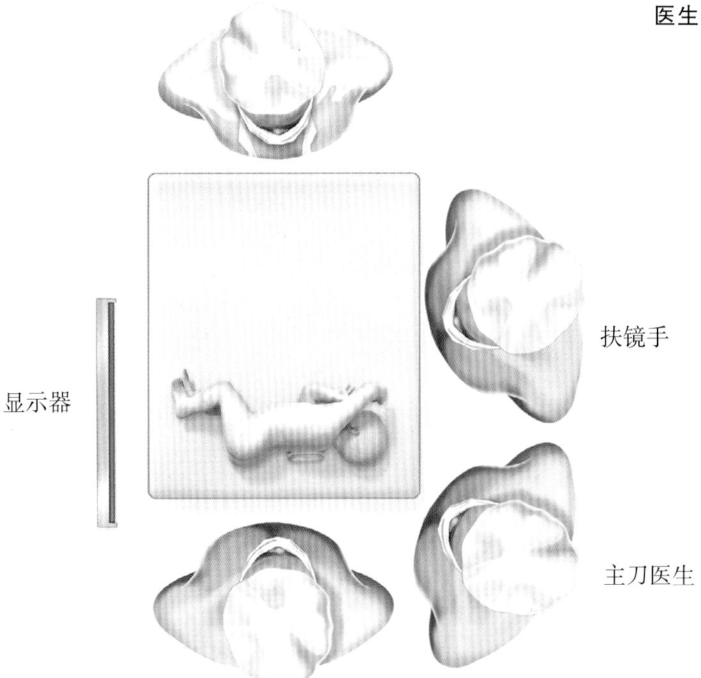

麻醉医生
扶镜手
显示器
主刀医生
洗手护士

图 37.7　**微创 CDH 修复术患者和医生位置**

图 37.8　**微创 CDH 修补术布孔图**

观察孔
操作孔

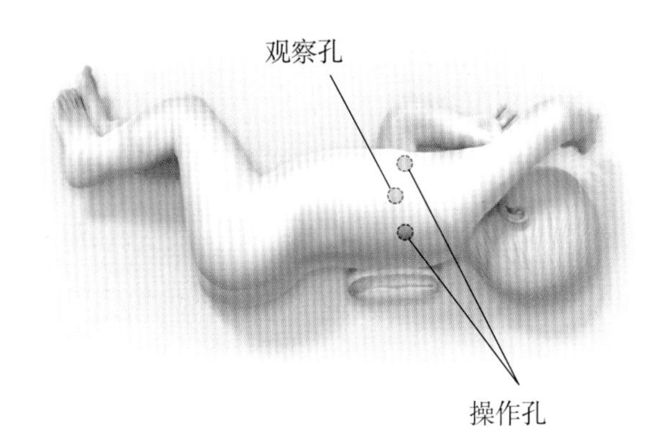

完成还纳后仔细探查缺损(图 37.9),如果判断能直接修补,可继续胸腔镜完成修补。但是值得注意的是,胸腔镜下修补的复发率比开放手术高得多。

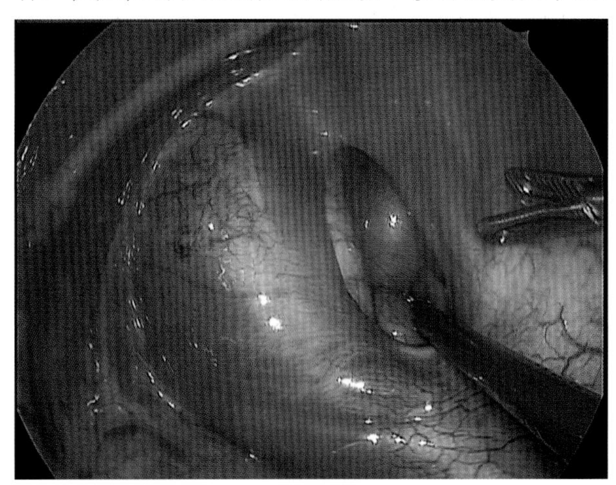

图 37.9　**还纳疝内容物后探查缺损**

该患儿缺损为 A 型。

微创修复要点：
- 病情稳定；
- 使用 ECMO 的患儿不适合微创；
- 体位符合中转开放要求；
- 侧卧位，患侧向上；
- 操作轻柔，还纳肠管和脾脏；
- 手术使用 3 mm 操作器械。

因此当直接修补张力过大时，我们会中转为开放手术，使用 3-0 丝线缝合修补（图 37.10）。

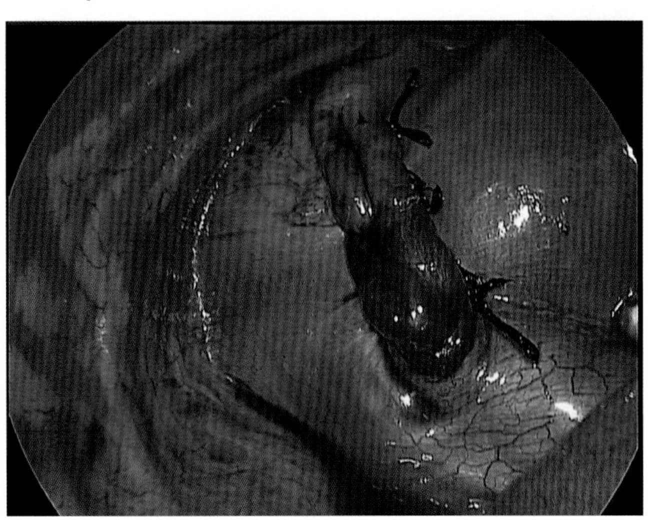

图 37.10 **胸腔镜下 3-0 丝线缝合修补 CDH 缺损**

我们在不同入路修补术中均不常规放置胸腔引流管。患者术后呼吸机支持方案与术前一样，吸气峰压保持在低水平。

术后管理

先天性膈疝患儿术后管理因疾病严重程度不同差异较大。对于使用 ECMO 患儿，术后 36 小时内继续使用氨基己酸，术后 7～14 天内撤除 ECMO。如果使用补片关腹，撤除 ECMO 之前一般不做特殊处理。

对于不用和 ECMO 已脱机的患儿，继续维持小潮气量通气支持以避免肺损伤，二氧化碳分压控制在可耐受范围内，避免盲目增加气道压力。处理肺动脉高压是治疗这些患儿的关键，我们所采取的策略是超声心动检查动态评估并指导一氧化氮、血管加压素和其他肺血管扩张剂的合理应用。术前应用 ECMO 的患儿，大多数术后均能顺利撤机。

对缺损较小的先天性膈疝患儿，术后管理无特殊，但对于高风险的、缺损大的患儿，术后我们需要密切关注通气和心肺功能的管理，患儿病情稳定和适应肺动脉高压需要数周的时间。胃肠功能一旦恢复即可开始肠内营养。大部分患儿不需要再次手术，但部分患儿会因营养摄入不足、抗反流和疝早期复发等原因而再次手术。

并发症

先天性膈疝修复术后可能并发症如下：住院期间疝复发在接受开放手术修补的患儿中仅2%，而在胸腔镜手术患儿中达9%。晚期疝复发在大缺损患儿相对常见。术后乳糜胸发生率约5%，通常保守处理可治愈。对于这部分患儿，出院后还可能发现一系列问题，如听力异常、胸壁畸形、切口疝和胃食管反流等。

结果

先天性膈疝患儿平均总生存率接近70%，接受手术修复的患儿生存率超80%。缺损较小的患儿几乎无死亡病例，大缺损患儿生存率在50%～70%之间。在年接诊CDH 6～10例的医疗中心，患儿预后得到明显改善。尽管对于大缺损CDH患儿疝复发常见，但均可通过手术再次修补，再次手术后疝复发风险低。胸腔镜CDH修补尚存在一些争议，尽管微创美观且可以直接还纳疝内容物，但接近9%的复发率令人担忧；此外，由于使用二氧化碳充气建立人工气胸，患儿术中会出现明显的酸中毒。

对CDH患儿进行长期随访是非常重要的，因为会有一系列的问题发生在远期。关于随访美国儿科学会已发布相关指南。

结论

- 先天性膈疝是一大类疾病，一些缺损小的患儿手术简单，恢复好；但膈肌缺失且伴有其他异常的患儿在死亡率和远期并发症方面的风险都要高得多。
- 修补手术应在患儿病情稳定时进行。
- 如果患儿需要ECMO支持，可在ECMO使用早期手术。
- 对呼吸支持要求较低的患儿可尝试胸腔镜微创手术。
- 大缺损的修复应使用锥形补片减张。
- 开放修补手术可取肋下切口入路。
- ECMO支持的患儿应使用氨基己酸减少出血风险。
- 缺损大的患儿死亡风险高。
- 急性期应密切监测心肺功能。
- 长期随访很重要，可发现随时间推移出现的一系列问题。

参考文献

[1] Graziano J N. Congenital Diaphragmatic Hernia Study Group. Cardiac anomalies in patients with congenital diaphragmatic hernia and their prognosis: A report from the Congenital Diaphragmatic Hernia Study Group[J]. J Pediatr Surg, 2005,40(6): 1045-1049.

[2] Tsao K, allison N D, Harting M T, et al. The Congenital Diaphragmatic Hernia Study Group. Congenital diaphragmatic hernia in the preterm infant[J]. Surgery, 2010,148:404-410.

[3] Harting M T, Lally K P. Surgical management of neonates with congenital diaphragmatic

第六部分 其他食管手术技术

hernia[J]. Semin Pediatr Surg, 2007, 16:109-114.
[4] Downard C D, Betit P, Chang R W, et al. Impact of AMICAR on hemorrhagic complications of ECMO: A ten-year review[J]. J Pedi atr Surg, 2003,38(8):1212-1216.
[5] Loff S, Wirth H, Jester I, et al. Implantation of a cone-shaped double-fixed patch increases abdominal space and prevents recurrence of large defects in congenital diaphragmatic hernia [J]. J Pediatr Surg, 2005,40(11):1701-1705.
[6] Rana A R, Khouri J S, Teitelbaum D H, et al. Salvaging the severe congenital diaphragmatic hernia patient: Is a silo the solution? [J]. J Pediatr Surg, 2008,43(5):788-791.
[7] Arca M J, Barnhart D C, Lelli J L Jr, et al. Early experience with minimally invasive repair of congenital diaphragmatic hernias: Results and lessons learned[J]. J Pediatr Surg, 2003,38 (11):1563- 1568.
[8] Boloker J, Bateman D A, Wung J T, et al. Congenital diaphrag matic hernia in 120 infants treated consecutively with permis sive hypercapnea/spontaneous respiration/elective repair [J]. J Pediatr Surg, 2002,37(3):357-366.
[9] Tsao K J, Lally P A, Lally K P; Congenital Diaphragmatic Hernia study Group. Minimally invasive repair of congenital diaphragmatic hernia[J]. J Pediatr Surg, 2011,46(6):1158-1164.
[10] Morini F, Capolupo I, Masi R, et al. Hearing impairment in congenital diaphragmatic hernia: The inaudible and noiseless foot of time[J]. J Pediatr Surg, 2008,43(2):380-384.
[11] Koivusalo A I, Pakarinen M P, Lindahl H G, et al. The cumulative incidence of significant gastroesophageal reflux in patients with congenital diaphragmatic hernia-a systematic clinical, pH-metric, and endoscopic follow-up study[J]. J Pediatr Surg, 2008, 43(2): 279-282.
[12] Lally K P, Lally P A, van Meurs K P, et al. Congenital Diaphragmatic Hernia study Group. Treatment evolution in high-risk congenital diaphragmatic hernia: Ten years' experience with diaphragmatic agenesis[J]. Ann Surg, 2006,244:505-513.
[13] Bucher B T, Guth R M, Saito J M, et al. Impact of hospital volume on in-hospital mortality of infants undergoing repair of congenital diaphragmatic hernia[J]. Ann Surg, 2010,252(4): 635-642.
[14] Lally K P, Engle W. American Academy of Pediatrics Section on Surgery; American Academy of Pediatrics Committee on Fetus and Newborn. Postdischarge follow-up of infants with congenital diaphragmatic hernia[J]. Pediatrics, 2008,121:627-632.

（潘世翔 译 刘晓龙 校）